国家中医药管理局
中医药国际合作专项
中国中医科学院广安门医院 支持
中医药文化国际传播基地

中药饮片
高清图鉴

上册　　根及根茎类

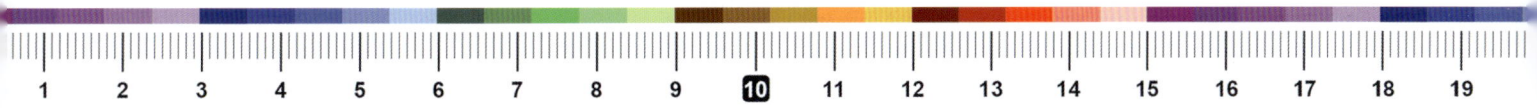

总主编	王笑频　刘　震
主　编	刘春生　李　飞　王丽霞
副主编	尹　璐　金　敏　杨　辉　孙咏梅　常永卓　刘　颖
编　者	陈　旭　丁艳茹　韩　博　景　晨　刘俊玲
	刘　翎　牟稷征　苏桂云　王建升　王庸全
	詹玉石　张静茹　张明珠　张盈颖　张语悠
摄　影	高学成　张　民　杨　辉

人民卫生出版社
·北 京·

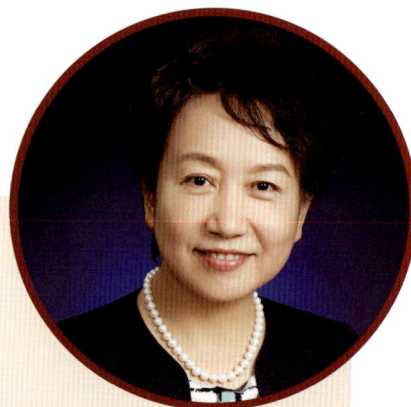

王笑频

中国中医科学院广安门医院原党委书记。 先后担任国家中医药管理局国际合作司司长、港澳台办公室主任、一级巡视员、国家中医药管理局新闻发言人、河北省保定市人民政府副市长（挂职）。兼任中国中西医结合学会副会长、中国医院协会副会长、中国医院协会中医医院分会主任委员、国务院医改领导小组专家、《中国卫生经济》理事会常务理事、北京市西城区人大代表、第十四届全国政协委员等。

从事中医药国际交流与合作工作期间，主持和参与多项中医药对外交流与合作重要规划、政策的起草，组织和落实多项重大中医药对外交流合作活动。担任中国中医科学院广安门医院党委书记以来，贯彻党中央关于加强公立医院党的建设、高质量发展以及中医药传承创新的战略部署，充分发挥公立医院龙头作用，推动新时期医院发展步入快车道。担任中国医院协会中医医院分会主任委员，积极开展行业学术交流和社会活动，在医院管理领域具有较高的影响力。

先后荣获原卫生部机关先进工作者，国家卫生健康委员会直属机关、国家中医药管理局优秀党务工作者，国家中医药管理局优秀公务员，2020年、2021年两届"十大领导力院管专家"等多项荣誉称号。参与研究的"中药现代化发展战略研究"曾荣获1998年度科技进步奖。发表论文28篇，出版著作4部。

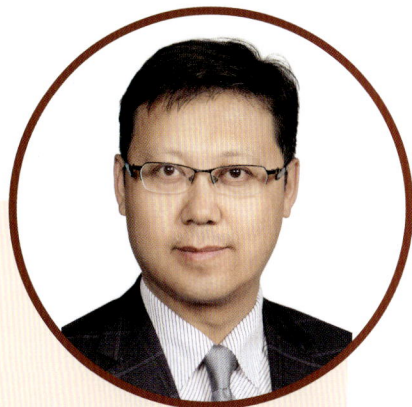

刘 震

中国中医科学院广安门医院党委书记。主任医师，博士研究生导师，博士后合作导师。中国中医科学院首席研究员，北京市优秀名中医，北京中医药新时代125工程领军人才，享受国务院政府特殊津贴。兼任中华中医药学会脾胃病分会副主任委员、中华中医药学会内科分会副主任委员、世界中医药学会联合会消化病专业委员会副会长、中华慈善总会大健康工作委员会专家委员会副主任委员、中华中医药学会国际健康智库专家、第一届中医药大数据与人工智能工作委员会智库专家、北京市中医重点专科负责人、北京名中医身边工程专家团队负责人、北京中医健康乡村领军人才、北京市西城区政协委员等。先后荣获中央和国家机关"四好"党员，国家卫生健康委员会、国家中医药管理局、中国中医科学院优秀共产党员，首都中医榜样人物、首都中医药杏林健康卫士、西城区"西融人才"、大兴区"新国门"领军人才等荣誉称号。

先后培养硕士、博士研究生30余人，师带徒2人。主持国家级及省部级课题10余项，发表SCI、核心期刊论文百余篇。主编或参编《现代中医临证经验辑粹——消化系统疾病》《当代名老中医经验方汇粹（上、下册）》《当代名老中医典型医案集——内科分册（脾胃肝胆疾病）》等学术著作8部，获得计算机软件著作权4项，荣获中华中医药学会科学技术奖政策研究奖、北京市科学技术奖三等奖、中国中医科学院科学技术奖二等奖等科研奖项。

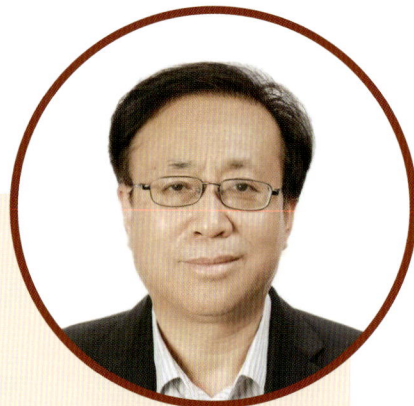

刘春生

教授，博士研究生导师。北京中医药大学中药学院中药资源与鉴定学科带头人，国家中医药管理局中药鉴定重点学科带头人，教育部中药教学指导委员会课程联盟药用植物学课程理事长。担任中国中医药信息研究会道地药材分会会长、北京中医药学会中药资源与鉴定专业委员会主任委员、中国中西医结合学会分子生药学专业委员会副主任委员。

担任《药学学报》《中国中药杂志》《中国实验方剂学杂志》《中国现代中药》等杂志编委。获得"全国模范教师""北京市高等学校教学名师""北京市师德先进个人""北京市优秀教师"等荣誉称号。"十三五""十四五"行业规划《药用植物学》《分子生药学》主编，北京市教学成果奖二等奖第一完成人，主持国家自然科学基金、国家重点研发计划等科研项目30余项，发表学术论文百余篇。

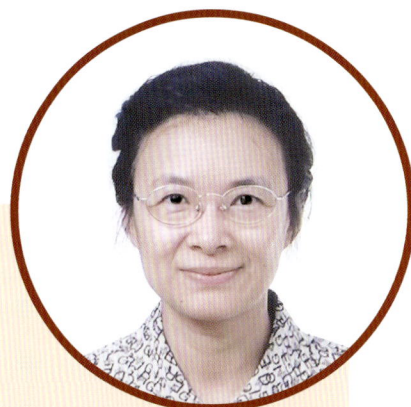

李 飞

教授，北京中医药大学中药炮制学科带头人。1984 年 7 月毕业留校从事中药炮制学的教学和科研工作。担任中华中医药学会炮制分会副主任委员、中国中药协会中药饮片质量保障专业委员会副主任委员兼主任助理、教育部高等学校《中药炮制学》课程联盟副理事长。曾任中华中医药学会中药调剂与合理用药分会常务委员、北京中医药学会第九届中药炮制专业委员会主任委员、北京中医药学会第九届和第十届理事会理事。

主持及参与国家自然科学基金、国家攻关课题、国家"973"项目、中医药行业专项、科技基础性工作专项、北京市自然科学基金、中药标准化项目等国家及省部级课题 20 余项。被评为北京中医药大学优秀教师、教学名师，北京市高等教育自学考试三十周年优秀命题教师。荣获中华中医药学会科学技术奖一等奖、国家中医药管理局中医药科学技术进步奖二等奖、中国民族医药协会 2021 年科学技术奖一等奖、北京市高等教育教学成果奖一等奖等奖项。主编国家卫生健康委员会"十四五"规划教材及"十三五"规划教材《中药炮制学》，发表论文 200 余篇。

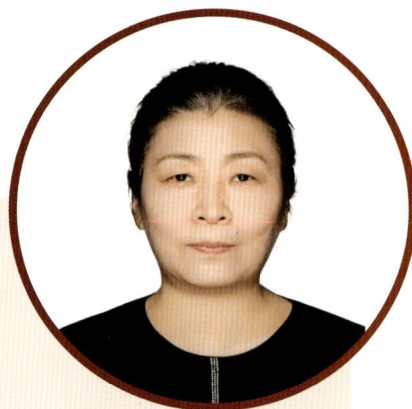

王丽霞

　　中国中医科学院广安门医院主任药师，教授。担任中国中医科学院广安门医院药学部临床中药学学科带头人、国家中医药管理局名词术语成果转化与规范推广评审专家、中华中医药学会药房管理分会副主任委员、世界中医药联合会中药上市后再评价专业委员会常务理事、北京药师协会常务理事、北京中西医结合学会药学专业委员会副主任委员、中国研究型医院药品评价专业委员会委员、《中国药物应用与监测》《中国医院用药评价与分析》《临床药物治疗杂志》《中国合理用药探索》等杂志编委。

　　主编《中成药安全应用手册》《临床中药学问答》《中药药学服务》，作为副主编及编委参编著作 30 余部。主要研究方向：药物安全性监测与合理使用、中药质量控制、药物评价及中、西药合理使用。

内容简介

　　本书采用近 1000 张彩色高清照片及细节图，充分展现 170 余种根及根茎类中药饮片。每种中药饮片分别从基原、饮片性状、采收加工、规格、炮制方法、产地、品质优劣、混淆品、伪品、常见问题等方面进行描述。李时珍曾在《本草纲目》中强调："一物有谬，便性命及之。"为了澄清中药饮片混乱，普及中药饮片鉴别知识，作者将从事中药饮片鉴定和检验工作几十年来的经验进行总结。本书所收载的中药饮片鉴别特征明显、色彩真实，对根头、皮孔、断面、朱砂点等微观特征进行详细标注；对不同产地中药材的差异性及易混品、伪品进行鉴别；均配有高清图片，突出中药饮片的传统炮制特点和用药特色；并且创新性采用独家设计的彩色色谱条比例尺，采取实物拍摄，最大程度保证饮片照片的色彩真实度，能真实反映实物的鉴别特征。本书内容全面，图文相应，形象直观，可以作为广大读者日常查阅的手边书，也是中药鉴定珍贵经验的真正传承。

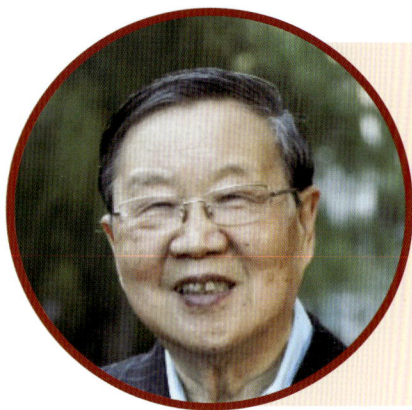

周超凡教授，中国中医科学院知名中医药专家，第二届全国名中医，第四届首都国医名师，"中国药典发展卓越成就奖"获得者，曾为第五、六、七、八、九届药典委员会委员、执行委员，第十届药典委员会特别顾问。

周超凡教授题词

赞《中药饮片高清图鉴》

高清图鉴话饮片　　图文并茂超三千。

饮片真伪和优劣　　图鉴能使原形现。

一目了然看真相　　掺假使劣无市场。

饮片质量应提高　　安全有效有保障。

深入调研已三年　　厚积薄发新书见。

传承精华重创新　　饮片工作大发展。

中国中医科学院　周超凡

2024年11月22日　小雪

自 序

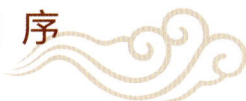

　　中医药学是人类在与疾病斗争的医疗实践中逐渐产生和丰富的。古代先民对中药的研究经历了从萌芽认知到系统论述的漫长过程。物有甘苦，尝之者识。作为中药学的重要学科之一，中药鉴定同样经过了从眼观口尝到仪器分析的迭代革新，历代医家探真究源、赋智赋能，鉴定技术日臻完善、规范，使其成为保障临床用药安全、有效的第一道防火墙。

　　每一味中药的真伪优劣鉴定看似水到渠成，背后却是千百次尝试、考辨与实践经验的积累。新时期，站在推动中医药事业高质量发展的时代背景下，融合传统经验与现代科技，把控品质、去伪存真，发挥中医药"简、便、廉、验"优势，是摆在所有中医药人面前的共同课题。在《中药饮片高清图鉴》编写过程中，我们尝试运用高清微距摄影技术，特写放大、真实还原中药饮片的特征性状，为找到更加科学、专业、便捷的鉴定方法投石问路。

　　作为《中药饮片高清图鉴》的主编单位，中国中医科学院广安门医院始建于1955年，是中华人民共和国成立后在党中央关怀下成立的首批国家级大型中医医院，汇聚众多名医名家，拥有百种特色名方名药。自创建以来，医院始终将中药饮片质量品控置于服务患者、保障人民生命健康的首要工作之一。在长期的鉴定、质检及临床应用中积累了大量经验，取得了一些成绩，拥有一定的业内影响力，获得患者的良好口碑。《中药饮片高清图鉴》的编写正是基于广安门医院各方经验的积累及中医国家队"传承精华、守正创新"的使命担当应运而生。

　　《中药饮片高清图鉴》分为上、中、下册，以《中华人民共和国药典（2020年版）》（一部）、《北京市中药饮片炮制规范》

及部分地方标准为依据，遴选北京市多家大型中医医院、中西医结合医院常用饮片 600 余种，并收录中药饮片生产企业优质品种样品、对照品，是当前北京市地区中药饮片标准加工炮制技术的真实记录，为饮片炮制加工特色技术的传承与保护提供借鉴和参考。

时光知味，岁月沉香。回望三年的打磨淬炼、点滴积累，《中药饮片高清图鉴》破茧付梓，得益于各位专家、同道的批评指正，受到了国家中医药管理局中医药国际合作专项中医药文化国际传播基地项目的支持，以及人民卫生出版社的真诚相助。在此，我谨代表中国中医科学院广安门医院及《中药饮片高清图鉴》编写小组，向对本书出版给予指导、帮助、鼓励的各界人士及单位致以诚挚感谢！

不吝微芒，造炬成阳。衷心希望这套饱含着真挚热情、浸润了一纸药香的《中药饮片高清图鉴》，能够为广大中医药研究者、探索者、实践者扶翼助力，将我们的国医、国药、国粹保护好、传承好、利用好，为"促进中医药传承创新发展""实现人民对美好生活的向往"贡献绵薄力量。

中国中医科学院广安门医院原党委书记

2024 年秋于北京

前 言

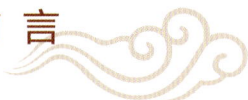

　　中药饮片是中药材经过炮制后可直接用于中医临床或制剂生产使用的处方药品，是中医临床治疗、预防、诊断疾病的重要武器，对维护我国人民健康、促进民族繁衍昌盛做出了重要贡献。医疗机构中药饮片的真实性和质量优劣，直接关系到中医临床治疗效果、用药安全和人民健康。

　　笔者对北京市医疗机构内使用的中药饮片进行深度调研，发现由于受产地、采集时间、加工及炮制方法、贮存保管等因素的影响，饮片质量及疗效存在显著差异。又因地区用药习惯、同名异物、同物异名、掺假使杂等现象，导致质量下降，严重影响了中医药的信誉。

　　为了澄清中药饮片混乱，普及中药饮片鉴别知识，笔者立足于医疗机构实际工作，记录饮片实际情况，展示饮片正品性状特征，兼顾常见质量问题辨识，将从事中药饮片鉴定和检验工作几十年来的经验进行总结，将在实际工作中发现的混乱品种、饮片常见问题等进行整理。《中药饮片高清图鉴》共包括北京市中药饮片常用品种 600 余种，分别从基原、饮片性状、产地加工、规格、炮制方法、品质优劣、混淆品、伪品、常见问题等方面进行描述，并拍摄了彩色高清照片及细节图。《中药饮片高清图鉴》分为上、中、下册，上册包含"根及根茎类"中药饮片；中册包含"果实、种子及全草类"中药饮片；下册包含"花类、叶类、皮类、树脂类、矿物化石类、动物类、藻菌地衣类及其他类"中药饮片。

本书中的基原、饮片性状、产地加工、炮制方法等相关内容，均以《中华人民共和国药典（2020年版）》（一部）和《北京市中药饮片炮制规范（2008年版）》为依据。

本书特点：创新性采用独家设计的彩色色谱条比例尺，采取实物拍摄，最大程度保证饮片照片的色彩真实度，能真实反映实物的鉴别特征；所收载中药饮片样品均来源于北京市医疗机构，规格齐全；真实反映北京市医疗机构常用中药饮片的质量状况和常见问题；图片丰富，阐述完整，图文呼应，一目了然，实用性较强。

本书密切联系实际，理论与实践相结合，希望本书能为临床药师的工作提供指导，成为学校教学的延续、专业技术人员的手边书，也成为中药鉴定珍贵经验的真正传承。

本书适合医疗机构中医药专业人员，中药调剂人员，中医药院校各专业在校学生，药学工作者，中药生产、经营人员及中医药爱好者参考和使用。

由于内容繁多，编写时间仓促，错误和疏漏在所难免，敬请各位读者提出宝贵意见。

编者
2024年秋于北京

凡例

总　　则

1. 本套丛书所收载中药饮片标本均为北京市医疗机构常见饮片品种。

2. 本套丛书共三个分册。其中，上册收载"根及根茎类"中药饮片，中册收载"果实、种子及全草类"中药饮片，下册收载"花类、叶类、皮类、树脂类、矿物化石类、动物类、藻菌地衣类及其他类"中药饮片。

3. 本套丛书以《中华人民共和国药典（2020年版）》（四部）炮制通则0213、《北京市中药饮片炮制规范（2008年版）》、部分地方标准为依据。

品种正文

1. 本套丛书所收载的中药饮片，炮制对象明显，炮制品与生品一一对应。

2. 本套丛书收载北京市医疗机构常见中药饮片，并附载饮片标准品、不同产地品种及中药饮片常见问题的高清彩色照片与细节照片，以供比较鉴定。

3. 中药名称包括饮片名称、药材拉丁名。饮片名称为常用名称，以《中华人民共和国药典（2020年版）》（一部）、《北京市中药饮片炮制规范（2008年版）》及部分地方标准为依据，均为一药一名。药材拉丁名按《中药鉴定学》所载规则命名。

4. 每种饮片视具体情况分别设有"基原""采收加工""主要产地""炮制方法""饮片

性状""功能主治""用法用量""使用注意"等。

5. 饮片生品和炮制品均入药的,"主要产地"和"采收加工"在生品项下做详尽描述,炮制品不再重复记录;仅有生品或炮制品入药的饮片品种,或"主要产地"和"采收加工"存在显著差异的饮片品种,这两项内容分别保留。

6. 基原包括动物或植物的科名、中文名、拉丁名和药用部位,以及矿物药的来源、原矿物的拉丁名或英文名。部分列有与产地有关的常见名称。

7. 主要产地为中药材的主要资源分布地区。

8. 采收加工包括采收时间和加工方法。

9. 炮制方法以《中华人民共和国药典（2020 年版）》（一部）、《北京市中药饮片炮制规范（2008 年版）》为依据,少数未收载品种以修订时间距今最近的地方标准为依据。

10. 饮片性状描述,按常规方法记载。

11. 功能主治、用法用量及使用注意以《中华人民共和国药典（2020 年版）》一部、《北京市中药饮片炮制规范（2008 年版）》为依据,少数未收载品种以修订时间距今最近的地方标准为依据。

12. 正文中的图片均为具有代表性的饮片样品原色高清照片,并标注性状特征、产地、饮片常见问题及鉴别特征,便于图文对照阅读。

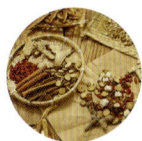

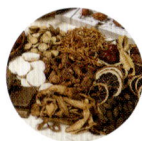

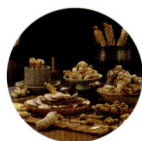

总论

一、术语和定义

1. 中药 是指在中医学理论指导下，用于预防、治疗、诊断疾病并具有康复与保健作用的物质，主要来源于天然的植物、动物、矿物及其加工品。中药学是以中药为研究对象，研究中药基本理论和中药的来源、采集、炮制、性能、功效、制备及临床应用规律等知识的一门学科，是传统中医学的重要组成部分。

2. 中药材 是指植物、动物的药用部分采收后经产地初加工形成的原料药材。

3. 中药饮片 是指中药材经过加工炮制后可直接用于中医临床或制剂生产、使用的药品。其临床应用形式有散装中药饮片、小包装中药饮片等。本书所指中药饮片，不包括中药配方颗粒。

4. 产地加工 是中药生产中的关键技术之一，直接影响中药材的产量和质量。药材采收后，由采收者在产地进行的初步加工，称为"产地加工"或"采收加工"。中药材采收后，除生姜、鲜石斛、鲜芦根等少数药材要求鲜用外，绝大多数需进行产地加工，以促使其干燥，符合商品规格，保证药材质量，便于包装储运。中药材品种繁多，不同中药材的产地加工要求

也不同。一般来说，都应达到形体完整、水分含量适度、色泽好、香气散失少、不变味（生地黄、玄参、黄精等必须经过加工改变味的例外）、有效物质破坏少等要求，才能确保药材质量。常见的产地加工方法有拣、洗、切片、去壳、蒸、煮、烫、熏硫、发汗、干燥等。

5. 道地药材 是指在特定的环境和气候等诸因素综合作用下形成的历史悠久、产地适宜、品种优良、产量宏丰、炮制考究、疗效突出、带有地域特点的药材，并且生产较为集中，具有一定的栽培技术和采收加工方法，质优效佳，为中医临床所公认。对"道地"的解释大致有两种，一是"道地"亦作"地道"，本指各地特产，后来演变成货真价实、质优可靠的代名词；二是"道"指按地区区域划分的名称，"地"指地理、地带、地形、地貌。

二、中药饮片标准

中药饮片及中药材鉴别工作的法律依据是各级药品标准，各级中药生产、经营、使用和检验等单位都必须遵照执行。药品标准主要有以下两级。

1. 国家药品标准 《中华人民共和国药品

管理法》第 28 条规定："药品应当符合国家药品标准""国务院药品监督管理部门颁布的《中华人民共和国药典》和药品标准为国家药品标准"；第 44 条规定："中药饮片应当按照国家药品标准炮制；国家药品标准没有规定的，应当按照省、自治区、直辖市人民政府药品监督管理部门制定的炮制规范炮制"。下面简单介绍常用的药品标准。

📖《中华人民共和国药典》简称《中国药典》，是国家药品的法典。全国的药品生产、供应使用、检验和管理部门等单位都必须遵照执行。1949 年以后，我国先后颁布了 11 版药典，即 1953 年版、1963 年版、1977 年版、1985 年版、1990 年版、1995 年版、2000 年版、2005 年版、2010 年版、2015 年版、2020 年版。一般新版药典正式颁布使用后，旧版药典即停止使用。《中国药典》2020 年版分为四部，其中第一部是中药标准，也是编写本书的最主要依据。

📖 进口药材质量标准。国家食品药品监督管理局于 2004 年 5 月 8 日，以"国食药监注〔2004〕144 号"文件颁布了儿茶等 43 种进口药材质量标准。遇进口药材时可以据此鉴定。

📖 其他原国家卫生部、原国家食品药品监督管理总局药品标准。药品标准藏药分册（1995 年版）、蒙药分册（1998 年版）、维吾尔药分册（1999 年版）及一些散标准（专为单个品种颁布的标准），如甜菊苣、山羊角、黄羊角、鹅喉羚羊角标准等。原国家食品药品监督管理总局也颁布过一些散标准，如赛龙骨、龙血竭标准等，都属于国家药品标准。

2. 地方药品标准 各省、自治区、直辖市药监部门颁布的《中药饮片炮制规范》中涉及的鉴别内容，为地方标准，在当地有法定约束力。

各省、自治区、直辖市还颁布了本地的药品标准，收载国家药品标准未载的品种，在当地也视为地方标准。地方标准中的品种如果已被国家药品标准记载，应以国家药品标准为准。

三、中药饮片性状鉴定

中药饮片不同于完整药材的鉴别特征，改变了形状、大小、颜色，甚至气味（某些炮制品），加之用机器切片也改变了原手工饮片（如圆片、斜片、平片、段片等）的规则性，在鉴定时应结合完整药材的特征（特别是横切面、表面和气味的特征）来对比识别。

由于各地所用炮制方法不一，炮制用具不同，具体炮制工艺技术参数、步骤及炮制程度等亦存在差异，因此，不同地区中药饮片的质量标准较难统一。中药材经炮制后，其内部结构特征都会发生变化，如炒焦、制炭之后，中药材的细胞结构被破坏；醋制、酒制后，中药材细胞中所含成分也会发生改变。因此，中药材炮制品的显微特征、理化鉴定不能仅以生品的显微特征和理化鉴定为依据，必须增加中药饮片（尤其是炮制品）的性状鉴别、显微鉴定及理化鉴定项目，为确保临床用药安全、有效提供有力保证。

鉴别中药饮片的方法一般分为传统鉴别法和现代鉴别法。中药饮片的传统鉴别方法是以人们的感官经验为主，从药材的形状、大小、颜色、气味、质地、断面等方面来鉴别，有时也辅以简单的水试、火试。这些方法是历代医药学家的经验总结，所以也称为经验鉴别，主要用以鉴别中药饮片的性状特征。

对于中药饮片，可依据饮片的形状、规格大小、表面特征、颜色、质地、断面特征、气味来鉴别，可应用放大镜或紫外灯等。炮制后的饮片往往外表形态、颜色近似，不易于区分，容易发生混淆。另外，还经常出现假冒掺伪的现象。

1. 形状 中药饮片因其来源不同，植物器官或炮制方法不同，饮片类型有多种。如根类药材多为圆柱形、圆锥形、纺锤形等；根茎类药材多为圆柱形、类球形或不规则块状等；皮类药材常为板片状、卷筒状等；种子类药材常为类球形、扁圆形等。

圆片：如白芷、泽泻、黄芪饮片。

长方片：如葛根、杜仲饮片。

条片状：如厚朴、牡丹皮饮片。

段状片：如荆芥、牛膝、党参饮片。

圆球形：如枸杞子饮片。

扁圆形：如酸枣仁饮片。

心形：如苦杏仁饮片。

其他：大者常切成类圆形片状，如木瓜饮片。

2. 规格大小 中药饮片片型的长短、厚薄，是饮片规格和质量的重要指标。

3. 表面特征 指药材表面的固有特征，是光滑还是粗糙，有无皱纹、皮孔、鳞片、毛茸或其他附属物及有无节等。如海桐皮表面有钉刺，合欢皮的皮孔棕红色、椭圆形，辛夷表面密被灰白色或灰绿色有光泽的长茸毛等。

4. 颜色 指在自然光下观察中药饮片的颜色及光泽度，包括断面的颜色和表面的颜色。饮片的颜色与其成分有关，每种药材常有自己特定的颜色，如丹参色红、黄连色黄、紫草色紫、熟地黄色黑等。中药饮片的颜色与质量有

关，如黄芩变绿后质量降低，黄连断面以红黄色为佳。

5. 质地 中药饮片的质地与细胞组织结构所含成分有关。以薄壁组织为主，结构较疏松、空隙大的饮片一般较松泡，如生晒参、南沙参等；淀粉多，结构紧密的饮片一般较重，如大黄、川芎等；纤维多的饮片则韧性强，如葛根、蜜桑白皮；含糖、黏液多的饮片一般黏性大，如瓜蒌、天冬等；富含淀粉、多糖成分的饮片经蒸煮、糊化、干燥后呈角质样，如天麻、白及等。

6. 断面特征 包括自然折断面和横切面的特征。

折断面特征指药材折断时的现象，如是否容易折断，有无声响，有无粉尘散落及折断时断面上的特征——断面是否平坦，或显纤维性、颗粒性、裂片状，有无胶丝，是否可以层层剥离，有无放射状纹理等。

横切面的经验鉴别术语很多，如"菊花心"，是指药材横切面上维管束与射线排列成细密的放射状纹理，且在皮部沿射线常有裂隙，形如开放的菊花，如黄芪、甘草等；"车轮纹"是指药材横切面上维管束与较宽而直的射线排列成稀疏、整齐的放射状纹理，形如木质车轮，如防己等；茅苍术有"朱砂点"等；还有一些属于异常构造，如大黄的"星点"、何首乌的"云锦状花纹"、商陆的"罗盘纹"等。

7. 气 中药饮片所含化学成分的差异，决定了气的差异，如香加皮含有甲氧基水杨醛、牡丹皮含有牡丹酚等，某种特异成分使其具有特有的香气。

8. 味 药材的味感是由其所含的化学成分决定的，由口尝而感觉，常有酸、苦、甜、辣、咸等，如乌梅、木瓜均以味酸为好；黄连、黄

柏以味越苦越好；甘草、党参以味甜为好等。

四、中药饮片炮制通则

中药炮制是按照中医药理论，根据药材自身性质，以及调剂、制剂和临床应用的需要，所采取的一项独特的制药技术。

药材凡经净制、切制或炮炙等处理后，均称为"饮片"；药材必须净制后方可进行切制或炮炙等处理。

各种饮片规格，系指临床配方使用的饮片规格。炮制用水应为饮用水。除另有规定外，应符合下列有关要求。

（一）净制

净制即净选加工，可根据具体情况，分别使用挑选、筛选、风选、水选、剪、切、刮、削、剔除、酶法、剥离、挤压、燥、刷、擦、火燎、烫、撞、碾串等方法，以达到净度要求。

（二）切制

切制时，除鲜切、干切外，均须进行软化处理，其方法有喷淋、抢水洗、浸泡、润、漂、蒸、煮等，亦可使用回转式减压浸润罐、气相置换式润药箱等软化设备。软化处理应按药材的大小、粗细、质地等分别处理，分别规定温度、水量、时间等条件，应少泡多润，防止有效成分流失。切后及时干燥，以保证质量。

切制品包括片、段、块、丝等。其规格厚度通常如下。

片：极薄片 0.5mm 以下；薄片 1～2mm；厚片 2～4mm。

段：短段 5～10mm；长段 10～15mm。

块：边长 8～12mm 的方块。

丝：细丝 2～3mm；宽丝 5～10mm。

其他不宜切制者，一般应捣碎或碾碎使用。

（三）炮炙

除另有规定外，常用的炮炙方法和要求如下。

1. 炒　炒制分单炒（清炒）和加辅料炒。需炒制者应为干燥品，且大小分档；炒时火力应均匀，不断翻动。应掌握加热温度、炒制时间及程度要求。

单炒（清炒）：取待炮炙品，置炒制容器内，用文火加热至规定程度时，取出，放凉。需炒焦者，一般用中火炒至表面焦褐色、断面焦黄色为度，取出，放凉；炒焦时易燃者，可喷淋少许清水，再炒干。

麸炒：先将炒制容器加热，至撒入麸皮即刻烟起，随即投入待炮炙品，迅速翻动，炒至表面呈黄色或深黄色时，取出，筛去麸皮，放凉。

除另有规定外，每 100kg 待炮炙品，用麸皮 10～15kg。

砂炒：取洁净河砂置炒制容器内，用武火加热至滑利状态时，投入待炮炙品，不断翻动，炒至表面鼓起、酥脆或至规定的程度时，取出，筛去河砂，放凉。

除另有规定外，河砂以掩埋待炮炙品为度。

如需醋淬时，筛去辅料后，趁热投入醋液中淬酥。

蛤粉炒：取碾细过筛后的净蛤粉，置锅内，用中火加热至翻动较滑利时，投入待炮炙品，翻炒至鼓起或成珠、内部疏松、外表呈黄色时，迅速取出，筛去蛤粉，放凉。

除另有规定外，每 100kg 待炮炙品，用蛤粉 30～50kg。

滑石粉炒：取滑石粉置炒制容器内，用中火加热至灵活状态时，投入待炮炙品，翻炒至鼓起、酥脆、表面黄色或至规定的程度时，迅速取出，筛去滑石粉，放凉。

除另有规定外，每 100kg 待炮炙品，用滑石粉 40～50kg。

2. 炙　是指待炮炙品与液体辅料共同拌润，并炒至一定程度的方法。

酒炙：取待炮炙品，加黄酒拌匀，闷透，置炒制容器内，用文火炒至规定的程度时，取出，放凉。

酒炙时，一般用黄酒。除另有规定外，每 100kg 待炮炙品，用黄酒 10～20kg。

醋炙：取待炮炙品，加醋拌匀，闷透，置炒制容器内，炒至规定的程度时，取出，放凉。

醋炙时，用米醋。除另有规定外，每 100kg 待炮炙品，用米醋 20kg。

盐炙：取待炮炙品，加盐水拌匀，闷透，置炒制容器内，以文火加热，炒至规定的程度时，取出，放凉。

盐炙时，用食盐，应先加适量水溶解后，过滤，备用。除另有规定外，每 100kg 待炮炙品，用食盐 2kg。

姜炙：姜炙时，应先将生姜洗净，捣烂，加适量水，压榨取汁，姜渣再加适量水重复压榨一次，合并汁液，即为"姜汁"。姜汁与生姜的比例为 1：1。

取待炮炙品，加姜汁拌匀，置锅内，用文火炒至姜汁被吸尽，或至规定的程度时，取出，晾干。

除另有规定外，每 100kg 待炮炙品，用生姜 10kg。

蜜炙：蜜炙时，应先将炼蜜加适量沸水稀释后，加入待炮炙品中拌匀，闷透，置炒制容器内，用文火炒至规定程度时，取出，放凉。

蜜炙时，用炼蜜。除另有规定外，每 100kg 待炮炙品，用炼蜜 25kg。

油炙：羊脂油炙时，先将羊脂油置锅内加热溶化后去渣，加入待炮炙品拌匀，用文火炒至油被吸尽，表面光亮时，摊开，放凉。

除另有规定外，每 100kg 待炮炙品，用羊脂油（炼油）20～30kg。

3. 制炭　制炭时应"存性"，并防止灰化，更要避免复燃。

炒炭：取待炮炙品，置热锅内，用武火炒至表面焦黑色、内部焦褐色或至规定程度时，喷淋少许清水，熄灭火星，取出，晾干。

煅炭：取待炮炙品，置锻锅内，密封，加热至所需程度，放凉，取出。

4. 煅　煅制时应注意煅透，使中药材酥脆易碎。

明煅：取待炮炙品，砸成小块，置适宜的容器内，煅至酥脆或红透时，取出，放凉，碾碎。

含有结晶水的盐类药材，不要求煅红，但需使结晶水蒸发至尽，或全部形成蜂窝状的块状固体。

煅淬：将待炮炙品煅至红透时，立即投入规定的液体辅料中，淬酥（若不酥，可反复煅淬至酥），取出，干燥，打碎或研粉。

5. 蒸　取待炮炙品，大小分档，按各品种炮制项下的规定，加清水或液体辅料拌匀、润透，置适宜的蒸制容器内，用蒸汽加热至规定程度，取出，稍晾，拌回蒸液，再晾至六成干，切片或段，干燥。

6. 煮　取待炮炙品，大小分档，按各品种炮制项下的规定，加清水或规定的辅料共煮透，至切开内无白心时，取出，晾至六成干，切片，干燥。

7. **炖** 取待炮炙品，按各品种炮制项下的规定，加入液体辅料，置适宜的容器内，密闭，隔水或用蒸汽加热炖透，或炖至辅料完全被吸尽时，放凉，取出，晾至六成干，切片，干燥。

蒸、煮、炖时，除另有规定外，一般每100kg待炮炙品，用水或规定的辅料20～30kg。

8. **煨** 取待炮炙品用面皮或湿纸包裹，或用吸油纸均匀地隔层分放，进行加热处理；或将其与麸皮同置炒制容器内，用文火炒至规定程度，取出，放凉。

除另有规定外，每100kg待炮炙品，用麸皮50kg。

五、其他

1. **燀** 取待炮制品投入沸水中，翻动片刻，捞出。有的种子类药材，燀至种皮由皱缩至舒展、易搓去时，捞出，放入冷水中，除去种皮，晒干。

2. **制霜（去油成霜）** 除另有规定外，取待炮制品碾碎如泥，经微热，压榨除去大部分油脂，含油量符合要求后，取残渣研制成符合规定的松散粉末。

3. **水飞** 取待炮制品，置容器内，加适量水共研成糊状，再加水，搅拌，倾出混悬液。残渣再按上述方法反复操作数次，合并混悬液，静置，分取沉淀，干燥，研散。

4. **发芽** 取待炮制品，置容器内，加适量水浸泡后，取出，在适宜的湿度和温度下使其发芽至规定程度，晒干或低温干燥。注意避免带入油腻，以防烂芽。一般芽长不超过1cm。

5. **发酵** 取待炮制品加规定的辅料拌匀后，制成一定形状，置适宜的湿度和温度下，使微生物生长至其中酶含量达到规定程度，晒干或低温干燥。注意：发酵过程中，如果发现有黄曲霉，应禁用。

菝葜

【基　　原】百合科植物菝葜 *Smilax china* L. 的干燥根茎。

【采收加工】秋末至次年春采挖，除去须根，洗净，晒干或趁鲜切片，干燥。

【主要产地】主产于山东、江苏、浙江、福建、湖北、四川、云南、贵州、广西和广东等地。

【炮制方法】除去杂质，洗净，润透，切片，干燥。

【饮片性状】本品为不规则片状，直径 2～4cm，厚 0.3～1cm，边缘不整齐，外表皮黄棕色或紫棕色，残留坚硬的刺状须根残基或细根。质坚硬，难折断，切面呈棕黄色或红棕色，纤维性，可见点状维管束和多数小亮点。切片呈不规则形，切面粗纤维性；质硬，折断时有粉尘飞扬。气微，味微苦、涩。

【功能主治】利湿去浊，祛风除痹，解毒散瘀。用于小便淋浊，带下量多，风湿痹痛，疔疮痈肿。

【用法用量】10～15g。

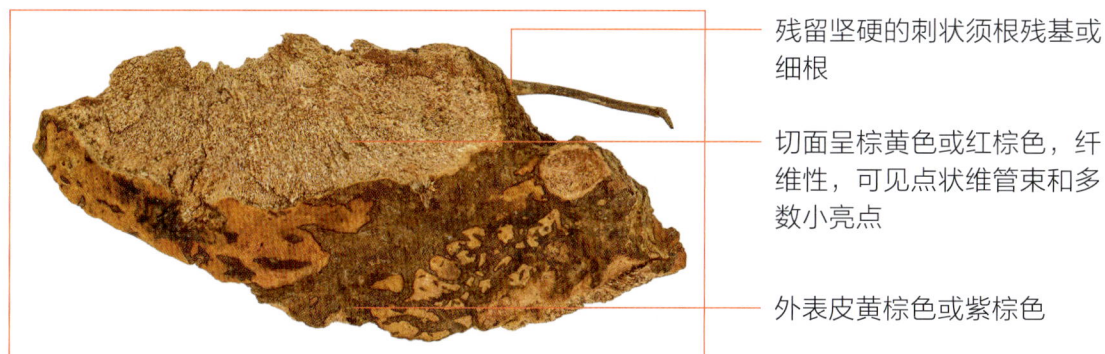

残留坚硬的刺状须根残基或细根

切面呈棕黄色或红棕色，纤维性，可见点状维管束和多数小亮点

外表皮黄棕色或紫棕色

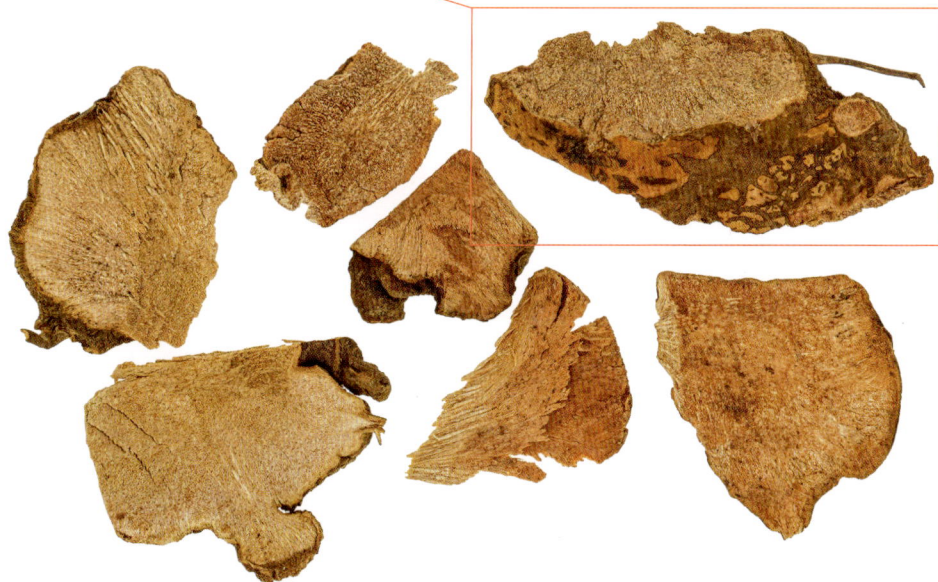

菝葜
产地：黑龙江

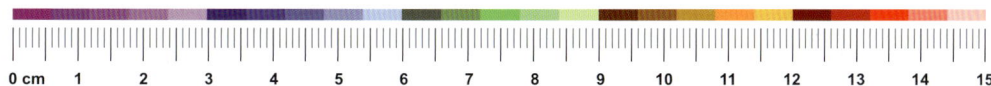

0 cm　1　2　3　4　5　6　7　8　9　10　11　12　13　14　15

白及

【基　　原】 兰科植物白及 *Bletilla striata*（Thunb.）Reichb. f. 的干燥块茎。

【采收加工】 夏、秋二季采挖，除去须根，洗净，置沸水中煮或蒸至无白心，晒至半干，除去外皮，晒干。

【主要产地】 主产于贵州、云南等地。

【炮制方法】 取原药材洗净，润透，切薄片，晒干。

【饮片性状】 本品呈不规则的薄片，多有 2～3 个爪状分枝，少数具 4～5 个爪状分枝，外表皮灰白色至灰棕色，或黄白色。有数圈同心环节和棕色点状须根痕，近头部有突起的茎痕，下面有连接另一块茎的痕迹。质硬脆，不易折断，切面类白色至黄白色，角质样，半透明，维管束小点状，散生。气微，味苦，嚼之有黏性。

【功能主治】 收敛止血，消肿生肌。用于咯血，吐血，外伤出血，疮疡肿毒，皮肤皲裂。

【用法用量】 6～15g；研末吞服 3～6g。外用适量。

【使用注意】 不宜与川乌、制川乌、草乌、制草乌、附子同用。

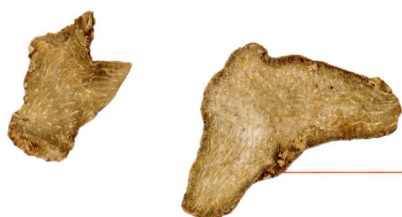

连接另一块茎的痕迹

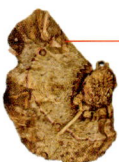

棕色点状须根痕

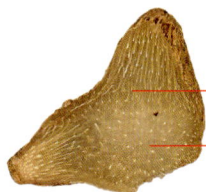

维管束小点状，散生

切面类白色至黄白色，角质样，半透明

白及（切面）

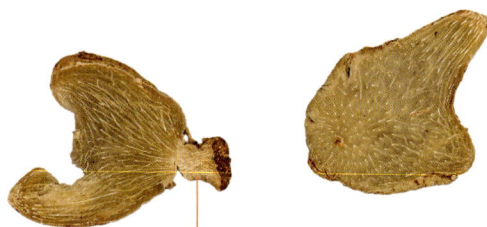

近头部有突起的茎痕

外表皮灰白色至灰棕色，或黄白色，有数圈同心环节和棕色点状须根痕

不规则的薄片，多有数个爪状分枝

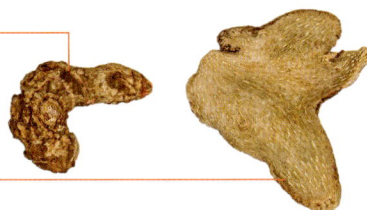

白及

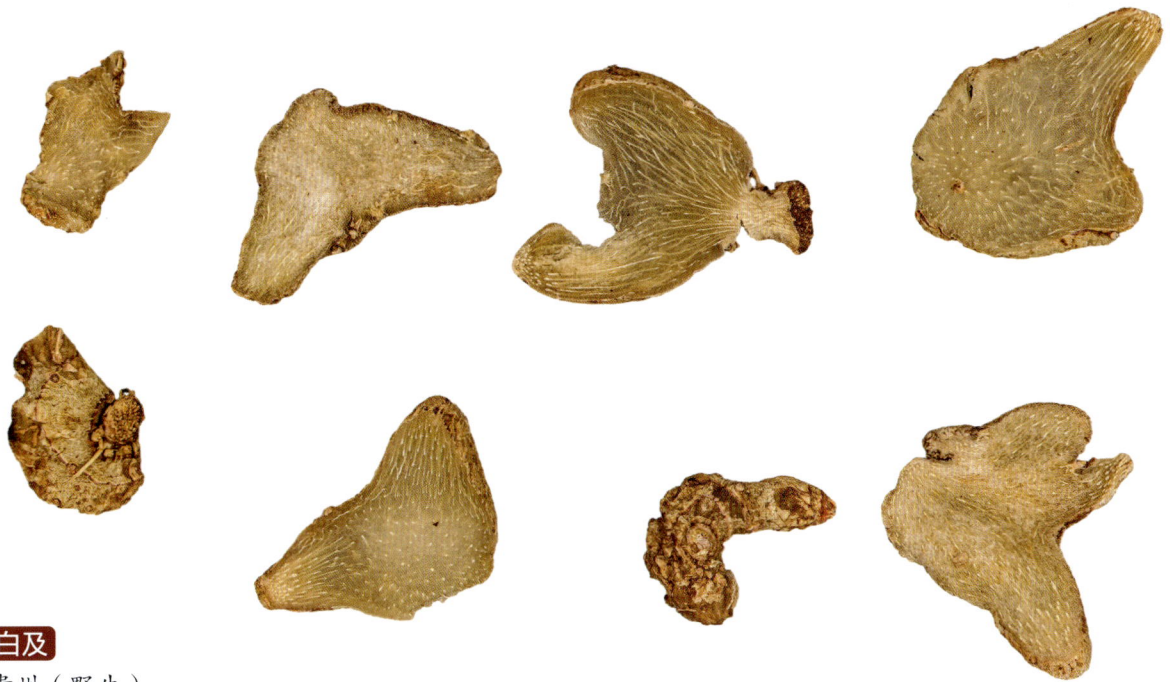

白及

产地：贵州（野生）

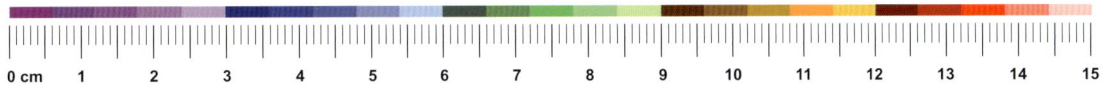

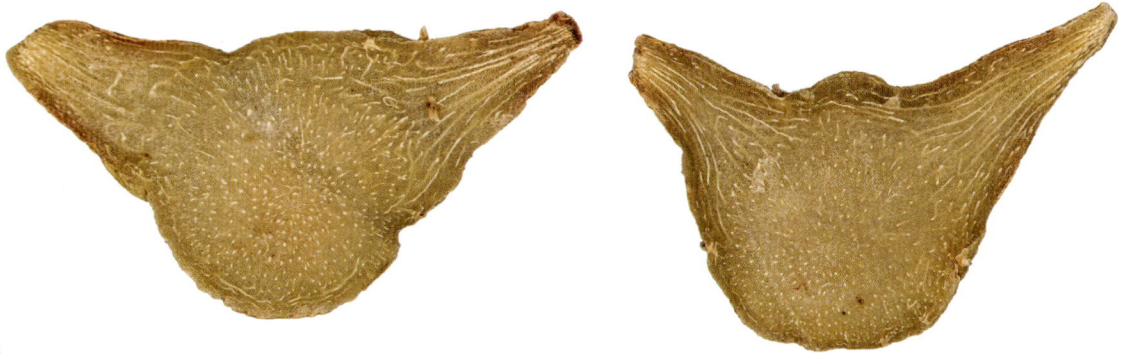

白及

产地：贵州（栽培）

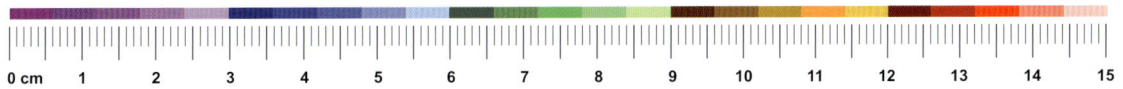

白蔹

【基　　原】葡萄科植物白蔹 *Ampelopsis japonica*（Thunb.）Makino 的干燥块根。

【采收加工】春、秋二季采挖，除去泥沙和细根，切成纵瓣或斜片，晒干。

【主要产地】主产于华北、华东和中南各省区。

【炮制方法】除去杂质，洗净，润透，切厚片，干燥。

【饮片性状】本品为不规则的厚片。外皮红棕色或红褐色，有纵皱纹、细横纹及横长皮孔，易层层脱落，脱落处呈淡红棕色。切面类白色或浅红棕色，可见放射状纹理，周边较厚，微翘起或略弯曲。体轻，质硬脆，易折断，折断时，有粉尘飞出，气微，味甘。

【功能主治】清热解毒，消痈散结，敛疮生肌。用于痈疽发背，疔疮，瘰疬，烧烫伤。

【用法用量】5～10g。外用适量，煎汤洗或研成极细粉敷患处。

【使用注意】不宜与川乌、制川乌、草乌、制草乌、附子同用。

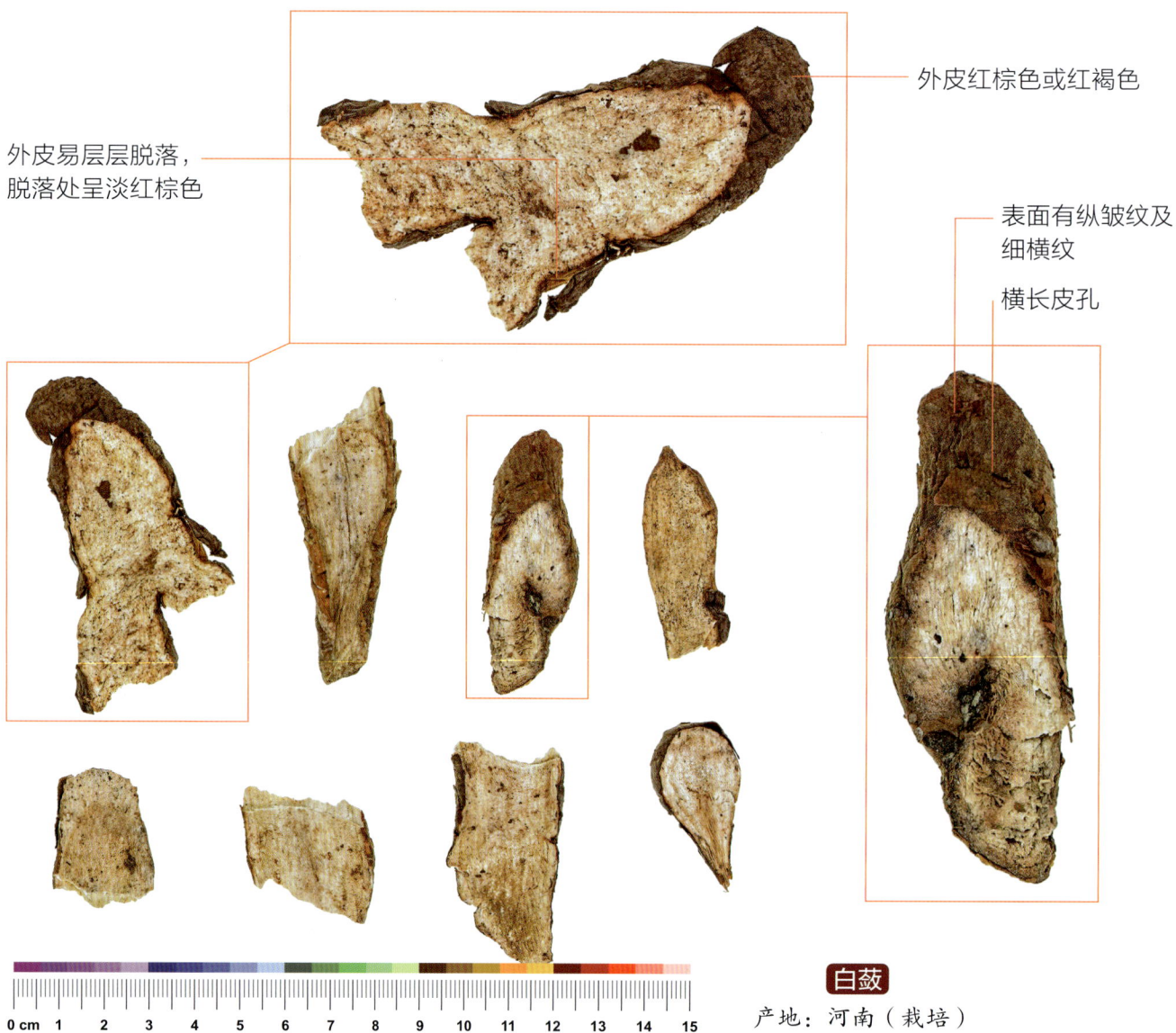

外皮红棕色或红褐色

外皮易层层脱落，脱落处呈淡红棕色

表面有纵皱纹及细横纹

横长皮孔

白蔹

产地：河南（栽培）

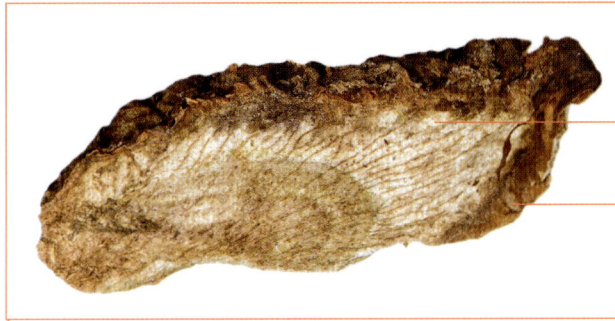

切面类白色或浅红棕色，可见放射状纹理

周边较厚，微翘起或略弯曲

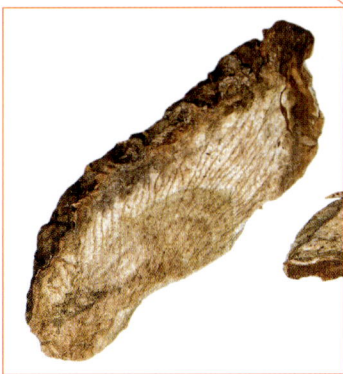

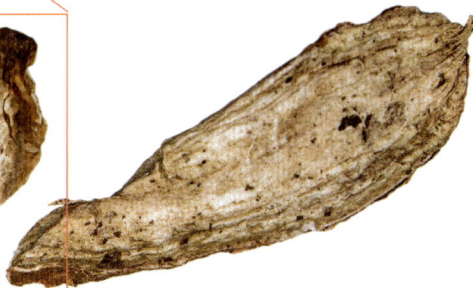

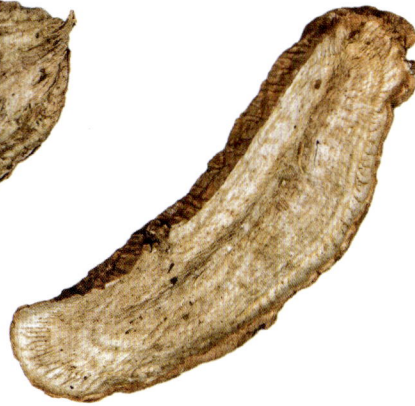

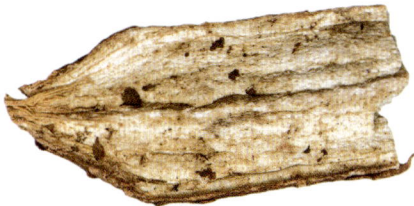

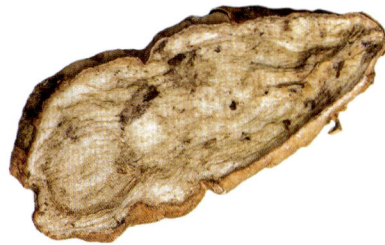

白蔹

产地：四川（栽培）

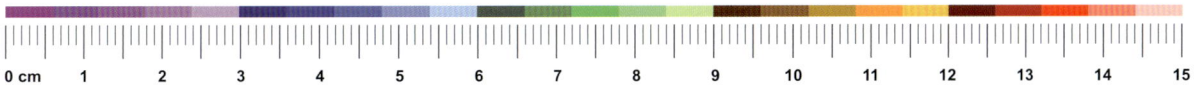

0 cm　1　2　3　4　5　6　7　8　9　10　11　12　13　14　15

白前

【基　　原】萝藦科植物柳叶白前 *Cynanchum stauntonii*（Decne.）Schltr. ex Lévl. 或芫花叶白前 *Cynanchum glaucescens*（Decne.）Hand.-Mazz. 的干燥根茎和根。

【采收加工】秋季采挖，洗净，晒干。

【主要产地】主产于浙江、江苏、安徽、江西、湖南、湖北、广西等地。

【炮制方法】除去杂质，洗净，润透，切段，干燥。

【饮片性状】柳叶白前 ┃ 根茎呈细圆柱形的段，直径 1.5～4mm，表面黄白色至黄棕色，节明显。有时节处簇生纤细的根或根痕。质脆，断面中空。根直径不及 1mm。气微，味微甜。

芫花叶白前 ┃ 根茎呈细圆柱形的段，表面灰绿色或灰黄色。质较硬。根直径约 1mm。

【功能主治】降气，消痰，止咳。用于肺气壅实，咳嗽痰多，胸满喘急。

【用法用量】3～10g。

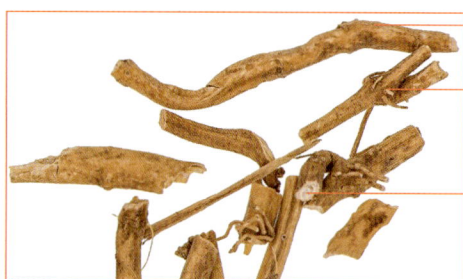

表面黄白色至黄棕色，节明显

节处簇生纤细的根或根痕

断面中空

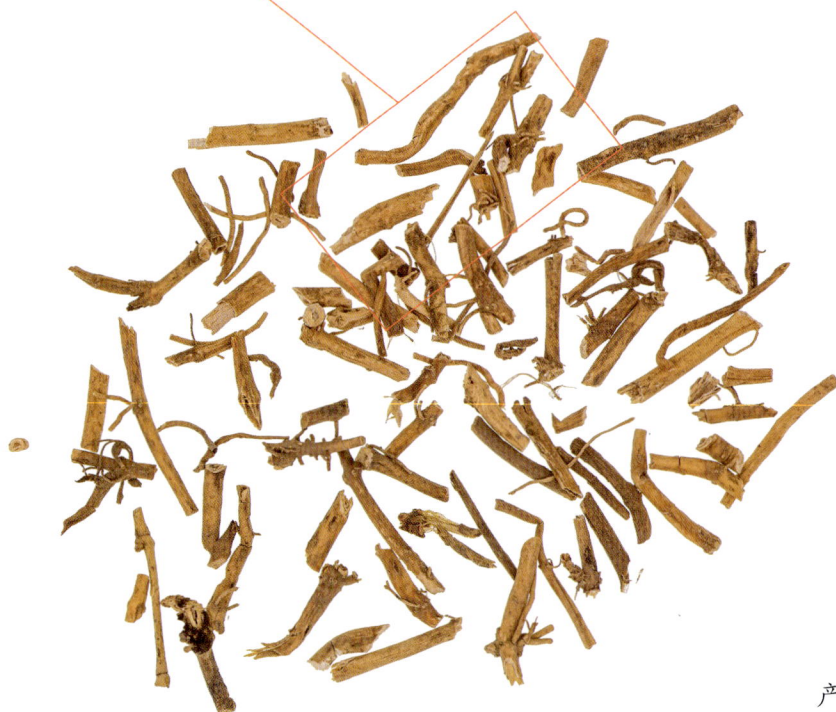

白前

产地：湖北（栽培）

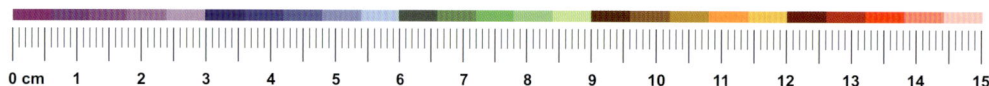

0 cm　1　2　3　4　5　6　7　8　9　10　11　12　13　14　15

白术

【基　　原】菊科植物白术 *Atractylodes macro-cephala* Koidz. 的干燥根茎。

【采收加工】冬季植株下部叶枯黄、上部叶变脆时采挖，除去泥沙，烘干或晒干，再除去须根。

【主要产地】主产于浙江、安徽、湖南、湖北、江西、福建、四川、河北、河南、陕西等地。

【炮制方法】除去杂质，洗净，润透，切厚片，干燥。

【饮片性状】本品为不规则的厚片，外表皮灰黄色或灰棕色，有瘤状突起及断续的纵皱和沟纹，并有须根痕，顶端有残留茎基和芽痕。切面黄白色至淡棕色，散生棕黄色的点状油室，木部具放射状纹理；烘干者切面角质样，色较深或有裂隙。气清香，味甘、微辛，嚼之略带黏性。

【功能主治】健脾益气，燥湿利水，止汗，安胎。用于脾虚食少，腹胀泄泻，痰饮眩悸，水肿，自汗，胎动不安。

【用法用量】6～12g。

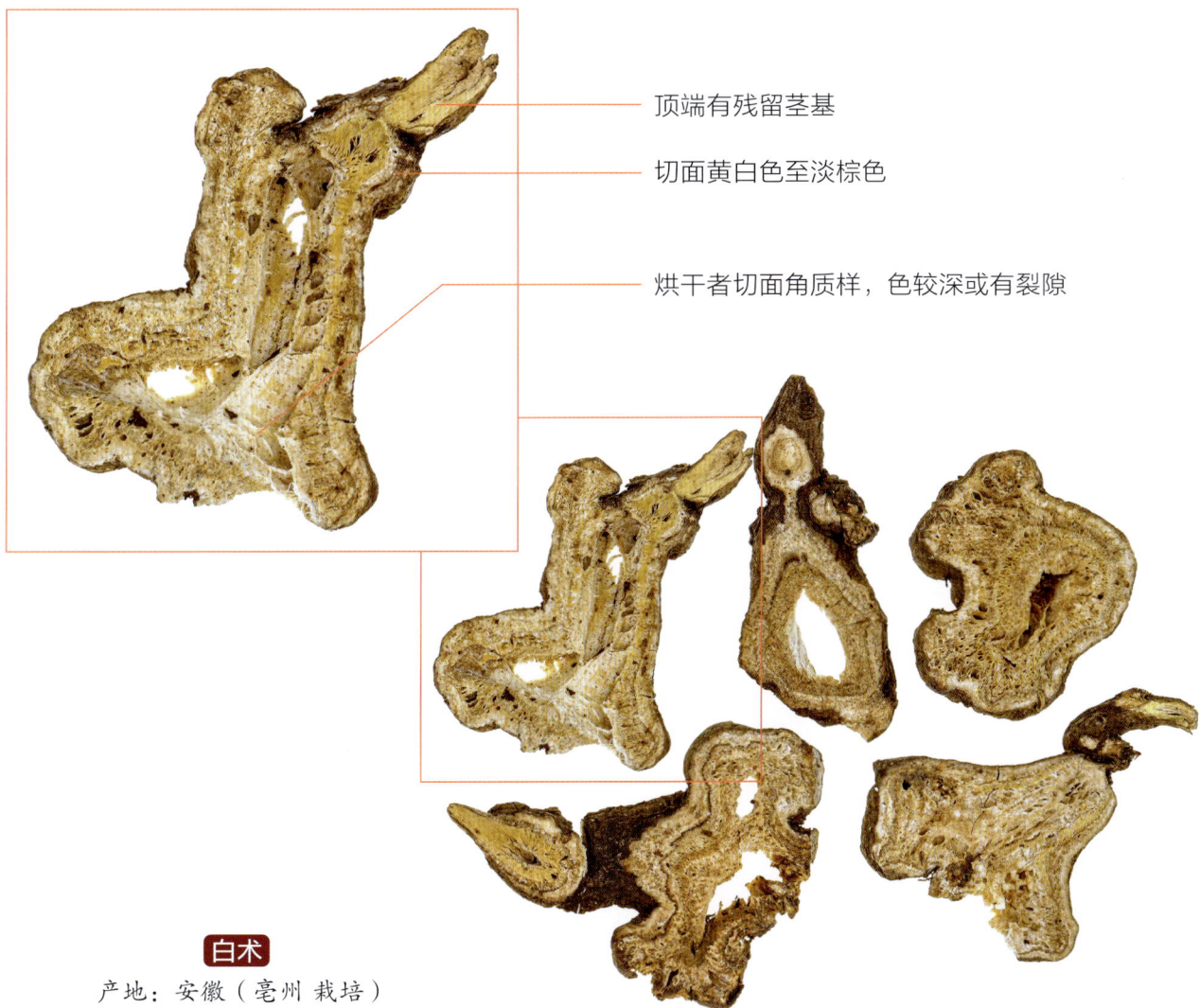

顶端有残留茎基

切面黄白色至淡棕色

烘干者切面角质样，色较深或有裂隙

白术

产地：安徽（亳州 栽培）

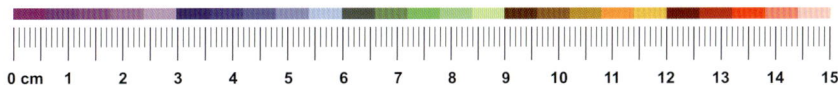

0 cm　1　2　3　4　5　6　7　8　9　10　11　12　13　14　15

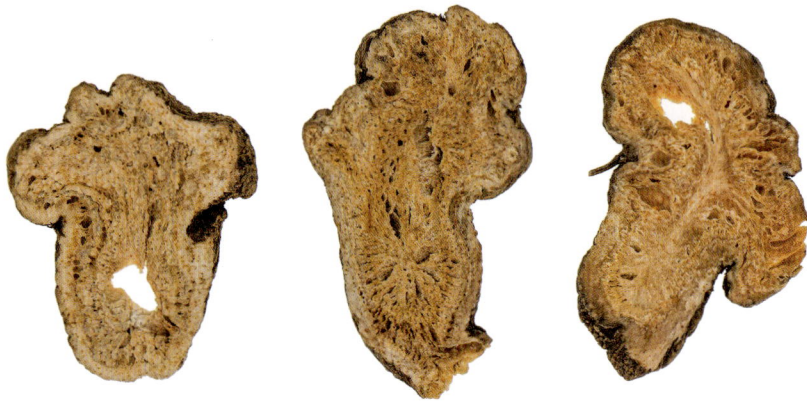

白术

产地：浙江（栽培）

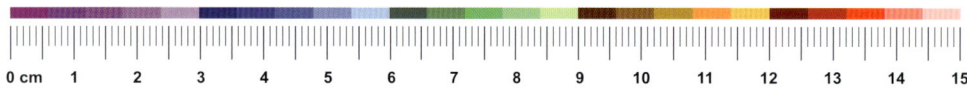

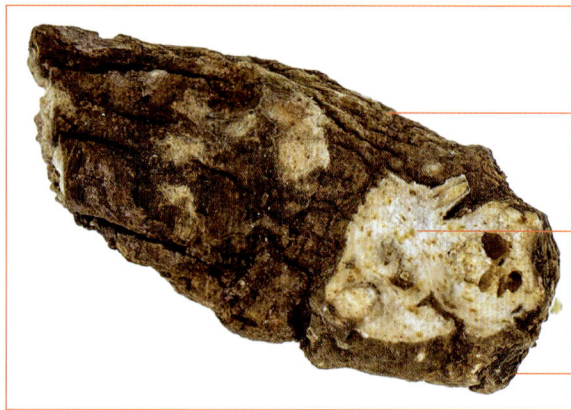

外表皮灰黄色或灰棕色，有断续的纵皱和沟纹

切面有散生的棕黄色点状油室

表面可见瘤状突起

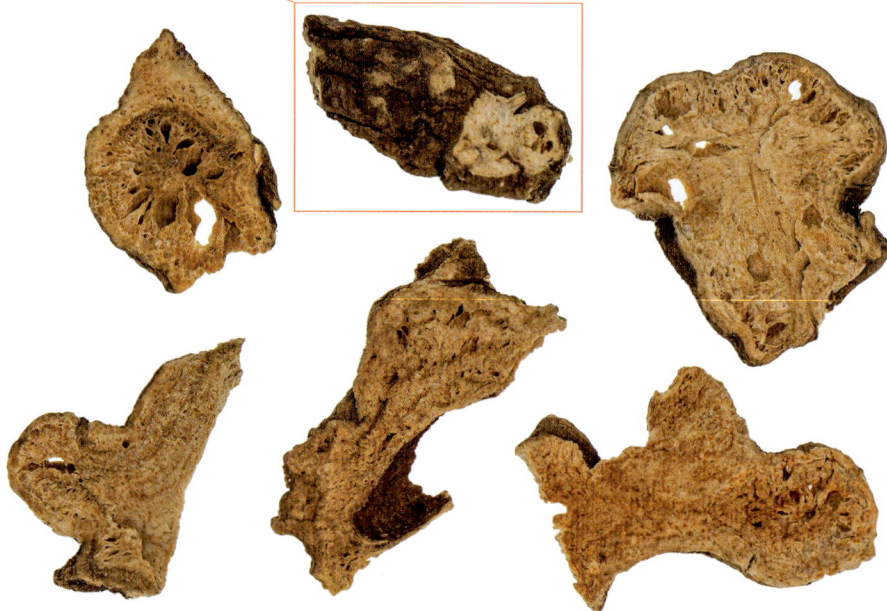

白术

产地：安徽（栽培）

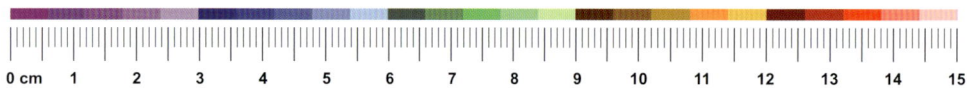

麸炒白术

【基　原】菊科植物白术 Atractylodes macro-cephala Koidz. 干燥根茎的炮制加工品。

【炮制方法】

方法1： 将蜜炙麸皮撒入热锅内，待冒烟时加入白术片，炒至黄棕色、逸出焦香气，取出，筛去蜜炙麸皮。每100kg白术片，用蜜炙麸皮10kg。[《中华人民共和国药典（2020年版）》]

方法2： 取麸皮，撒入热锅内，待冒烟时，加入白术片，迅速翻动，用文火（100～120℃）炒至黄棕色、逸出香气时，取出，筛去麸皮，晾凉。每100kg白术片，用麸皮10kg。[《北京市中药饮片炮制规范（2008年版）》]

【饮片性状】本品呈不规则的厚片，外表皮灰黄棕色，有瘤状突起及断续的纵皱和沟纹，并有须根痕，顶端有残留茎基和芽痕。切面黄棕色，散生棕黄色的点状油室，木部具放射状纹理；烘干者切面角质样，色较深或有裂隙，偶见焦斑，略有焦香气，味甘、微辛，嚼之略带黏性。

【功能主治】健脾益气，燥湿利水，止汗，安胎。用于脾虚食少，腹胀泄泻，痰饮眩悸，水肿，自汗，胎动不安。

【用法用量】6～12g。

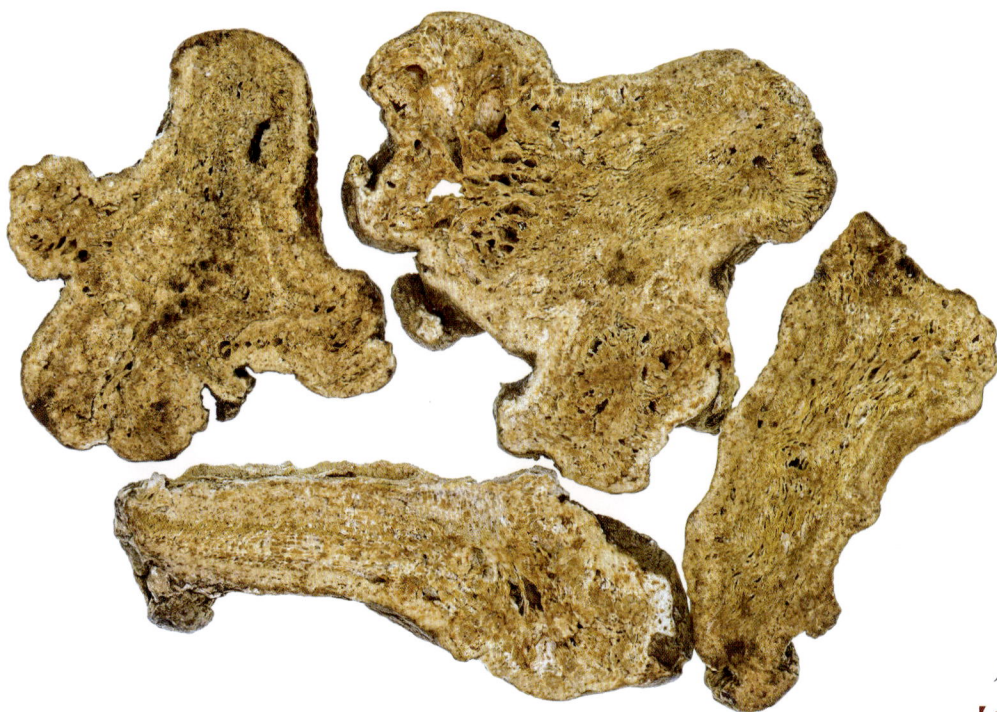

麸炒白术

产地：浙江（栽培）

【炮制依据】《北京市中药饮片炮制规范（2008年版）》

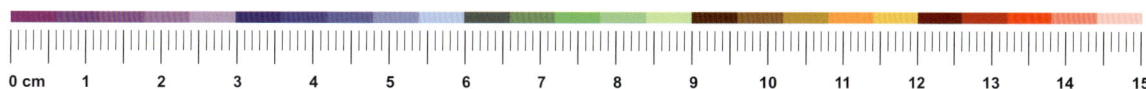

麸炒白术（切面）

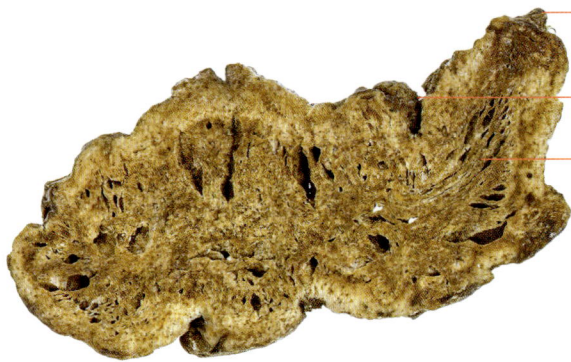

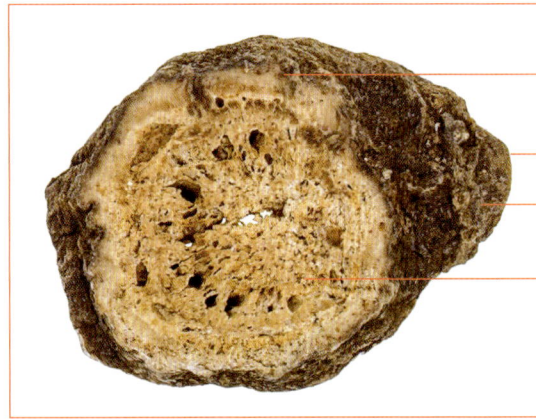

顶端有残留茎基和芽痕

断续的纵皱和沟纹

烘干者切面角质样，色较深或有裂隙

散生棕黄色点状油室

外表皮黄棕色，有瘤状突起

表面偶见须根痕

切面木部具放射状纹理

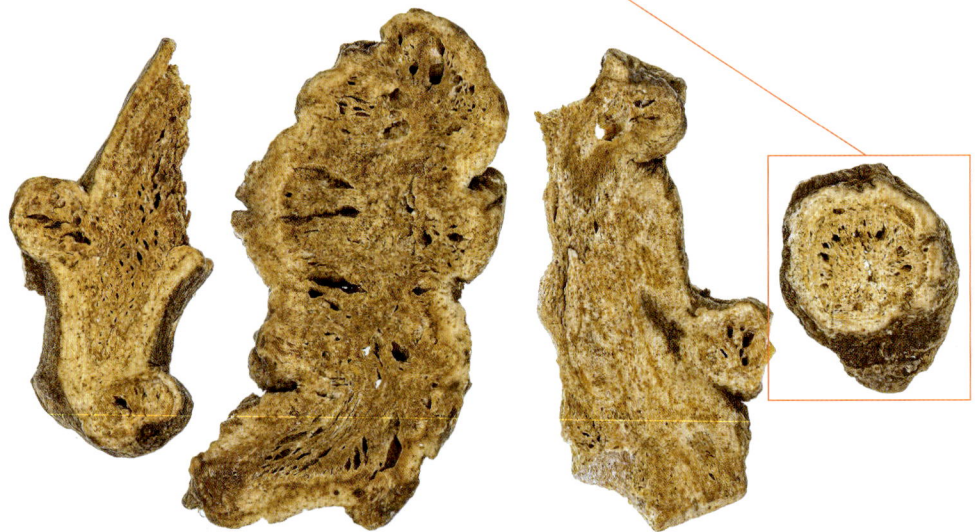

麸炒白术

产地：安徽（栽培）

【**炮制依据**】《北京市中药饮片炮制规范（2008年版）》

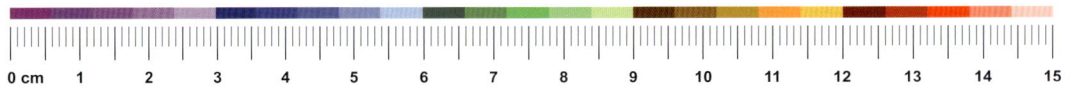

焦白术

【基　原】菊科植物白术 *Atractylodes macrocephala* Koidz. 干燥根茎的炮制加工品。

【炮制方法】取白术片，置热锅内，用中火（150～180℃）炒至表面焦褐色，喷少许水，熄灭火星，取出，晾凉，过筛。

【饮片性状】本品呈不规则的厚片，外表皮焦褐色，有瘤状突起及断续的纵皱和沟纹，顶端有残留茎基。质轻，断面焦黄色。质脆。有焦香气，味微苦。

【功能主治】健脾止泻。用于脾虚泄泻，久痢，或妇女带下白浊等症。

【用法用量】6～12g。

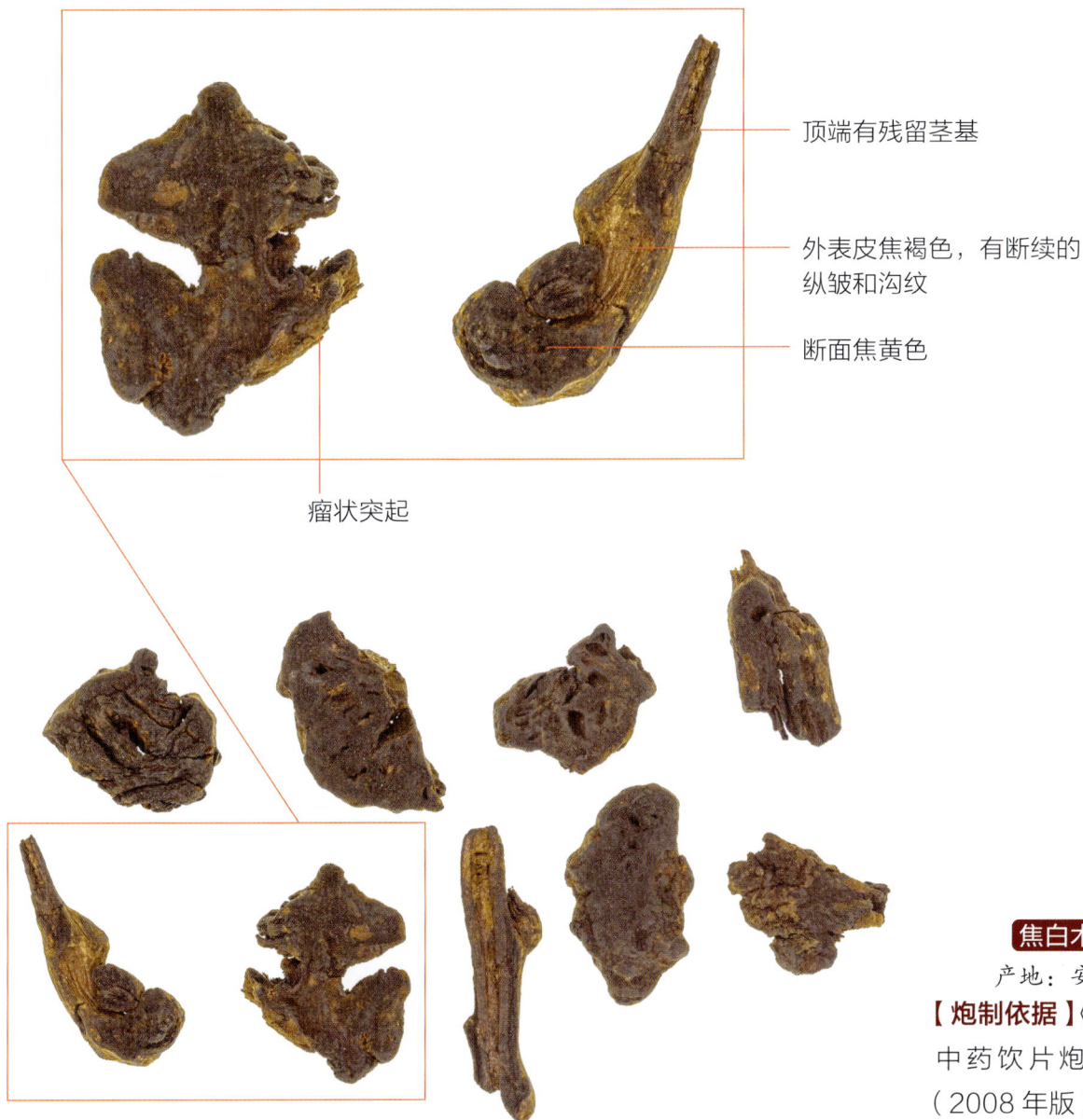

顶端有残留茎基

外表皮焦褐色，有断续的纵皱和沟纹

断面焦黄色

瘤状突起

焦白术

产地：安徽

【炮制依据】《北京市中药饮片炮制规范（2008年版）》

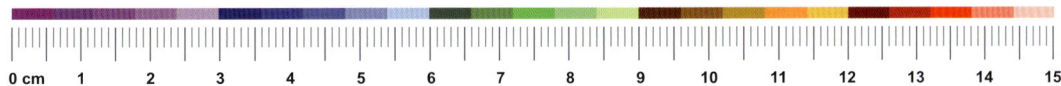

0 cm　1　2　3　4　5　6　7　8　9　10　11　12　13　14　15

土白术

【基　原】菊科植物白术 *Atractylodes macro-cephala* Koidz. 干燥根茎的炮制加工品。

【炮制方法】取伏龙肝细粉，置热锅内，用中火（150～180℃）炒至灵活状态时，加入白术片，炒至表面挂有土色、有香气逸出时，取出，筛去伏龙肝粉，晾凉。每 100kg 白术片，用伏龙肝细粉 30kg。

【饮片性状】本品呈不规则的厚片，表面显土色。有瘤状突起及断续的纵皱和沟纹。质轻，有土香气。

【功能主治】健脾，和胃，安胎。用于脾虚食少，泄泻，胎动不安。

【用法用量】6～12g。

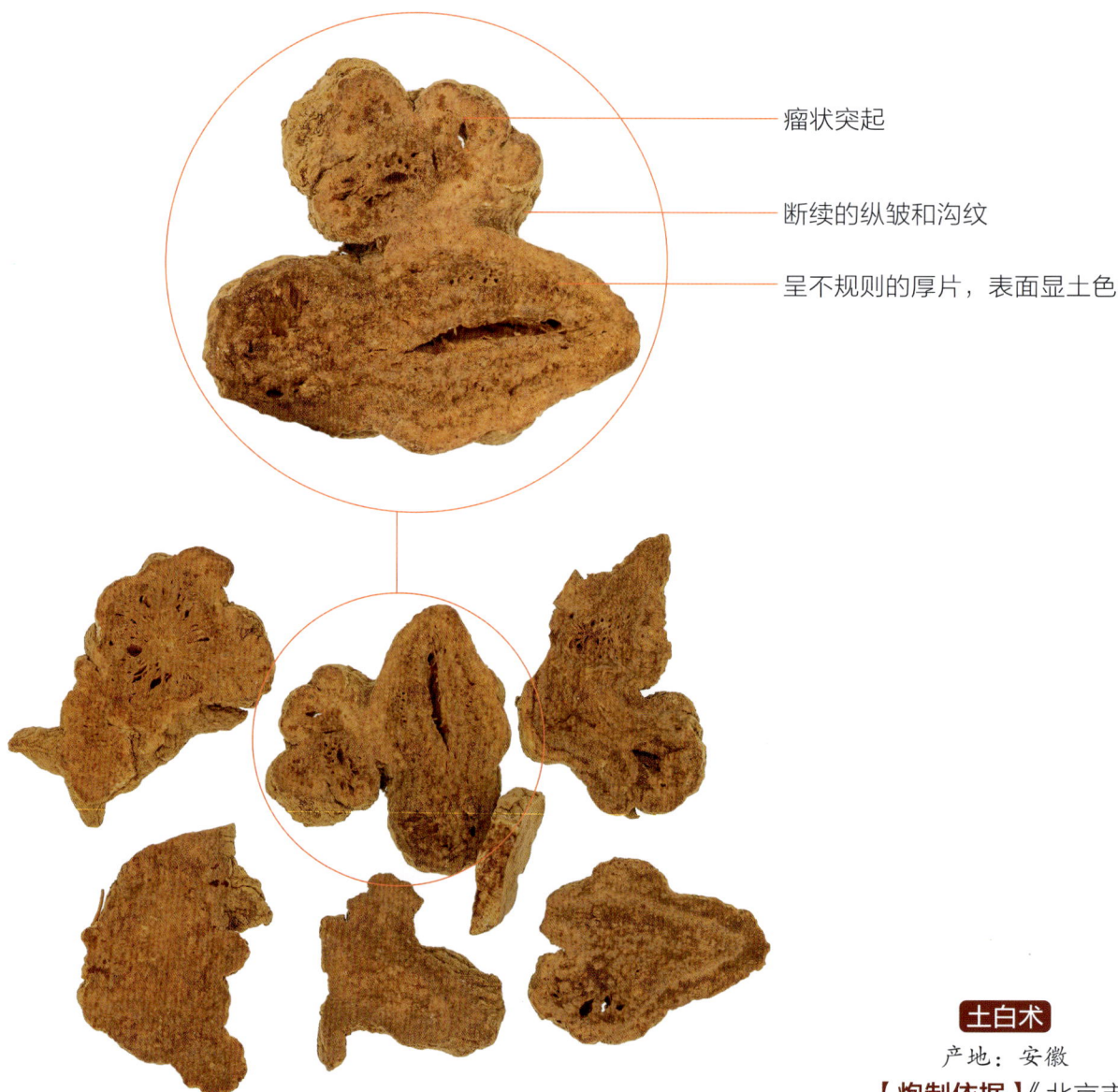

瘤状突起

断续的纵皱和沟纹

呈不规则的厚片，表面显土色

土白术

产地：安徽

【炮制依据】《北京市中药饮片炮制规范（2008 年版）》

0 cm 1 2 3 4 5 6 7 8 9 10 11 12 13 14 15

白薇

【基　　原】萝藦科植物白薇 *Cynanchum atratum* Bge. 或蔓生白薇 *Cynanchum versicolor* Bge. 的干燥根和根茎。

【采收加工】春、秋二季采挖，洗净，干燥。

【主要产地】主产于山东、安徽、辽宁、四川、江苏等地。

【炮制方法】除去杂质，洗净，润透，切段，干燥。

【饮片性状】本品呈不规则的段。根茎不规则形，可见圆形凹陷的茎痕，结节处残存多数簇生的根。根细，直径小于 0.2cm，表面棕黄色。切面皮部类白色或黄白色，木部较皮部窄小，黄色。质脆，气微，味微苦。

【功能主治】清热凉血，利尿通淋，解毒疗疮。用于温邪伤营发热，阴虚发热，骨蒸劳热，产后血虚发热，热淋，血淋，痈疽肿毒。

【用法用量】5～10g。

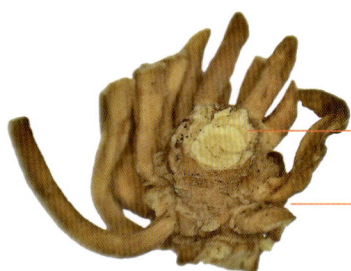

根茎可见圆形凹陷的茎痕

结节处残存多数簇生的根

白薇（根茎）

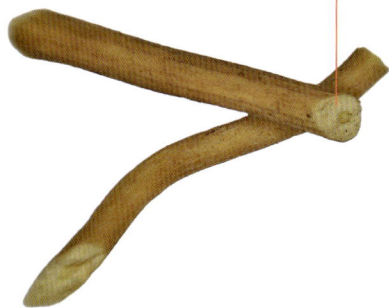

切面皮部类白色或黄白色，木部较皮部窄小，黄色

白薇（根）

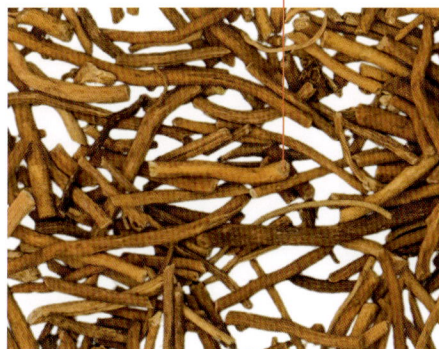

根细，直径小于 0.2cm，表面棕黄色

白薇（根）

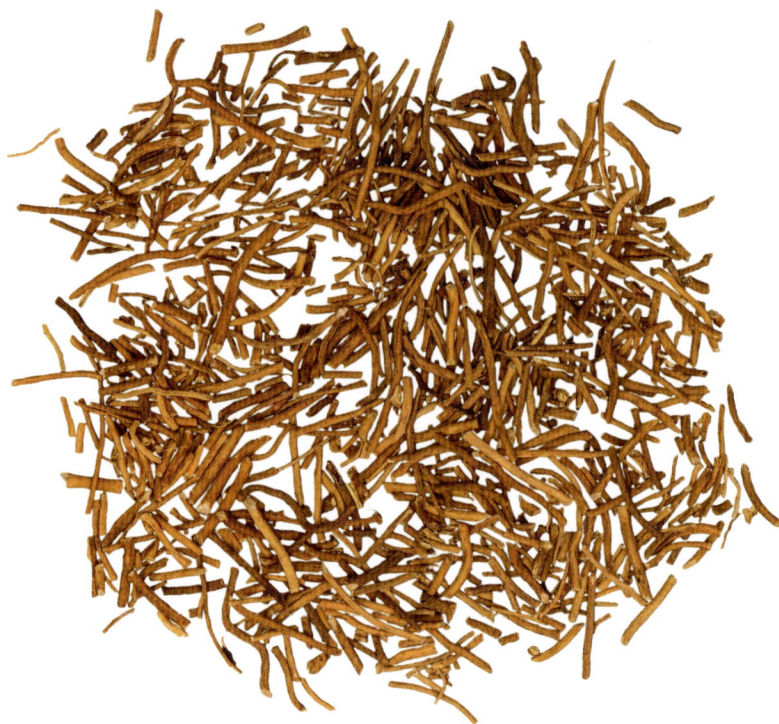

白薇

产地：安徽（栽培）

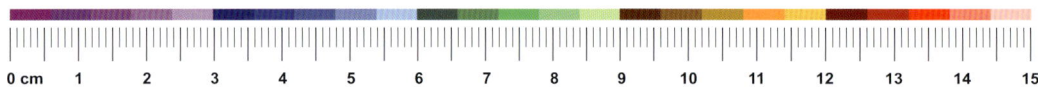

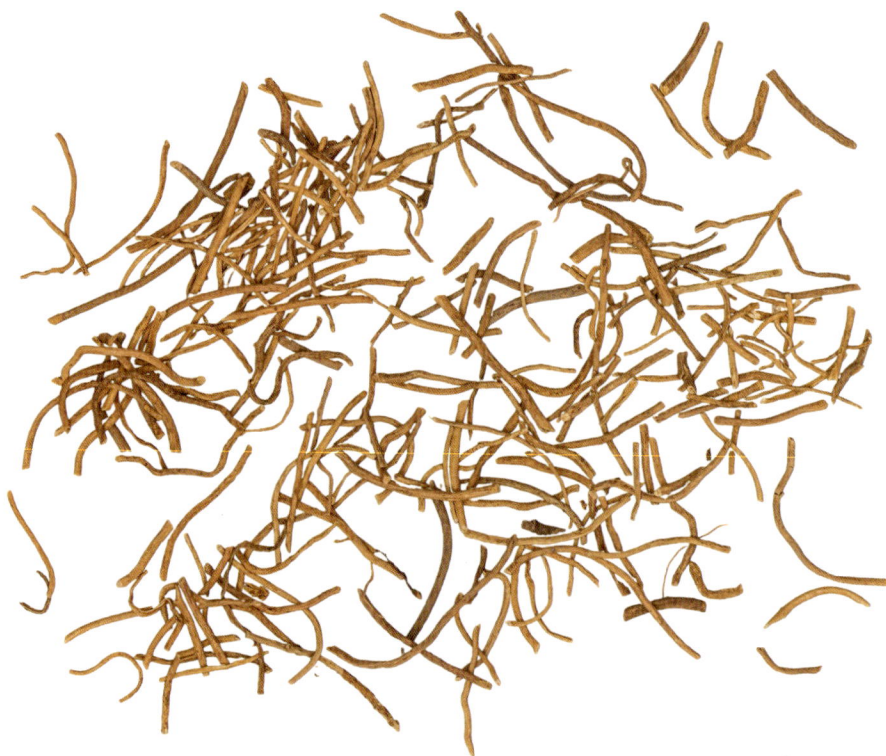

0 cm　1　2　3　4　5　6　7　8　9　10　11　12　13　14　15

白薇

产地：辽宁（栽培）

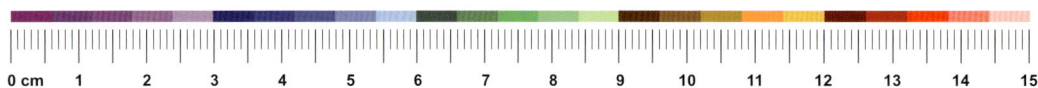

0 cm　1　2　3　4　5　6　7　8　9　10　11　12　13　14　15

白茅根

【基　　原】禾本科植物白茅 *Imperata cylindrica* Beauv.var.*major*（Nees）C.E.Hubb. 的干燥根茎。

【采收加工】春、秋二季采挖，洗净，晒干，除去须根和膜质叶鞘，捆成小把。

【主要产地】主产于河南、辽宁、河北、山西、山东、陕西、新疆等地。

【炮制方法】洗净，微润，切段，干燥，除去碎屑。

【饮片性状】本品为圆柱形的段，直径 0.2～0.4cm。外表皮黄白色或淡黄色，微有光泽，具纵皱纹，有的可见稍隆起的节，偶见未去净的须根和膜质叶鞘。切面皮部白色，多有裂隙，放射状排列，中柱淡黄色或中空，易与皮部剥离。气微，味微甜。

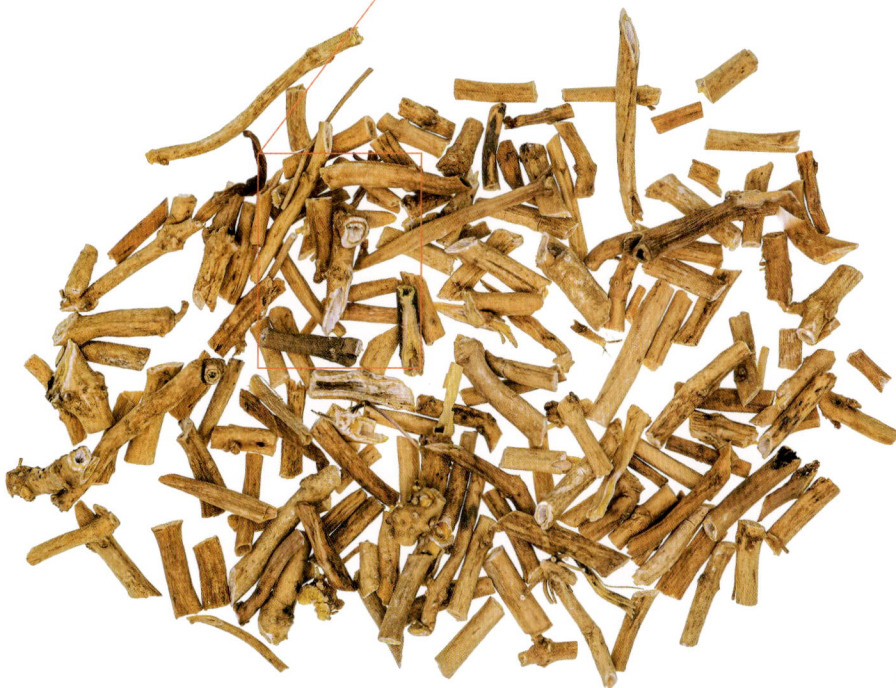

【功能主治】凉血止血，清热利尿。用于血热所致吐血、衄血、尿血，热病烦渴，湿热黄疸，水肿尿少，热淋涩痛。

【用法用量】9～30g。

切面皮部白色，多有裂隙，放射状排列

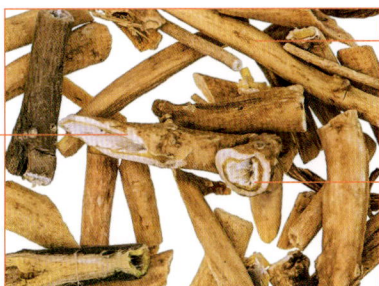

外表皮黄白色或淡黄色，微有光泽

中柱淡黄色或中空，易与皮部剥离

白茅根

产地：河北（栽培）

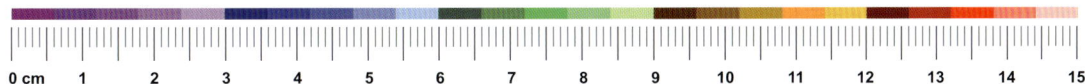

0 cm　1　2　3　4　5　6　7　8　9　10　11　12　13　14　15

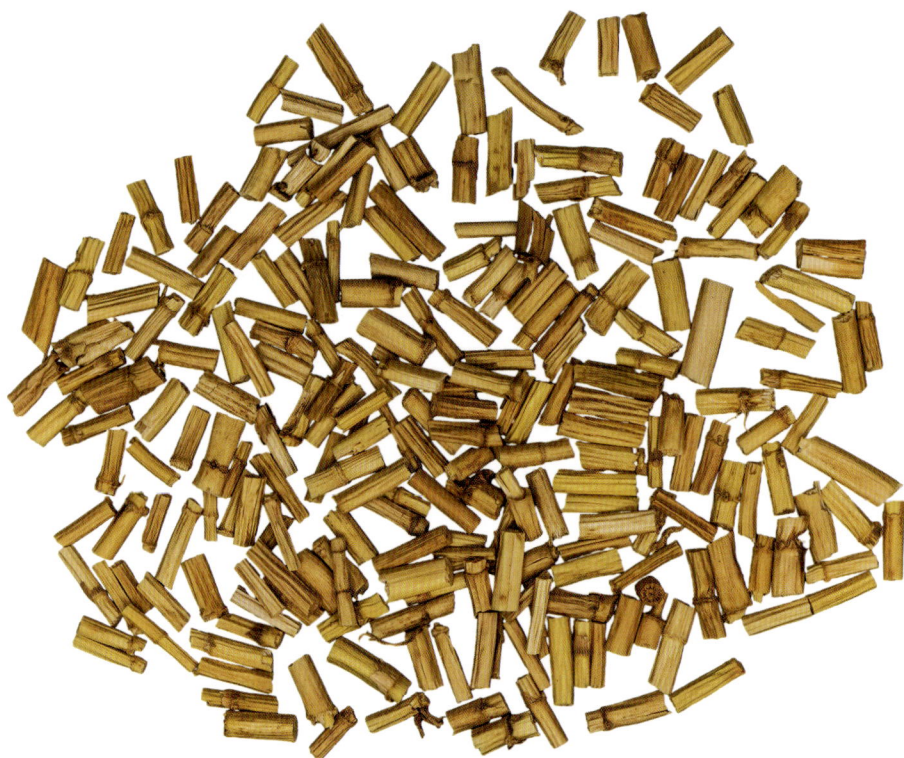

偶见未去净的膜质叶鞘

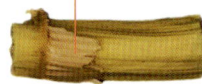

未去净的须根

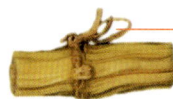

白茅根（表面）

白茅根

产地：广东（栽培）

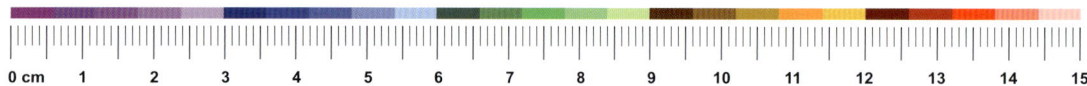

0 cm 1 2 3 4 5 6 7 8 9 10 11 12 13 14 15

白茅根（掺有杂质）

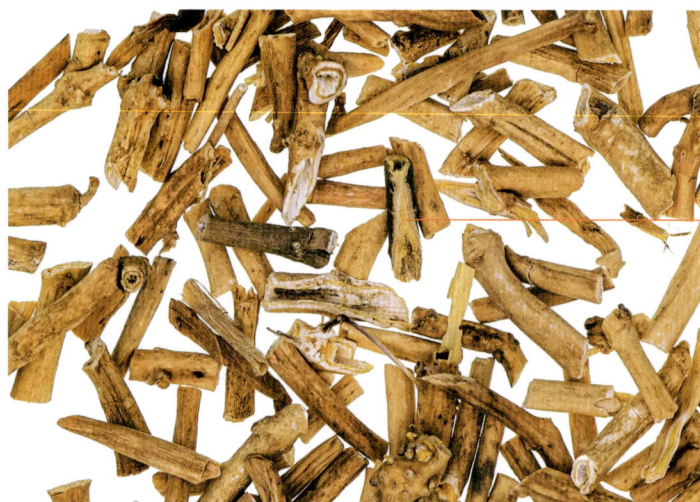

杂质

茅根炭

【基　　原】禾本科植物白茅 *Imperata cylindrica* Beauv. var. *major*（Nees）C. E. Hubb. 干燥根茎的炮制加工品。

【采收加工】春、秋二季采挖，洗净，晒干，除去须根和膜质叶鞘。

【主要产地】主产于河南、辽宁、河北、山西、山东、陕西、新疆等地。

【炮制方法】取净白茅根段，照炒炭法炒至焦褐色。

【饮片性状】本品为圆柱形的段，表面黑褐色至黑色，具纵皱纹，偶见未去净的须根和膜质叶鞘。有的可见淡棕色稍隆起的节，节明显，稍突起，节间长短不等，通常长 1.5～3cm，直径 0.2～0.4cm。断面多有裂隙，放射状排列。略具焦香气，味苦。

【功能主治】收敛止血。用于各种出血证。

【用法用量】9～30g。

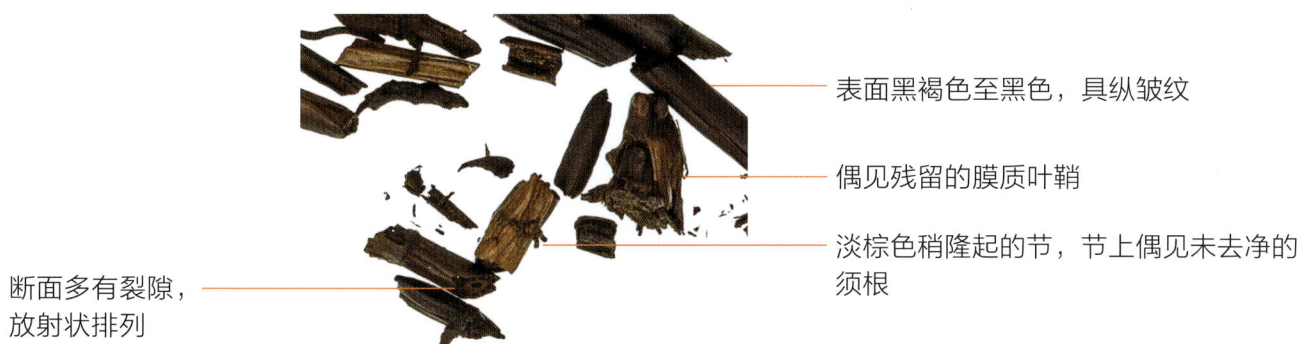

表面黑褐色至黑色，具纵皱纹

偶见残留的膜质叶鞘

淡棕色稍隆起的节，节上偶见未去净的须根

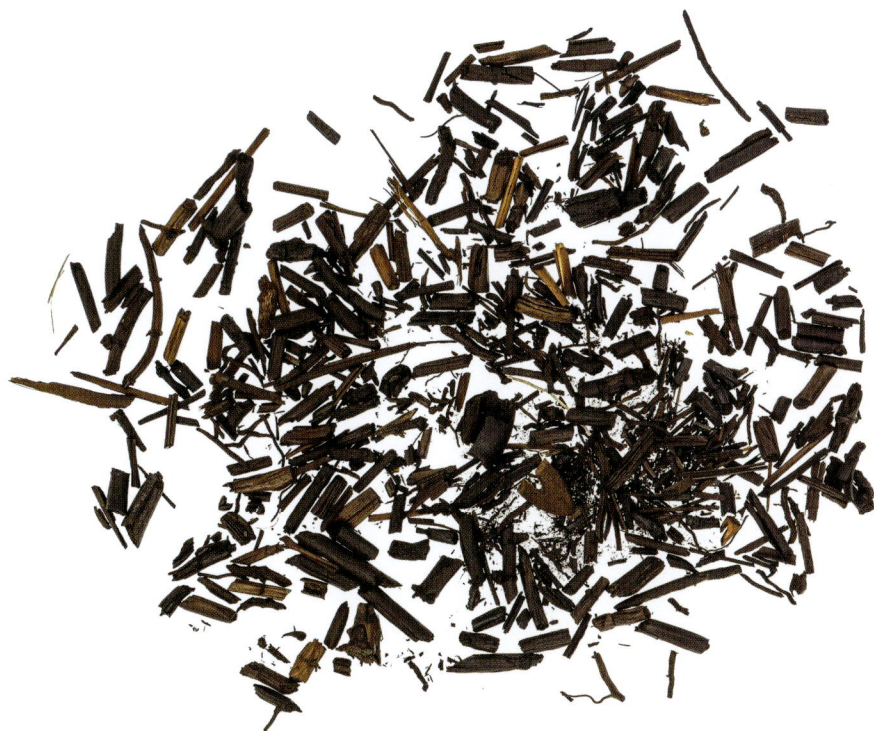

断面多有裂隙，放射状排列

茅根炭

产地：河北（栽培）

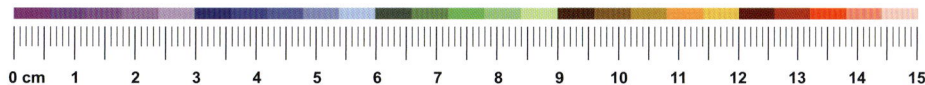

白芍

【基　　原】毛茛科植物芍药 *Paeonia lactiflora* Pall. 的干燥根。

【采收加工】夏秋二季采挖，洗净，除去头尾和细根，置沸水中煮后除去外皮或去皮后再煮，晒干。

【主要产地】主产于浙江、安徽、四川、山东等地，均为栽培品。

【炮制方法】洗净，润透，切薄片，干燥。

【饮片性状】本品为类圆形的薄片，直径 1～2.5cm，表面淡棕红色或类白色，光洁或有纵皱纹及细根痕，偶有残存的棕褐色外皮。切面呈棕红色或类白色，形成层环明显，可见稍隆起的筋脉纹，形如开放的菊花，习称"菊花心"。气微，味微苦、酸。

【功能主治】养血调经，敛阴止汗，柔肝止痛，平抑肝阳。用于血虚萎黄，月经不调，自汗，盗汗，胁痛，腹痛，四肢挛痛，头痛，眩晕。

【用法用量】6～15g。

【使用注意】不宜与藜芦同用。

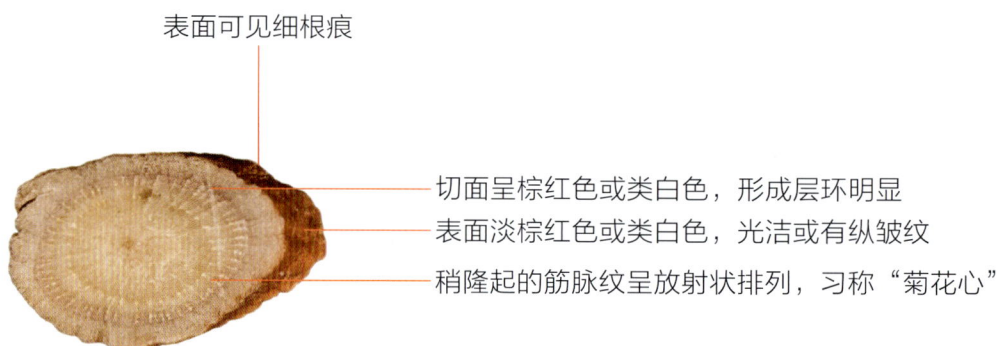

表面可见细根痕

切面呈棕红色或类白色，形成层环明显

表面淡棕红色或类白色，光洁或有纵皱纹

稍隆起的筋脉纹呈放射状排列，习称"菊花心"

白芍（切面）

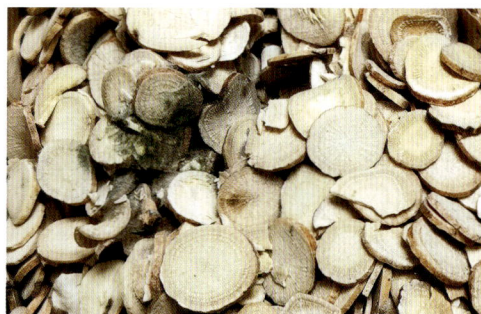

白芍（发霉）

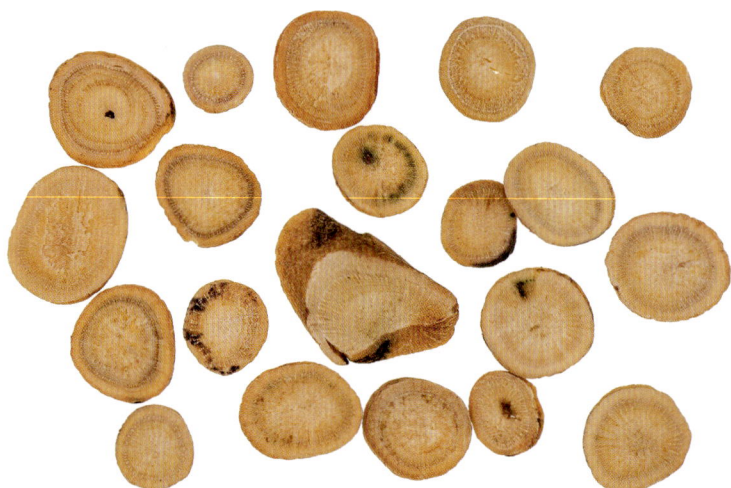

白芍

产地：安徽（栽培）

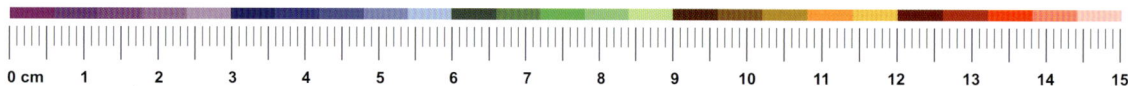

0 cm　1　2　3　4　5　6　7　8　9　10　11　12　13　14　15

炒白芍

【基　原】毛茛科植物芍药 *Paeonia lactiflora* Pall. 干燥根的炮制加工品。

【炮制方法】取净白芍片，采用清炒法，炒至微黄色。

【饮片性状】本品呈类圆形的薄片，直径 1～2.5cm，表面微黄色或淡棕黄色，有的可见焦斑。切面形成层环明显，可见稍隆起的筋脉纹，形如开放的菊花，习称"菊花心"。气微香。

【功能主治】养血调经，敛阴止汗，柔肝止痛，平抑肝阳。用于血虚萎黄，月经不调，自汗，盗汗，胁痛，腹痛，四肢挛痛，头痛，眩晕。

【用法用量】6～15g。

【使用注意】不宜与藜芦同用。

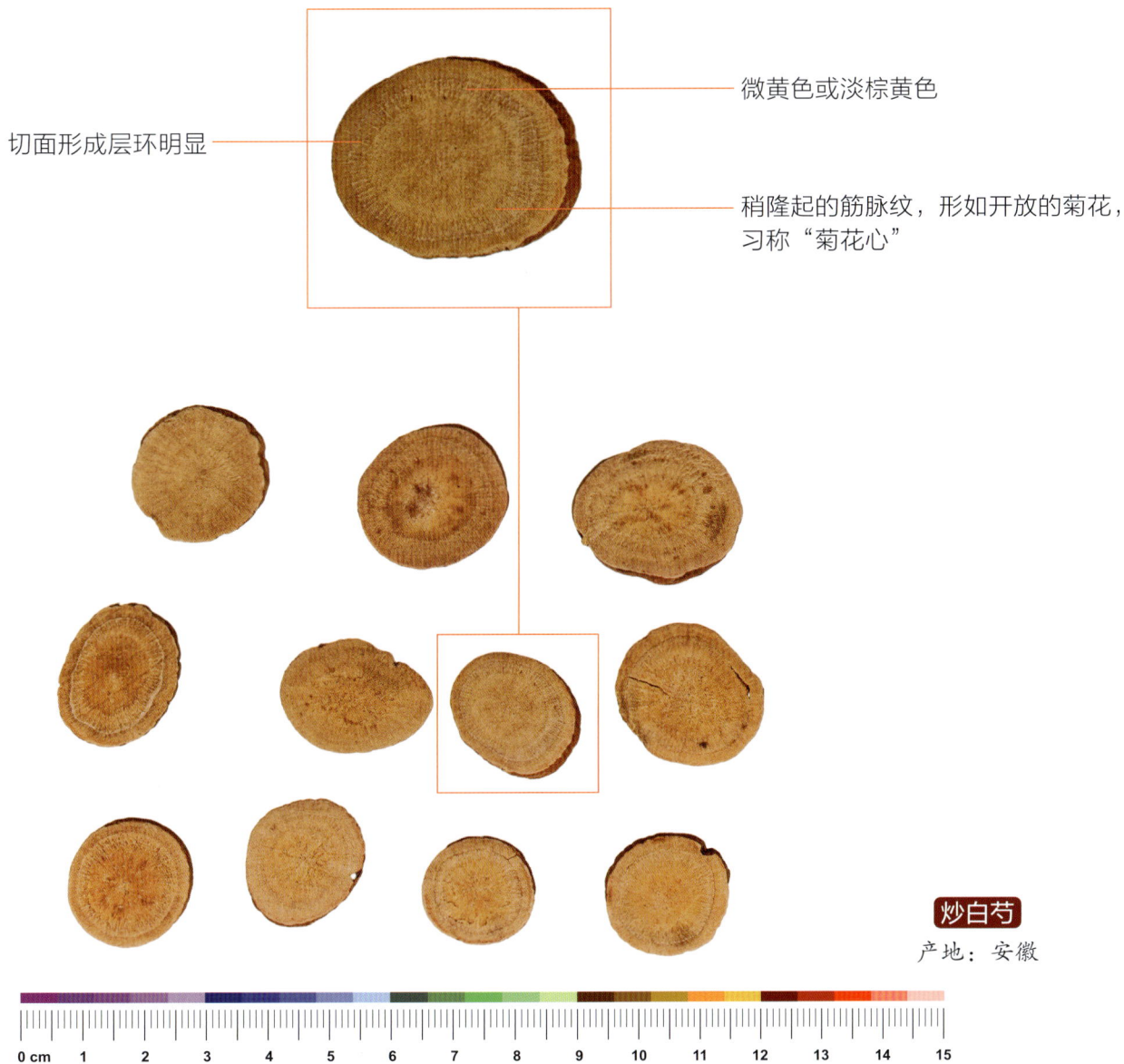

切面形成层环明显

微黄色或淡棕黄色

稍隆起的筋脉纹，形如开放的菊花，习称"菊花心"

炒白芍

产地：安徽

0 cm 1 2 3 4 5 6 7 8 9 10 11 12 13 14 15

白头翁

【基　　原】毛茛科植物白头翁 *Pulsatilla chinensis*（Bge.）Regel 的干燥根。

【采收加工】春、秋二季采挖，除去泥沙，干燥。

【主要产地】主产于四川、湖北、江苏、安徽、河南、甘肃、辽宁、吉林、黑龙江等地。

【炮制方法】除去杂质，洗净，润透，切薄片或厚片，干燥。

【饮片性状】本品为类圆形的片，直径0.5～

2cm。外表皮黄棕色或棕褐色，具不规则纵皱纹或纵沟，皮部易脱落，露出黄色的木部，有的有网状裂纹或裂隙，近根头部稍膨大，有白色绒毛。质硬而脆，切面皮部黄白色或淡黄棕色，木部淡黄色。气微，味微苦涩。

【功能主治】清热解毒，凉血止痢。用于热毒血痢，阴痒带下。

【用法用量】9～15g。

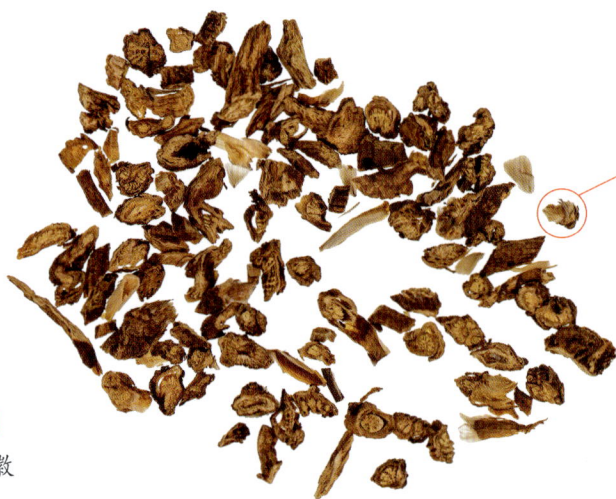

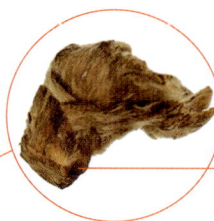

近根头部稍膨大，有白色绒毛

白头翁（根头部）

白头翁

产地：安徽

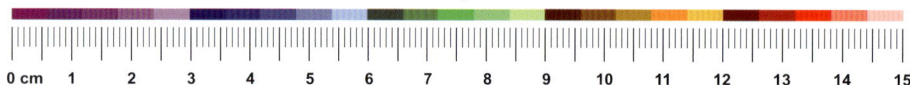

0 cm　1　2　3　4　5　6　7　8　9　10　11　12　13　14　15

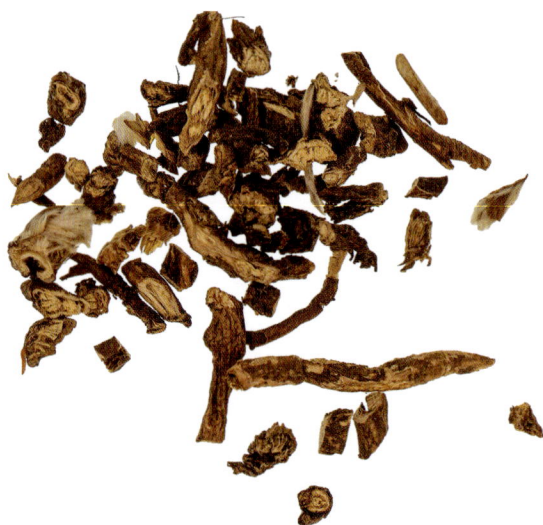

白头翁

产地：吉林

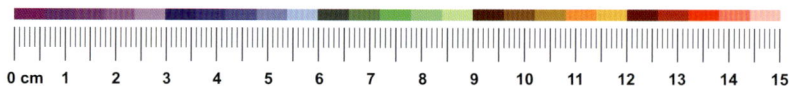

0 cm　1　2　3　4　5　6　7　8　9　10　11　12　13　14　15

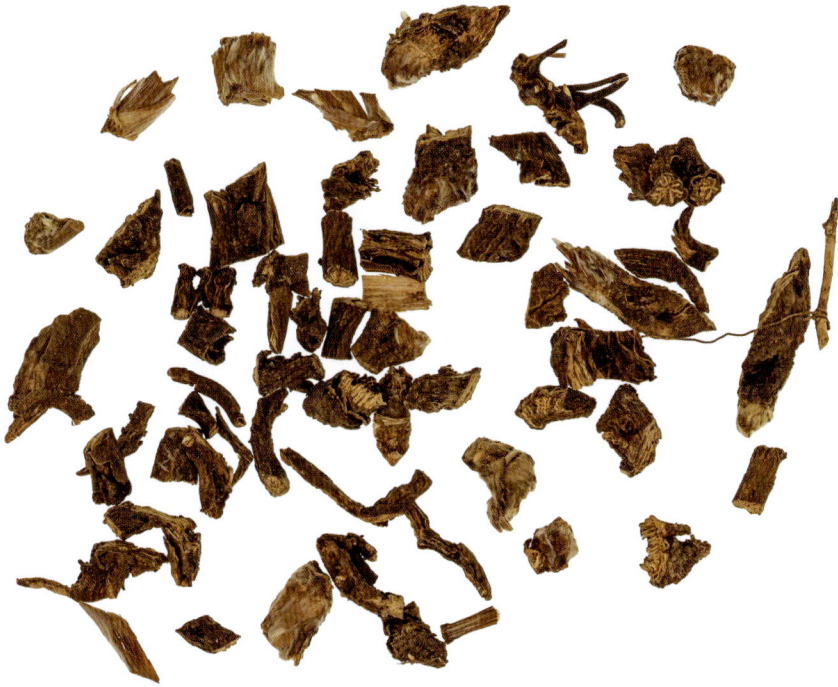

白头翁

产地：河北

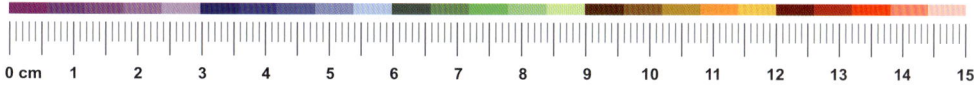

蛀虫

虫蛀痕

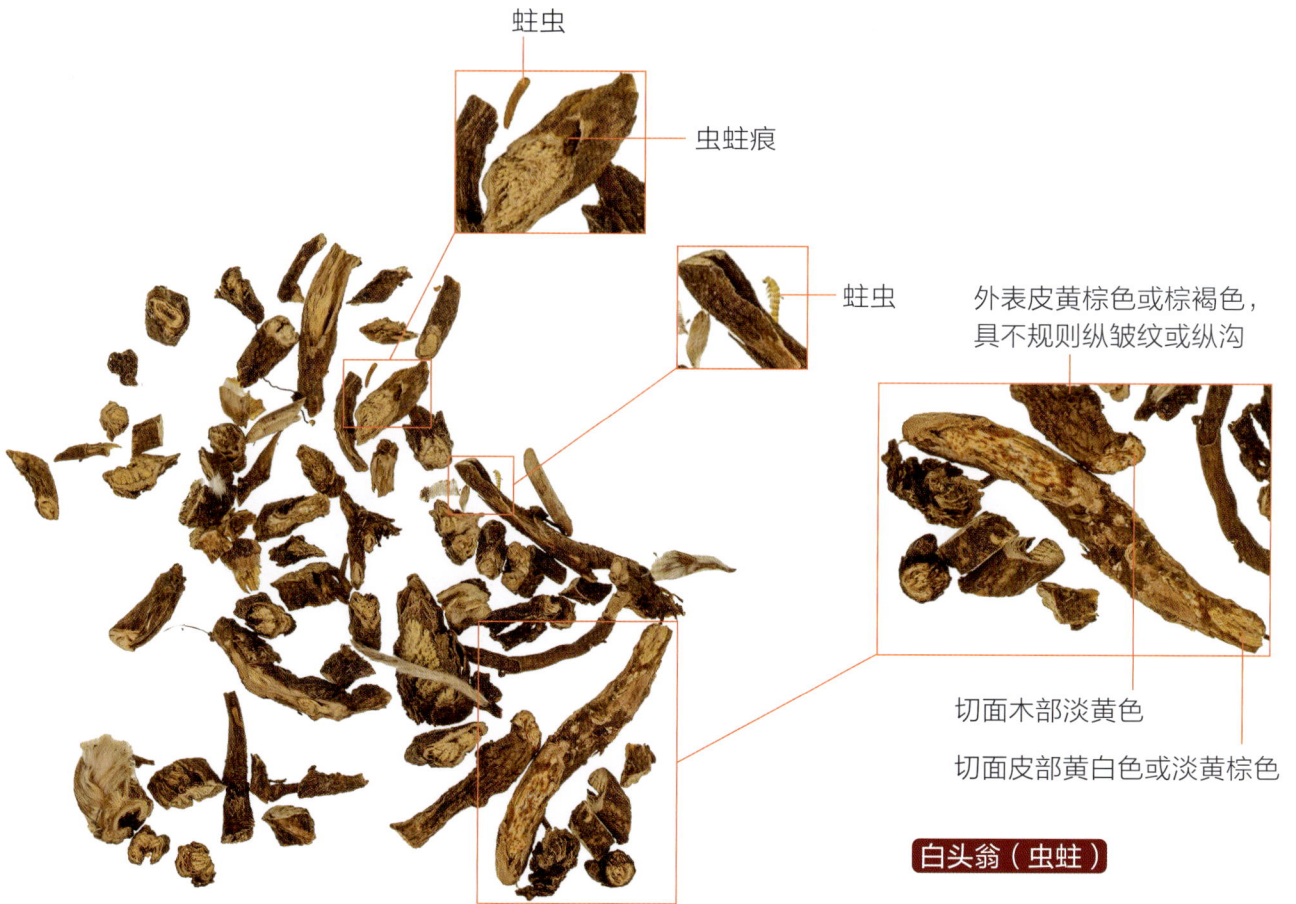

蛀虫

外表皮黄棕色或棕褐色，
具不规则纵皱纹或纵沟

切面木部淡黄色

切面皮部黄白色或淡黄棕色

白头翁（虫蛀）

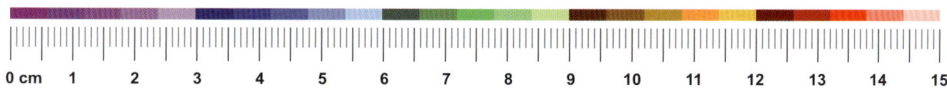

白芷

【基　原】伞形科植物白芷 *Angelica dahurica* （Fisch. ex Hoffm.）Benth. et Hook. f. 或杭白芷 *Angelica dahurica* （Fisch.ex Hoffm.）Benth. et Hook. f. var. *formosana* （Boiss.）Shan et Yuan 的干燥根。

【采收加工】夏、秋间叶黄时采挖，除去须根和泥沙，晒干或低温干燥。

【主要产地】白芷主产于河南、河北等地；杭白芷产于浙江、福建、四川等地。

【炮制方法】除去杂质，大小分开，略浸，润透，切厚片，干燥。

【饮片性状】本品呈类圆形的厚片，直径 1.5～2.5cm。外表皮灰棕色或黄棕色，根头部具纵皱纹、支根痕及皮孔样的横向突起。顶端有凹陷的茎痕。质坚实，切面白色或灰白色，具粉性，形成层环棕色，近方形或近圆形，皮部散有多数棕色油点，习称"朱砂点"。气芳香，味辛、微苦。

【功能主治】解表散寒，祛风止痛，宣通鼻窍，燥湿止带，消肿排脓。用于感冒头痛，眉棱骨痛，鼻塞流涕，鼻鼽，鼻渊，牙痛，带下，疮疡肿痛。

【用法用量】3～10g。

外表皮灰棕色或黄棕色

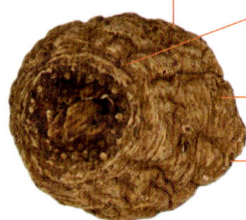

根头部具纵皱纹

支根痕

皮孔样横向突起

白芷（外表面）

顶端有凹陷的茎痕

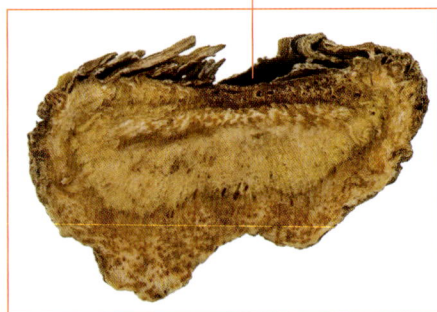

白芷

产地：安徽（无硫产地）

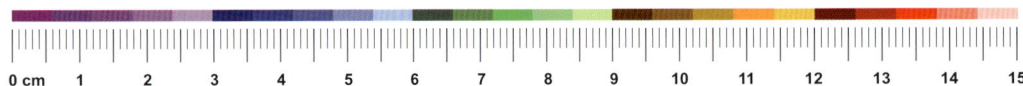

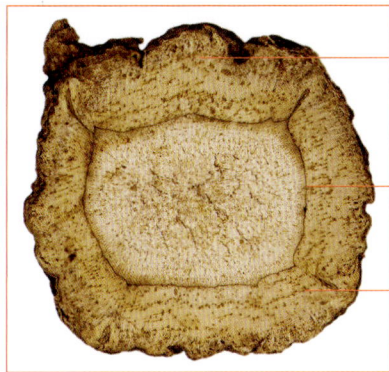

切面白色或灰白色，具粉性

形成层环棕色，近方形或近圆形

皮部散有多数棕色油点，习称
"朱砂点"

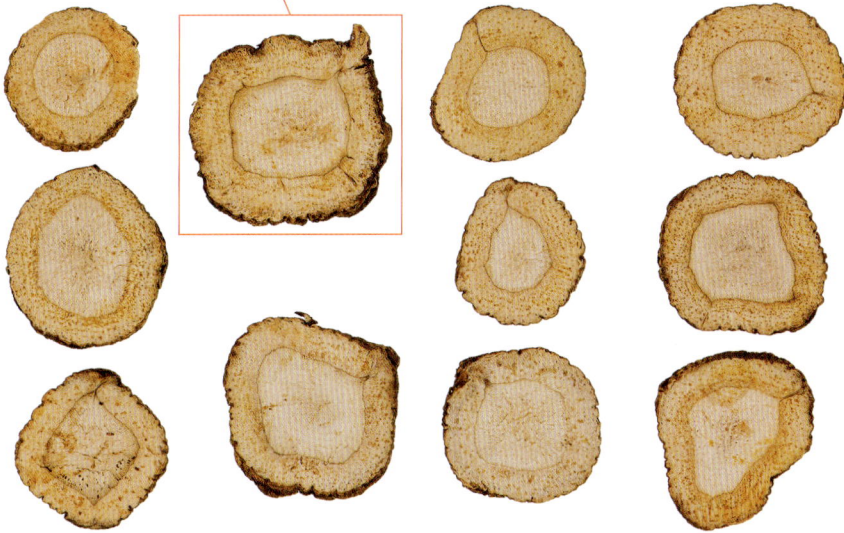

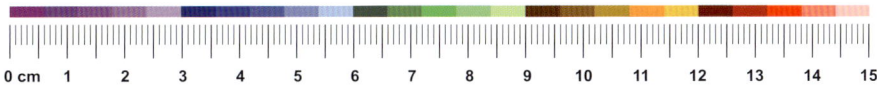

白芷
产地：四川（无硫）

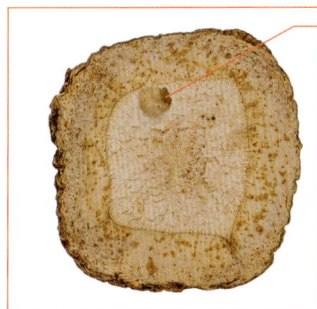

0 cm　1　2　3　4　5　6　7　8　9　10　11　12　13　14　15

虫蛀痕

白芷中的虫卵

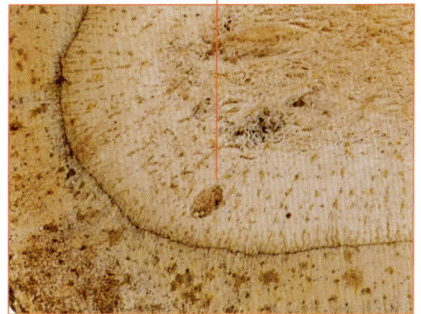

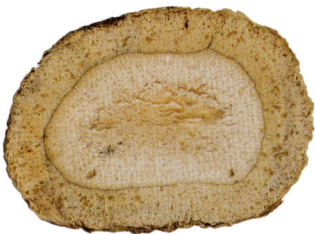

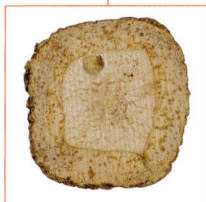

白芷（虫蛀）
产地：四川（栽培）

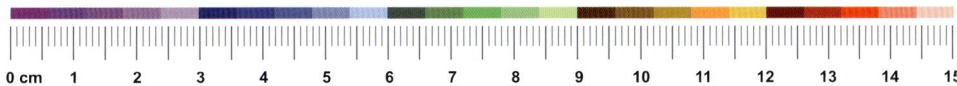

0 cm　1　2　3　4　5　6　7　8　9　10　11　12　13　14　15

百部

【基　原】百部科植物直立百部 *Stemona sessilifolia*（Miq.）Miq.、蔓生百部 *Stemona japonica*（Bl.）Miq. 或对叶百部 *Stemona tuberosa* Lour. 的干燥块根。

【采收加工】春、秋二季采挖，除去须根，洗净，置沸水中略烫或蒸至无白心，取出，晒干。

【主要产地】直立百部、蔓生百部主产于浙江、安徽、江苏、湖北、山东等地；对叶百部则主要分布于华南和西南地区，主产于广东、广西、安徽、江苏等地。

【炮制方法】除去杂质，洗净，润透，切厚片，干燥。

【饮片性状】本品呈不规则厚片或不规则条形斜片；表面灰白色、棕黄色，有深纵皱纹；切面灰白色、淡黄棕色或黄白色，角质样；皮部较厚，中柱扁缩。质韧软。气微，味甘、苦。

【功能主治】润肺下气止咳，杀虫灭虱。用于新久咳嗽，肺痨咳嗽，顿咳；外用于头虱，体虱，蛲虫病，阴痒。

【用法用量】3～9g。外用适量，水煎或酒浸。

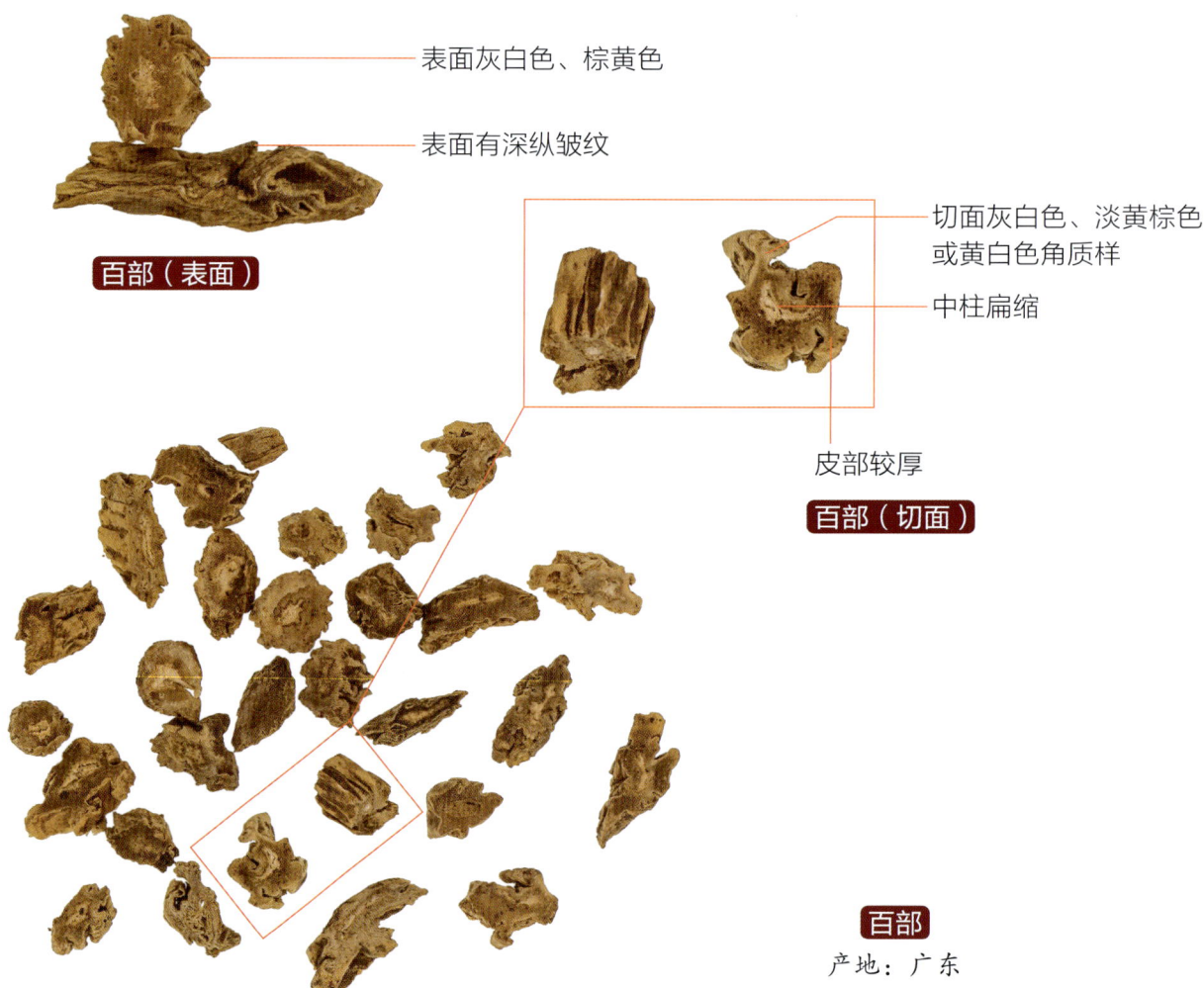

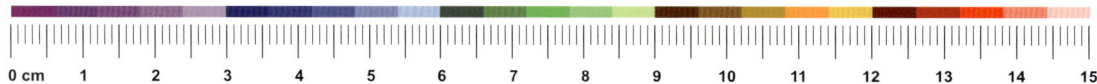

表面灰白色、棕黄色

表面有深纵皱纹

百部（表面）

切面灰白色、淡黄棕色或黄白色角质样

中柱扁缩

皮部较厚

百部（切面）

百部

产地：广东

0 cm 1 2 3 4 5 6 7 8 9 10 11 12 13 14 15

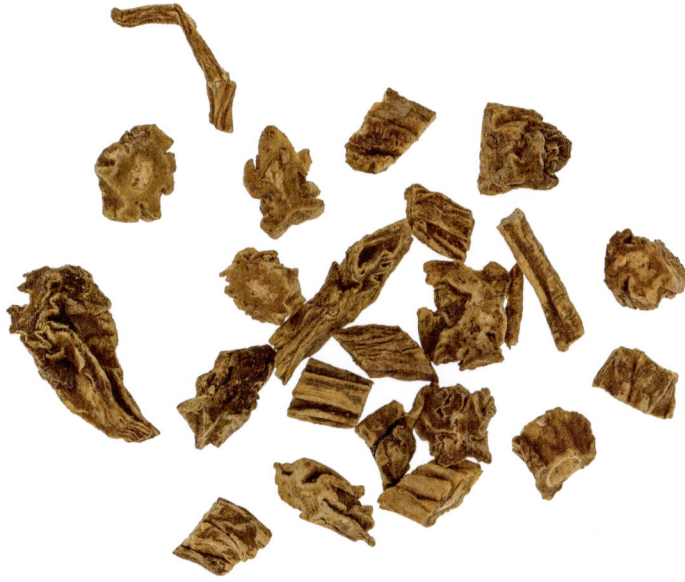

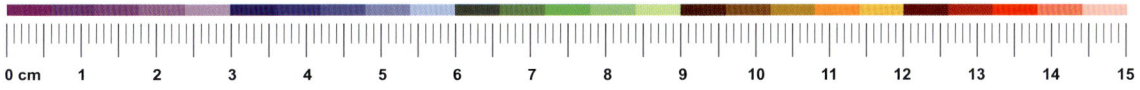

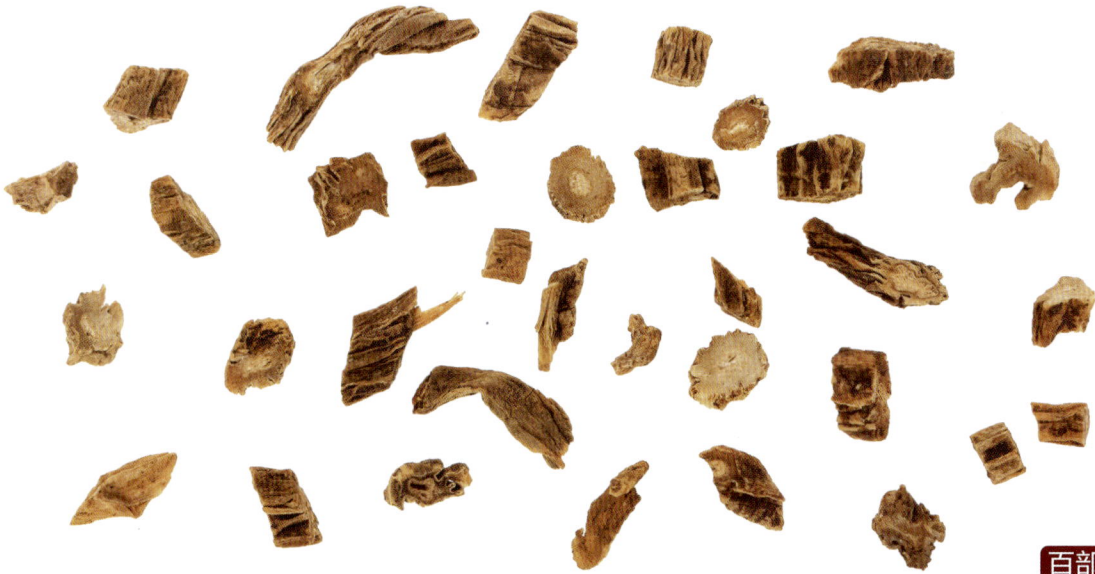

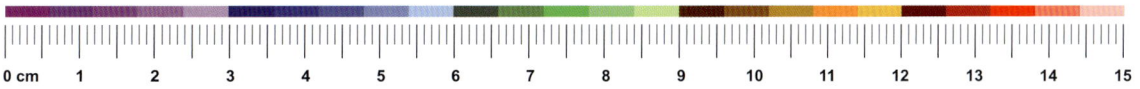

蜜百部

【基　原】百部科植物直立百部 *Stemona sessilifolia*（Miq.）Miq.、蔓生百部 *Stemona japonica*（Bl.）Miq. 或对叶百部 *Stemona tuberosa* Lour. 的干燥块根的炮制加工品。

【炮制方法】取百部，用蜜炙法炒至不粘手。每 100kg 百部，用炼蜜 12.5kg。

【饮片性状】本品呈不规则厚片或不规则条形斜片；表面棕黄色或褐棕色，有深纵皱纹；切面角质样；皮部较厚，中柱扁缩。略带焦斑，稍有黏性。味甜。

【功能主治】润肺止咳。用于阴虚劳嗽。

【用法用量】3～9g。

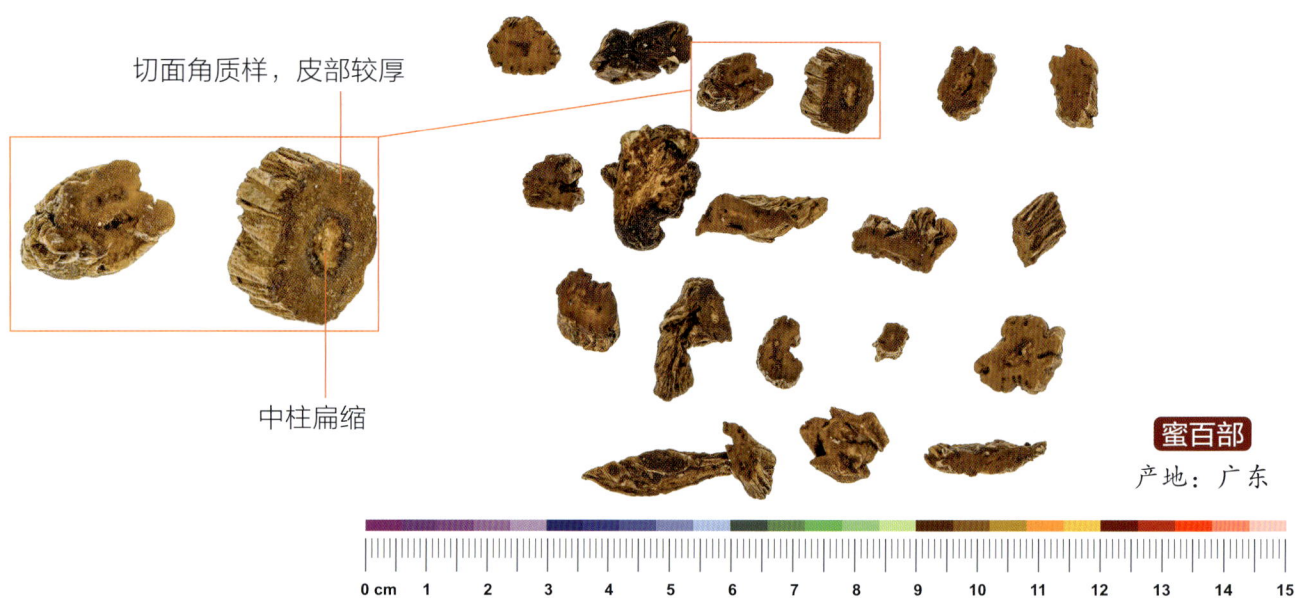

切面角质样，皮部较厚

中柱扁缩

蜜百部
产地：广东

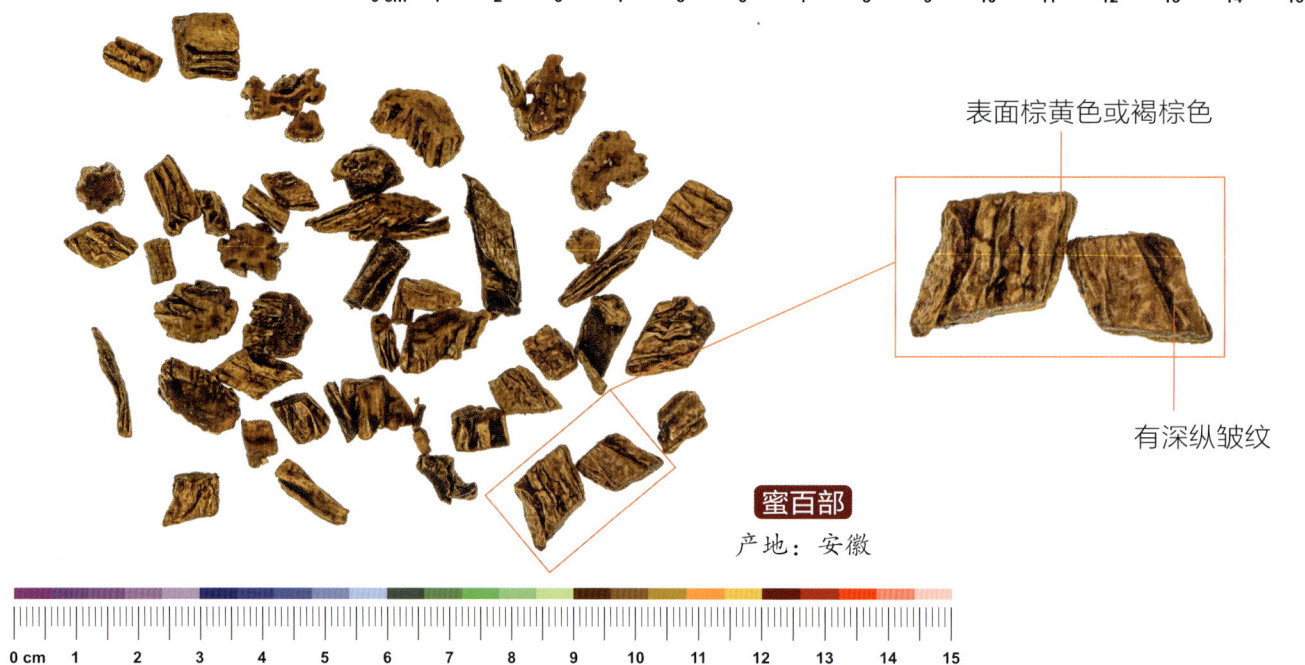

表面棕黄色或褐棕色

有深纵皱纹

蜜百部
产地：安徽

百合

【基　　原】百合科植物卷丹 *Lilium lancifolium* Thunb.、 百合 *Lilium brownii* F.E.Brown var. *viridulum* Baker 或细叶百合 *Lilium pumilum* DC. 的干燥肉质鳞叶。

【主要产地】**卷丹** | 主产于江苏、浙江、安徽、江西等地。

百合 | 主产于广东、广西、湖南、湖北、江西、安徽等地。

细叶百合 | 主产于河北、河南、山西、陕西、宁夏等地。

【采收加工】秋季采挖，洗净，剥取鳞叶，置沸水中略烫，干燥。

【炮制方法】除去杂质。

【饮片性状】本品呈长椭圆形，长 2～5cm，宽 1～2cm，中部厚 1.3～4mm。表面黄白色至淡棕黄色，有的微带紫色，有数条纵直平行的白色维管束。顶端稍尖，基部较宽，边缘薄，微波状，略向内弯曲。质硬而脆，断面较平坦，角质样。气微，味微苦。

【功能主治】养阴润肺，清心安神。用于阴虚燥咳，劳嗽咳血，虚烦惊悸，失眠多梦，精神恍惚。

【用法用量】6～12g。

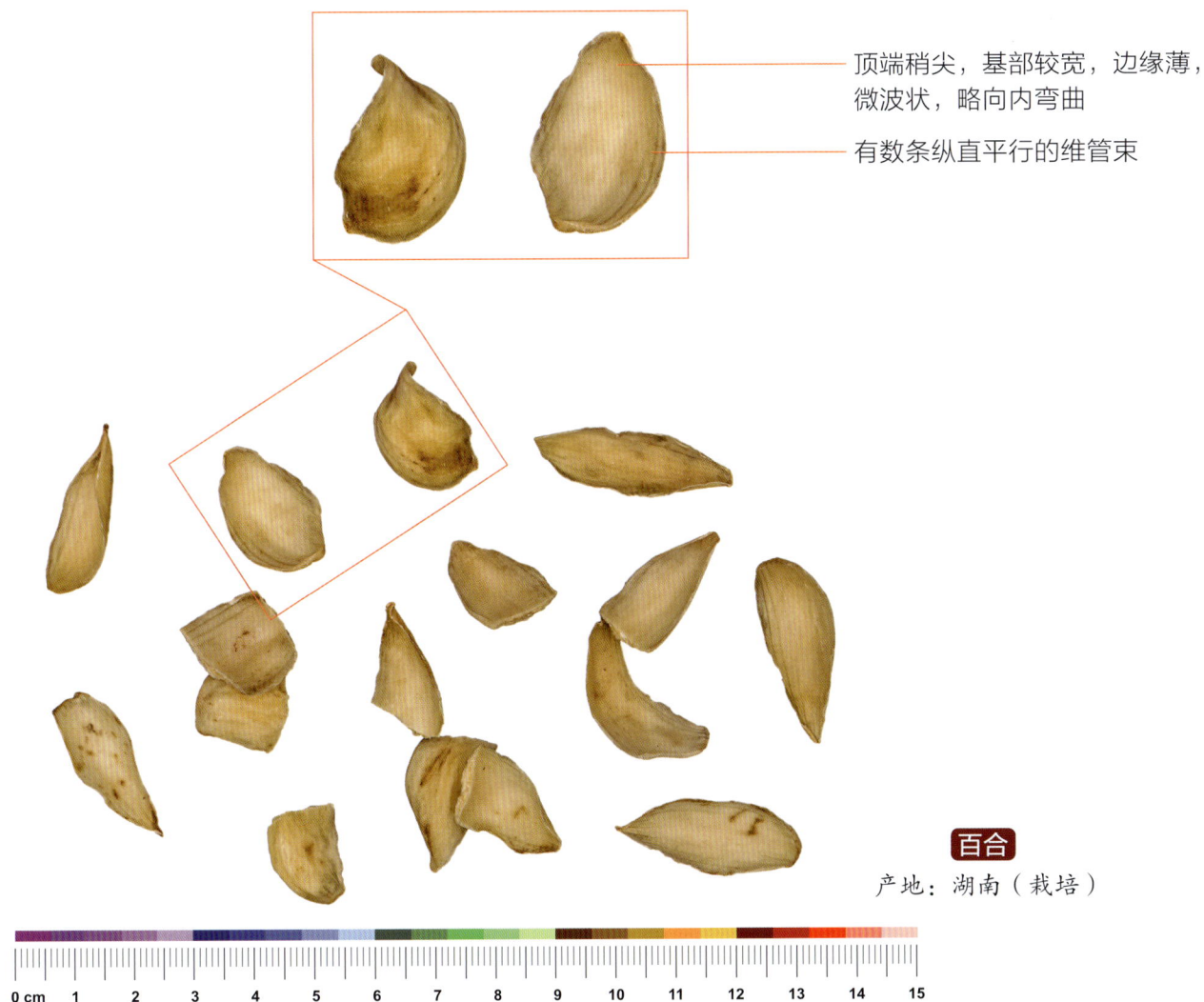

顶端稍尖，基部较宽，边缘薄，微波状，略向内弯曲

有数条纵直平行的维管束

百合

产地：湖南（栽培）

板蓝根

【基　　原】十字花科植物菘蓝 *Isatis indigotica* Fort. 的干燥根。

【采收加工】秋季采挖，除去泥沙，晒干。

【主要产地】主产于河北、江苏、河南等地。

【炮制方法】除去杂质，洗净，润透，切厚片，干燥。

【饮片性状】本品为圆形的厚片，直径 0.5～1cm。外表皮淡灰黄色至淡棕黄色，有纵皱纹、横长皮孔样突起及支根痕，体实，质略软，切面皮部黄白色，木部黄色。气微，味微甜后苦涩。

【功能主治】清热解毒，凉血利咽。用于瘟疫时毒，发热咽痛，温毒发斑，痄腮，烂喉丹痧，大头瘟疫，丹毒，痈肿。

【用法用量】9～15g。

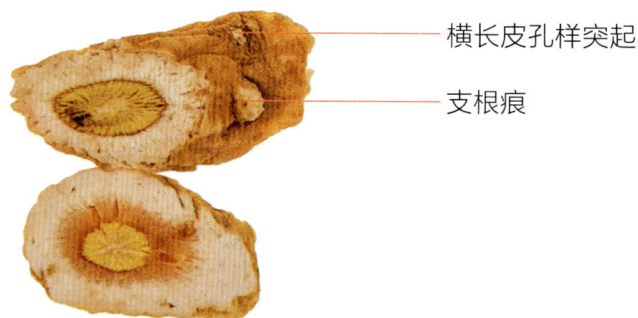

横长皮孔样突起

支根痕

板蓝根（外表面）

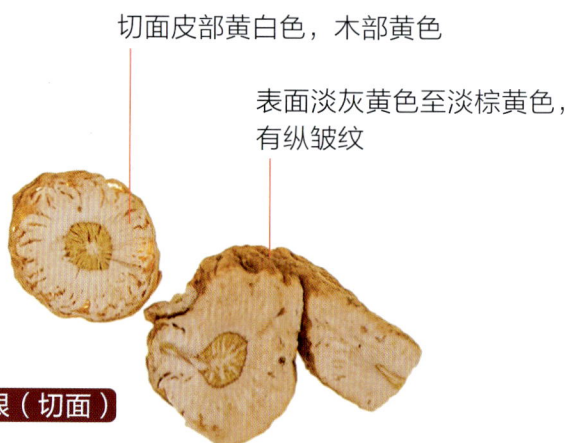

切面皮部黄白色，木部黄色

表面淡灰黄色至淡棕黄色，有纵皱纹

板蓝根（切面）

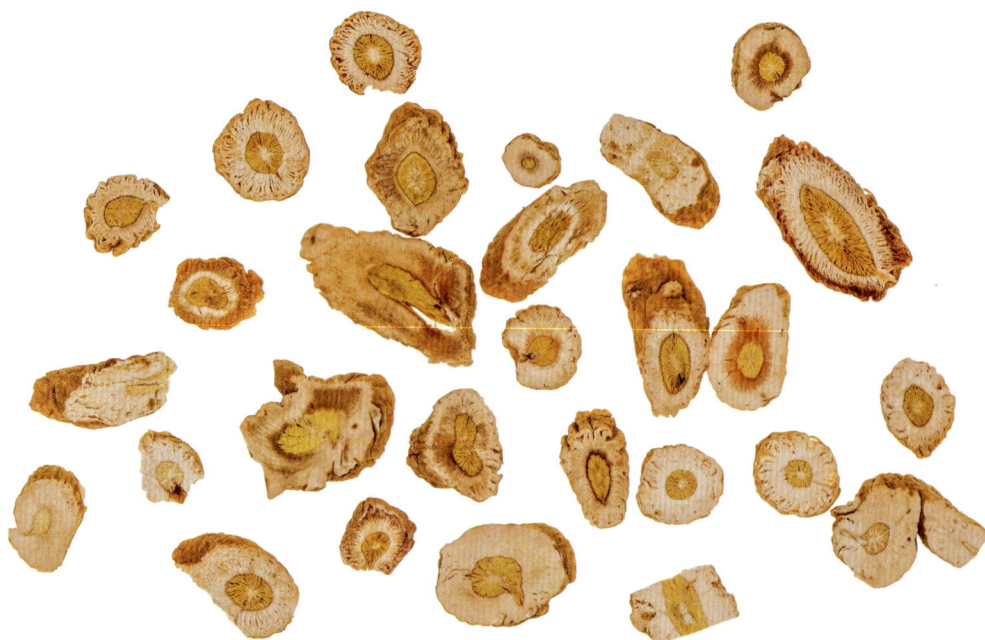

板蓝根

产地：安徽（栽培）

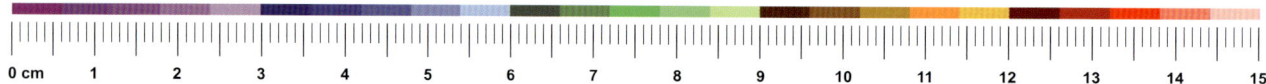

0 cm　1　2　3　4　5　6　7　8　9　10　11　12　13　14　15

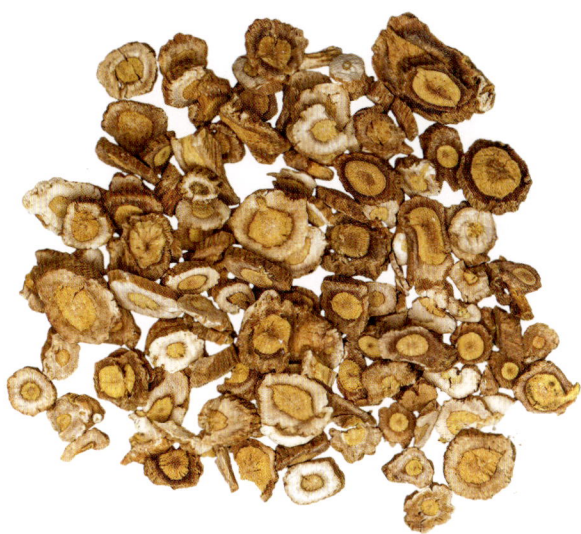

板蓝根
产地：甘肃（栽培）

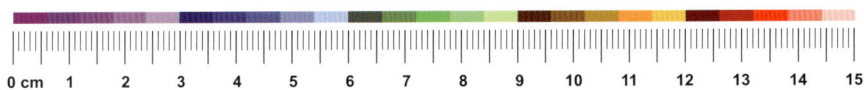

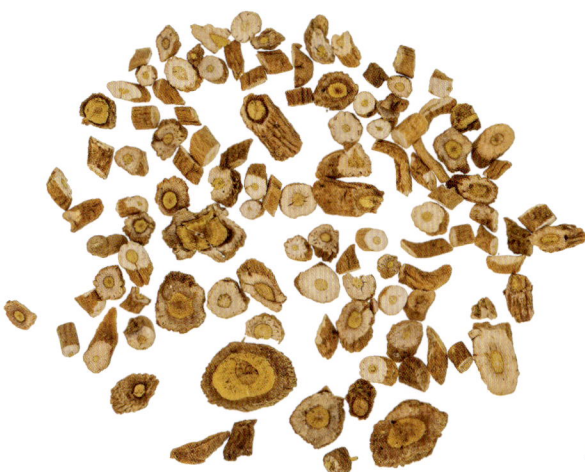

板蓝根
产地：河北（栽培）

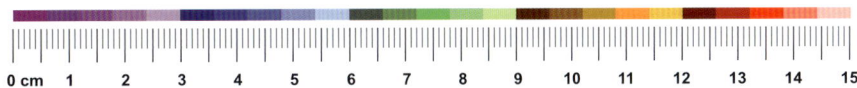

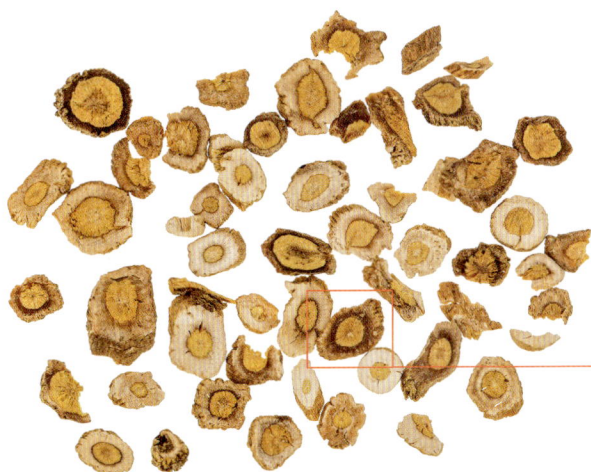
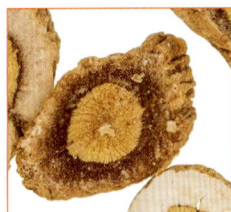

板蓝根（走油）

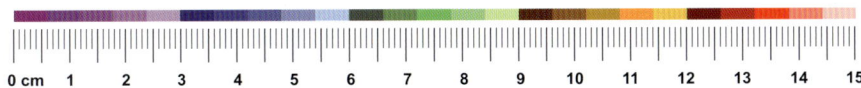

北豆根

【基　　原】防己科植物蝙蝠葛 *Menispermum dauricum* DC. 的干燥根茎。

【采收加工】春、秋二季采挖，除去须根和泥沙，干燥。

【主要产地】主产于黑龙江、吉林、辽宁、河北、内蒙古等地。

【炮制方法】除去杂质，洗净，润透，切厚片，干燥。

【饮片性状】本品为不规则的圆形厚片，直径0.3～0.8cm。表面淡黄色至棕褐色，偶见突起的根痕和纵皱纹，外皮易剥落。质韧，不易折断，断面纤维性，木部淡黄色，呈放射状排列，中心有髓，白色。气微，味苦。

【功能主治】清热解毒，祛风止痛。用于咽喉肿痛、热毒泻痢、风湿痹痛等。

【用法用量】3～9g。

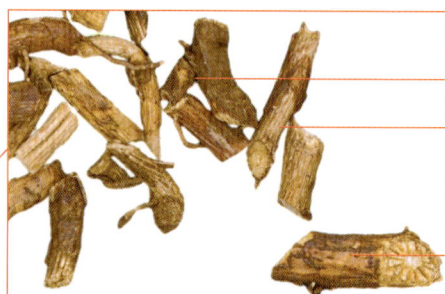

北豆根（表面）

偶见突起的根痕

外皮易剥落

表面淡黄色至棕褐色，可见纵皱纹

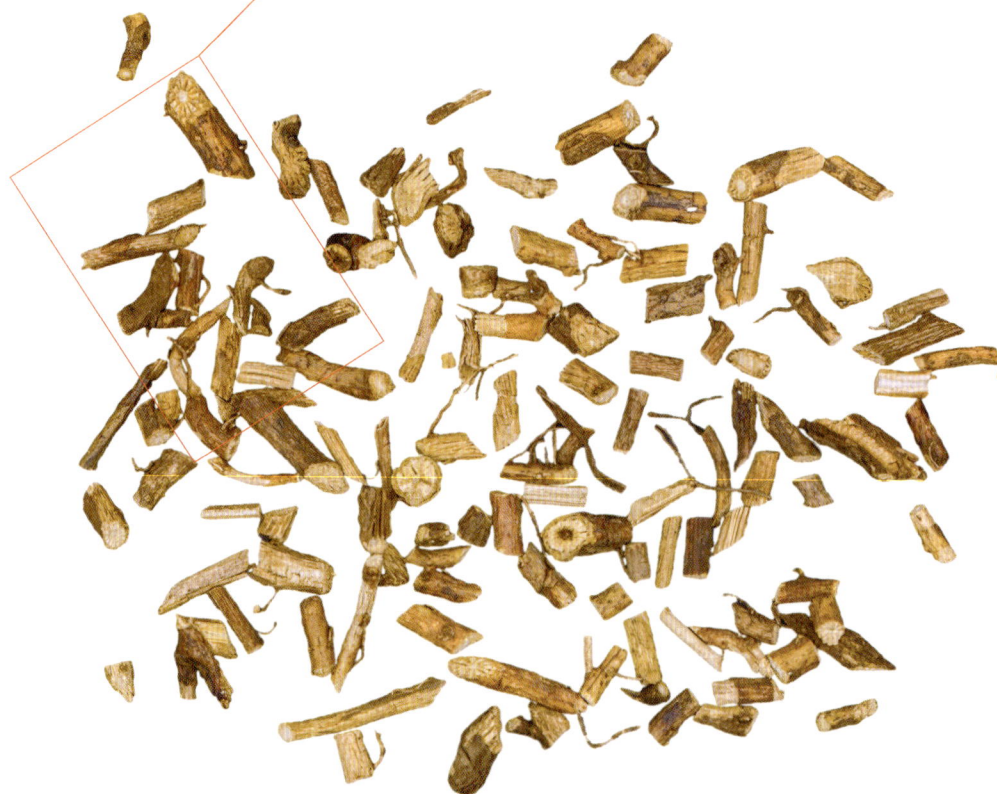

北豆根

产地：河北

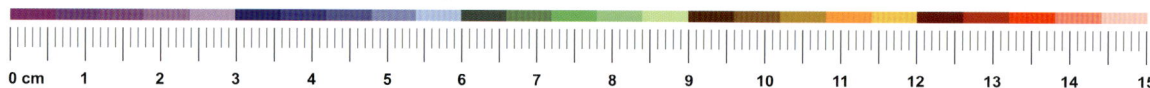

0 cm　1　2　3　4　5　6　7　8　9　10　11　12　13　14　15

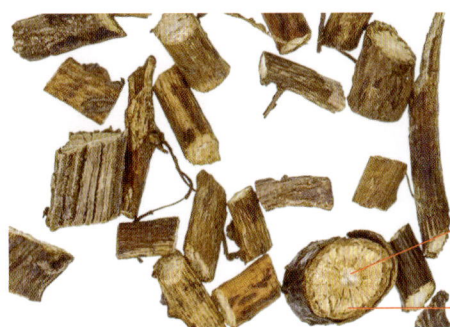

断面纤维性，中心有髓，白色

木部淡黄色，呈放射状排列

北豆根（断面）

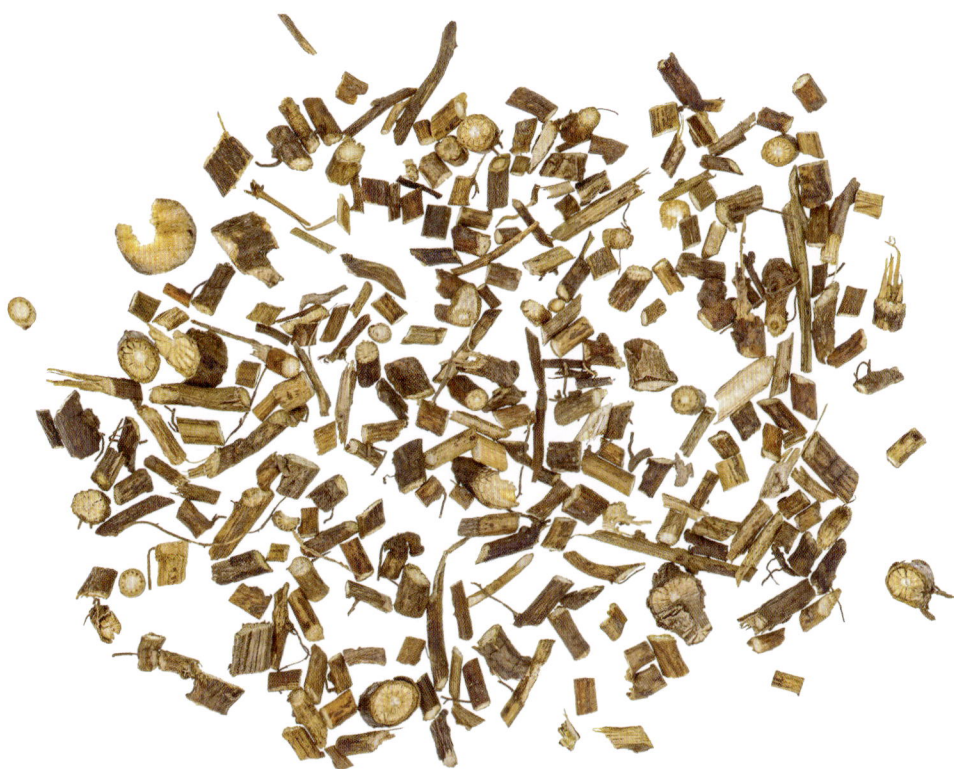

北豆根

产地：辽宁

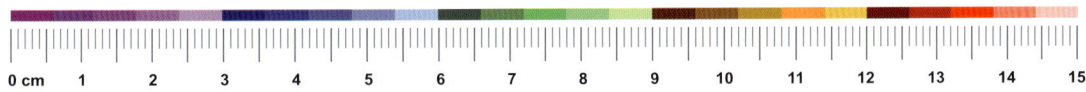

0 cm　1　2　3　4　5　6　7　8　9　10　11　12　13　14　15

北沙参

【基　原】伞形科植物珊瑚菜 *Glehnia littoralis* Fr. Schmidt ex Miq. 的干燥根。

【采收加工】夏、秋二季采挖，除去须根，洗净，稍晾，置沸水中烫后，除去外皮，干燥。或洗净直接干燥。

【炮制方法】除去残茎和杂质，略润，切段，干燥。

【主要产地】主产于山东、江苏、河北、辽宁、天津等地。

【饮片性状】本品为圆柱形中段，直径 0.4～1.2cm，表面黄色至黄褐色，略粗糙，偶有残存外皮，有细纵皱纹和纵沟，并有棕黄色点状细根痕。质硬脆，易折断。切面皮部黄白色，中央有黄色放射状的木质部，习称"金井玉栏"。气特异，味微甘。

【功能主治】养阴清肺，益胃生津。用于肺热燥咳，劳嗽咳血，胃阴不足，热病津伤，咽干口渴。

【用法用量】5～12g。

【使用注意】不宜与藜芦同用。

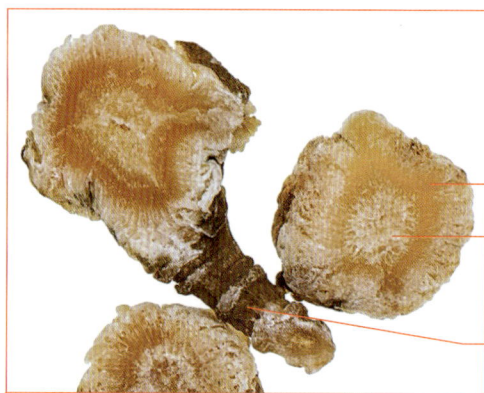

北沙参（切面）

切面皮部黄白色

中央有黄色放射状的木质部，习称"金井玉栏"

表面有细纵皱纹和纵沟

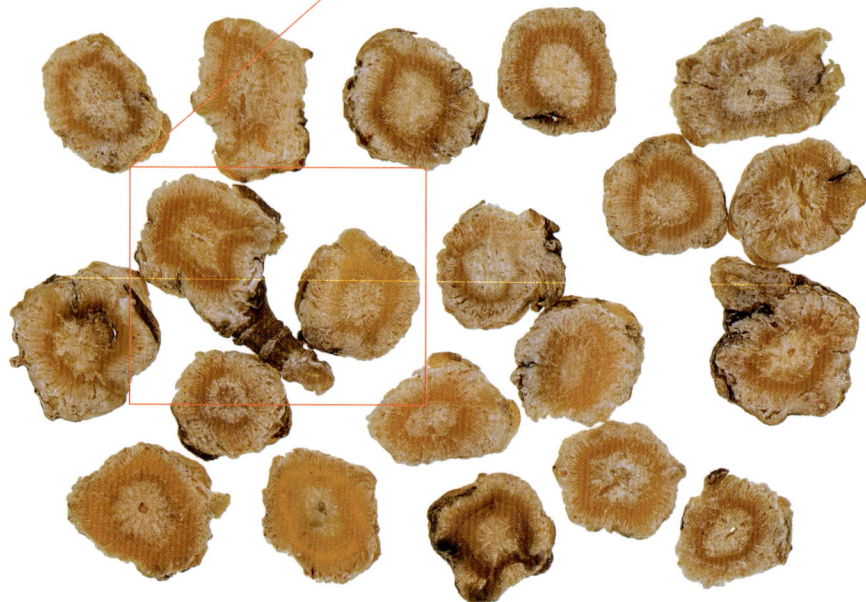

北沙参

产地：河北

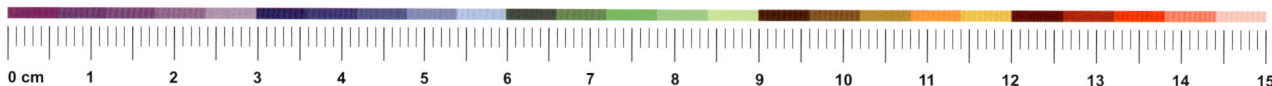

0 cm　1　2　3　4　5　6　7　8　9　10　11　12　13　14　15

表面黄色至黄褐色，略粗糙

偶有残存外皮

棕黄色点状细根痕

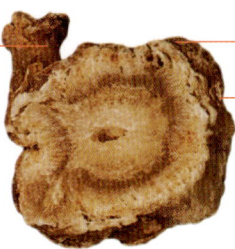

北沙参（表面）

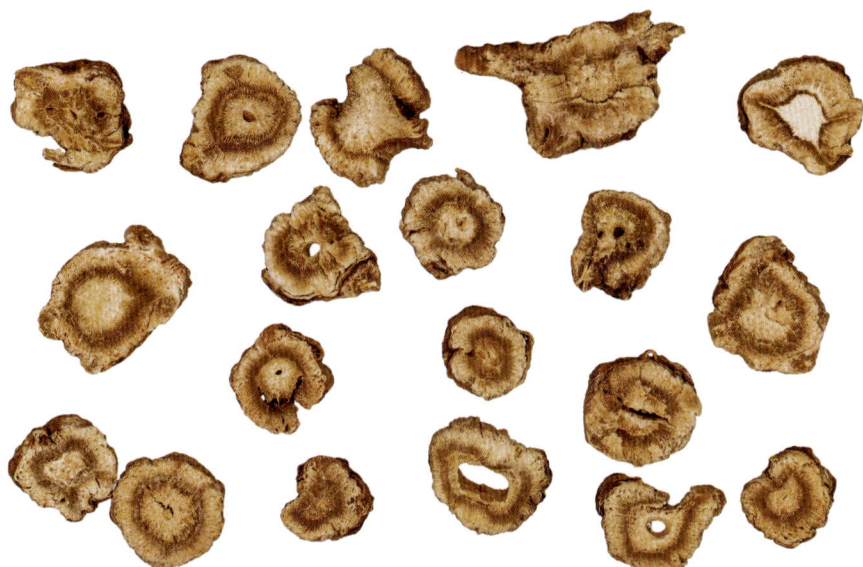

北沙参

产地：河北

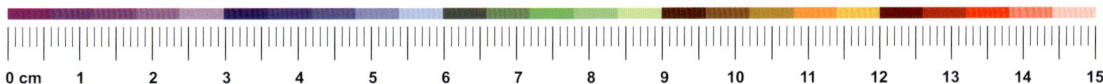

0 cm　1　2　3　4　5　6　7　8　9　10　11　12　13　14　15

北沙参（走油）

北沙参富含挥发油、糖苷等成分，贮藏不当时，受到温度、湿度的影响，极易发生"走油"现象，油脂成分、油样物质从药材内部泛出到药材表面，出现色泽从浅黄色经黄色、棕色，加深到黑色，质地变软、变黏腻等现象。

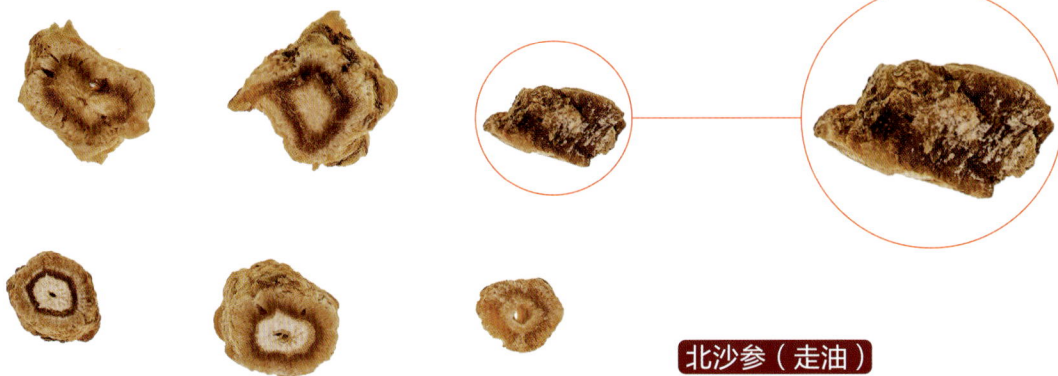

北沙参（走油）

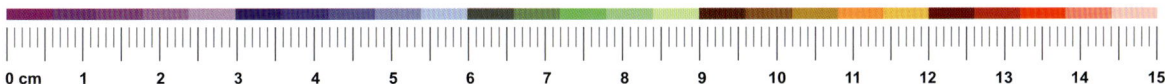

0 cm　1　2　3　4　5　6　7　8　9　10　11　12　13　14　15

柴胡

【基　　原】伞形科植物柴胡 *Bupleurum chinense* DC. 或狭叶柴胡 *Bupleurum scorzonerifolium* Willd. 的干燥根。按性状不同，分别习称"北柴胡"和"南柴胡"。

【采收加工】春、秋二季采挖，除去茎叶和泥沙，干燥。

【主要产地】柴胡习称"北柴胡"，主产于东北及河北、陕西、内蒙古、山西、甘肃等地；狭叶柴胡习称"南柴胡"，主产于东北、陕西、内蒙古、河北、江苏等地。

【炮制方法】除去杂质和残茎，洗净，润透，切厚片，干燥。

【饮片性状】**北柴胡** ┃ 本品呈不规则厚片，直径 0.3～0.8cm。根头膨大，顶端残留 3～15 个茎基或短纤维状叶基，下部分枝。表面黑褐色或浅棕色，具纵皱纹、支根痕及皮孔。质硬而韧，不易折断，断面显纤维性，皮部浅棕色，木部黄白色。气微香，味微苦。

南柴胡 ┃ 本品呈类圆形或不规则片。外表皮红棕色或黑褐色。有时可见根头处具细密环纹或有细毛状枯叶纤维。切面黄白色，平坦。具败油气。

【功能主治】疏散退热，疏肝解郁，升举阳气。用于感冒发热，寒热往来，胸胁胀痛，月经不调，子宫脱垂，脱肛。

【用法用量】3～10g。

【使用注意】大叶柴胡 *Bupleurum longiradiatum* Turcz. 的干燥根茎，表面密生环节，有毒，不可当柴胡用。

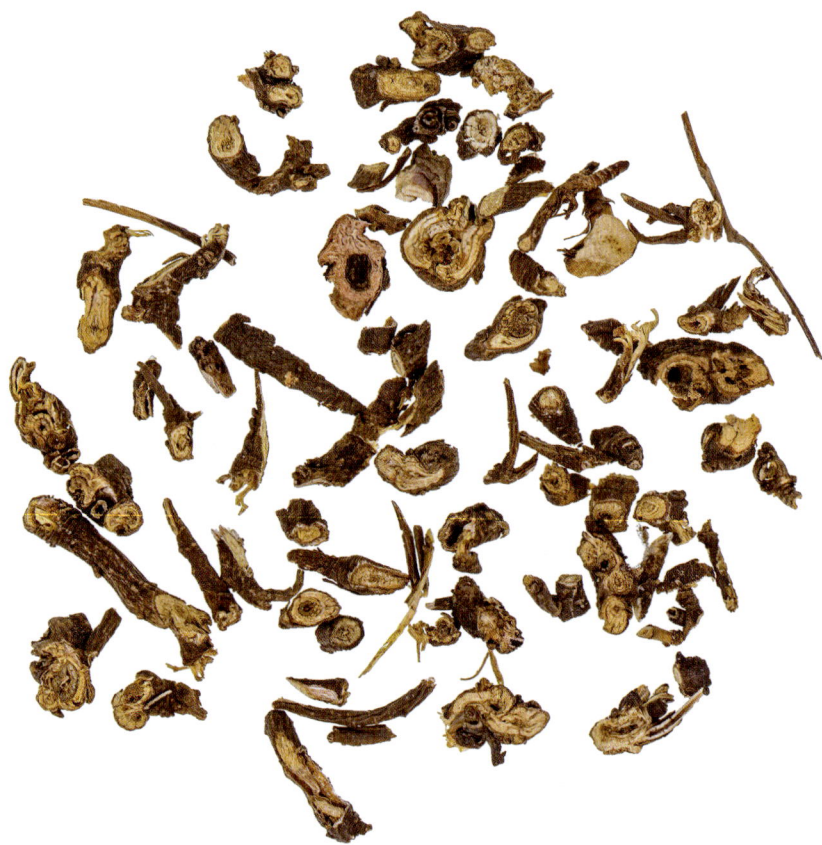

柴胡
产地：河北
（承德　仿野生）

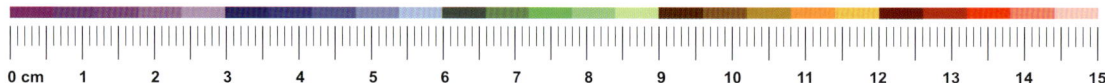

根表面黑褐色或浅棕色

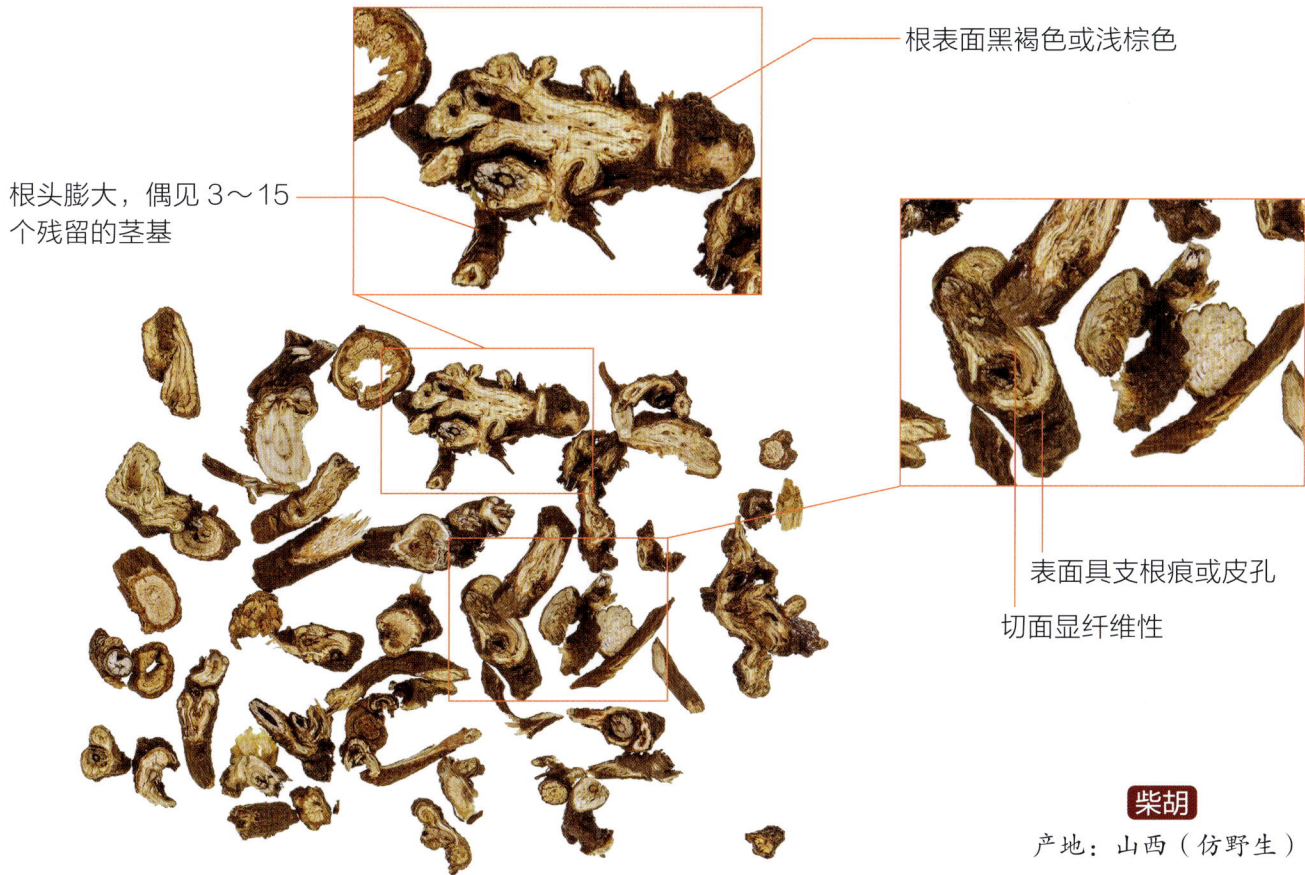

根头膨大，偶见 3～15 个残留的茎基

表面具支根痕或皮孔

切面显纤维性

柴胡

产地：山西（仿野生）

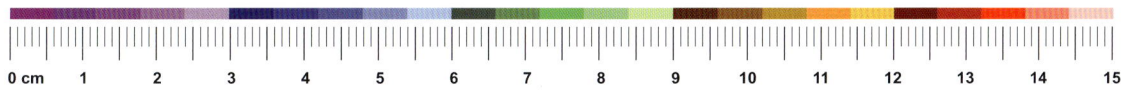

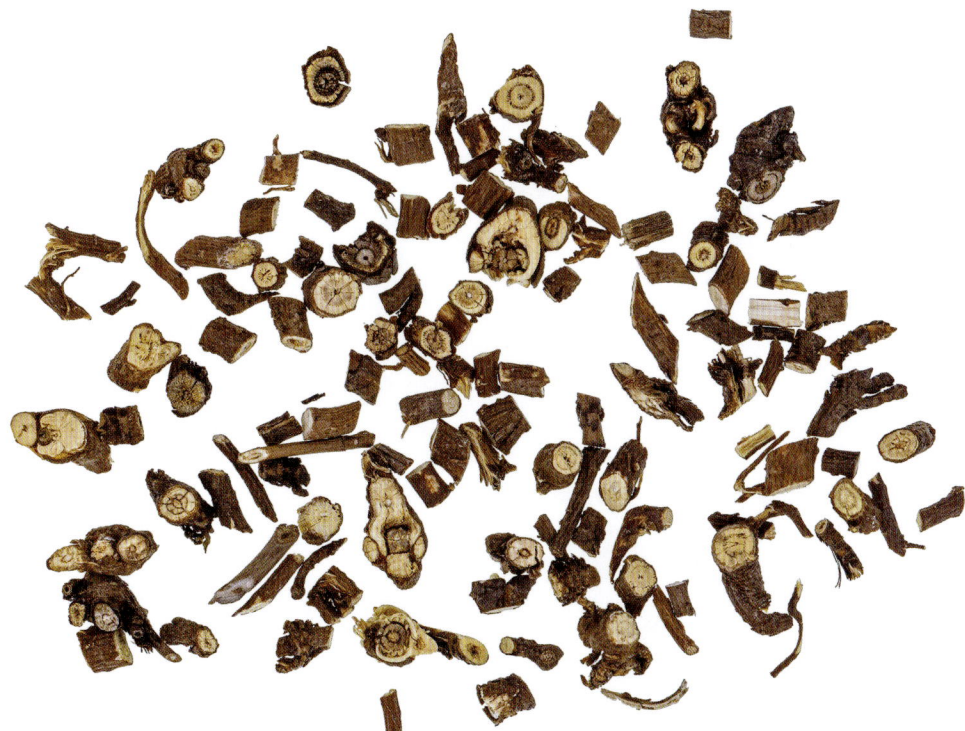

柴胡

产地：河北（栽培）

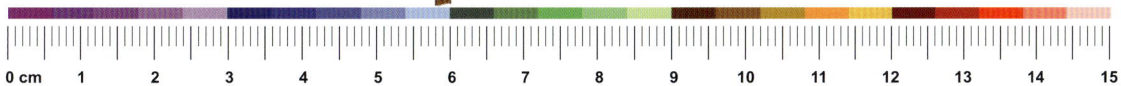

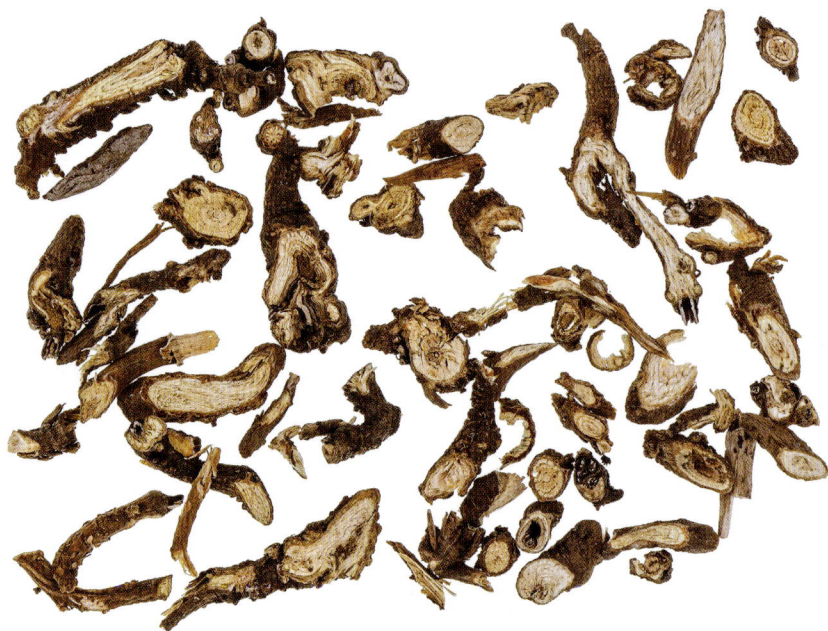

柴胡

产地：陕西

（仿野生）

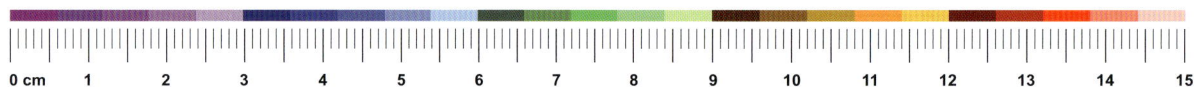

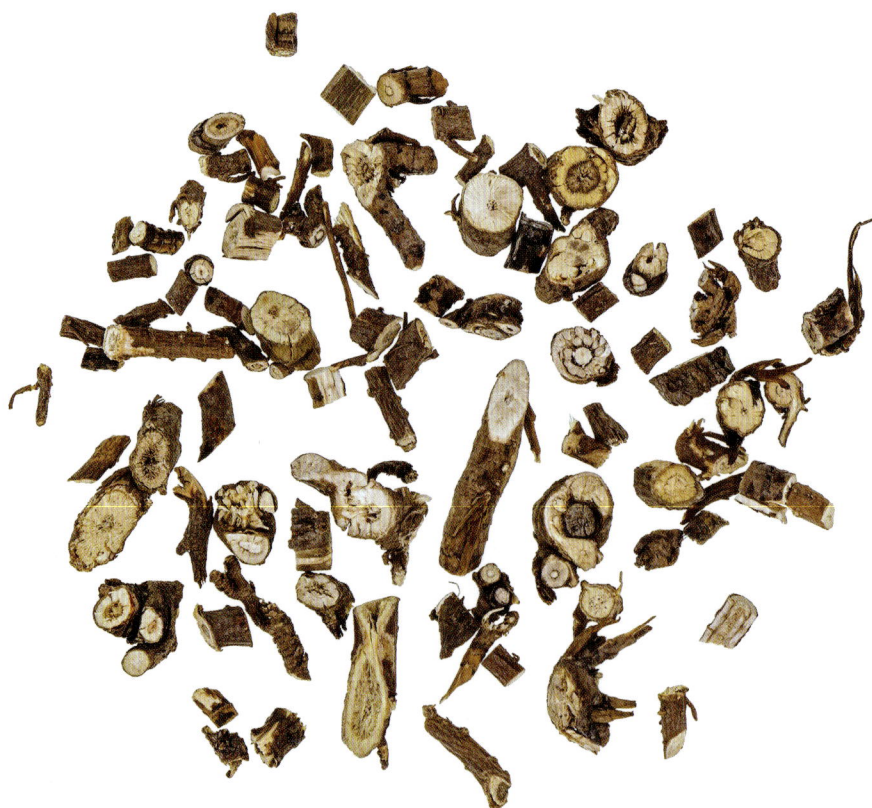

柴胡

产地：陕西

（栽培）

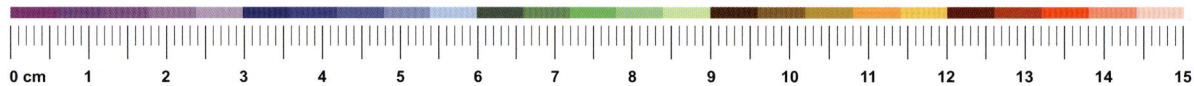

藏柴胡（易混品）

【基　　原】伞形科植物窄竹叶柴胡 *Bupleurum marginatum* Wall. ex DC. var. *stenophyllum*（Wolff）Shan et Y. Li 的干燥根。

【主要产地】主产于云南、四川、贵州、西藏等地。

【炮制依据】《贵州省中药材、民族药材质量标准（2003 年版）》。

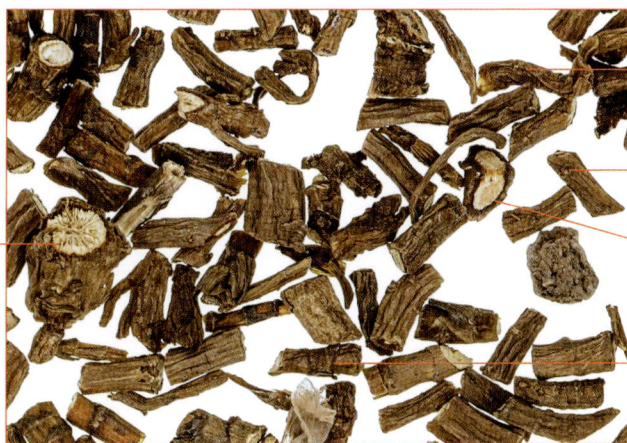

皮部浅棕色，木部黄白色，多有空心，可见放射状纹理

表面灰褐色或黄棕色，具细皱缩纹

支根痕

断面纤维性强，皮部较厚，呈黑棕色环

近根头部可见残留茎基，茎基部有密集的节

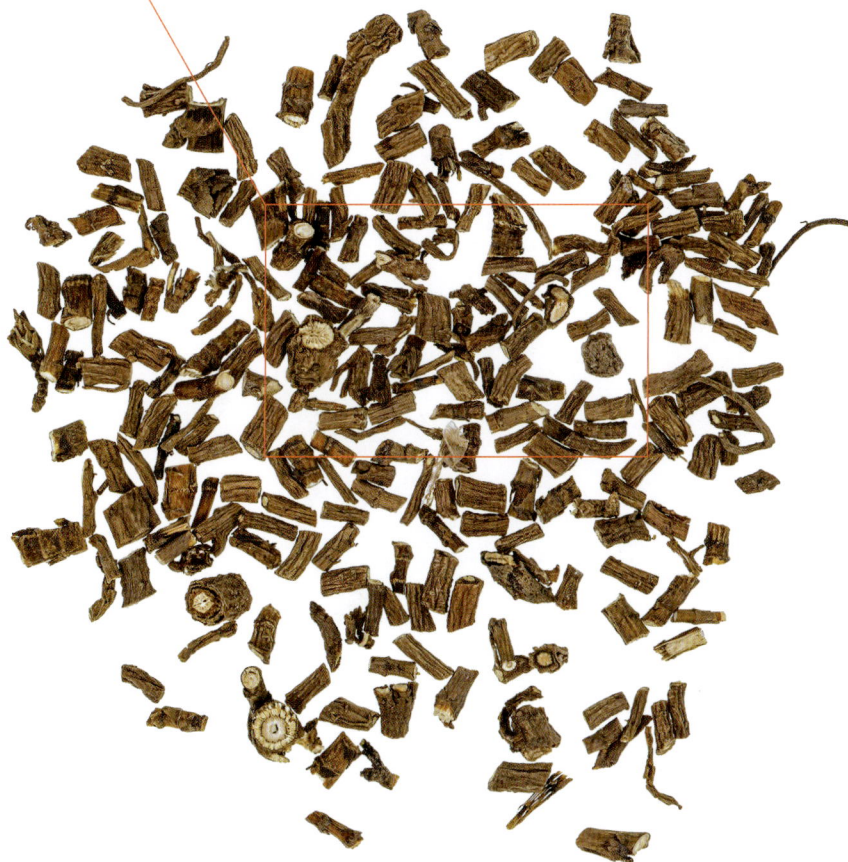

藏柴胡
产地：甘肃
（栽培）

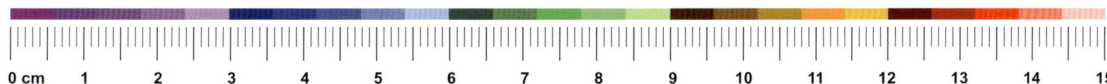

海拉尔柴胡（锥叶柴胡）（易混品）

【基　原】伞形科植物锥叶柴胡 *Bupleurum bicaule* Helm 的干燥根。

【主要产地】主产于内蒙古、山西、陕西等地。

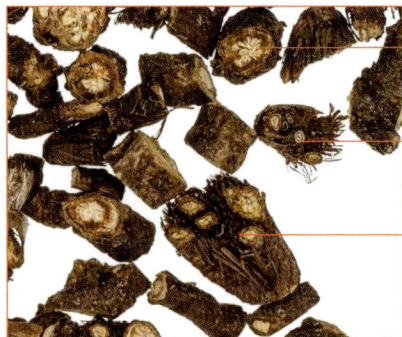

根部直径 0.5～1cm

根头膨大，有分枝和多数棕黑色毛刷状叶基及众多坚硬的针锥状茎、叶鞘残基

表面黑褐色或略带红棕色，皮孔大，凸出，横向排列

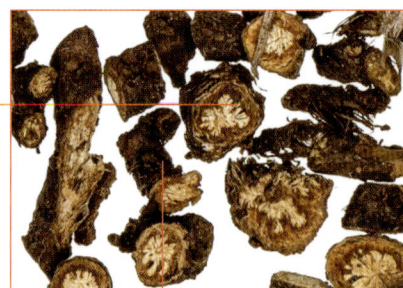

断面平坦，显油性，皮部淡棕色，木部黄白色，有放射状纹理

根表面有时可见不明显环纹及不规则皱纹

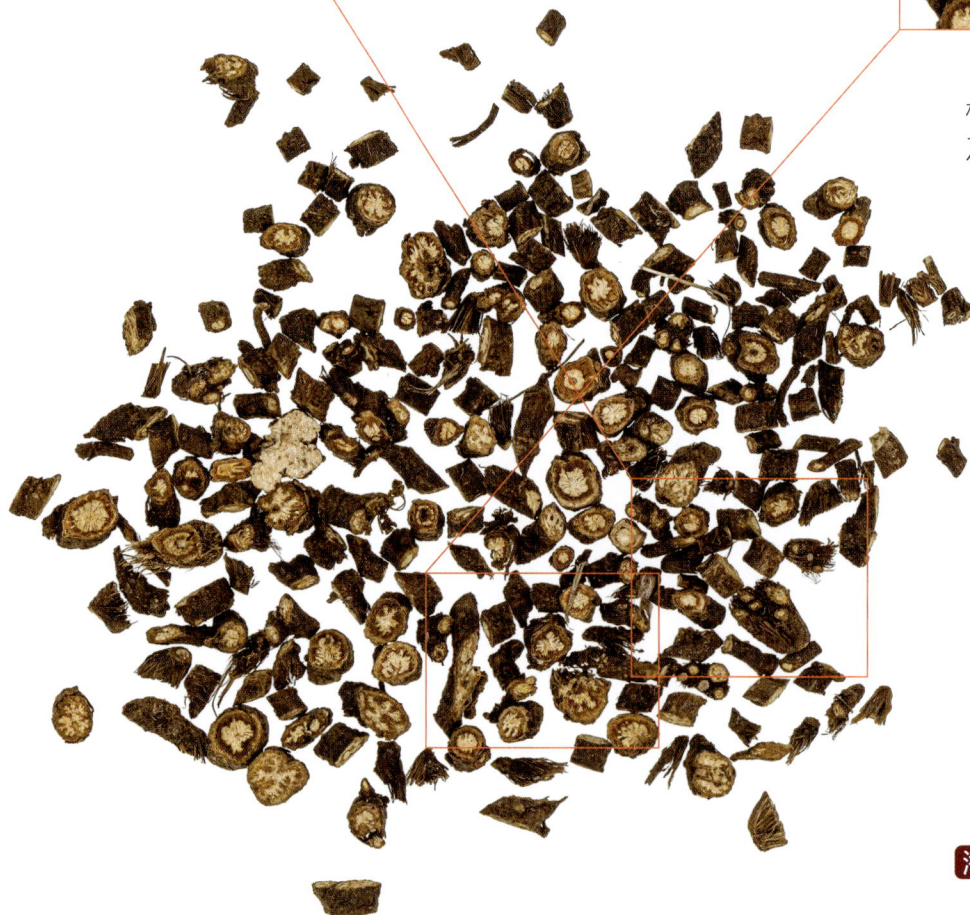

海拉尔柴胡（锥叶柴胡）

产地：内蒙古

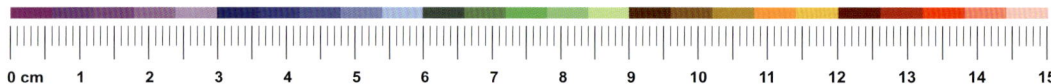

0 cm　1　2　3　4　5　6　7　8　9　10　11　12　13　14　15

大叶柴胡（易混品）

【基　　原】伞形科植物大叶柴胡 *Bupleurum giradiatum* Turcz 的干燥根。

【主要产地】主产于内蒙古、山西、陕西等地。

【毒　　性】大叶柴胡有毒，不可当柴胡用。

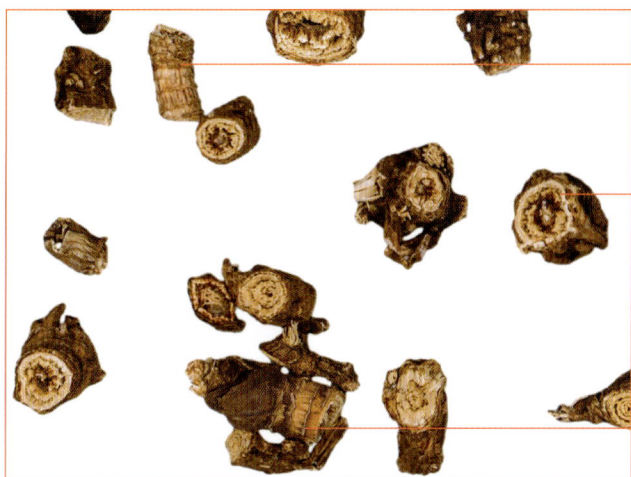

根茎呈长圆柱形，直径 0.3～1cm，外皮黄褐色或棕褐色，向上渐浅，粗糙皱缩，密生环节

断面黄色，中空

根呈不规则厚片，直径 0.1～0.3cm，外表面暗棕色至棕褐色，具皱纹及纵向纹理

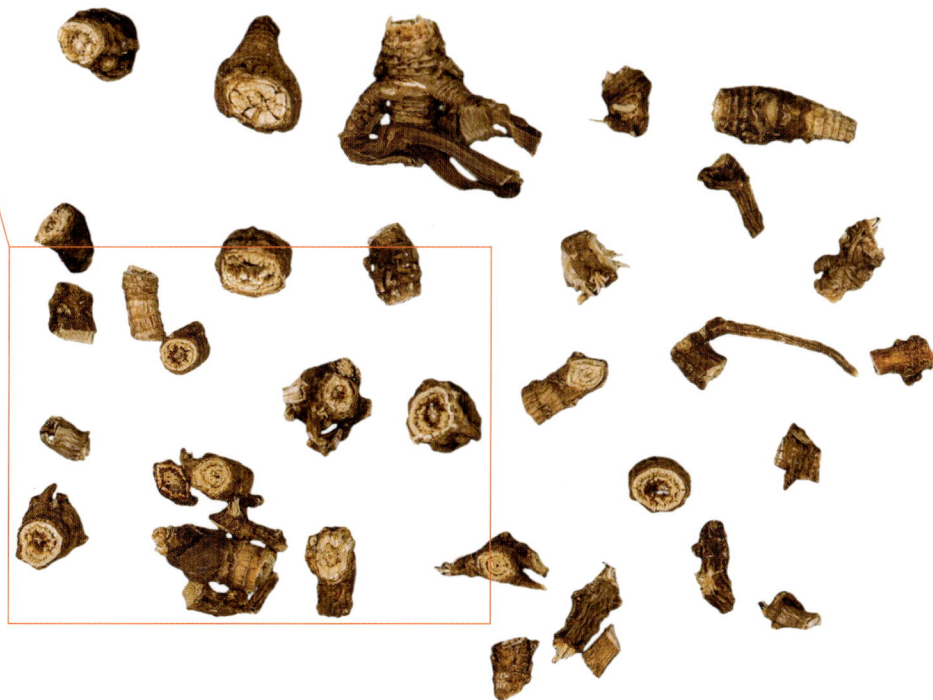

大叶柴胡

产地：内蒙古

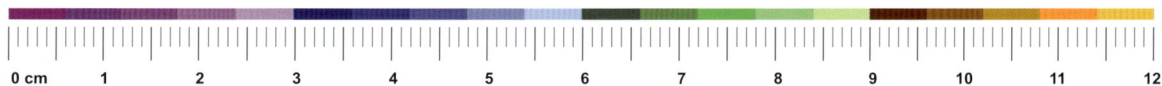

0 cm　1　2　3　4　5　6　7　8　9　10　11　12

柴胡（黑心儿）

柴胡栽培品通常在栽种第2～3年种子成熟后进行采收，部分产区先打花刺激根部生长，导致柴胡根部粗大，断面出现"黑茬（黑心）"甚至空心。

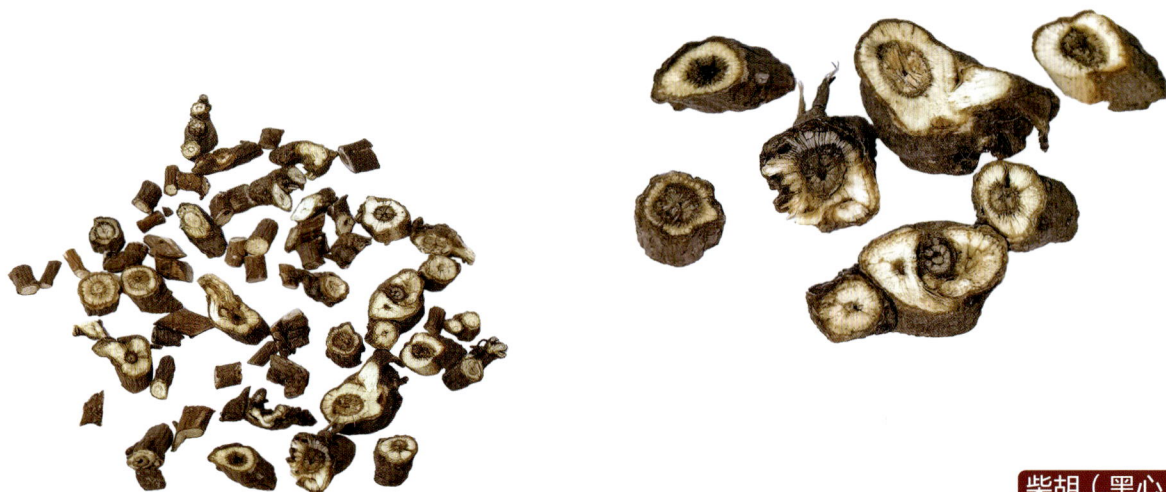

柴胡（黑心儿）

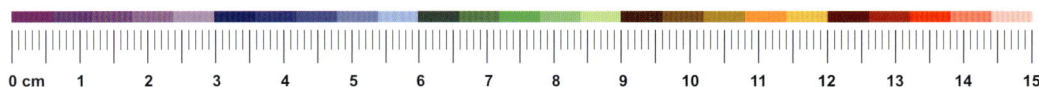

醋柴胡

【基　　原】伞形科植物柴胡 *Bupleurum chinense* DC. 或狭叶柴胡 *Bupleurum scorzonerifolium* Willd. 干燥根的炮制加工品。

【炮制方法】取柴胡片，加米醋拌匀，闷润 1～2 小时至米醋被吸尽，置热锅内，用文火（80～120℃）炒干，取出，晾凉。每 100kg 柴胡片或段，用米醋 10kg。

【饮片性状】**醋北柴胡**｜本品呈不规则厚片，直径 0.3～0.8cm。根头膨大，顶端残留 3～15 个茎基或短纤维状叶基。表面淡棕黄色，具纵皱纹、支根痕及皮孔。质硬而韧，不易折断，断面显纤维性，皮部浅棕色，木部黄白色。微有醋香气，味微苦。

醋南柴胡｜本品呈类圆形或不规则片。外表皮红棕色或黑褐色。有时可见根头处具细密环纹或有细毛状枯叶纤维。切面黄白色，平坦。微有醋香气。

【功能主治】疏散退热，疏肝解郁，升举阳气。用于感冒发热，寒热往来，胸胁胀痛，月经不调，子宫脱垂，脱肛。

【用法用量】3～10g。

【使用注意】大叶柴胡 *Bupleurum longiradiatum* Turcz. 的干燥根茎，表面密生环节，有毒，不可当柴胡用。

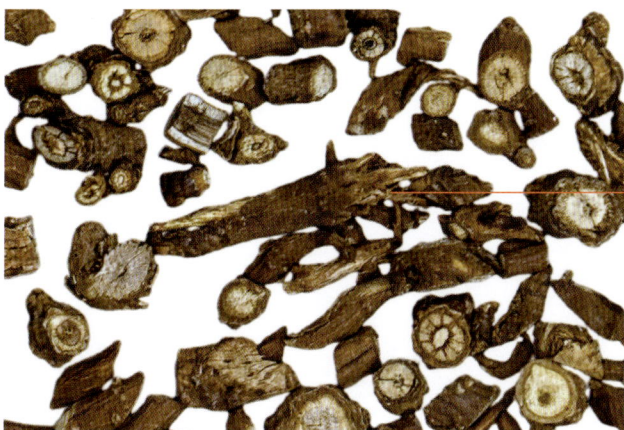

短纤维状叶基

醋北柴胡

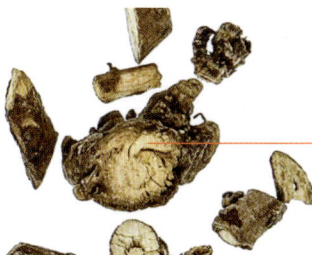

断面显纤维性，皮部浅棕色，木部黄白色

醋北柴胡（切面）

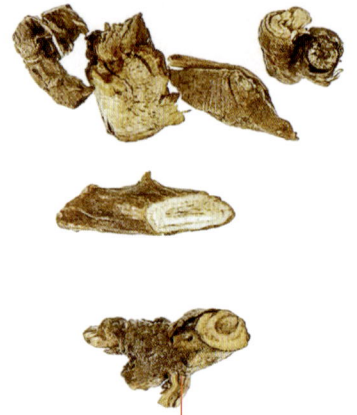

醋柴胡（顶部）

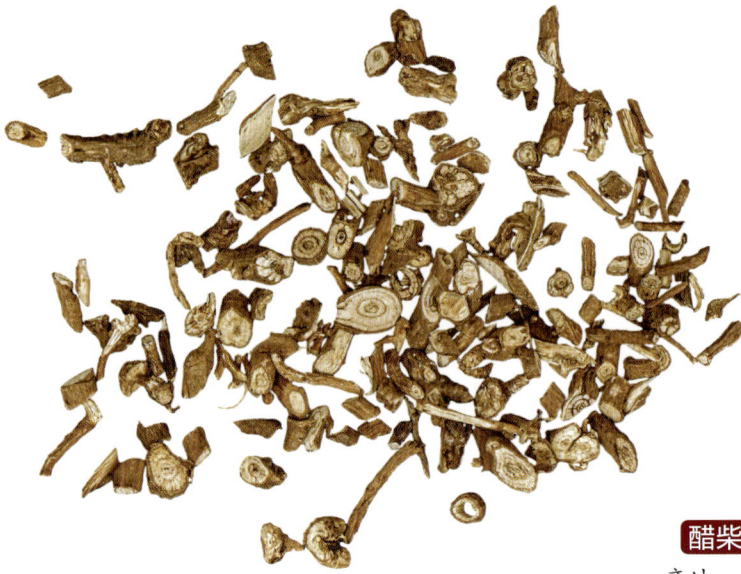

顶端残留 3～15 个茎基
或短纤维状叶基

醋柴胡

产地：河北

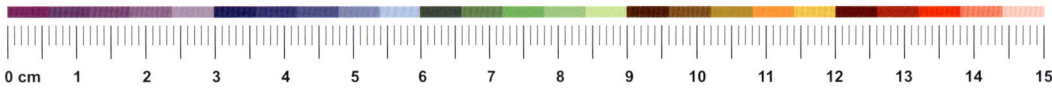

0 cm 1 2 3 4 5 6 7 8 9 10 11 12 13 14 15

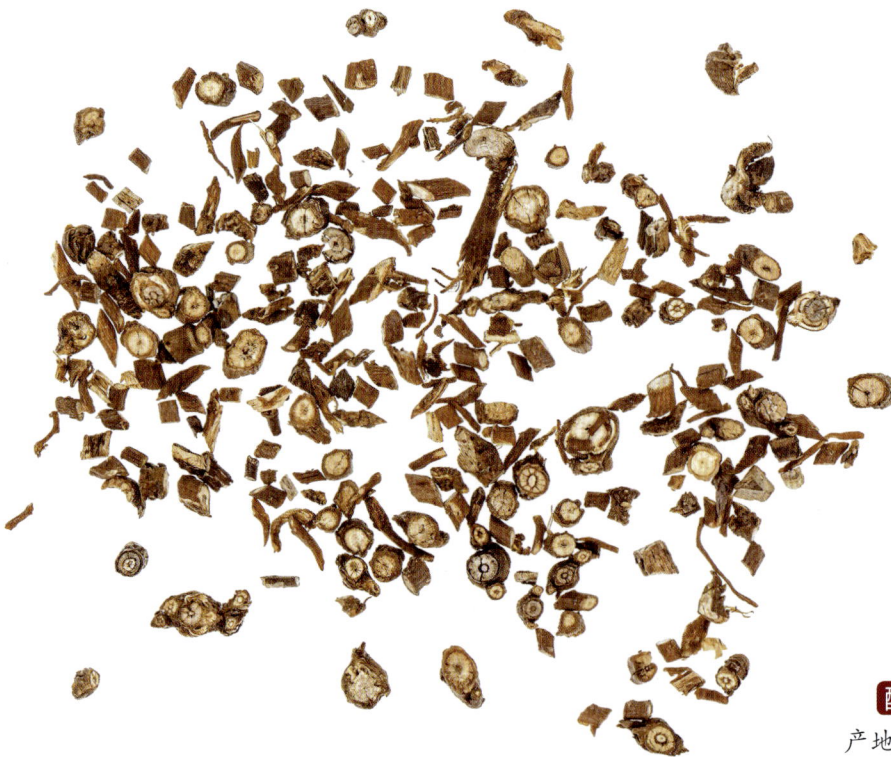

醋柴胡

产地：内蒙古

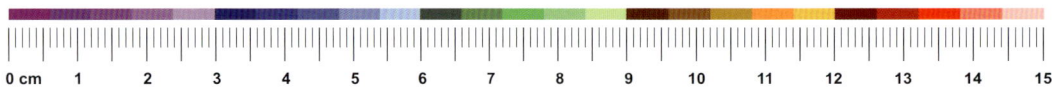

0 cm 1 2 3 4 5 6 7 8 9 10 11 12 13 14 15

赤芍

【基　原】毛茛科植物芍药 *Paeonia lactiflora* Pall. 或川赤芍 *Paeonia veitchii* Lynch 的干燥根。

【采收加工】春、秋二季采挖，除去根茎、须根及泥沙，晒干。

【主要产地】芍药主产于黑龙江、吉林、辽宁等地；川赤芍主产于四川、云南、贵州等地。

【炮制方法】除去杂质，分开大小，洗净，润透，切厚片，干燥。

【饮片性状】本品为类圆形厚片，直径 0.5～3cm，外表皮棕褐色，粗糙，有纵沟和皱纹，并有须根痕和横长的皮孔样突起，有的外皮易脱落。质硬而脆，易折断，切面粉白色或粉红色，皮部窄，木部放射状纹理明显，有的有裂隙。气微香，味微苦、酸涩。

【功能主治】清热凉血，散瘀止痛。用于热入营血，温毒发斑，吐血衄血，目赤肿痛，肝郁胁痛，经闭痛经，癥瘕腹痛，跌扑损伤，痈肿疮疡。

【用法用量】6～12g。

【使用注意】不宜与藜芦同用。

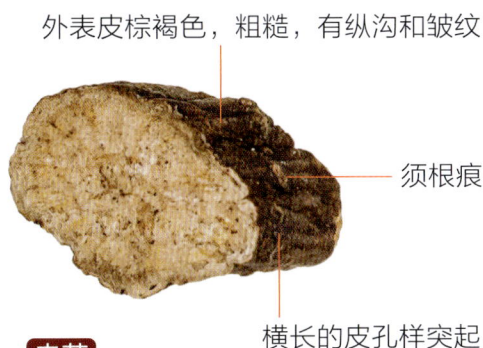

外表皮棕褐色，粗糙，有纵沟和皱纹

须根痕

横长的皮孔样突起

赤芍

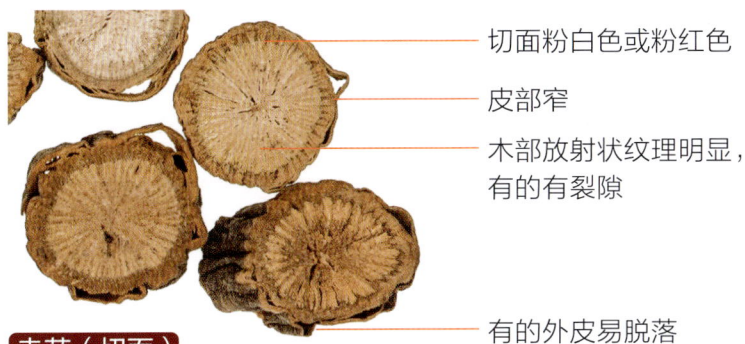

切面粉白色或粉红色

皮部窄

木部放射状纹理明显，有的有裂隙

有的外皮易脱落

赤芍（切面）

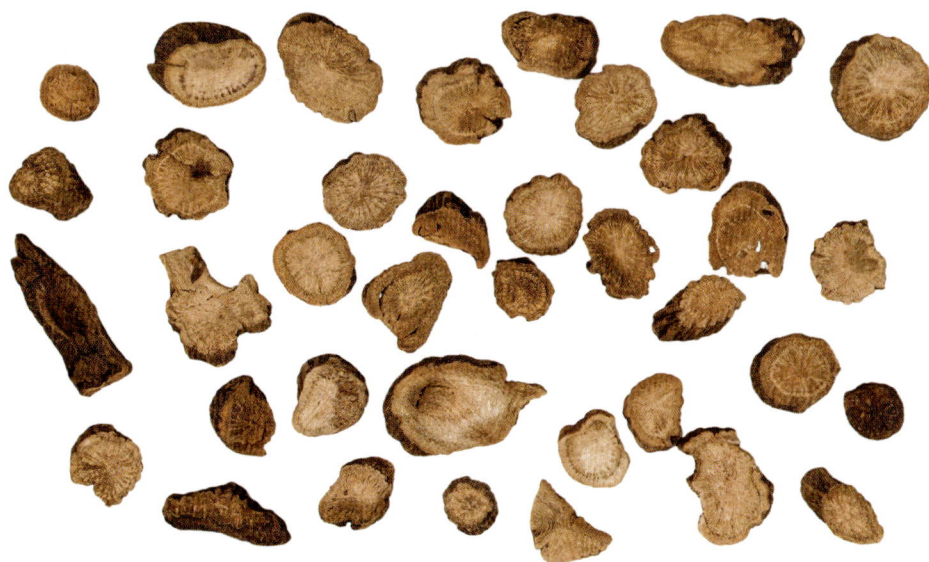

赤芍

产地：河北（栽培）

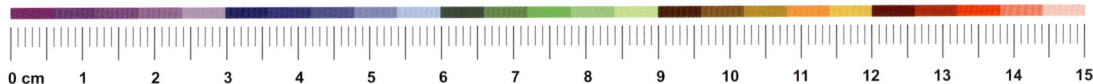

0 cm　1　2　3　4　5　6　7　8　9　10　11　12　13　14　15

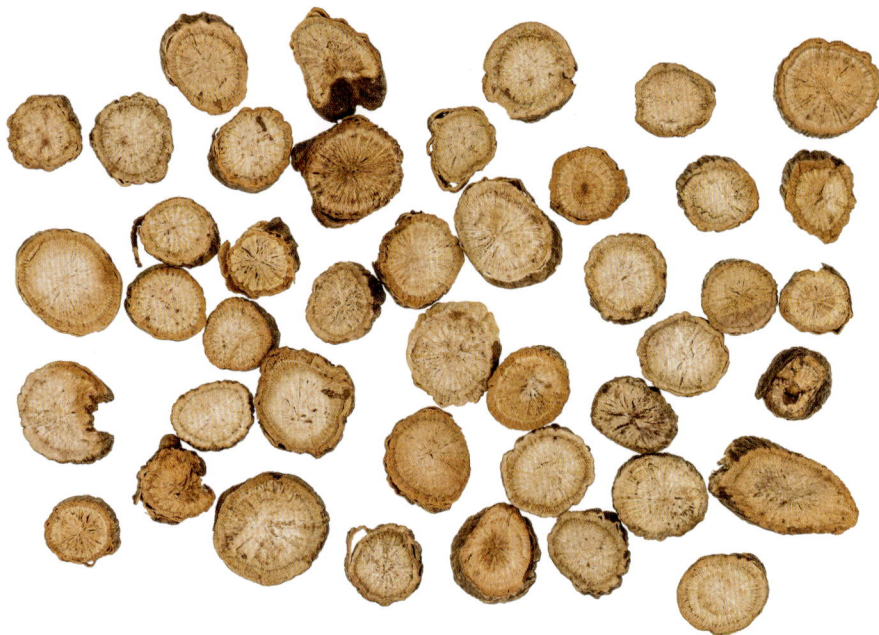

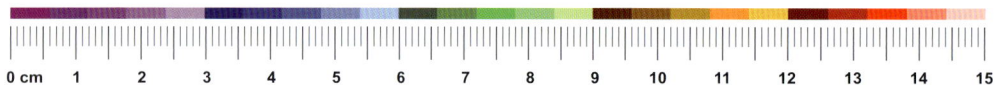

带皮白芍（易混品）

带皮白芍来源于毛茛科植物芍药 *Paeonia lactiflora* Pall. 的干燥根。夏、秋二季采挖，洗净，除去头尾和细根，不去外皮，直接置沸水中煮后晒干。带皮白芍与赤芍的产地加工和功能主治等方面存在明显差异，基原相同，性状特征相近，在使用中极易混淆。

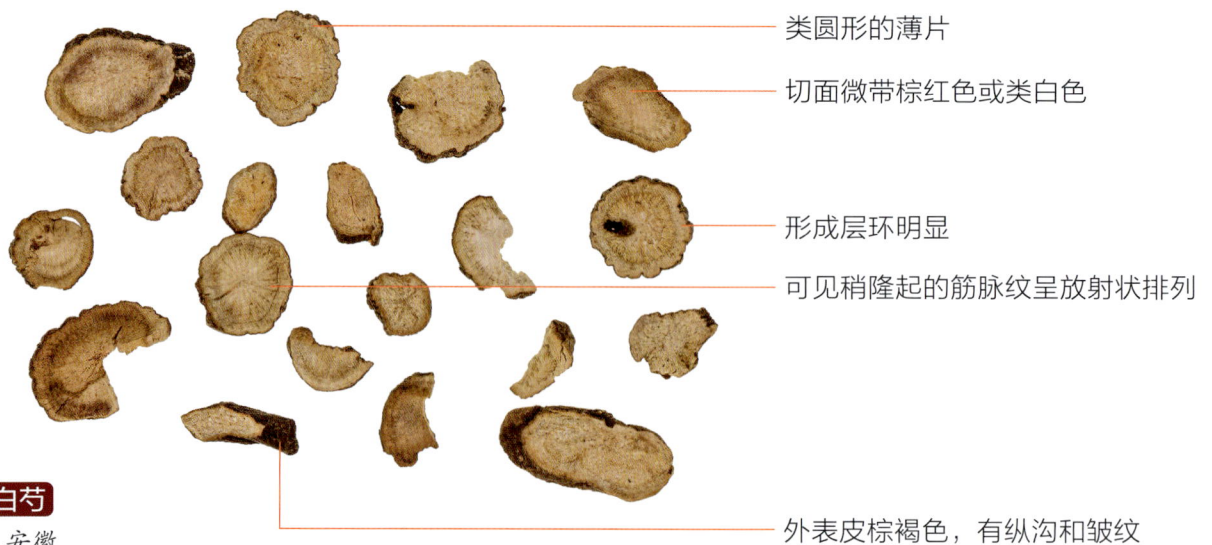

类圆形的薄片

切面微带棕红色或类白色

形成层环明显

可见稍隆起的筋脉纹呈放射状排列

带皮白芍
产地：安徽

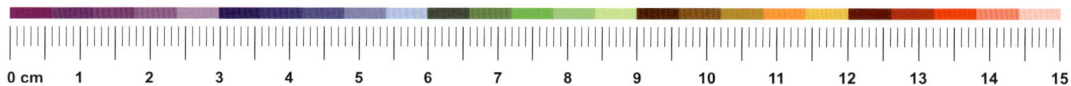

外表皮棕褐色，有纵沟和皱纹

川芎

【基　　原】伞形科植物川芎 *Ligusticum chuanxiong* Hort. 的干燥根茎。

【采收加工】夏季当茎上的节盘显著突出并略带紫色时采挖，除去泥沙，晒后烘干，再去须根。

【主要产地】主产于四川，江西、湖北、陕西、云南、甘肃等地亦有栽培。

【炮制方法】除去杂质，分开大小，洗净，润透，切厚片，干燥。

【饮片性状】本品为不规则厚片，直径 2～7cm，外表皮灰褐色或褐色，粗糙皱缩，有多数隆起的轮节，轮节上有多数小瘤状根痕，偶见凹陷的类圆形茎痕。质坚实，不易折断，切面黄白色或灰黄色，具有明显波状环纹或多角形纹理，散生黄棕色油点，质坚实。气浓香，味苦、辛，微甜。

【功能主治】活血行气，祛风止痛。用于胸痹心痛，胸胁刺痛，跌扑肿痛，月经不调，经闭痛经，癥瘕腹痛，头痛，风湿痹痛。

【用法用量】3～10g。

外表皮灰褐色或褐色，粗糙皱缩

顶端偶见凹陷的类圆形茎痕

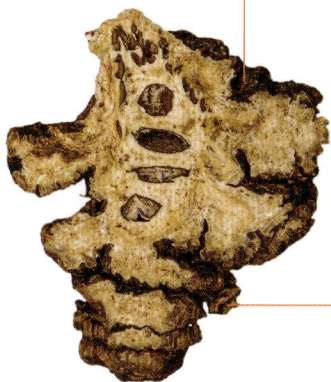

切面具有明显波状环纹或多角形纹理

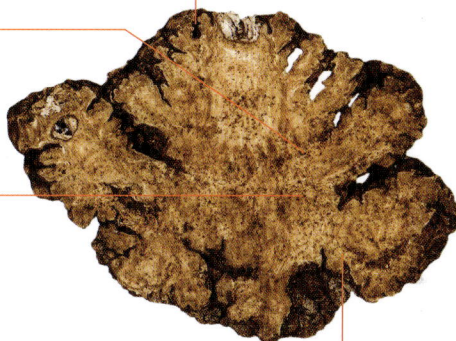

切面黄白色或灰黄色

表面有多数隆起的轮节，轮节上有多数小瘤状根痕

川芎（表面）

川芎（切面）

散生黄棕色油点

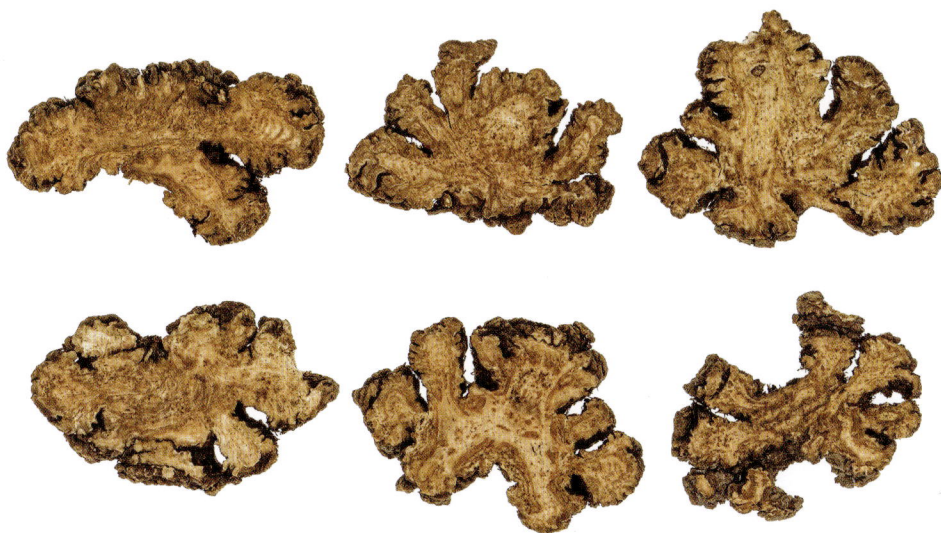

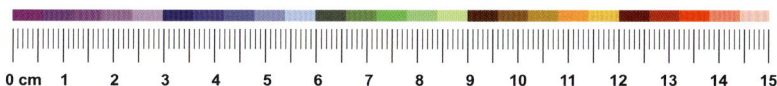

川芎

产地：四川

0 cm　1　2　3　4　5　6　7　8　9　10　11　12　13　14　15

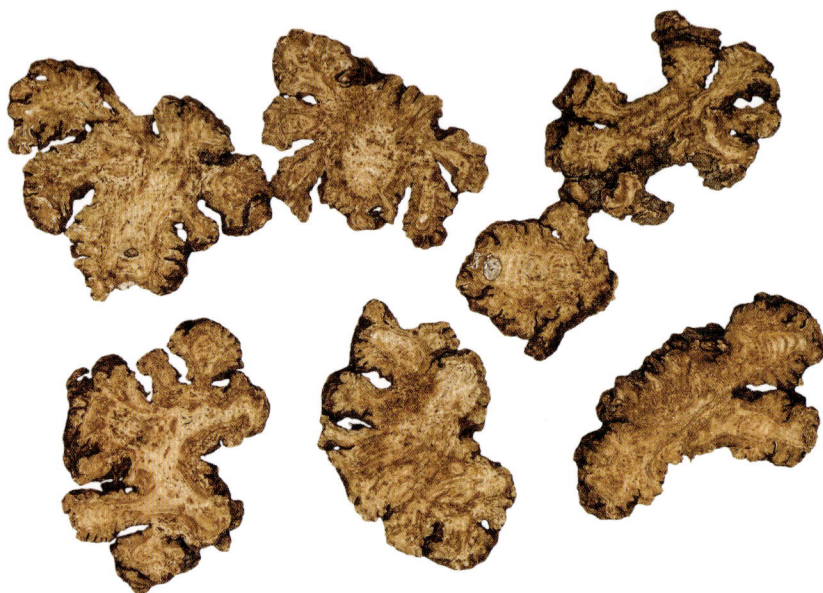

川芎

产地：四川

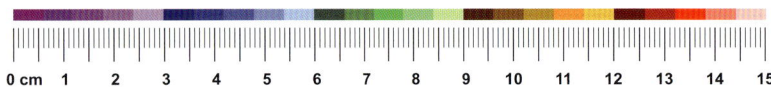

0 cm 1 2 3 4 5 6 7 8 9 10 11 12 13 14 15

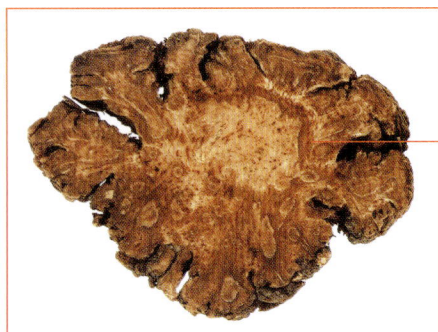

切面具有明显波状
环纹或多角形纹理

川芎（横切面）

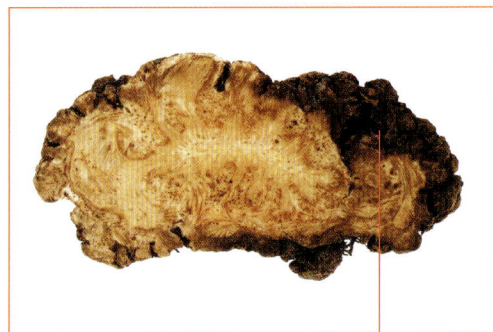

川芎（表面）

表面有多数隆起的轮
节，轮节上有多数小
瘤状根痕

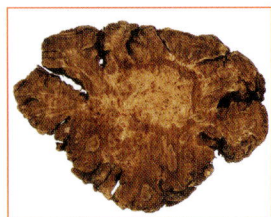 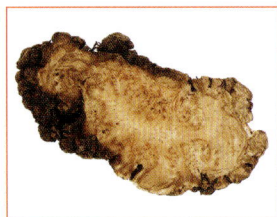 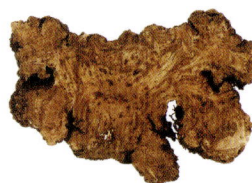

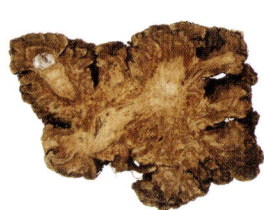 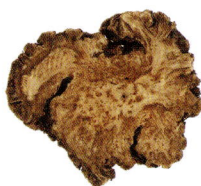 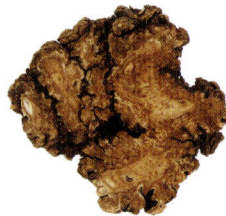

川芎

产地：四川

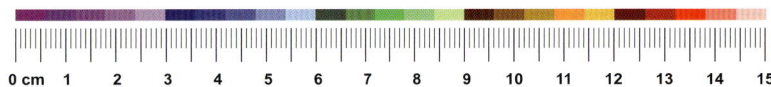

0 cm 1 2 3 4 5 6 7 8 9 10 11 12 13 14 15

川贝母

【基　原】百合科植物川贝母 *Fritillaria cirrhosa* D.Don、暗紫贝母 *Fritillaria unibracteata* Hsiao et K.C.Hsia、甘肃贝母 *Fritillaria przewalskii* Maxim. 或梭砂贝母 *Fritillaria delavayi* Franch.、太白贝母 *Fritillaria taipaiensis* P.Y.Li 或瓦布贝母 *Fritillaria unibracteata* Hsiao et K.C. Hsia var. *wabuensis*（S.Y.Tang et S.C.Yue）Z.D.Liu，S.Wang et S.C.Chen 的干燥鳞茎。

【采收加工】夏、秋二季或积雪融化时采挖，除去须根、粗皮及泥沙，晒干或低温干燥。

【主要产地】主产于四川、西藏、云南、甘肃和青海等地。

【炮制方法】取原药材，除去杂质。

【饮片性状】按性状不同分别习称"松贝""青贝""炉贝"和"栽培品"。

松贝 | 呈类圆锥形或近球形，高 0.3～0.8cm，直径 0.3～0.9cm。表面类白色。外层鳞叶 2 瓣，大小悬殊，大瓣紧抱小瓣，未抱部分呈新月形，习称"怀中抱月"；顶部闭合，内有类圆柱形、顶端稍尖的心芽和小鳞叶 1～2 枚；先端钝圆或稍尖，底部平，微凹入，中心有 1 灰褐色的鳞茎盘，偶有残存须根。质硬而脆，断面白色，富粉性。气微，味微苦。

青贝 | 呈类扁球形，高 0.4～1.4cm，直径 0.4～1.6cm。外层鳞叶 2 瓣，大小相近，相对抱合，顶部开裂，内有心芽和小鳞叶 2～3 枚及细圆柱形的残茎。

炉贝 | 呈长圆锥形，高 0.7～2.5cm，直径 0.5～2.5cm。表面类白色或浅棕黄色，有的具棕色斑点。外层鳞叶 2 瓣，大小相近，顶部开裂而略尖，基部稍尖或较钝。

【功能主治】清热润肺，化痰止咳，散结消痈。用于肺热燥咳，干咳少痰，阴虚劳嗽，痰中带血，瘰疬，乳痈，肺痈。

【用法用量】3～10g；研粉冲服，每次 1～2g。

【使用注意】不宜与川乌、制川乌、草乌、制草乌、附子同用。

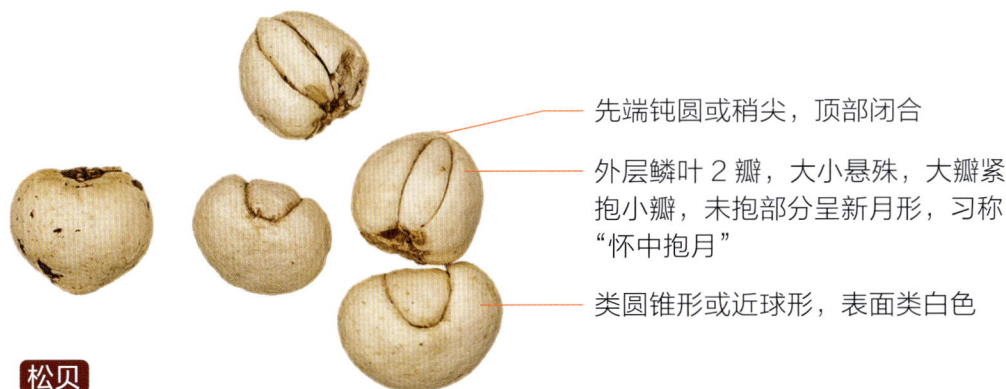

先端钝圆或稍尖，顶部闭合

外层鳞叶 2 瓣，大小悬殊，大瓣紧抱小瓣，未抱部分呈新月形，习称"怀中抱月"

类圆锥形或近球形，表面类白色

松贝

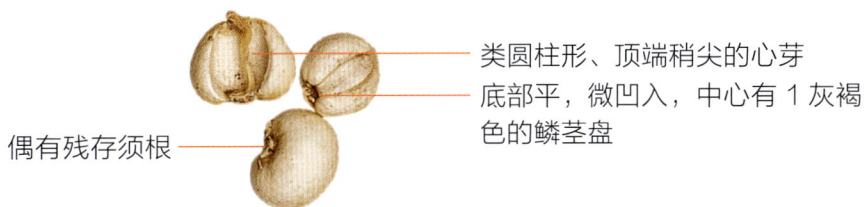

类圆柱形、顶端稍尖的心芽

底部平，微凹入，中心有 1 灰褐色的鳞茎盘

偶有残存须根

松贝（心芽）

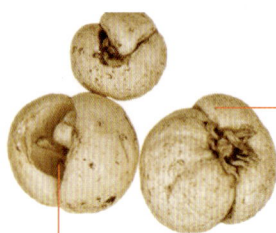

呈类扁球形，外层鳞叶2瓣，大小相近，相对抱合

顶部开裂，内有心芽和小鳞叶2～3枚及细圆柱形残茎

青贝

呈长圆锥形，表面类白色或浅棕黄色，顶部开裂而略尖

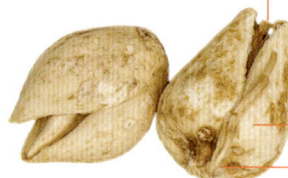

有的具棕色斑点

外层鳞叶2瓣，大小相近

基部稍尖或较钝

炉贝

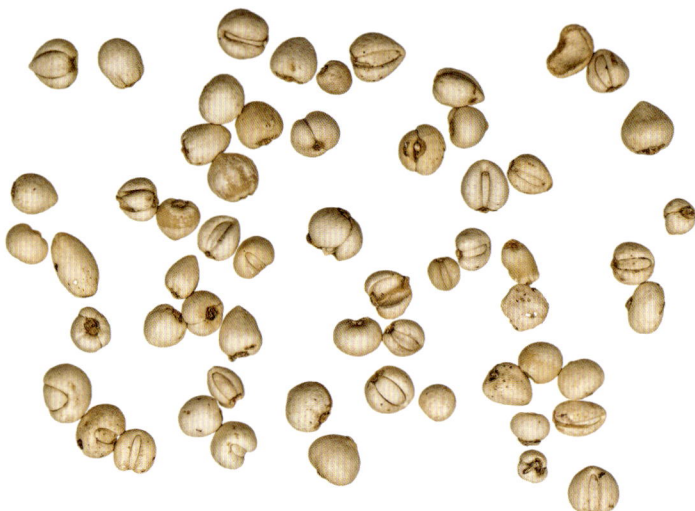

松贝

产地：四川

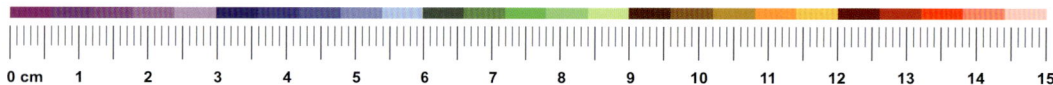

0 cm 1 2 3 4 5 6 7 8 9 10 11 12 13 14 15

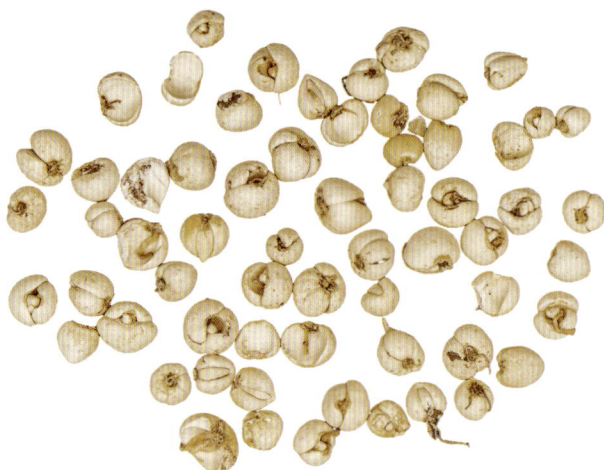

青贝

产地：四川

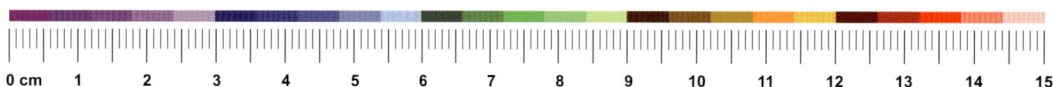

0 cm 1 2 3 4 5 6 7 8 9 10 11 12 13 14 15

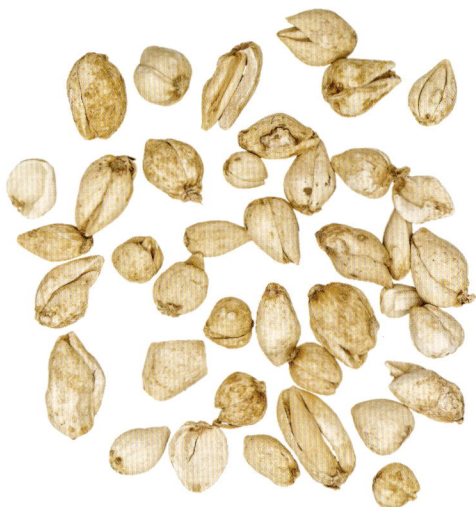

炉贝

产地：四川

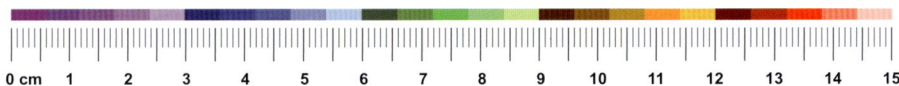

东贝母（易混品）

【基　原】百合科植物东贝母 *Fritiuaria thunbergii* Mig.var. Chekiangensis Hsiao et K.C.Hsiao 的干燥鳞茎。根据性状、大小不同，有"大东贝""小东贝"之分。目前商品药材均以小东贝为主。东贝母是引种浙贝母的一个变种，产于浙江省东阳、磐安等地，因产地而得名，在历代本草中没有记载，其鳞茎在浙江一带作浙贝母用，而在广东等地则代川贝母入药。但东贝母与浙贝母、川贝母的化学成分、功效、主治等方面均有差异，应注意鉴别。

鳞茎呈椭圆形或卵圆形，两端稍平或略尖，高 0.7～1.5cm，直径 0.4～1.0cm，表面类白色

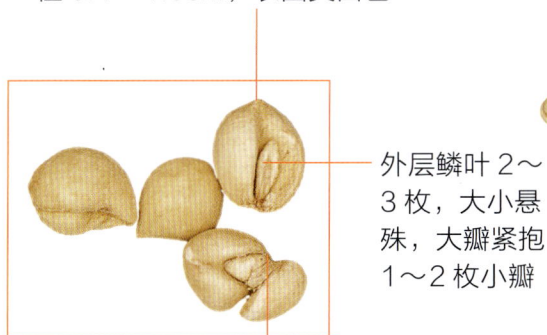

外层鳞叶 2～3 枚，大小悬殊，大瓣紧抱 1～2 枚小瓣

鳞茎完整或分离，顶端稍开裂或不开裂，内有心芽 2 枚

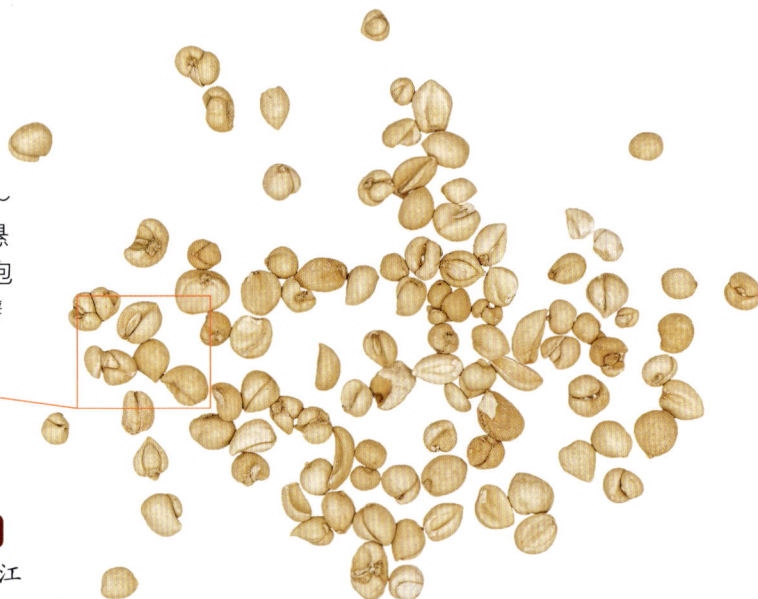

东贝母

产地：浙江

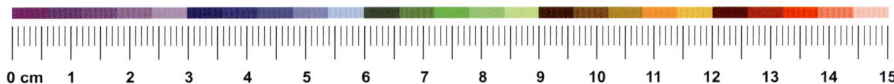

平贝母（易混品）

【基　原】 百合科植物平贝母 *Fritillaria ussuriensis* Maxim. 的干燥鳞茎。春季采挖，除去外皮、须根及泥沙，晒干或低温干燥。

【主要产地】 平贝母主产于东北，吉林、辽宁、黑龙江、河北、山西及陕西等省均有出产。

扁球形，高 0.5～1cm，直径 0.6～2cm，表面黄白色至浅棕色

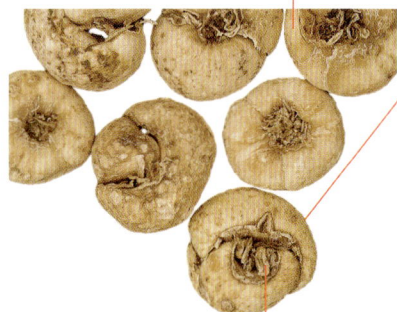

外层鳞叶 2 瓣，肥厚，大小相近或一片稍大抱合

顶端略平或微凹入，常稍开裂；中央鳞片小

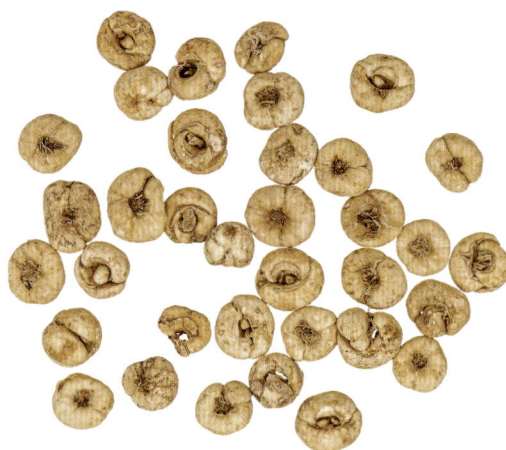

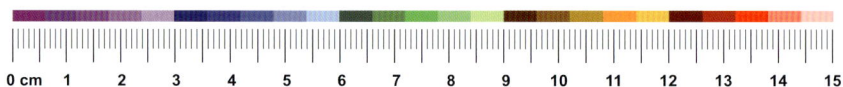

平贝母
产地：东北

珠贝（易混品）

【基　原】 百合科植物浙贝母 *Fritillaria thunbergii* Miq. 的干燥鳞茎。初夏植株枯萎时采挖，洗净。大小分开，大者除去芯芽，习称"大贝"；小者不去芯芽，习称"珠贝"。

【主要产地】 主产于浙江、江苏、安徽、湖南、江西等地。

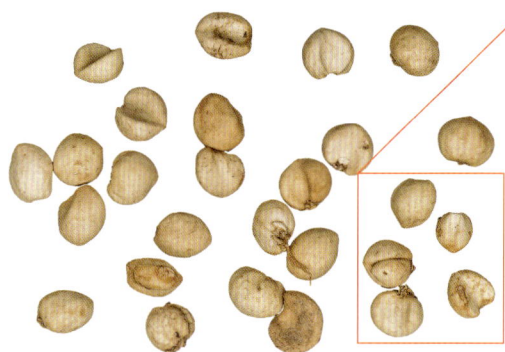

外层鳞叶 2 瓣，肥厚，略似肾形，互相抱合

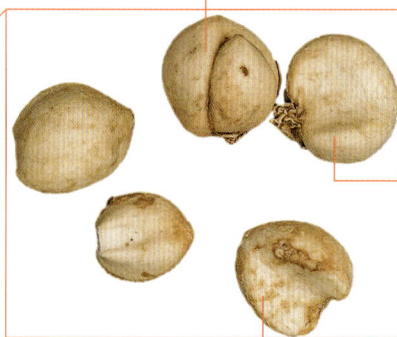

表面黄棕色至黄褐色，有不规则的皱纹，具完整的鳞茎，呈扁圆形，高 1～1.5cm，直径 1～2.5cm

断面淡黄色或类白色，略带角质状或粉性

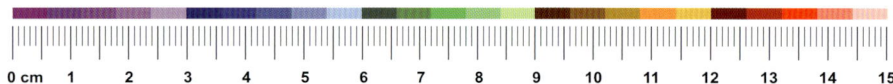

珠贝（小浙贝）
产地：浙江

伊犁贝母（易混品）

【基　　原】百合科植物伊犁贝母 *Fritillaria pallidiflora* Schrenk 的干燥鳞茎。

【主要产地】主产于新疆等地。

【炮制依据】《上海市中药饮片炮制规范（2018年版）》。

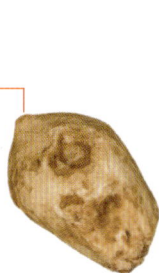

呈圆锥形，顶端稍尖，少有开裂

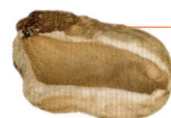

较大，表面稍粗糙，淡黄白色

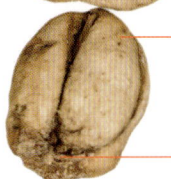

外层鳞叶两瓣，心脏形，肥大，一片较大或近等大，抱合

基部微凹陷

伊犁贝母

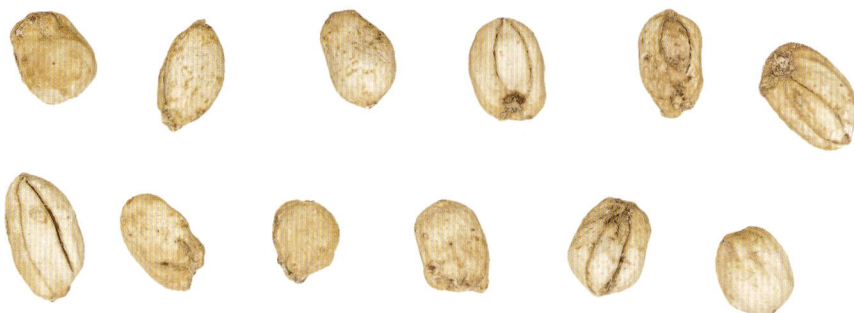

伊犁贝母

产地：新疆

【炮制依据】《上海市中药饮片炮制规范（2018 年版）》

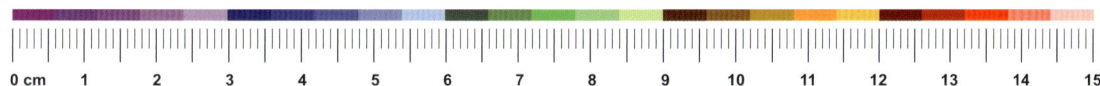

0 cm　1　2　3　4　5　6　7　8　9　10　11　12　13　14　15

川牛膝

【基　　原】苋科植物川牛膝 *Cyathula officina-lis* Kuan 的干燥根。

【采收加工】秋、冬二季采挖，除去芦头、须根及泥沙，烘或晒至半干，堆放回润，再烘干或晒干。

【主要产地】主产于四川、贵州、云南、河北等地。

【炮制方法】除去杂质及芦头，洗净，润透，切薄片，干燥。

【饮片性状】本品呈圆形或椭圆形薄片，偶见分枝，直径 0.5～3cm，表面黄棕色或灰褐色，具纵皱纹、支根痕和多数横长的皮孔样突起。质韧，不易折断，切面平坦，浅黄色至棕黄色，分布着众多点状维管束，排列成多轮同心环。气微，味甜。

【功能主治】逐瘀通经，通利关节，利尿通淋。用于经闭癥瘕，胞衣不下，跌扑损伤，风湿痹痛，足痿筋挛，尿血血淋。

【用法用量】5～10g。

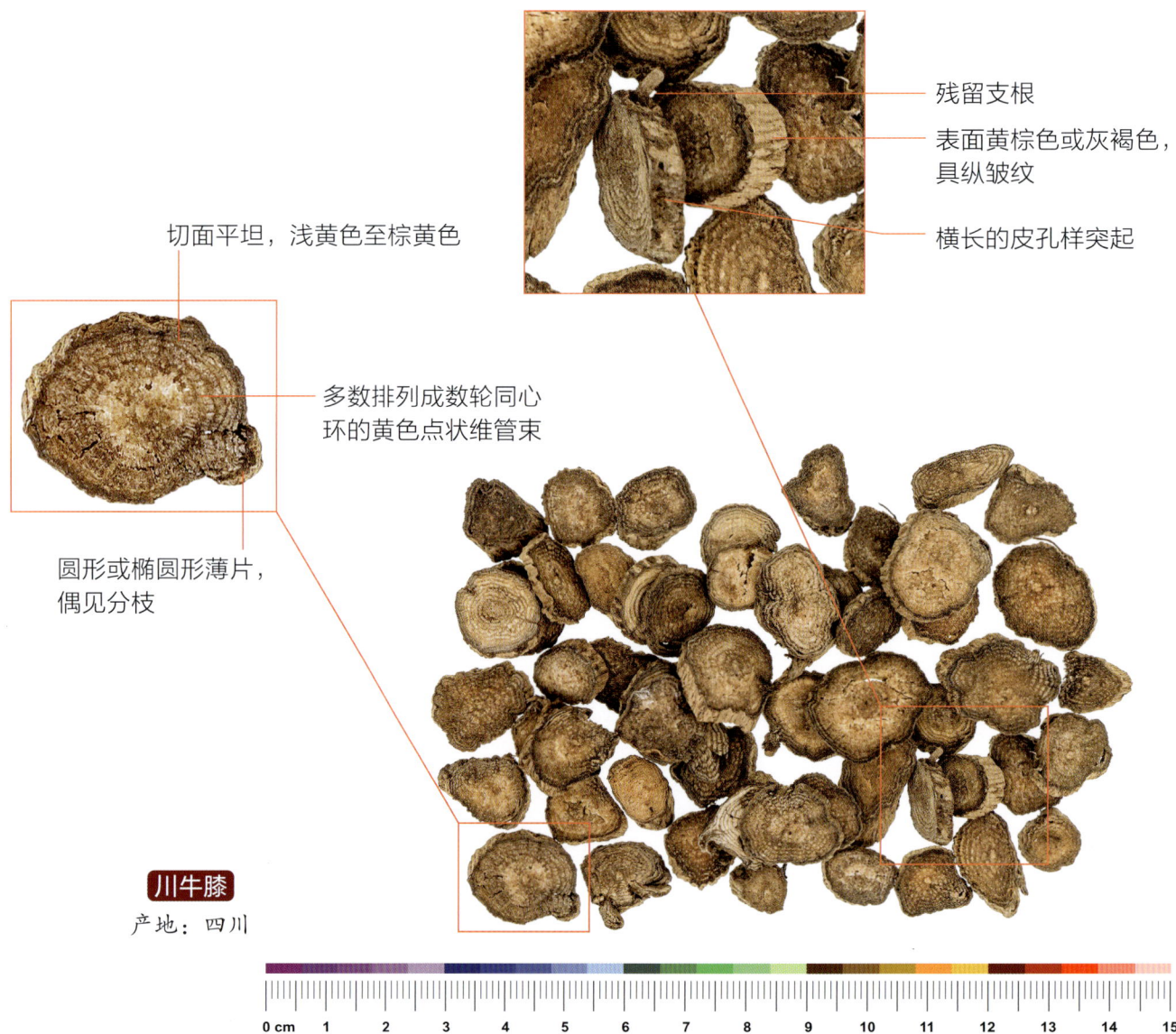

残留支根

表面黄棕色或灰褐色，具纵皱纹

横长的皮孔样突起

切面平坦，浅黄色至棕黄色

多数排列成数轮同心环的黄色点状维管束

圆形或椭圆形薄片，偶见分枝

川牛膝

产地：四川

0 cm 1 2 3 4 5 6 7 8 9 10 11 12 13 14 15

川牛膝（走油）

川牛膝贮藏不当时，受到温度、湿度的影响，极易发生"走油"现象，油脂成分、油样物质从药材内部泛出到药材表面，出现色泽从浅黄色经黄色、棕色，加深到黑色，质地变软、变黏腻等现象。

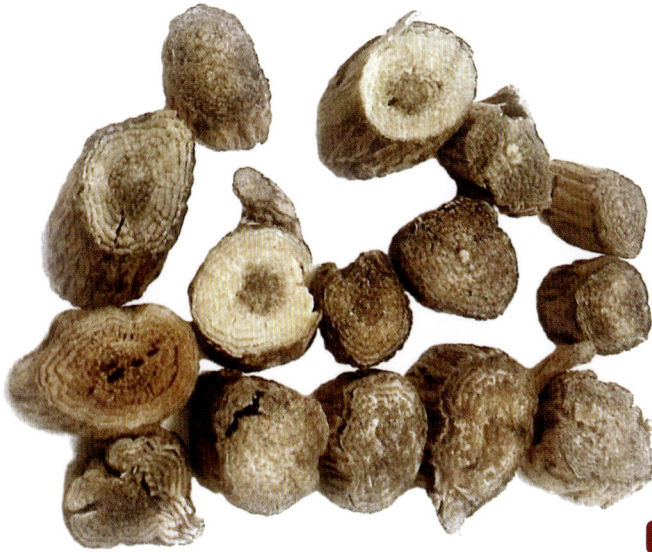

川牛膝（走油）

产地：四川

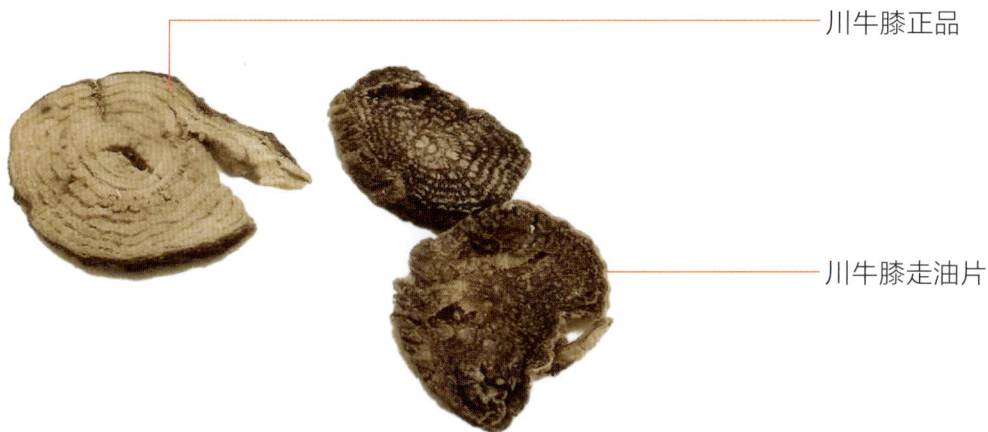

川牛膝正品

川牛膝走油片

川牛膝（走油）

穿山龙

【基　原】薯蓣科植物穿龙薯蓣 *Dioscorea nipponica* Makino 的干燥根茎。

【采收加工】春、秋二季采挖，洗净，除去须根和外皮，晒干。

【主要产地】主产于辽宁、吉林、黑龙江、河北、内蒙古等地。

【炮制方法】除去杂质，洗净，润透，切厚片，干燥。

【饮片性状】本品为圆形或椭圆形的厚片，直径 1.0～1.5cm，外表皮黄白色或棕黄色，有时可见不规则纵沟、刺状残根或偏于一侧的突起茎痕。质坚硬，切面平坦，白色或黄白色，有淡棕色的点状维管束。气微，味苦涩。

【功能主治】祛风除湿，舒筋通络，活血止痛，止咳平喘。用于风湿痹证，关节肿胀，疼痛麻木，跌扑损伤，闪腰岔气，咳嗽气喘。

【用法用量】9～15g；也可制成酒剂用。

偏于一侧的突起茎痕

切面有淡棕色点状维管束

切面平坦，白色或黄白色

外表皮黄白色或棕黄色

不规则纵沟
刺状残根

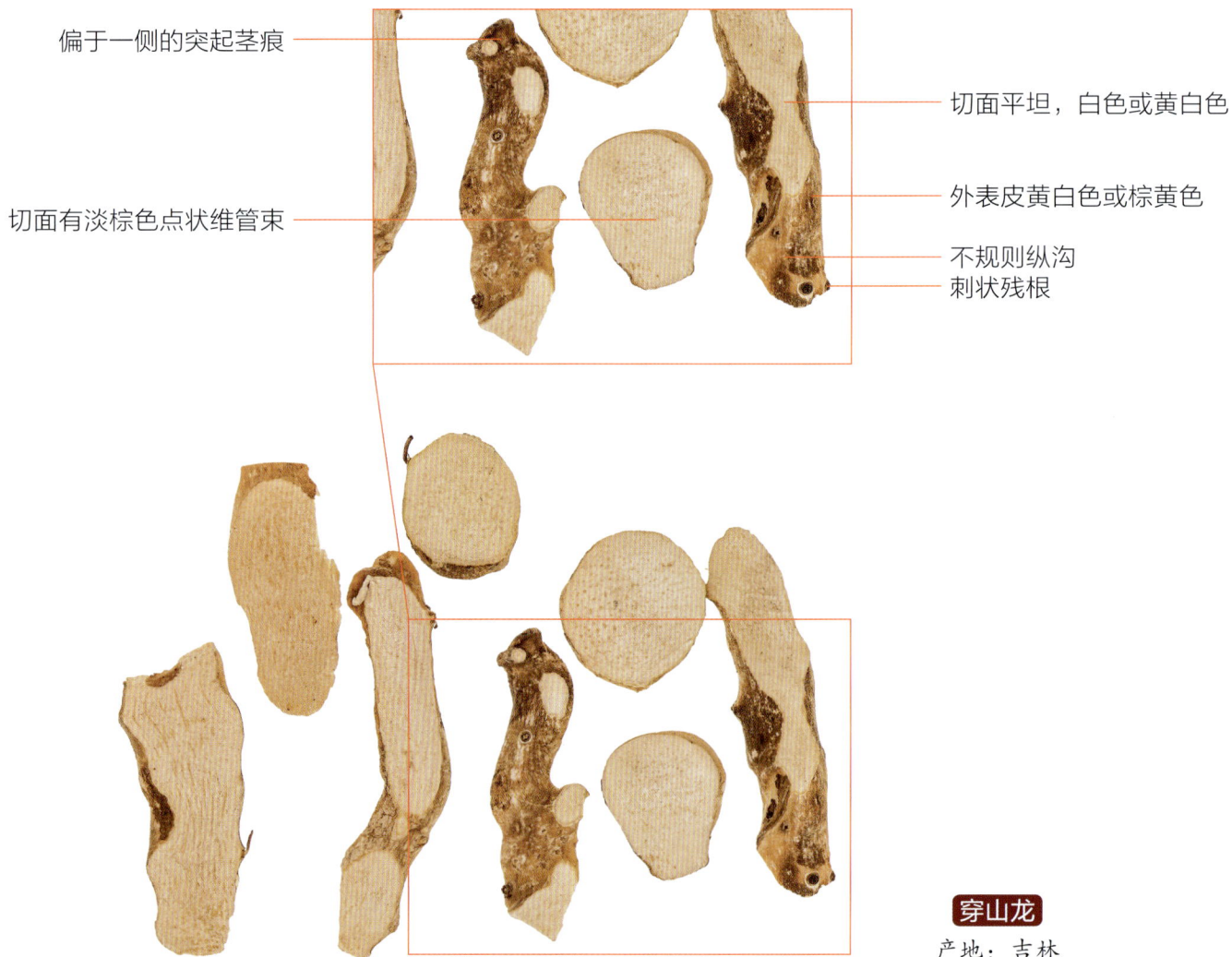

穿山龙

产地：吉林

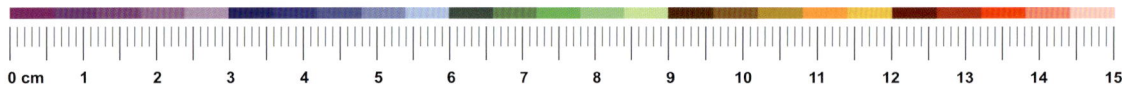

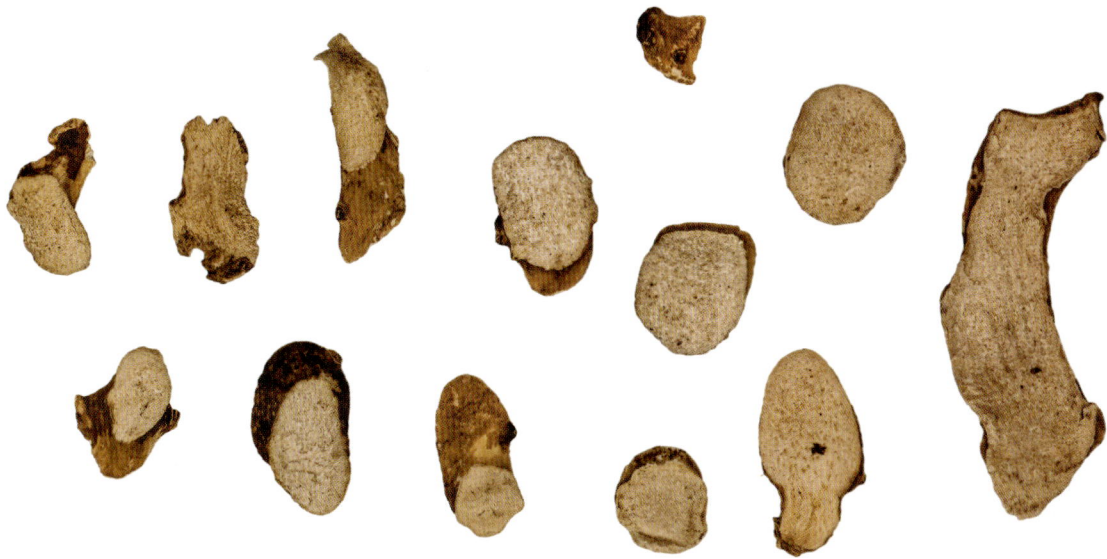

穿山龙

产地：内蒙古

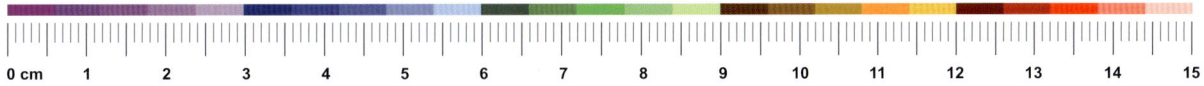

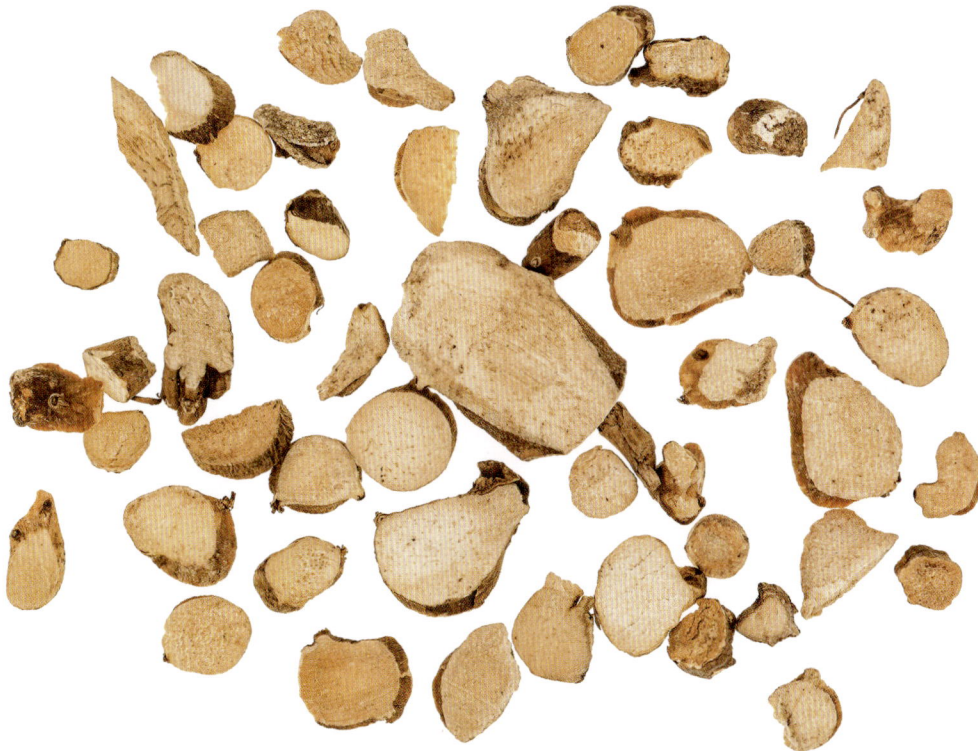

穿山龙

产地：甘肃

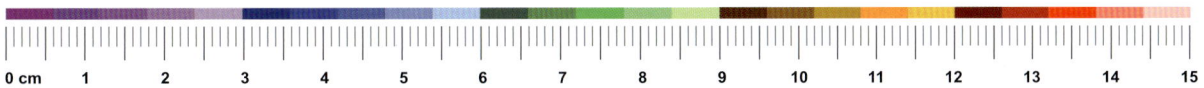

刺五加

【基　　原】五加科植物刺五加 *Acanthopanax senticosus*（Rupr.et Maxim.）Harms 的干燥根和根茎或茎。

【采收加工】春、秋二季采收，洗净，干燥。

【主要产地】主产于黑龙江、吉林、辽宁、河北、山西、广西等地。

【炮制方法】除去杂质，洗净，稍泡，润透，切厚片，干燥。

【饮片性状】本品呈类圆形或不规则形的厚片，直径 1.4～4.2cm。根和根茎外表皮灰褐色或黑褐色，粗糙，有细纵沟和皱纹，皮较薄，有的剥落，剥落处呈灰黄色；茎外表皮浅灰色或灰褐色，无刺，幼枝黄褐色，密生细刺。质硬，切面黄白色，纤维性，茎的皮部薄，木部宽广，中心有髓。根和根茎有特异香气，味微辛、稍苦、涩；茎气微，味微辛。

【功能主治】益气健脾，补肾安神。用于脾肺气虚，体虚乏力，食欲不振，肺肾两虚，久咳虚喘，肾虚腰膝酸痛，心脾不足所致失眠多梦。

【用法用量】9～27g。

外皮剥落处呈灰黄色

外表皮灰褐色或黑褐色，粗糙，有细纵沟和皱纹

切面黄白色，纤维性

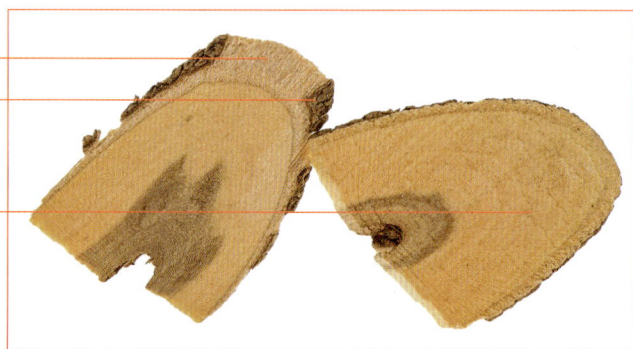

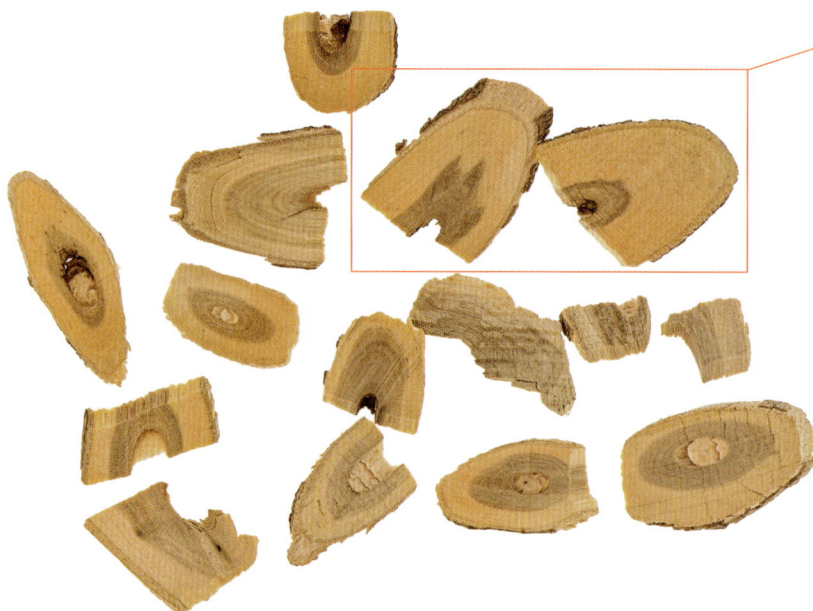

刺五加
产地：广西

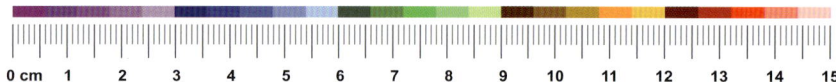

0 cm　1　2　3　4　5　6　7　8　9　10　11　12　13　14　15

醋三棱

【基　原】黑三棱科植物黑三棱 *Sparganium stoloniferum* Buch.-Ham. 干燥块茎的炮制加工品。

【采收加工】冬季至次年春采挖，洗净，削去外皮，晒干。

【主要产地】主产于江苏、河南、山东、江西、安徽等地。

【炮制方法】取三棱片，加米醋拌匀，闷润2～4小时，至醋吸尽，置热锅内，用文火（80～120℃）炒干，取出，晾凉。每100kg三棱，用醋15kg[《中华人民共和国药典（2020年版）》]。

每100kg三棱，用米醋20kg[《北京市中药饮片炮制规范（2008年版）》]。

【饮片性状】本品呈类圆形的薄片，直径2～4cm。外表皮灰棕色，有刀削痕，须根痕小点状，略呈横向环状排列。切面黄色至黄棕色，偶见焦黄斑，粗糙，有多数明显的细筋脉点。微有醋香气。

【功能主治】破血行气，消积止痛。用于癥瘕痞块，痛经，瘀血经闭，胸痹心痛，食积胀痛。

【用法用量】5～10g。

【使用注意】孕妇禁用；不宜与芒硝、玄明粉同用。

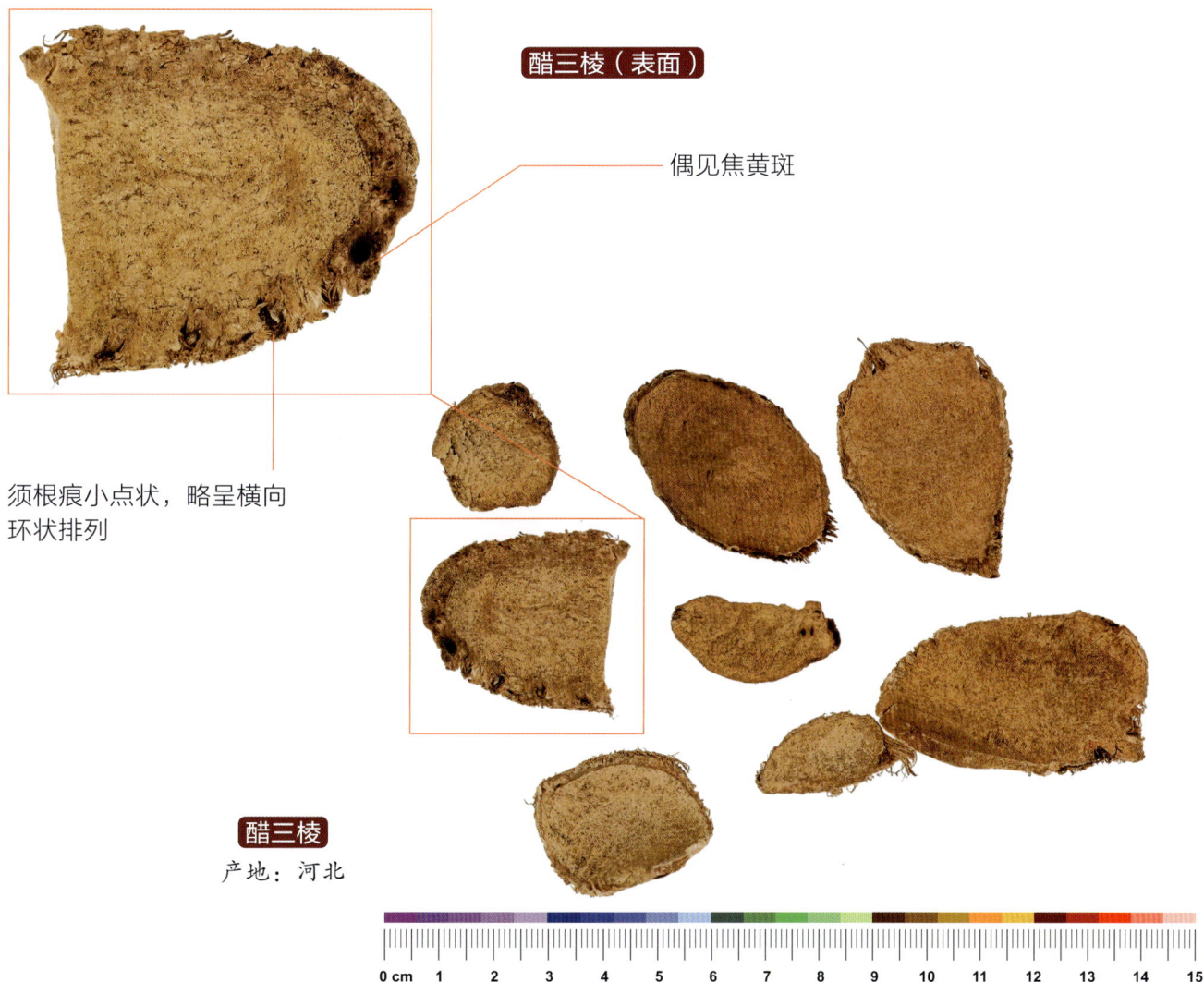

醋三棱（表面）

偶见焦黄斑

须根痕小点状，略呈横向环状排列

醋三棱

产地：河北

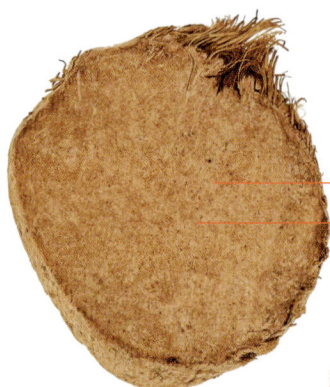

切面黄色至黄棕色
有多数明显的细筋脉点

醋三棱（切面）

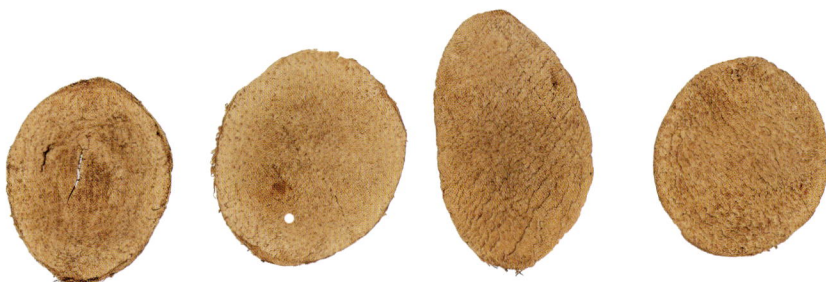

醋三棱
产地：广西

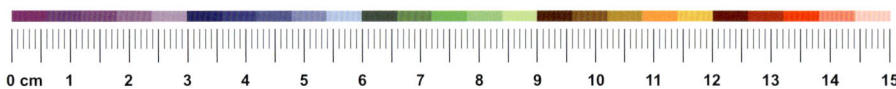

0 cm 1 2 3 4 5 6 7 8 9 10 11 12 13 14 15

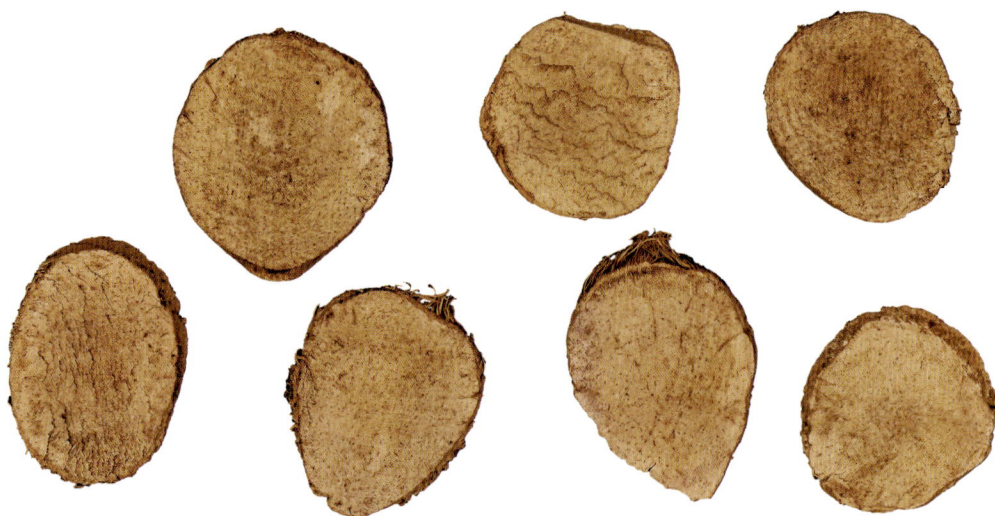

醋三棱
产地：江苏

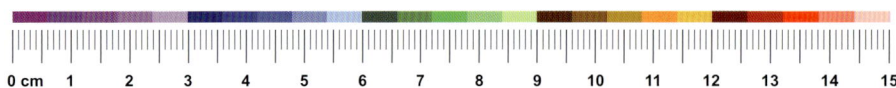

0 cm 1 2 3 4 5 6 7 8 9 10 11 12 13 14 15

醋莪术

【基　　原】姜科植物蓬莪术 *Curcuma phaeocaulis* Val.、广西莪术 *Curcuma kwangsiensis* S. G. Lee et C. F. Liang 或温郁金 *Curcuma wenyujin* Y. H. Chen et C. Ling 干燥根茎的炮制加工品。后者习称"温莪术"。

【采收加工】冬季茎叶枯萎后采挖，洗净，蒸或煮至透心，晒干或低温干燥后除去须根和杂质。

【主要产地】蓬莪术主产于四川、福建、广东、广西等地；广西莪术主产于广西、广东；温郁金主产于浙江、福建等地。

【炮制方法】取原药材，除去杂质，大小分开，置锅内，加适量米醋和水，煮 3～4 小时至醋液被吸尽、内无干心，取出，稍晾，切厚片，晒干或低温干燥，筛去碎屑。每 100kg 莪术，用米醋 20kg。

【饮片性状】本品为类圆形或椭圆形的厚片，直径 1.5～4cm，外表皮灰黄色或灰棕色，有时可见环节或圆形微凹的须根痕或残留的须根。体重，质坚实，切面灰褐色、黄棕色或棕褐色，角质样，皮层与中柱易分离，内皮层环纹明显，棕褐色，散在"筋脉"小点。微有醋香气，味微苦而辛。

【功能主治】行气破血，消积止痛。用于癥瘕痞块，瘀血经闭，胸痹心痛，食积胀痛。

【用法用量】6～9g。

【使用注意】孕妇禁用。

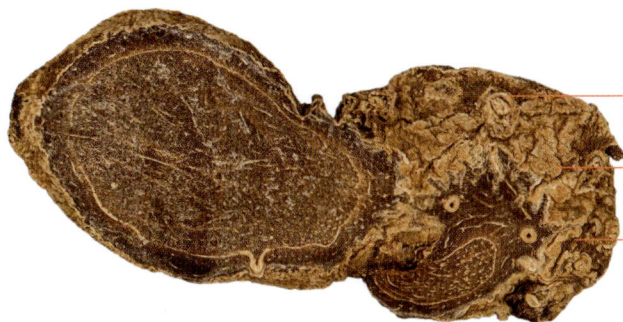

圆形微凹的须根痕

外表皮灰黄色或灰棕色

有时可见环节

醋莪术（表面）

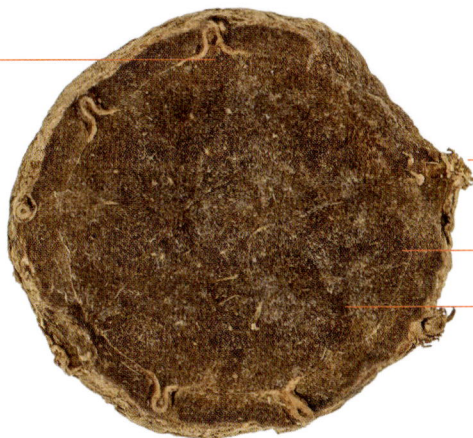

切面灰褐色、黄棕色或棕褐色，角质样

外表面圆形微凹的须根痕或残留的须根

内皮层环纹明显，棕褐色

散在"筋脉"小点

醋莪术（切面）

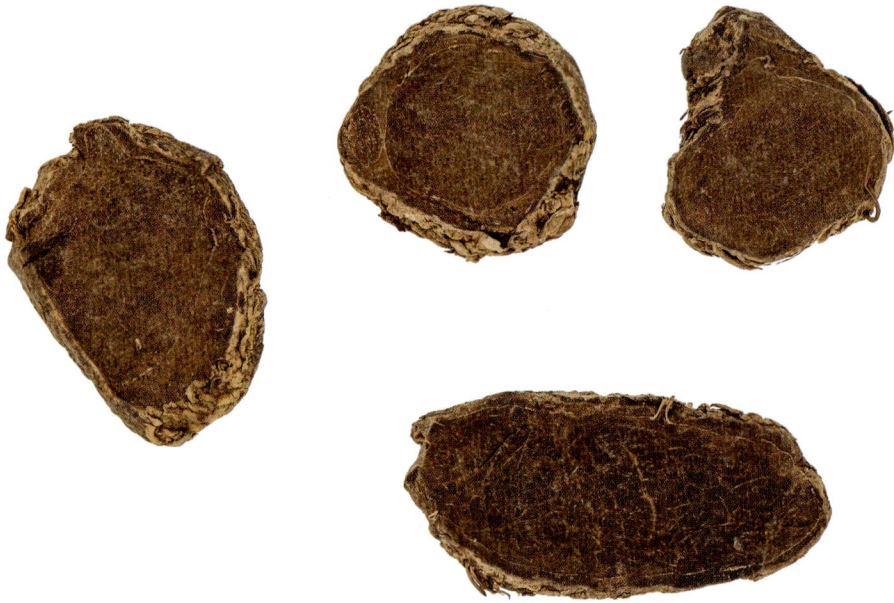

醋莪术
产地：广西

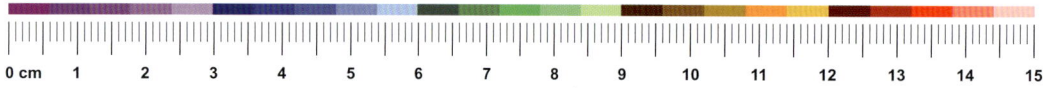

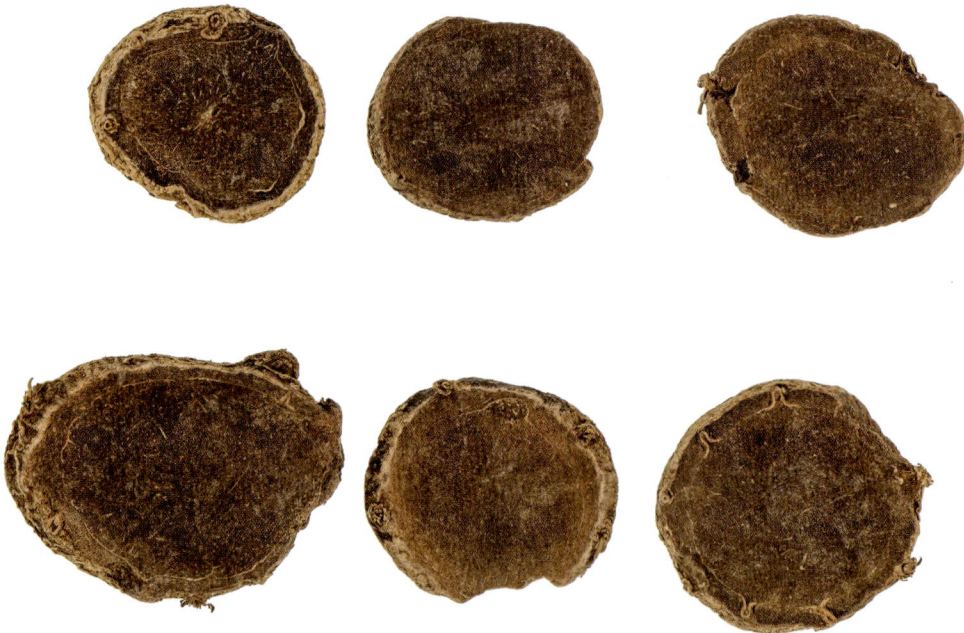

醋莪术
产地：浙江

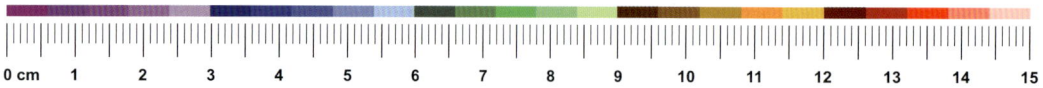

醋商陆

【基　　原】商陆科植物商陆 *Phytolacca acinosa* Roxb. 或垂序商陆 *Phytolacca americana* L. 干燥根的炮制加工品。

【采收加工】秋季至次春采挖，除去须根和泥沙，切成块或片，晒干或阴干。

【主要产地】商陆主产于河南、安徽、湖北等地；垂序商陆主产于山东、浙江、江西等地。

【炮制方法】取原药材，除去杂质，加米醋拌匀，闷润 2～4 小时至醋被吸尽，置热锅内，用文火（80～120℃）炒干，取出，晾凉。每 100kg 商陆，用米醋 30kg。

【饮片性状】本品为横切或纵切的不规则块片，厚薄不等。外皮灰棕色或灰褐色。横切片弯曲不平，边缘皱缩，直径 2～8cm；切面黄棕色，木部隆起，形成数个突起的同心性环轮，质硬；纵切片弯曲或卷曲，长 5～8cm，宽 1～2cm，木部呈平行条状突起。微有醋香气，味稍甜，久嚼麻舌。

【功能主治】逐水消肿，通利二便；外用解毒散结。用于水肿胀满，二便不通；外治痈肿疮毒。

【用法用量】3～9g。外用适量，煎汤熏洗。

【使用注意】孕妇禁用。

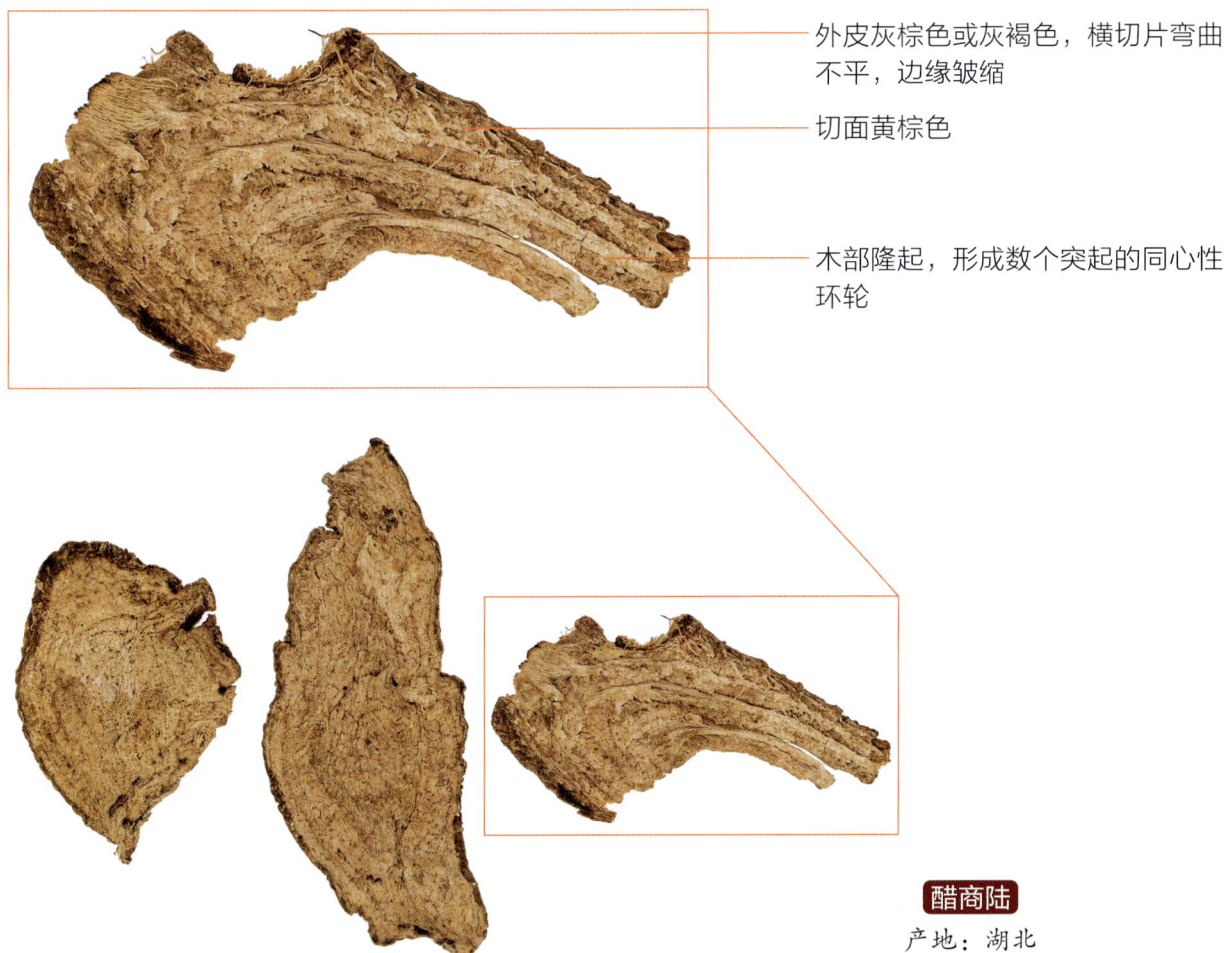

外皮灰棕色或灰褐色，横切片弯曲不平，边缘皱缩

切面黄棕色

木部隆起，形成数个突起的同心性环轮

醋商陆
产地：湖北

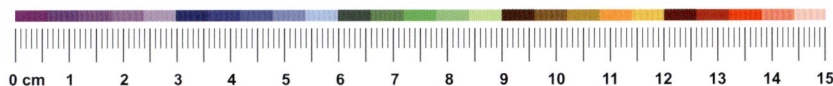

0 cm　1　2　3　4　5　6　7　8　9　10　11　12　13　14　15

醋香附

【基　　原】莎草科植物莎草 *Cyperus rotundus* L. 的干燥根茎的炮制加工品。

【采收加工】秋季采挖，燎去毛须，置沸水中略煮或蒸透后晒干，或燎后直接晒干。

【主要产地】主产于浙江、福建、湖南等地。

【炮制方法】取原药材，除去毛须及杂质，破碎成香附粒，加米醋拌匀，闷润 1～2 小时，至米醋被吸尽，置热锅内，用文火（80～120℃）炒至表面棕褐色，取出，晾凉。每 100kg 香附粒，用米醋 20kg。

【饮片性状】本品为不规则厚片或颗粒状，直径 0.5～1cm，表面棕褐色或黑褐色，有纵皱纹，并有 6～10 个略隆起的环节，节上有未除净的棕色毛须和须根断痕；去净毛须者较光滑，环节不明显。有时可见略隆起的环节。质硬，经蒸煮者断面角质样，切面黄棕色、棕褐色或黑褐色，内皮层环纹明显。中柱色较深，点状维管束散在。微有醋香，味微苦。

【功能主治】疏肝解郁，理气宽中，调经止痛。用于肝郁气滞所致胸胁胀痛、疝气疼痛、乳房胀痛，脾胃气滞所致脘腹痞闷、胀满疼痛，月经不调，经闭痛经。

【用法用量】6～10g。

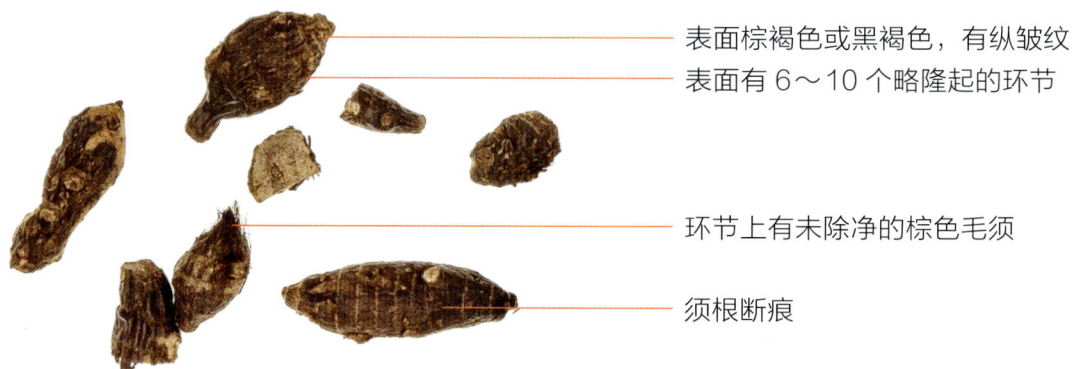

表面棕褐色或黑褐色，有纵皱纹
表面有 6～10 个略隆起的环节
环节上有未除净的棕色毛须
须根断痕

香附（外表面）

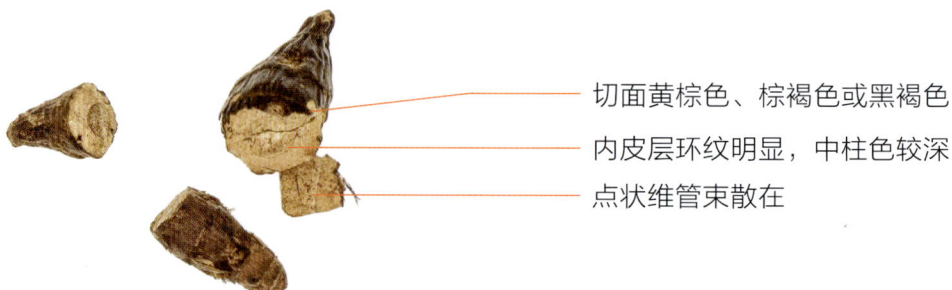

切面黄棕色、棕褐色或黑褐色
内皮层环纹明显，中柱色较深
点状维管束散在

香附（断面）

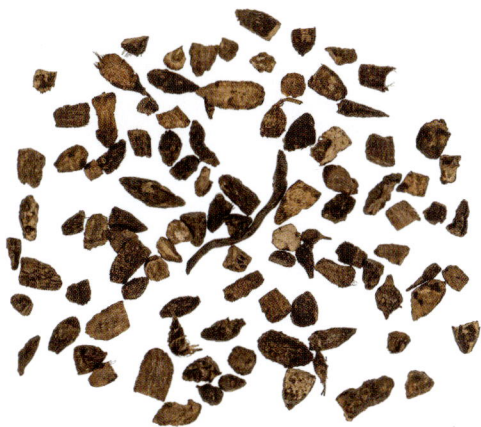

醋香附
产地：河北

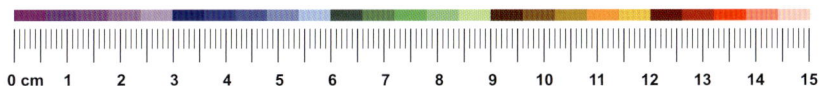

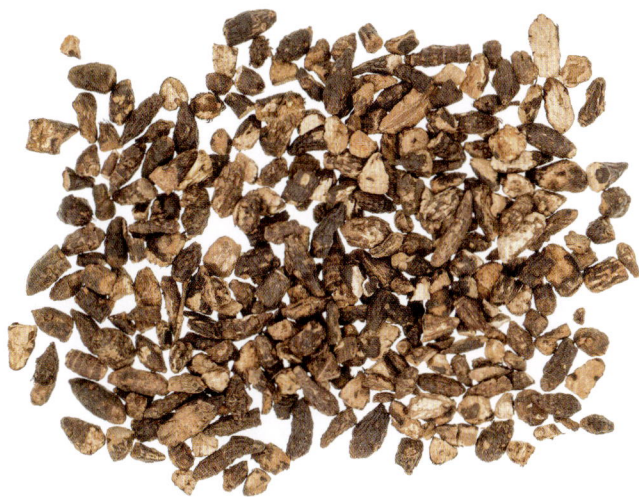

醋香附
产地：山东

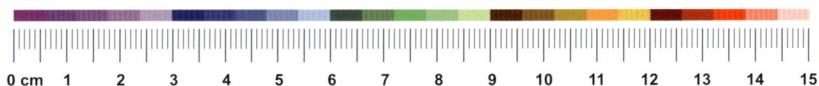

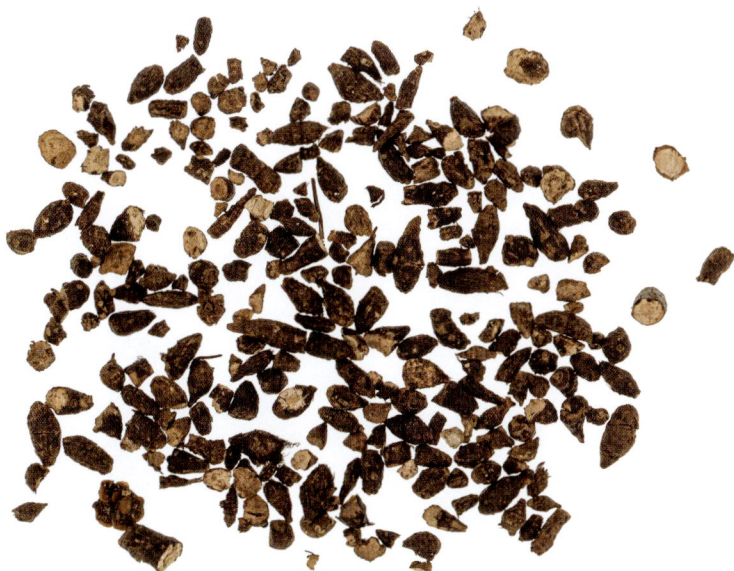

醋香附
产地：山西

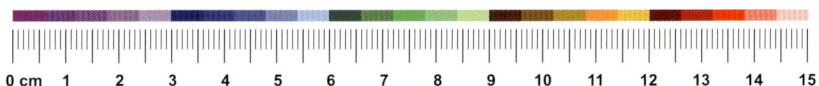

醋延胡索

【基　　原】罂粟科植物延胡索 Corydalis yan-husuo W. T. Wang 干燥块茎的炮制加工品。

【采收加工】夏初茎叶枯萎时采挖，除去须根，洗净，置沸水中煮或蒸至恰无白心时，取出，晒干。

【主要产地】主产于河北、山东、江苏、浙江等地。

【炮制方法】取原药材，除去杂质，大小分开，置锅内，加米醋和适量水，煮约 2 小时至透心、醋吸尽时，取出，稍晾，润至内外湿度一致，切厚片，干燥；或取出，干燥后捣成碎粒。每 100kg 延胡索，用米醋 25kg。

【饮片性状】本品为不规则扁球形或不规则圆形厚片，直径 0.5～1.5cm。表面黄褐色，有不规则网状皱纹。顶端有略凹陷的茎痕，底部常有疙瘩状突起。质硬而脆，断面黄褐色，角质样，有蜡样光泽。微具醋香气，味苦。

【功能主治】活血，行气，止痛。用于胸胁、脘腹疼痛，胸痹心痛，经闭痛经，产后瘀阻，跌扑肿痛。

【用法用量】3～10g；研末吞服，一次 1.5～3g。

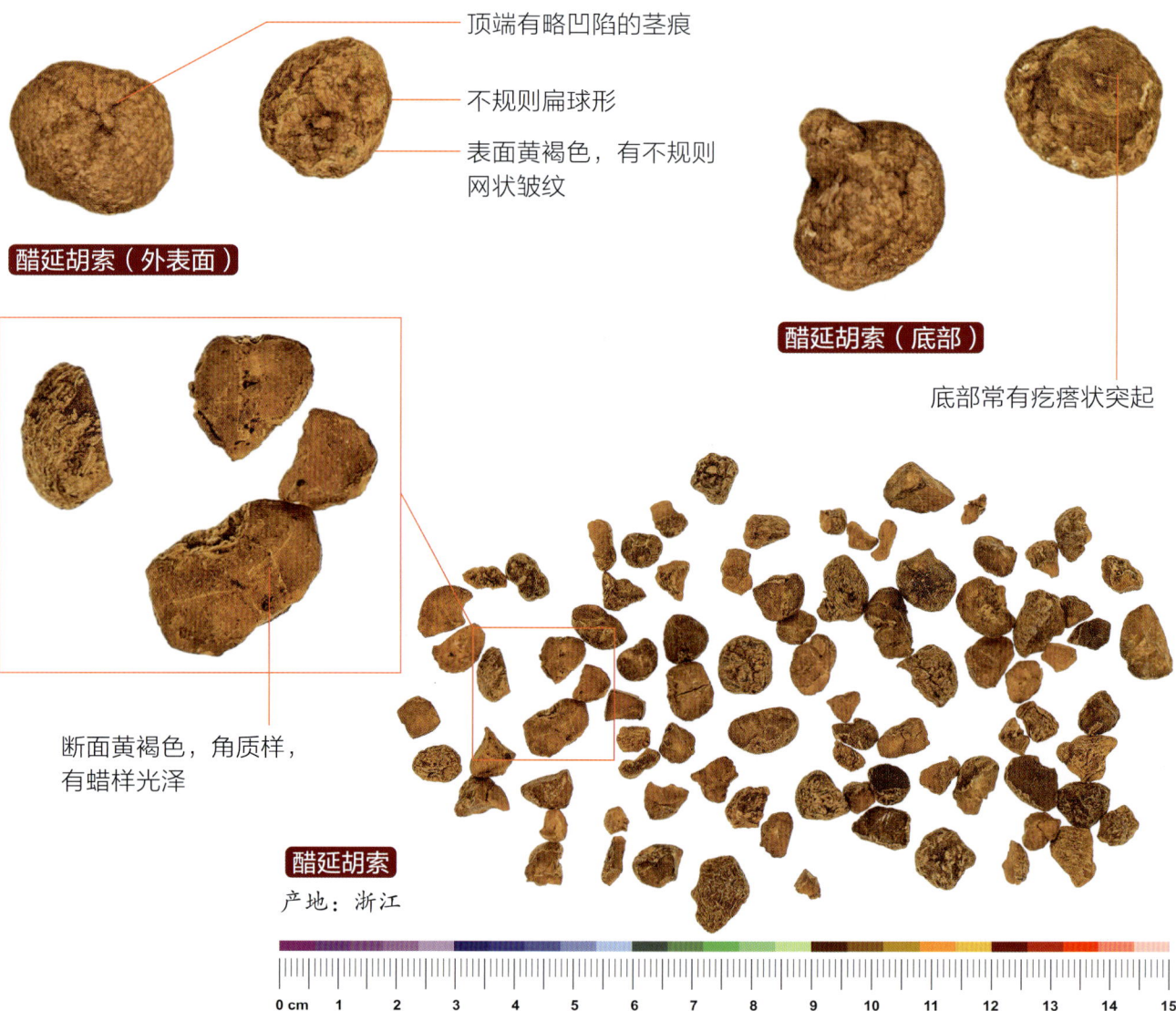

顶端有略凹陷的茎痕

不规则扁球形

表面黄褐色，有不规则网状皱纹

醋延胡索（外表面）

醋延胡索（底部）

底部常有疙瘩状突起

断面黄褐色，角质样，有蜡样光泽

醋延胡索
产地：浙江

0 cm　1　2　3　4　5　6　7　8　9　10　11　12　13　14　15

零余子（非正品）

【基　原】薯蓣科植物薯蓣 *Dioscorea opposita* Thunb. 的珠芽（俗称零余子）。秋季采收，切片晒干或鲜用。

黄褐色，不具角质样

表面具凸起的芽痕

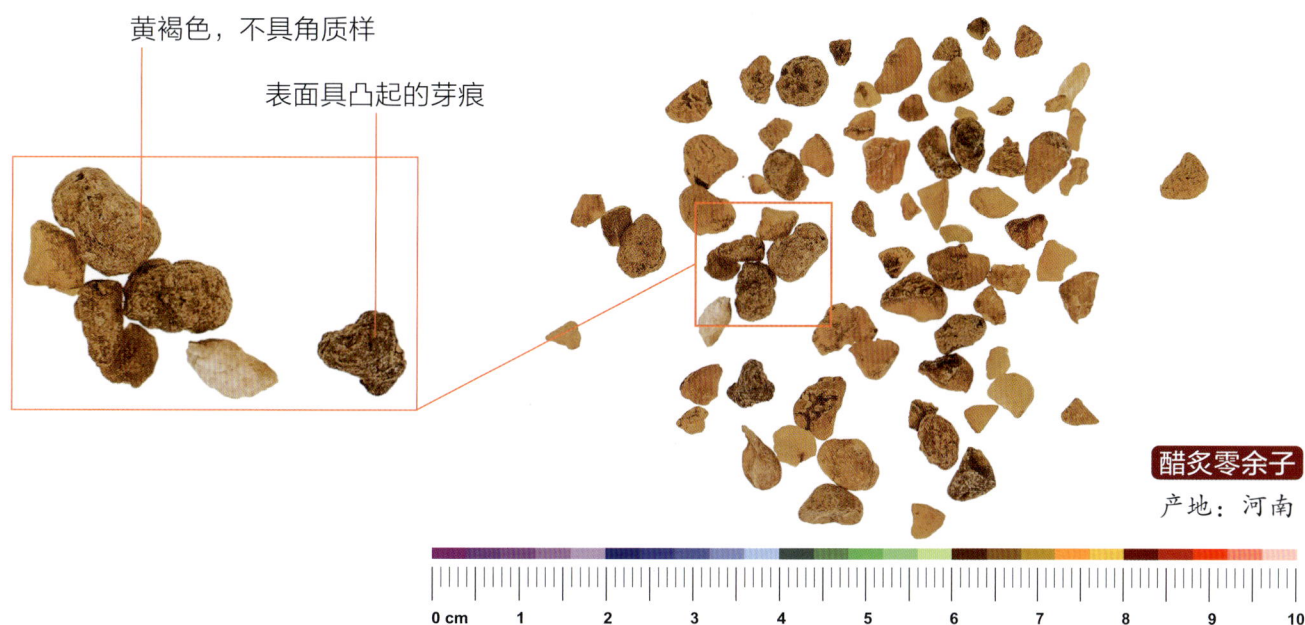

醋炙零余子

产地：河南

0 cm　1　2　3　4　5　6　7　8　9　10

醋延胡索（炮制不当）

　　延胡索为罂粟科植物延胡的干燥块茎。夏初茎叶枯萎时采挖，除去须根，洗净，置沸水中煮至恰无白心时取出。以个大、饱满、质坚实及断面色黄者为佳。醋延胡索是醋炙法的代表品种，产地加工不合格或炮制不当时，极易导致外观性状与药典标准不符。

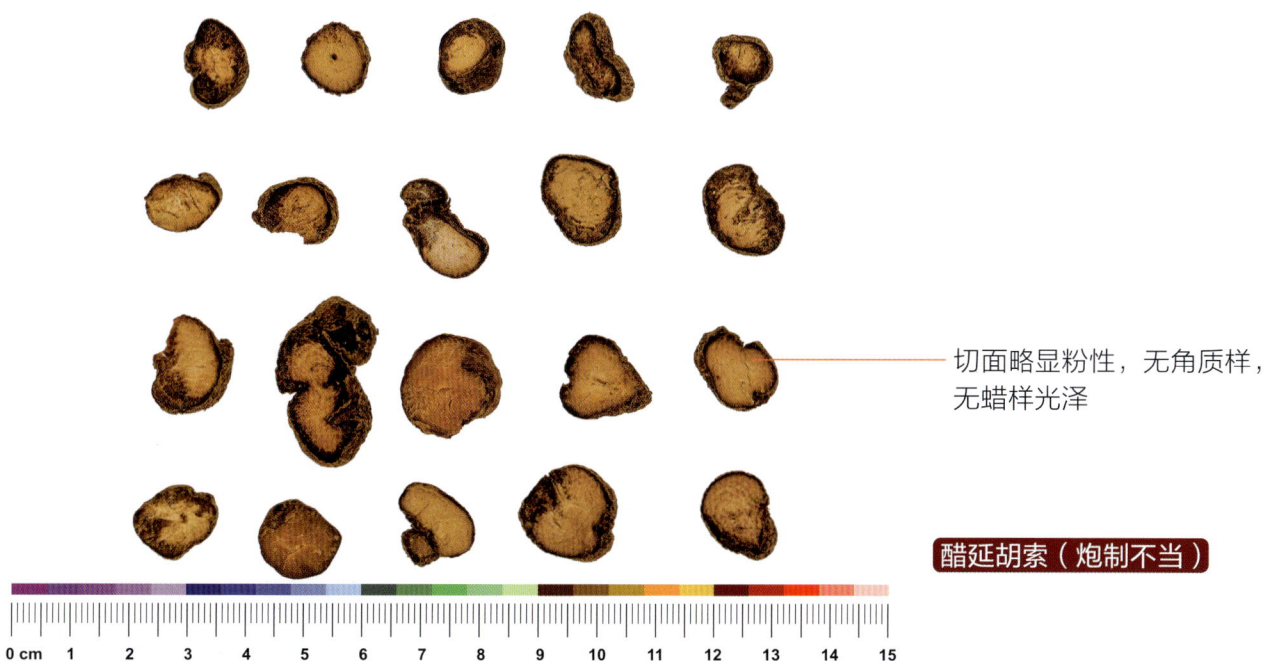

切面略显粉性，无角质样，无蜡样光泽

醋延胡索（炮制不当）

0 cm　1　2　3　4　5　6　7　8　9　10　11　12　13　14　15

大黄

【基　　原】蓼科植物掌叶大黄 *Rheum palmatum* L.、唐古特大黄 *Rheum tanguticum* Maxim.ex Balf. 或药用大黄 *Rheum officinale* Baill. 的干燥根和根茎。

【采收加工】秋末茎叶枯萎或次春发芽前采挖，除去细根，刮去外皮，切瓣或段，用绳穿成串干燥或直接干燥。

【主要产地】掌叶大黄和唐古特大黄药材称为北大黄，主要产于青海、甘肃等地；药用大黄药材称为南大黄，主要产于四川。

【炮制方法】除去杂质，洗净，润透，切厚片或块，晾干。

【饮片性状】本品呈不规则类圆形厚片或块，大小不等，直径 3～10cm，偶见残留的棕褐色外皮，除尽外皮者表面黄棕色至红棕色，有的可见类白色网状纹理（习称"锦纹"）及星点（异型维管束）散在，有纵皱纹及疙瘩状隆起。质坚实，切面黄棕色至淡红棕色，根茎髓部宽广，有星点（异型维管束）环列或散在，颗粒性；根木部发达，具放射状纹理及形成层环纹，习称"槟榔纹"，无星点。气清香，味苦而微涩，嚼之黏牙，有沙粒感，唾液被染成黄色。

【功能主治】泻下攻积，清热泻火，凉血解毒，逐瘀通经，利湿退黄。用于实热积滞便秘，血热吐衄，目赤咽肿，痈肿疔疮，肠痈腹痛，瘀血经闭，产后瘀阻，跌打损伤，湿热痢疾，黄疸尿赤，淋证，水肿；外治烧烫伤。

【用法用量】3～15g；用于泻下不宜久煎。外用适量，研末敷于患处。

【使用注意】孕妇及月经期、哺乳期慎用。

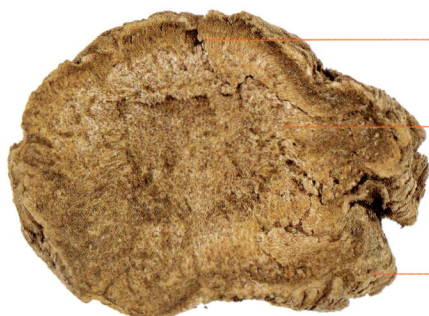

切面黄棕色至淡红棕色，颗粒性

星点（异型维管束）散在

除尽外皮者表面黄棕色至红棕色，有的可见类白色网状纹理及星点

大黄（根茎）

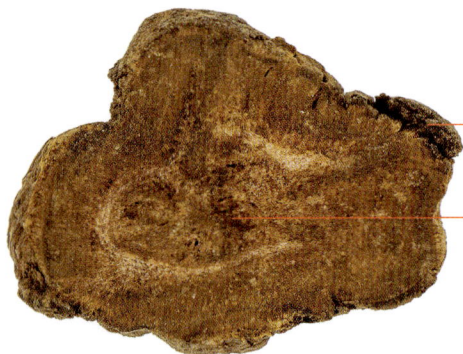

星点（异型维管束）环列

大黄（星点）

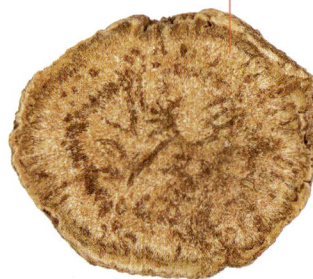

偶见残留的棕褐色外皮

根木部发达，具放射状纹理及形成层环纹，习称"槟榔纹"

大黄（根）

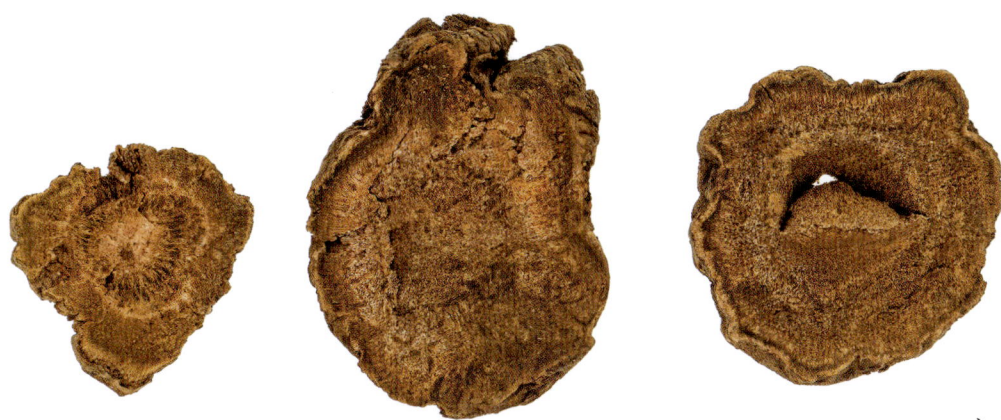

大黄
产地：青海（栽培）

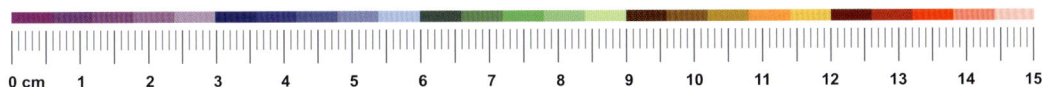

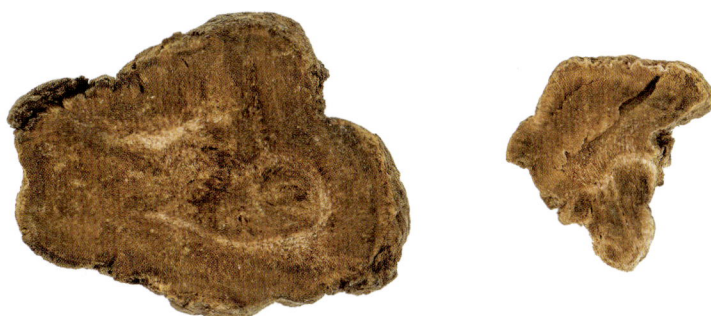

0 cm 1 2 3 4 5 6 7 8 9 10 11 12 13 14 15

大黄
产地：甘肃（栽培）

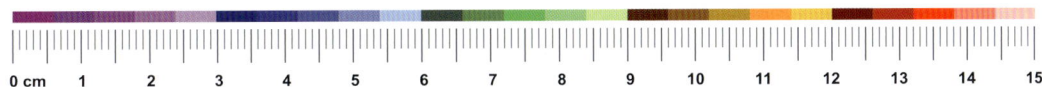

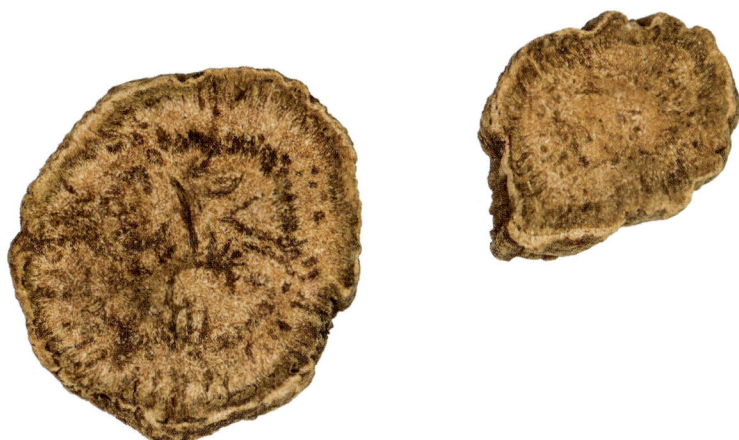

0 cm 1 2 3 4 5 6 7 8 9 10 11 12 13 14 15

大黄
产地：四川（栽培）

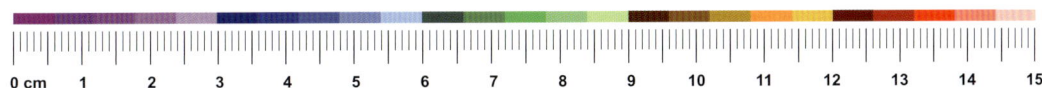

0 cm 1 2 3 4 5 6 7 8 9 10 11 12 13 14 15

土大黄（皱叶酸模）（易混品）

【基　　原】蓼科植物皱叶酸模 *Rumex crispus* L. 的干燥根。

【饮片性状】不规则的厚片。外表皮有纵皱纹。质坚硬。切面具有放射状纹理，习称"菊花心"，横切面呈明显的放射状纹理，木质部与韧皮部之间的形成层环为棕褐色，界限分明。气微，味苦微涩。

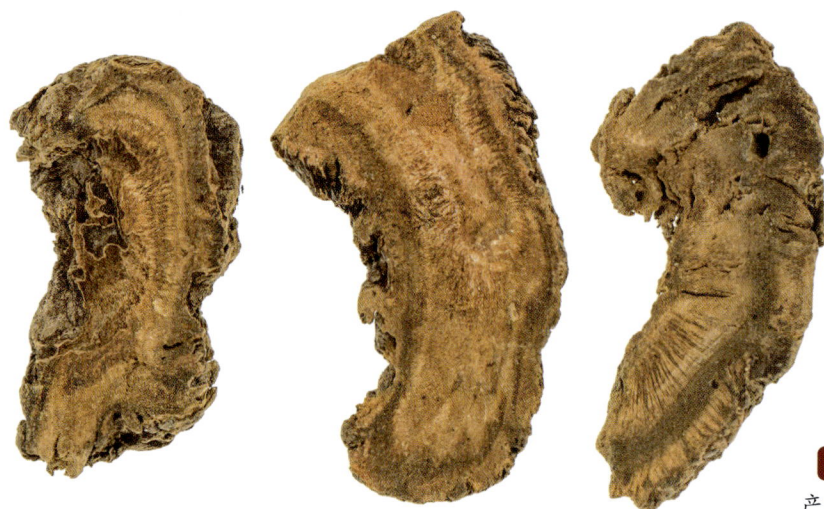

土大黄

产地：河南

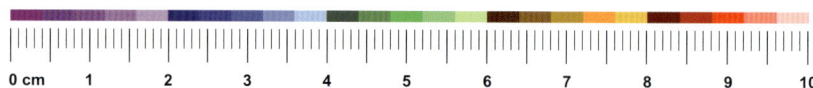

大黄（虫蛀）

大黄富含蒽醌类衍生物、鞣质、苷类等成分，储存时间过长或储存条件不当，容易发生虫蛀。大黄虫蛀多出现在根及根茎的形成层附近和射线处的薄壁细胞中。

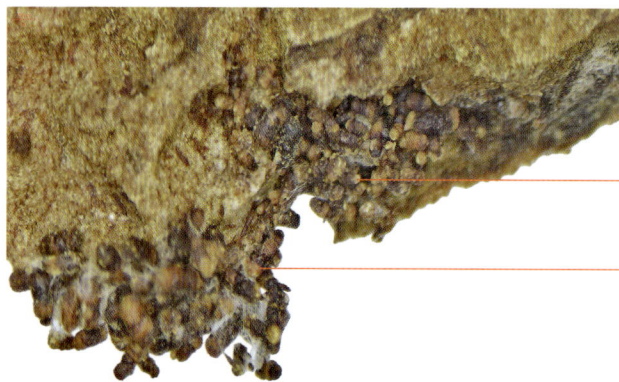

大黄（虫卵）

——虫卵

——虫卵

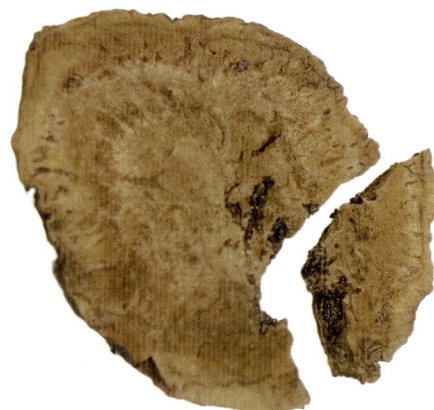

大黄（虫蛀）

产地：四川

酒大黄

【基　　原】蓼科植物掌叶大黄 *Rheum palmatum* L.、唐古特大黄 *Rheum tanguticum* Maxim.ex Baill. 或药用大黄 *Rheum officinale* Baill. 干燥根和根茎的炮制加工品。

【炮制方法】取大黄片，加黄酒拌匀，闷润 1～2 小时，置热锅内，用文火（80～120℃）炒干，取出，晾凉。每 100kg 大黄片，用黄酒 15kg。

【饮片性状】本品呈不规则类圆形厚片或块，大小不等，直径 3～10cm，表面有纵皱纹及疙瘩状隆起。除尽外皮者表面深棕黄色至红棕色，有的可见焦斑，多具绳孔及粗皱纹。质坚实，有的中心稍松软，切面深棕色或焦褐色，显颗粒性，有空隙。根茎髓部宽广，有星点环列或散在。根木部发达，具放射状纹理。微有酒香气，嚼之黏牙，有沙粒感。

【功能主治】泻下攻积，清热泻火，凉血解毒，逐瘀通经，利湿退黄。酒大黄善清上焦血分热毒，用于目赤咽肿、齿龈肿痛。

【用法用量】3～15g。

【使用注意】孕妇及月经期、哺乳期慎用。

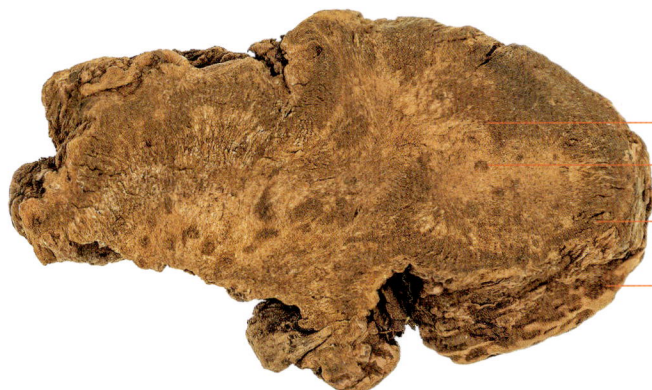

切面深棕色或焦褐色，显颗粒性

根茎髓部宽广，有星点环列或散在

切面有空隙

表面有的可见焦斑

酒大黄（切面）

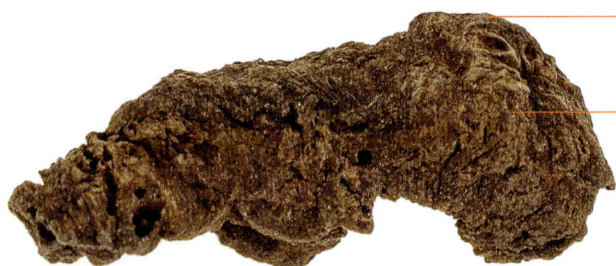

表面有纵皱纹及疙瘩状隆起

除尽外皮者表面深棕黄色至红棕色

酒大黄（表面）

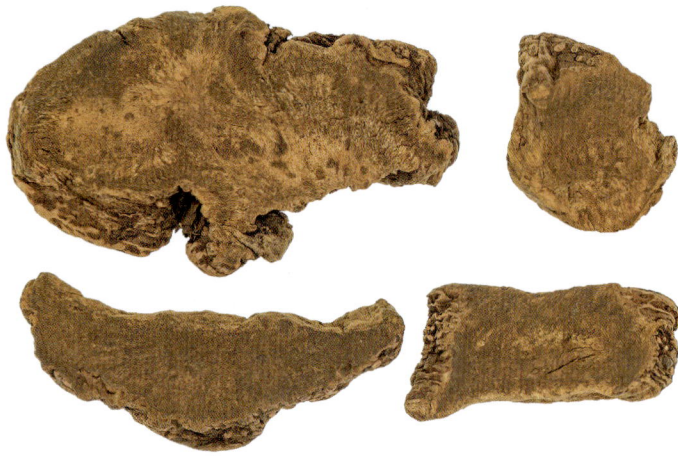

酒大黄
产地：青海

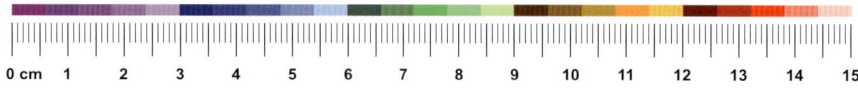

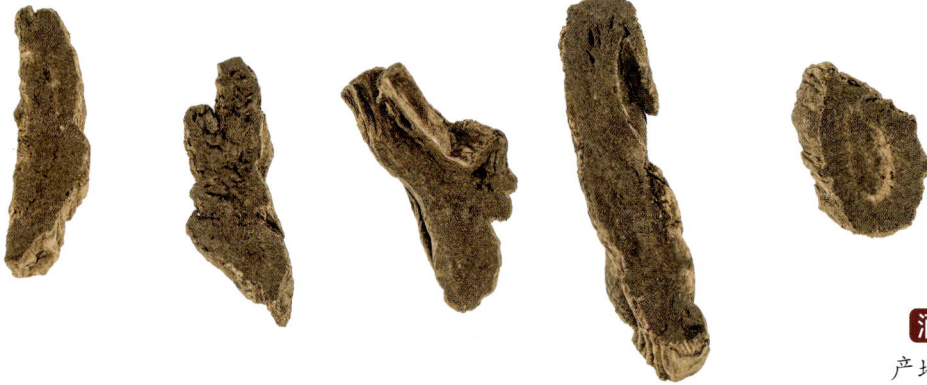

酒大黄
产地：四川

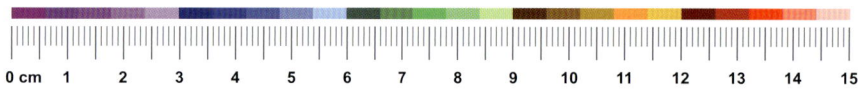

酒大黄（发霉）

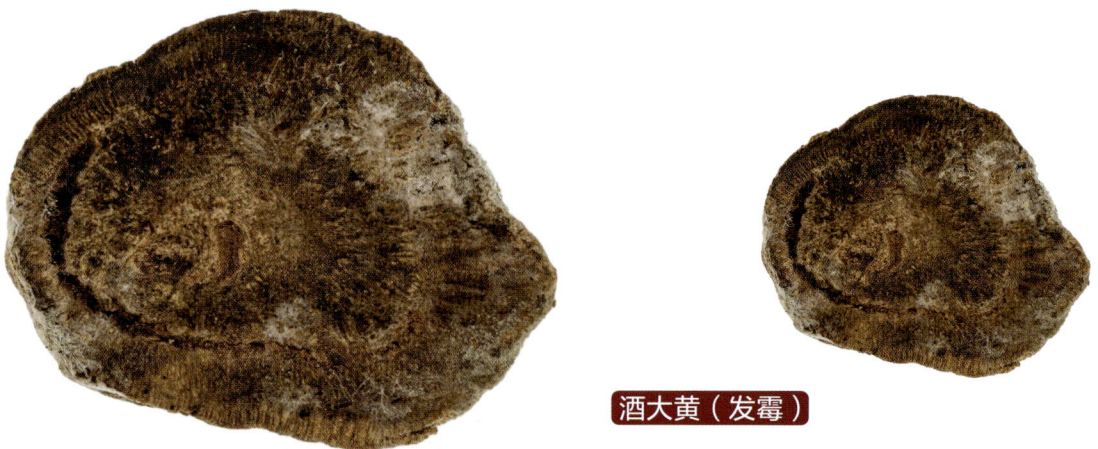

酒大黄（发霉）

熟大黄

【基　原】 蓼科植物掌叶大黄 *Rheum palmatum* L.、唐古特大黄 *Rheum tanguticum* Maxim.ex Balf. 或药用大黄 *Rheum officinale* Baill. 干燥根和根茎的炮制加工品。

【炮制方法】 取大黄块或片，加黄酒拌匀，闷润1～2小时至黄酒被吸尽，装入适宜的蒸制容器内，密封，蒸18～24小时，至表面呈黑褐色、内部黄褐色，取出，晾干。每100kg大黄块，用黄酒50kg。

【饮片性状】 本品呈不规则的块或片，表面黑色，有纵皱纹及疙瘩状隆起。断面棕褐色或焦褐色，显颗粒性，有空隙。根茎髓部宽广，有星点环列或散在。根木部发达，具放射状纹理，质坚硬，气微香。

【功能主治】 熟大黄泻下力缓、泻火解毒，用于火毒疮疡。

【用法用量】 3～15g；用于泻下不宜久煎。

【使用注意】 孕妇及月经期、哺乳期慎用。

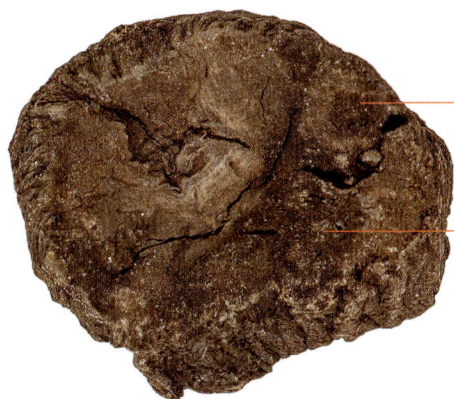

断面棕褐色或焦褐色

根茎髓部宽广，有星点环列或散在

熟大黄（根茎）

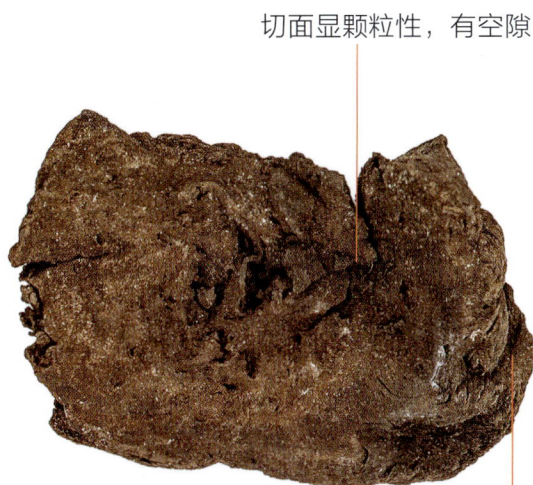

切面显颗粒性，有空隙

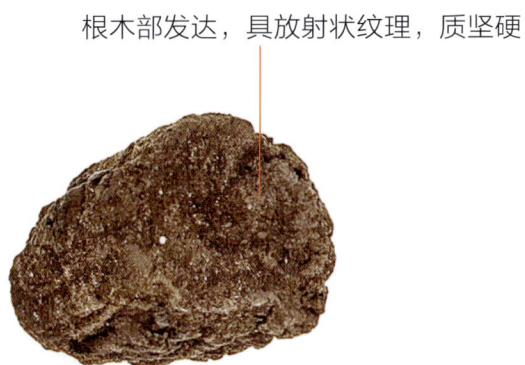

根木部发达，具放射状纹理，质坚硬

熟大黄（根）

熟大黄（切面）

表面黑色，有纵皱纹及疙瘩状隆起

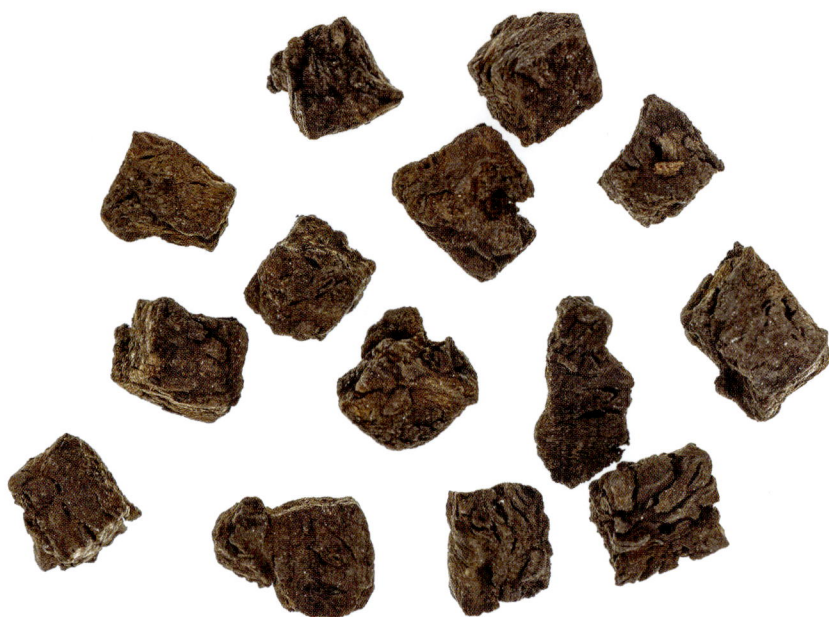

熟大黄

产地：青海

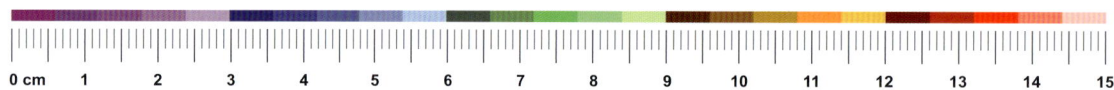

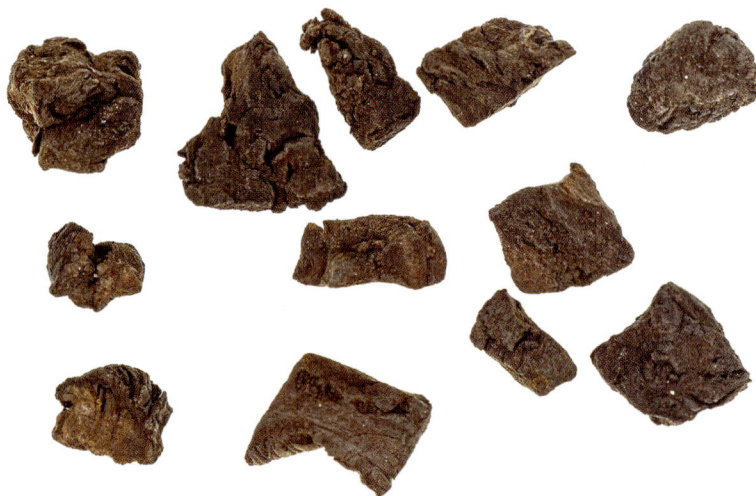

熟大黄

产地：四川

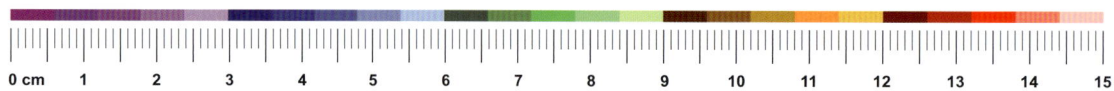

大黄炭

【基　　原】蓼科植物掌叶大黄 *Rheum palmatum* L.、唐古特大黄 *Rheum tanguticum* Maxim.ex Baill. 或药用大黄 *Rheum officinale* Baill. 干燥根和根茎的炮制加工品。

【炮制方法】取净大黄片，照炒炭法炒至表面焦黑色、内部焦褐色。

【饮片性状】本品呈不规则类圆形厚片或块，大小不等，直径3～10cm，表面焦黑色，有纵皱纹及疙瘩状隆起。质坚实，有的中心稍松软，内部深棕色或焦褐色，显颗粒性，有空隙。根茎髓部宽广，根木部发达，具放射状纹理。具焦香气。

【功能主治】凉血化瘀止血，用于血热有瘀所致出血症。

【用法用量】3～15g；用于泻下不宜久煎。

【使用注意】孕妇及月经期、哺乳期慎用。

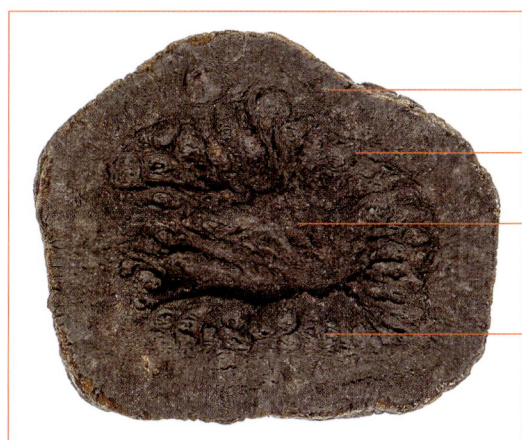

—— 内部深棕色或焦褐色

—— 切面具放射状纹理，显颗粒性

—— 根茎髓部宽广，有的中心稍松软

—— 内部有空隙

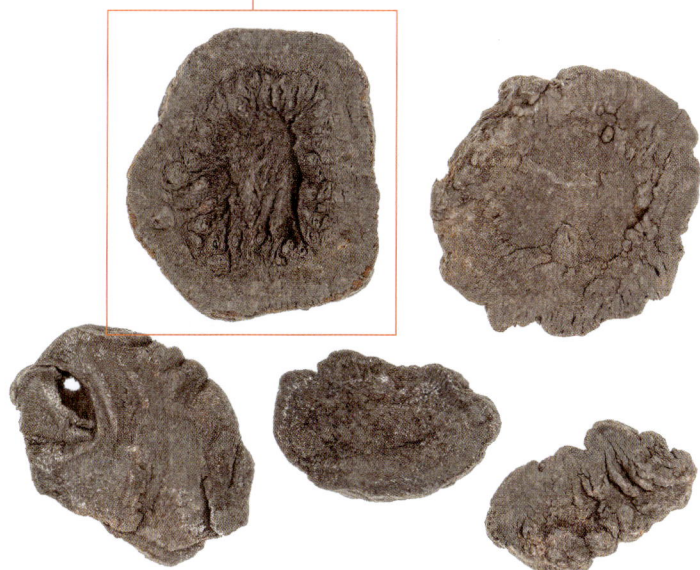

大黄炭

产地：河北（栽培）

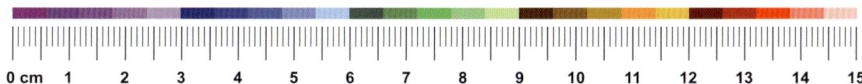

0 cm　1　2　3　4　5　6　7　8　9　10　11　12　13　14　15

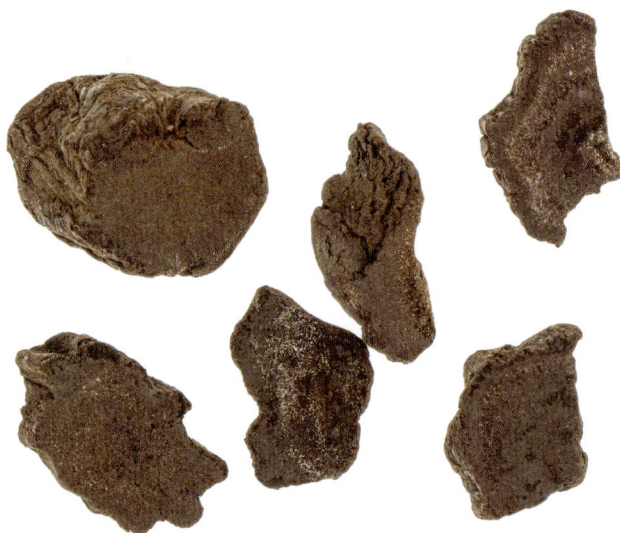

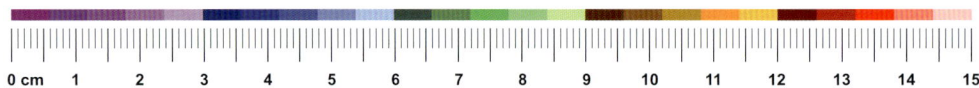

不规则类圆形厚片或块

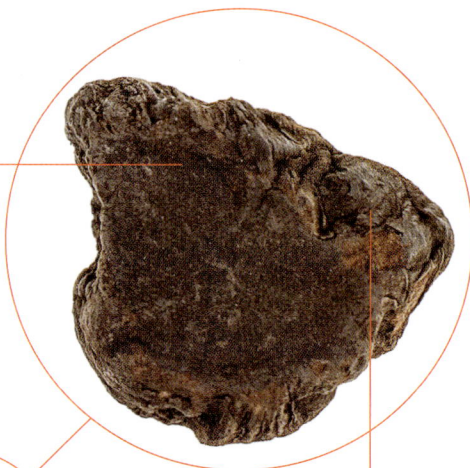

表面焦黑色，有纵皱纹及
疙瘩状隆起

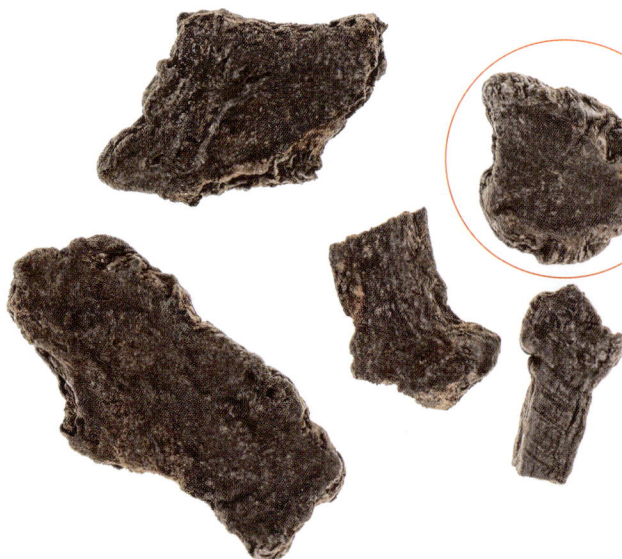

大黄炭

产地：四川（栽培）

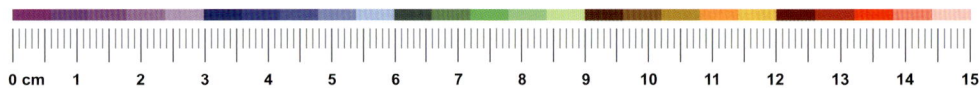

丹参

【基　　原】唇形科植物丹参 *Salvia miltiorrhiza* Bge. 的干燥根和根茎。

【采收加工】春、秋二季采挖，除去泥沙，干燥。

【主要产地】主产于安徽、山西、河北、四川、江苏等地。

【炮制方法】除去杂质和残茎，洗净，润透，切厚片，干燥。

【饮片性状】本品为类圆形或椭圆形的厚片，直径 0.3～1cm。外表皮棕红色或暗棕红色，粗糙，具纵皱纹。老根外皮疏松，多显紫棕色，常呈鳞片状剥落。质硬而脆，切面疏松，有裂隙，或略平整而致密，有的略呈角质样，皮部棕红色，木部灰黄或紫褐色，导管束黄白色，呈放射状排列（黄白色放射状纹理）。气微，味微苦涩。

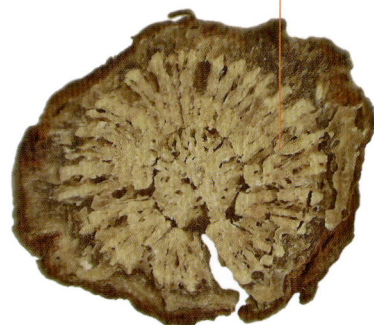

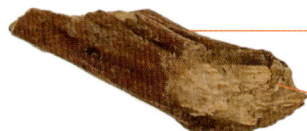

栽培品｜较粗壮，直径 0.5～1.5cm，表面红棕色，具纵皱纹，外皮紧贴不易剥落。质坚实，断面较平整，略呈角质样。

【功能主治】活血祛瘀，通经止痛，清心除烦，凉血消痈。用于胸痹心痛，脘腹胀痛，癥瘕积聚，热痹疼痛，心烦不眠，月经不调，痛经经闭，疮疡肿痛。

【用法用量】10～15g。

【使用注意】不宜与藜芦同用。

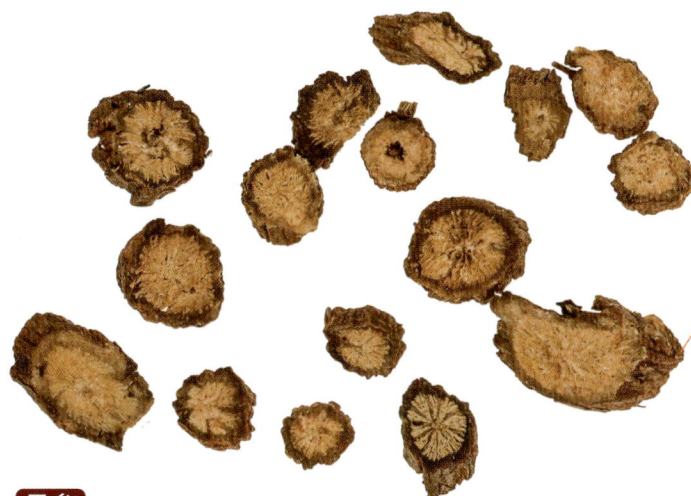

外表皮棕红色或暗棕红色，粗糙，具纵皱纹

丹参

导管束黄白色，呈放射状排列（黄白色放射状纹理）

表面红棕色，具纵皱纹，外皮紧贴不易剥落

断面较平整，略呈角质样

丹参

丹参（切面）

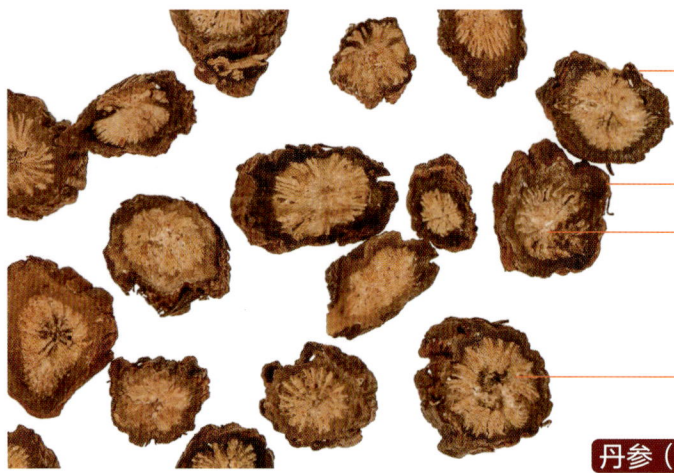

老根外皮疏松，多显紫棕色，常呈鳞片状剥落

皮部棕红色

木部灰黄或紫褐色

切面疏松，有裂隙，略呈角质样

丹参（切面）

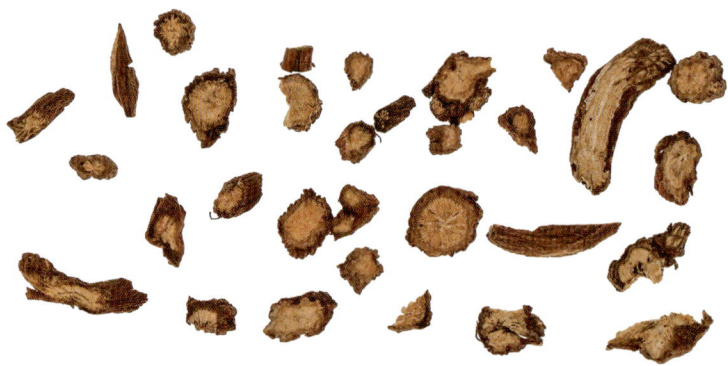

丹参

产地：河北

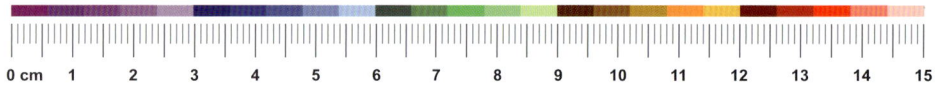

0 cm　1　2　3　4　5　6　7　8　9　10　11　12　13　14　15

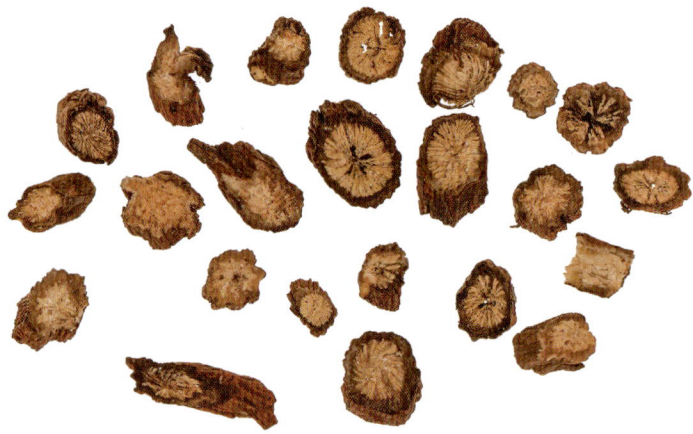

丹参

产地：山东

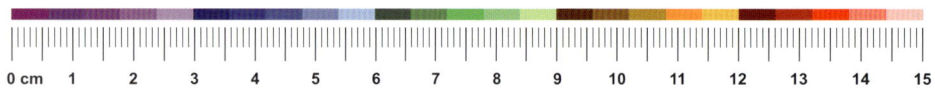

0 cm　1　2　3　4　5　6　7　8　9　10　11　12　13　14　15

当归

【基　原】伞形科植物当归 *Angelica sinensis* （Oliv.）Diels 的干燥根。

【采收加工】秋末采挖，除去须根和泥沙，待水分稍蒸发后，捆成小把，上棚，用烟火慢慢熏干。

【主要产地】主产于甘肃，以甘肃岷县产量最高、质量最佳，为当归的道地产区。云南、四川及陕西、湖北、贵州等地亦产。

【炮制方法】除去杂质，洗净，润透，切薄片，晒干或低温干燥。

【饮片性状】本品为类圆形、椭圆形或不规则薄片，直径 1.5～4cm，外表皮浅棕色至棕褐色，具纵皱纹和横长皮孔样突起，根头（归头）上端圆钝，或具数个明显突出的根茎痕，主根（归身）表面凹凸不平；支根（归尾）直径 0.3～1cm，外皮可见少数须根痕。质柔韧，切面浅棕黄色或黄白色，皮部厚，平坦，有裂隙，木部色较淡，中间有浅棕色的形成层环，并有多数棕色的油点（点状分泌腔），香气浓郁，味甘、辛、微苦。柴性大、干枯无油或断面呈绿褐色者，不可供药用。

【功能主治】补血活血，调经止痛，润肠通便。用于血虚萎黄，眩晕心悸，月经不调，经闭痛经，虚寒腹痛，肠燥便秘，风湿痹痛，跌扑损伤，痈疽疮疡。

【用法用量】6～12g。

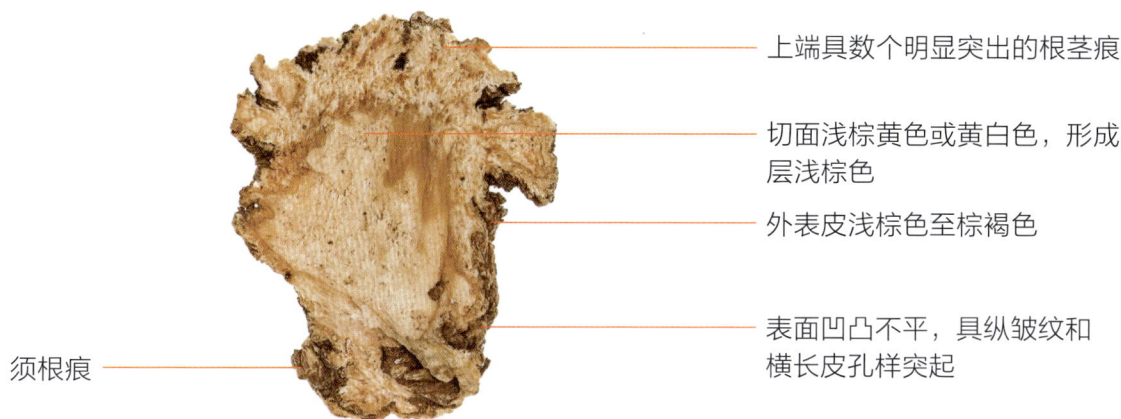

上端具数个明显突出的根茎痕

切面浅棕黄色或黄白色，形成层浅棕色

外表皮浅棕色至棕褐色

表面凹凸不平，具纵皱纹和横长皮孔样突起

须根痕

当归（切面）

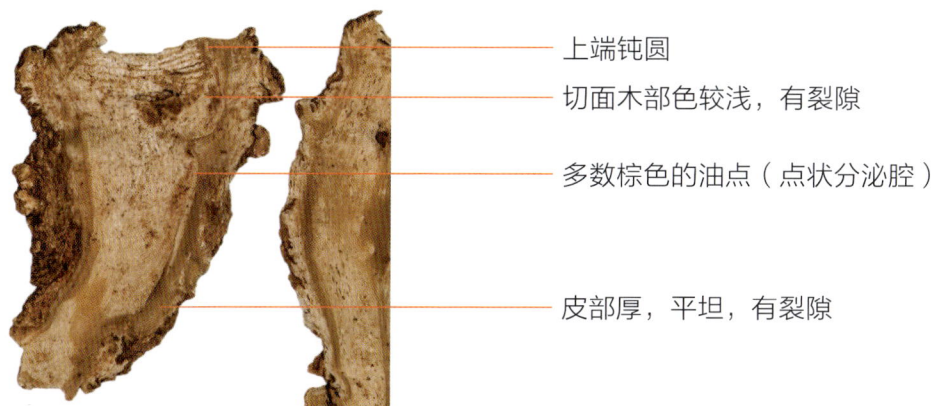

上端钝圆

切面木部色较浅，有裂隙

多数棕色的油点（点状分泌腔）

皮部厚，平坦，有裂隙

当归（头部）

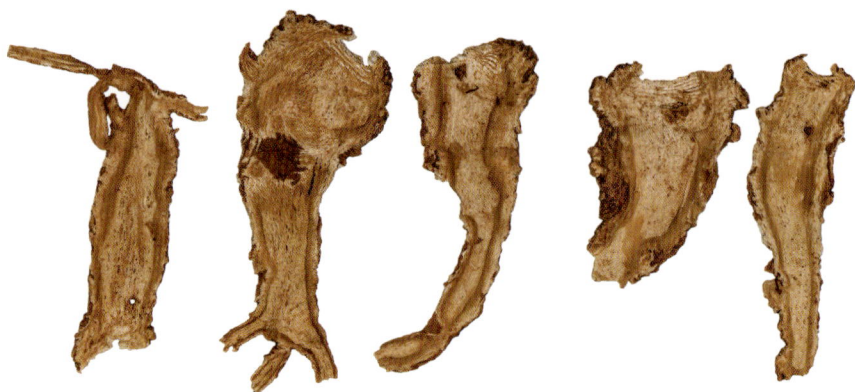

当归
产地：甘肃（栽培）

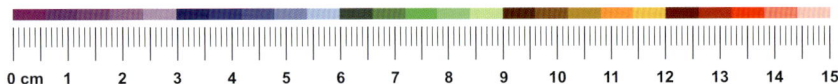

当归（劣质）

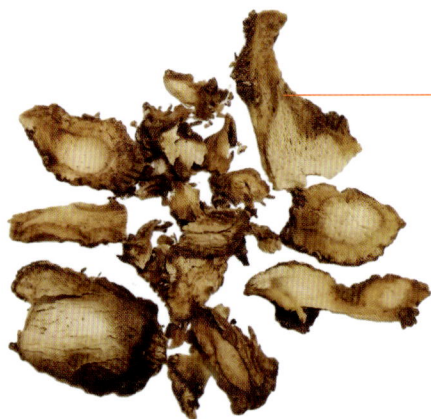

质地酥脆、干枯，柴性强，无油润感，切面呈现焦褐色者，质劣，性状与药典标准不符，不宜药用

当归（劣质）

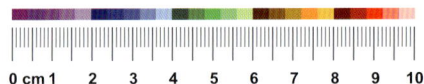

欧当归（易混品）

【基　原】伞形科植物欧当归 *Levisticum officinale* Koch 的干燥根。河北、山西、山东、河南、陕西等地均有栽培。

欧当归
产地：河北（正品）

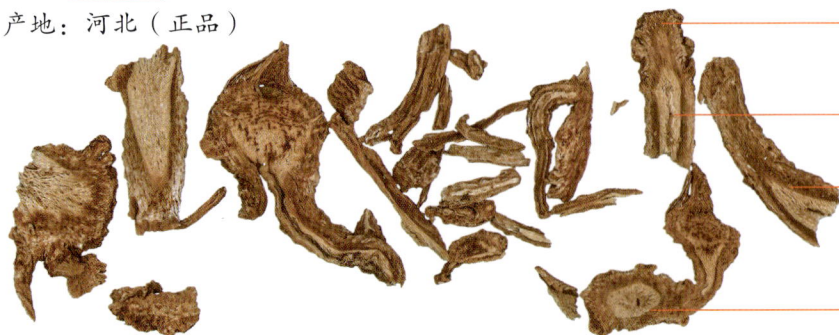

顶端有 3～7 个茎痕，通常中央一个较大，又称"多头当归"

韧皮部油点较少，色泽浅

主根质地糠松干枯，油润性较差，切面皮、木部均有裂隙

木部金黄色或黄白色，约占直径的 1/2，疏松呈海绵状，有的呈空心状

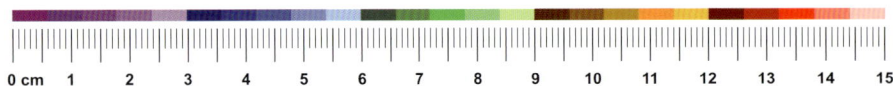

当归尾

【基　原】伞形科植物当归 *Angelica sinensis* (Oliv.) Diels 的干燥支根。

【炮制方法】取净当归尾部，洗净，润透，切薄片，低温干燥，筛去碎屑。

【饮片性状】本品为类圆形、椭圆形或不规则薄片，直径 0.3～1cm，外皮浅棕色至棕褐色，可见少数须根痕。质柔韧，切面浅棕黄色或黄白色，皮部厚，平坦，中间有浅棕色的形成层环，木部色较淡，并有多数棕色的油点（点状分泌腔），香气浓郁，味甘、辛、微苦。柴性大、干枯无油或断面呈绿褐色者不可供药用。

【功能主治】补血活血，调经止痛，润肠通便。用于血虚萎黄，眩晕心悸，月经不调，经闭痛经，虚寒腹痛，肠燥便秘，风湿痹痛，跌扑损伤，痈疽疮疡。

【用法用量】6～12g。

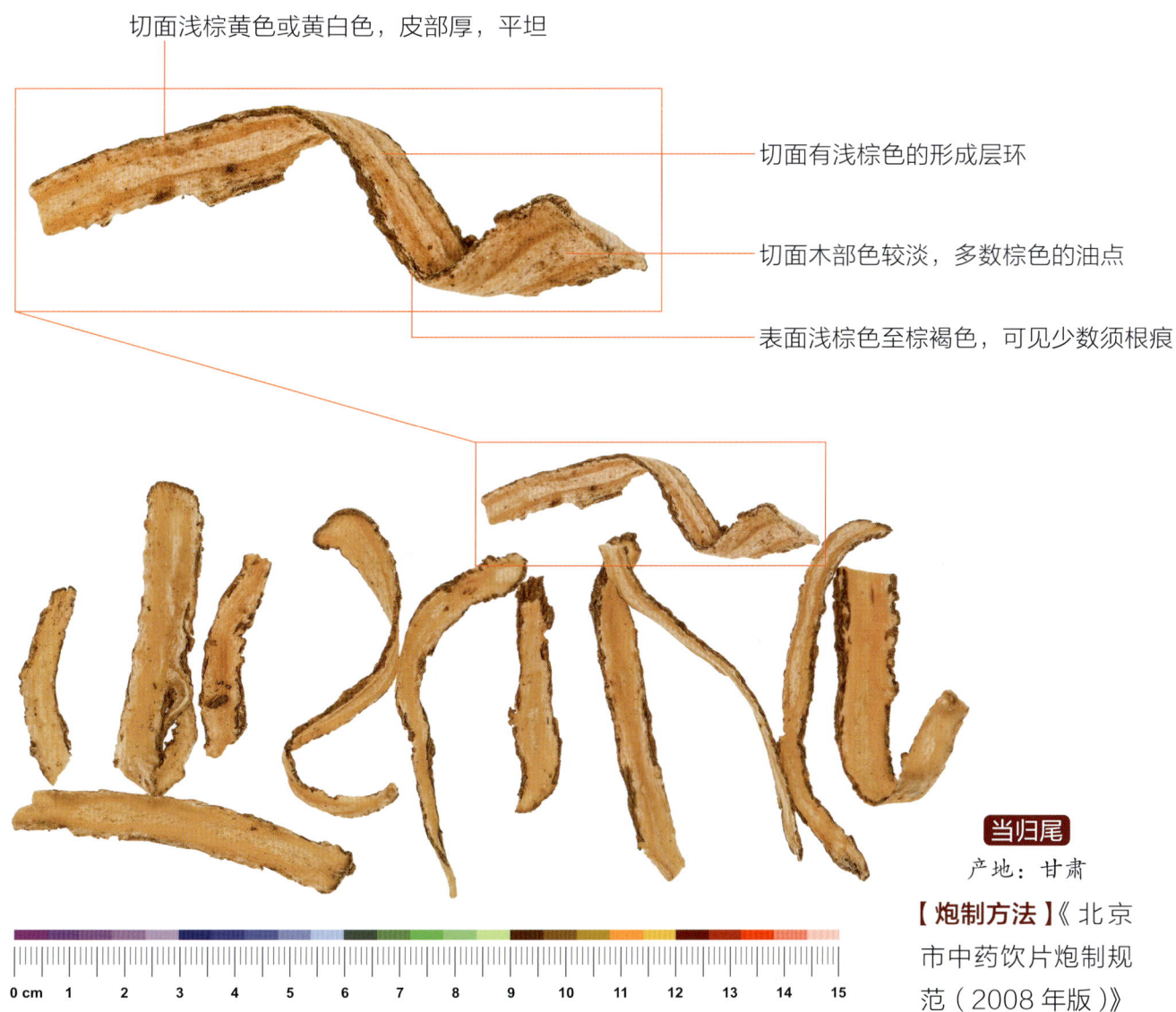

切面浅棕黄色或黄白色，皮部厚，平坦

切面有浅棕色的形成层环

切面木部色较淡，多数棕色的油点

表面浅棕色至棕褐色，可见少数须根痕

当归尾

产地：甘肃

【炮制方法】《北京市中药饮片炮制规范（2008 年版）》

当归炭

【基　　原】伞形科植物当归 *Angelica sinensis*（Oliv.）Diels 干燥根的炮制加工品。

【炮制方法】取净当归片，用炒炭法炒至黑褐色。

【饮片性状】本品呈类圆形、椭圆形或不规则薄片。表面黑褐色，折断面中间呈灰棕色。质枯、脆，具焦香气，味涩。

【功能主治】补血活血，调经止痛，润肠通便。用于血虚萎黄，眩晕心悸，月经不调，经闭痛经，虚寒腹痛，肠燥便秘，风湿痹痛，跌扑损伤，痈疽疮疡。

【用法用量】6～12g。

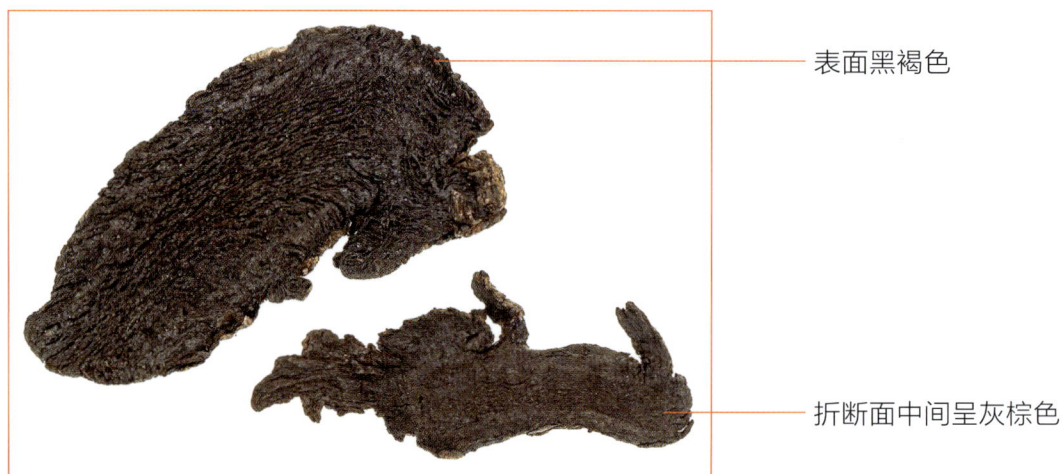

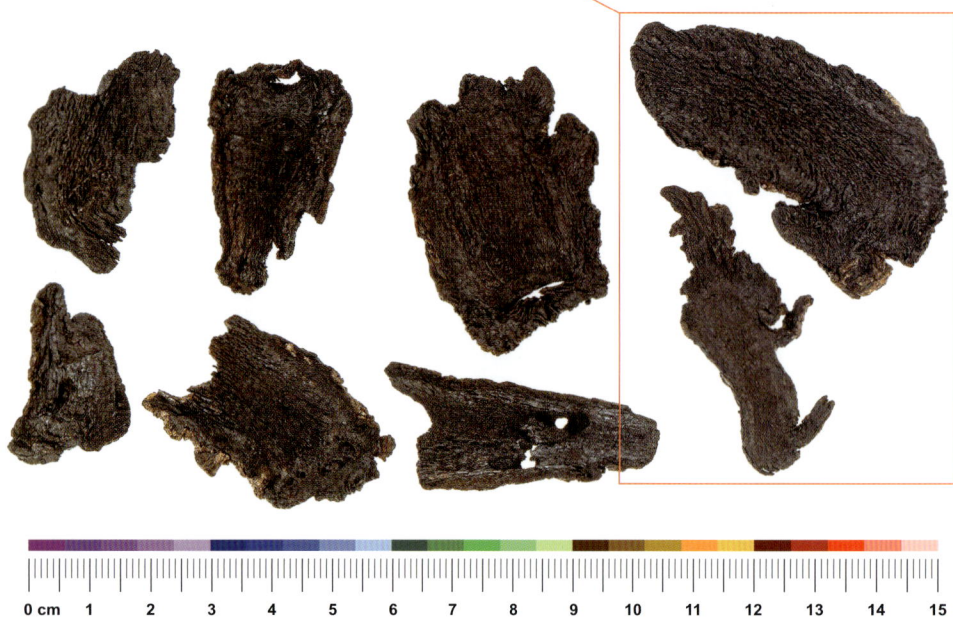

表面黑褐色

折断面中间呈灰棕色

当归炭

产地：甘肃

【炮制方法】《湖北省中药饮片炮制规范（2018年版）》

党参

【基　　原】桔梗科植物党参 *Codonopsis pilosula* （Franch.）Nannf.、素花党参 *Codonopsis pilosula* Nannf. var. *modesta*（Nannf.）L. T. Shen 或川党参 *Codonopsis tangshen* Oliv. 的干燥根。

【采收加工】秋季采挖，洗净，晒干。

【主要产地】素花党参主产于甘肃、陕西等地；川党参主产于湖北、湖南、四川、贵州等地。

【炮制方法】方法1：除去杂质，洗净，润透，切厚片，干燥。[《中华人民共和国药典（2020年版）》]

方法2：取原药材，除去芦头及杂质，根据药材干湿程度，洗净后直接切 8～10mm 段或润 6～16 小时或浸泡 1 小时后取出，闷润 6～14 小时至软硬适宜，切 8～10mm 段，干燥，过筛。[《北京市中药饮片炮制规范（2008 年版）》]

【饮片性状】本品为类圆形的厚片或段，直径 0.4～2.5cm，外表皮灰黄色、黄棕色至灰棕色，有纵皱纹和散在的横长皮孔样突起，有时可见根头部有多数疣状突起的茎痕和芽。切面皮部淡棕黄色至黄棕色，木部淡黄色至黄色，有裂隙或放射状纹理。有特殊香气，味微甜。

【功能主治】健脾益肺，养血生津。用于脾肺气虚所致食少倦怠、咳嗽虚喘，气血不足所致面色萎黄、心悸气短，以及津伤口渴、内热消渴。

【用法用量】9～30g。

【使用注意】不宜与藜芦同用。

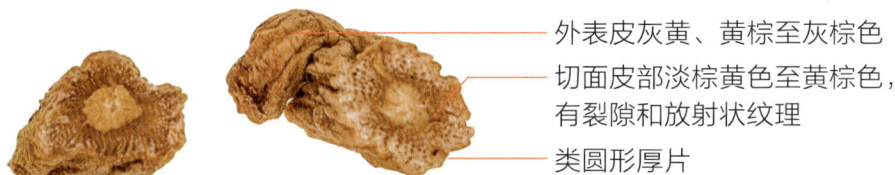

外表皮灰黄、黄棕至灰棕色

切面皮部淡棕黄色至黄棕色，有裂隙和放射状纹理

类圆形厚片

党参（切面）

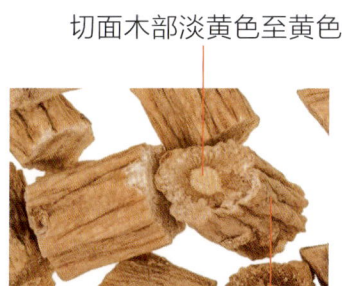

切面木部淡黄色至黄色

党参（外表面）

外表皮有纵皱纹及横长皮孔样突起

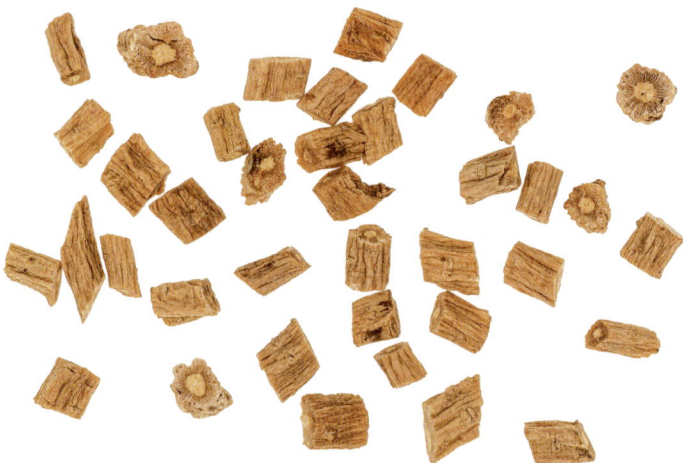

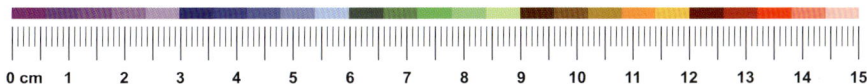

0 cm　1　2　3　4　5　6　7　8　9　10　11　12　13　14　15

党参

产地：甘肃（栽培）

【炮制依据】《北京市中药饮片炮制规范（2008 年版）》

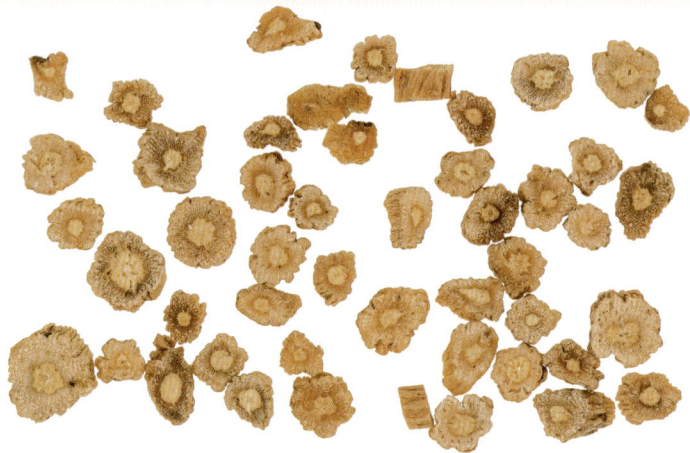

党参

产地：甘肃（栽培）

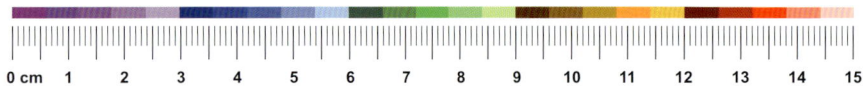

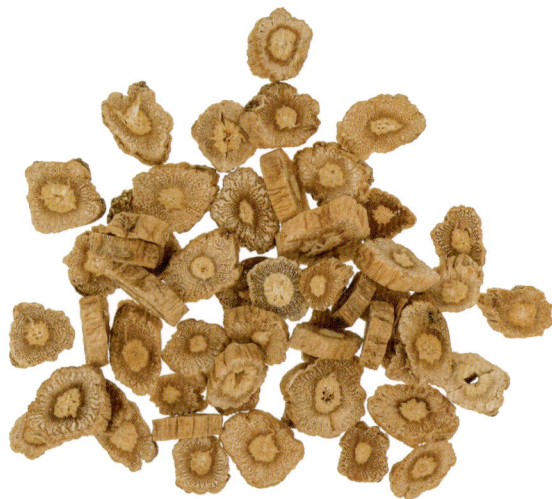

党参

产地：山西（栽培）

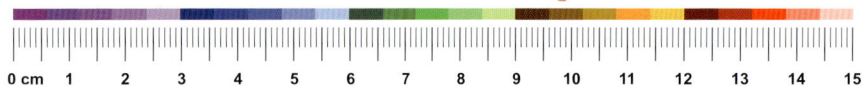

党参（走油）

党参富含皂苷、微量生物碱、蔗糖、葡萄糖、菊糖、淀粉、黏液及树脂等成分，在受潮后易出现变色、表面呈现油样物质等变化，统称"走油"或"泛油"。

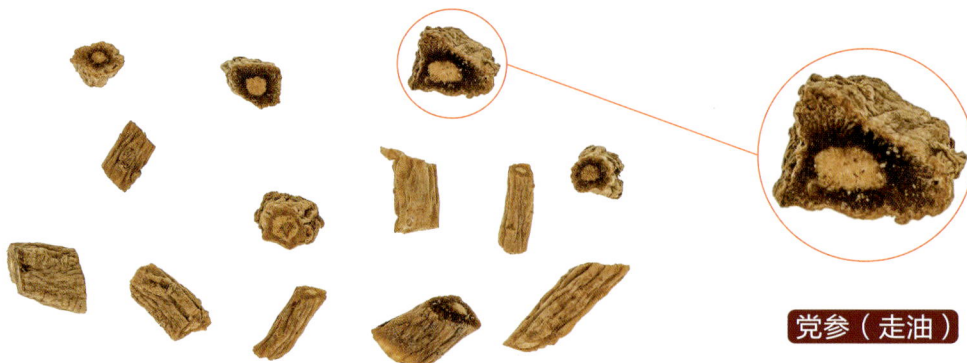

党参（走油）

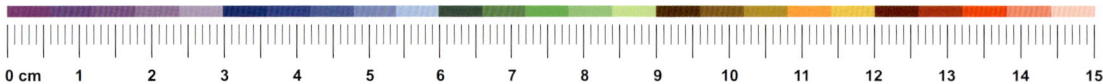

地黄

【**基　原**】玄参科植物地黄 *Rehmannia glutinosa* Libosch. 的干燥块根。

【**采收加工**】秋季采挖，除去芦头、须根及泥沙，将地黄缓缓烘焙至约八成干，习称"生地黄"。

【**主要产地**】主产于河南、山西等地，其中河南为地黄的道地产区，与菊花、牛膝、山药并称"四大怀药"。

【**炮制方法**】除去杂质，洗净，闷润，切厚片，干燥。

【**饮片性状**】呈类圆形或不规则的厚片。外表皮棕黑色或棕灰色，极皱缩，局部泛黑，具不规则的横曲纹及纵曲纹。质地坚实，体重。切面棕黄色至黑色或乌黑色，油润有光泽，具黏性，木部类白色、浅黄色至黄绿色，形成层棕色。河南产地黄切面可见菊花心。具焦糖气，味微甜、微苦。

【**功能主治**】清热凉血，养阴生津。用于热入营血所致温毒发斑、吐血衄血，热病伤阴所致舌绛烦渴、津伤便秘、阴虚发热、骨蒸劳热、内热消渴。

【**用法用量**】10～15g。

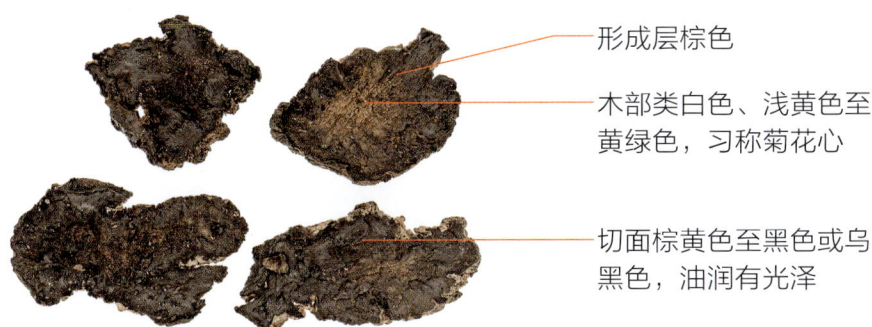

形成层棕色

木部类白色、浅黄色至黄绿色，习称菊花心

切面棕黄色至黑色或乌黑色，油润有光泽

地黄（切面）

外表皮棕黑色或棕灰色，局部泛黑，极皱缩

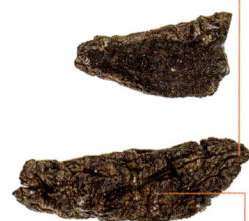

地黄（外表面）

表面具不规则的横曲纹及纵曲纹

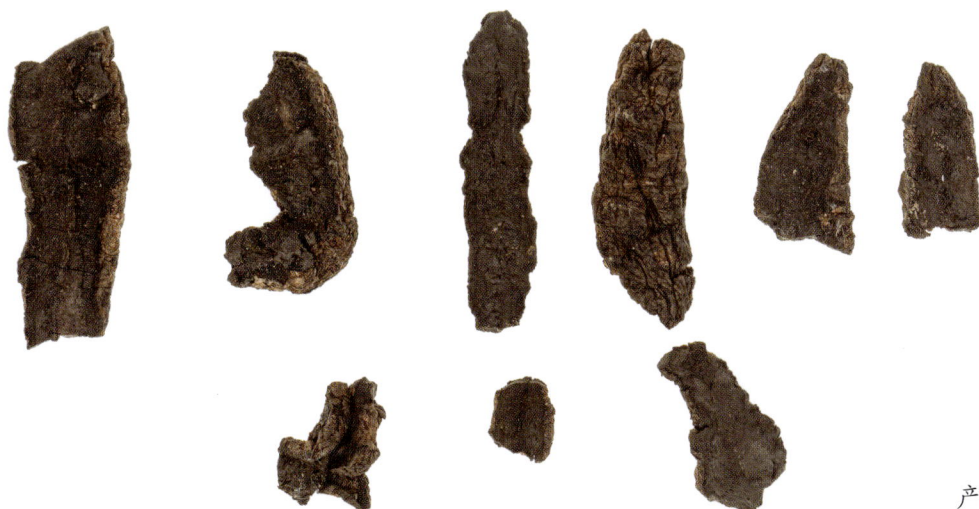

地黄

产地：河南（栽培）

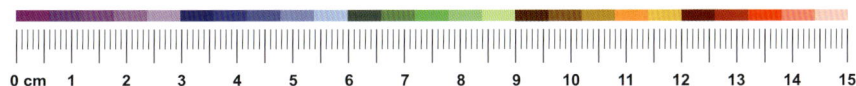

熟地黄

【基　原】玄参科植物地黄 *Rehmannia glutinosa* Libosch. 的干燥块根的炮制加工品。

【采收加工】秋季采挖，除去芦头、须根及泥沙，将地黄缓缓烘焙至约八成干。

【主要产地】主产于河南、山西等地，其中河南为地黄的道地产区。

【炮制方法】

方法 1： 取生地黄，用酒炖法炖至酒吸尽，取出，晾晒至外皮黏液稍干时，切厚片或块，干燥，即得。每 100kg 生地黄，用黄酒 30～50kg。

方法 2： 取生地黄，用蒸法蒸至黑润，取出，晒至约八成干时，切厚片或块，干燥，即得。

【饮片性状】本品为不规则的块片、碎块，大小、厚薄不一。表面乌黑色，有光泽，黏性大。质柔软而带韧性，不易折断，断面乌黑色，有光泽，有裂隙。气微，味甜。

【功能主治】补血滋阴，益精填髓。用于血虚萎黄，心悸怔忡，月经不调，崩漏下血，以及肝肾阴虚所致腰膝酸软、骨蒸潮热、盗汗遗精、内热消渴、眩晕、耳鸣、须发早白。

【用法用量】9～15g。

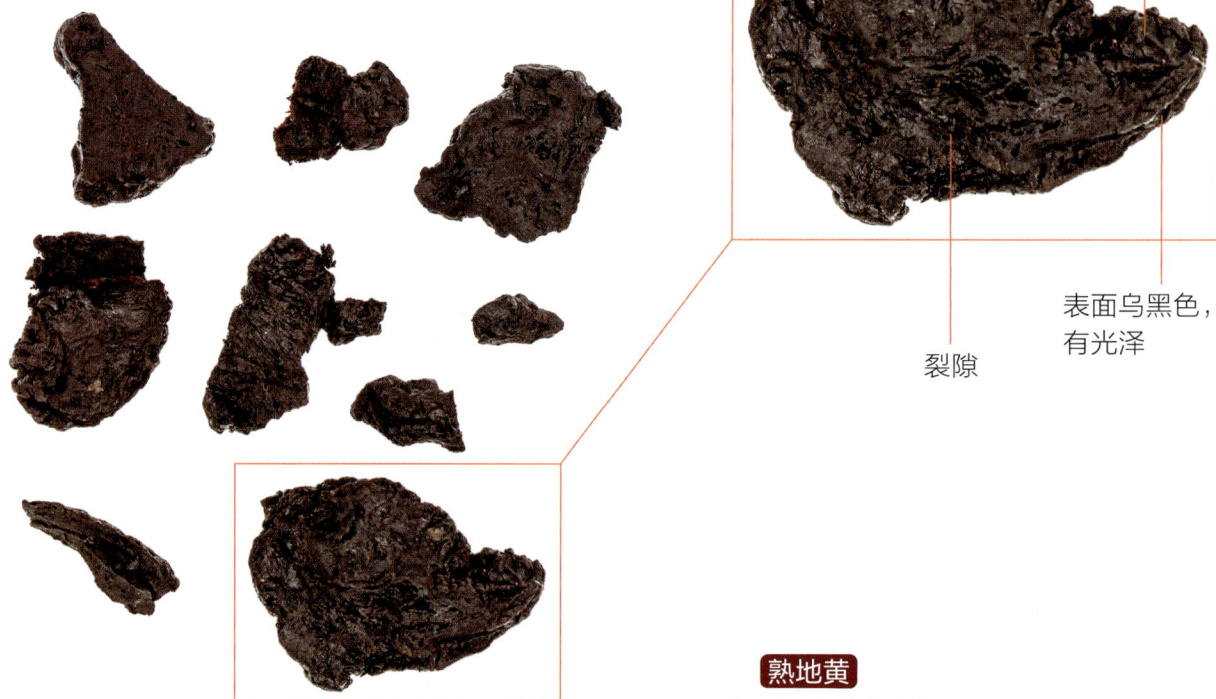

断面乌黑色，有光泽

表面乌黑色，有光泽

裂隙

熟地黄

产地：河南（栽培）

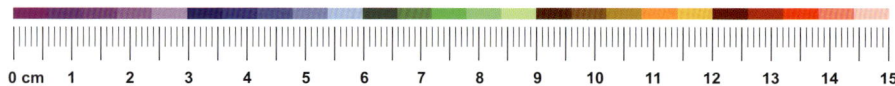

地黄炭

【基　　原】玄参科植物地黄 *Rehmannia glutinosa* Libosch. 的干燥块根的炮制加工品。

【炮制方法】取生地黄片，大小分开，置热锅内，用武火（180～220℃）炒至鼓起，表面焦黑色，断面黑褐色，喷淋少许清水，熄灭火星，取出，晾干。

【饮片性状】本品为不规则类圆形厚片。表面焦黑色或棕黑色，质轻松，鼓胀。断面微有光泽，黑褐色或棕黑色，有蜂窝状裂隙。味焦苦。

【功能主治】凉血，止血。用于咯血，衄血，便血，尿血，崩漏。

【用法用量】9～15g。

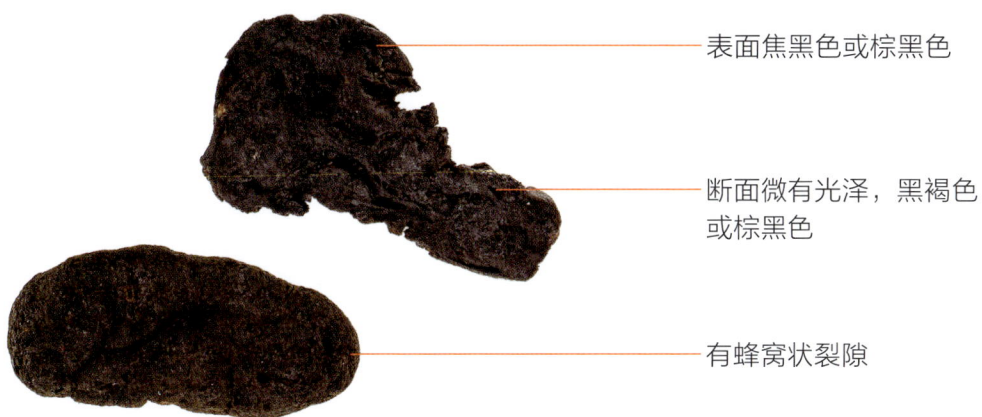

———— 表面焦黑色或棕黑色

———— 断面微有光泽，黑褐色或棕黑色

———— 有蜂窝状裂隙

地黄炭

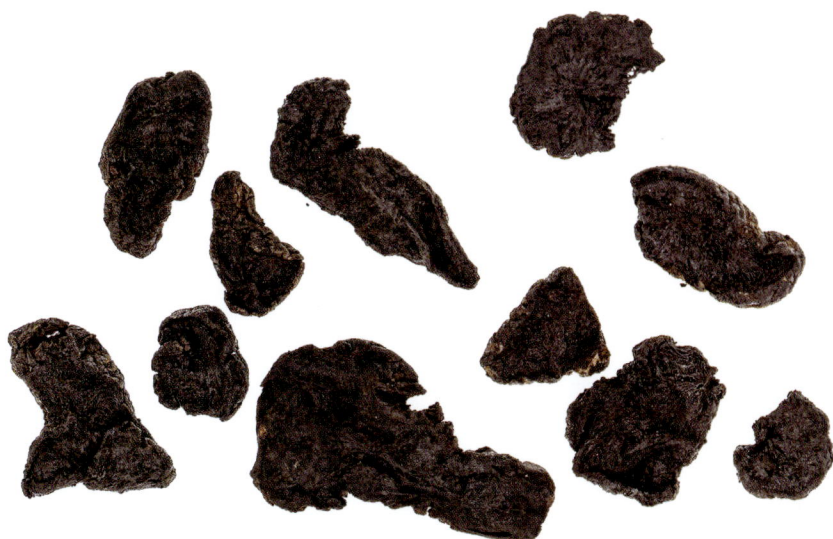

地黄炭

产地：河南（栽培）

【炮制依据】《北京市中药饮片炮制规范（2008 年版）》

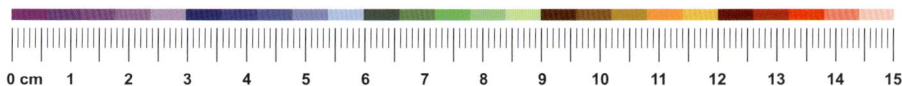

0 cm　1　2　3　4　5　6　7　8　9　10　11　12　13　14　15

地榆

【基　　原】蔷薇科植物地榆 *Sanguisorba officinalis* L. 或长叶地榆 *Sanguisorba officinalis* L. var.*longifolia*（Bert.）Yü et Li 的干燥根。后者习称"绵地榆"。

【采收加工】春季将发芽时或秋季植株枯萎后采挖，除去须根，洗净干燥，或趁鲜切片，干燥。

【主要产地】全国各地均产。

【炮制方法】除去杂质；未切片者，洗净，除去残茎，润透，切厚片，干燥。

【饮片性状】地榆┃不规则的类圆形片或斜切片，直径 0.5～2cm，外表皮灰褐色至深褐色，粗糙，有纵纹，质硬。切面较平坦，粉红色、淡黄色或黄棕色，木部略呈放射状排列，气微，味微苦涩。

绵地榆┃皮部有多数黄棕色绵状纤维。表面红棕色或棕紫色，有细纵纹。质坚韧，断面黄棕色或红棕色，皮部有多数黄白色或黄棕色绵状纤维。

【功能主治】凉血止血，解毒敛疮。用于便血，痔血，血痢，崩漏，水火烫伤，痈肿疮毒。

【用法用量】9～15g。外用适量，研末涂敷患处。

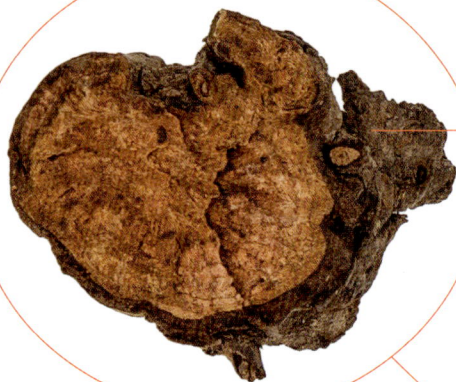

外表皮灰褐色至深褐色，粗糙，有纵纹

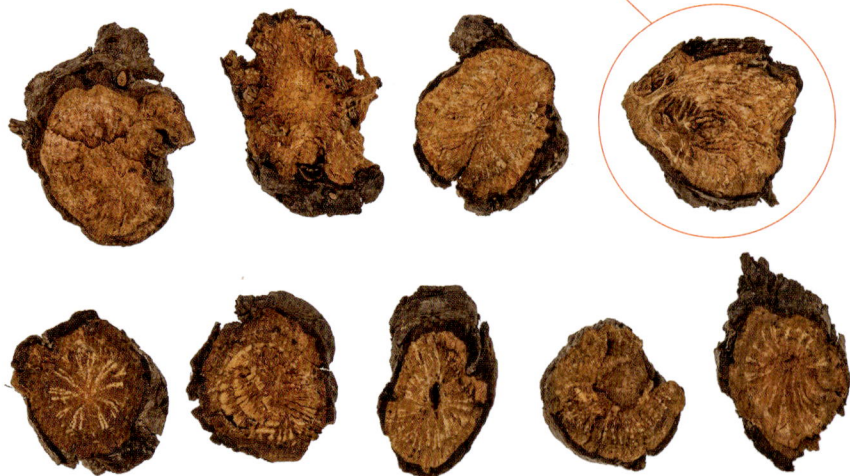

地榆

产地：江苏

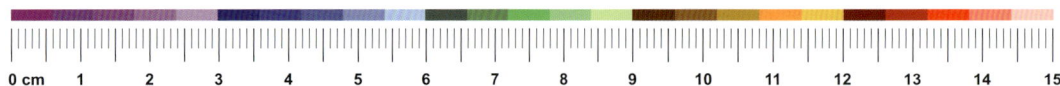

0 cm　1　2　3　4　5　6　7　8　9　10　11　12　13　14　15

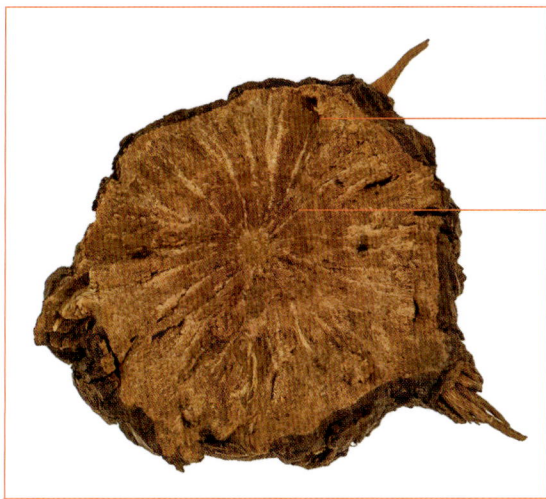

切面较平坦，粉红色、淡黄
色或黄棕色

木部略呈放射状排列

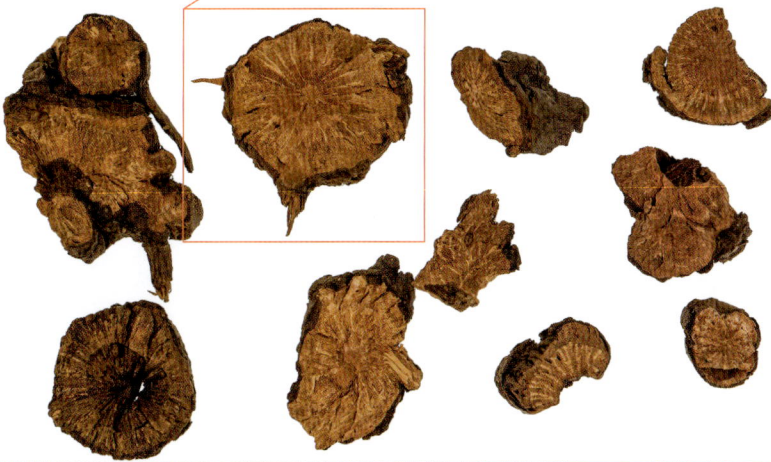

地榆

产地：河北

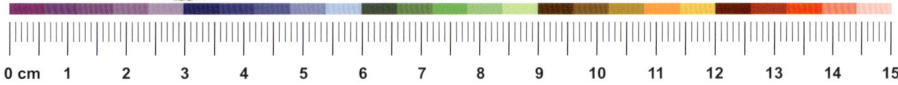

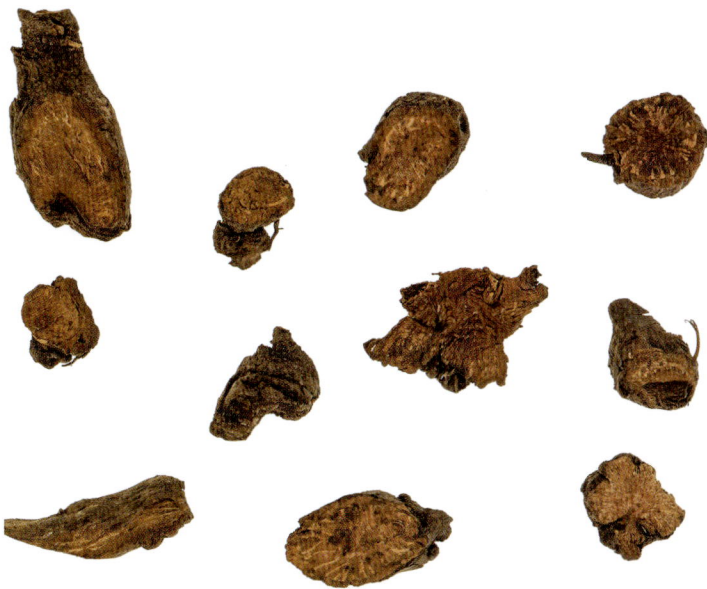

地榆

产地：北京

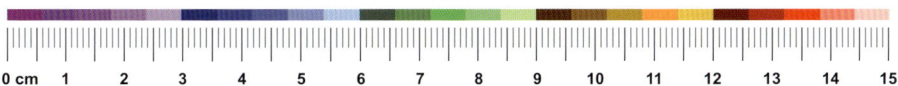

地榆炭

【基　原】蔷薇科植物地榆 *Sanguisorba officinalis* L. 或长叶地榆 *Sanguisorba officinalis* L. var.*longifolia*（Bert.）Yü et Li 干燥根的炮制加工品。

【炮制方法】取地榆片，置热锅内，用武火（150～180℃）炒至表面焦黑色、内部棕褐色，喷淋少许清水，熄灭火星，取出，晾凉。

【饮片性状】本品为不规则圆形或椭圆形厚片，直径 0.5～2cm，表面焦黑色，粗糙，有纵纹。切面较平坦，焦黑色，可见放射状纹理，内部棕褐色。具焦香气，味微苦涩。

【功能主治】凉血止血，解毒敛疮。用于便血，痔血，血痢，崩漏，水火烫伤，痈肿疮毒。

【用法用量】9～15g。外用适量，研末涂敷患处。

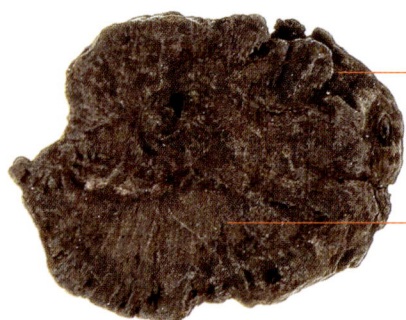

表面焦黑色，粗糙，有纵纹

切面较平坦，焦黑色，可见放射状纹理

地榆炭

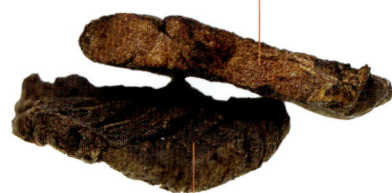

内部棕褐色

切面焦黑色，可见放射状纹理

地榆炭（切面）

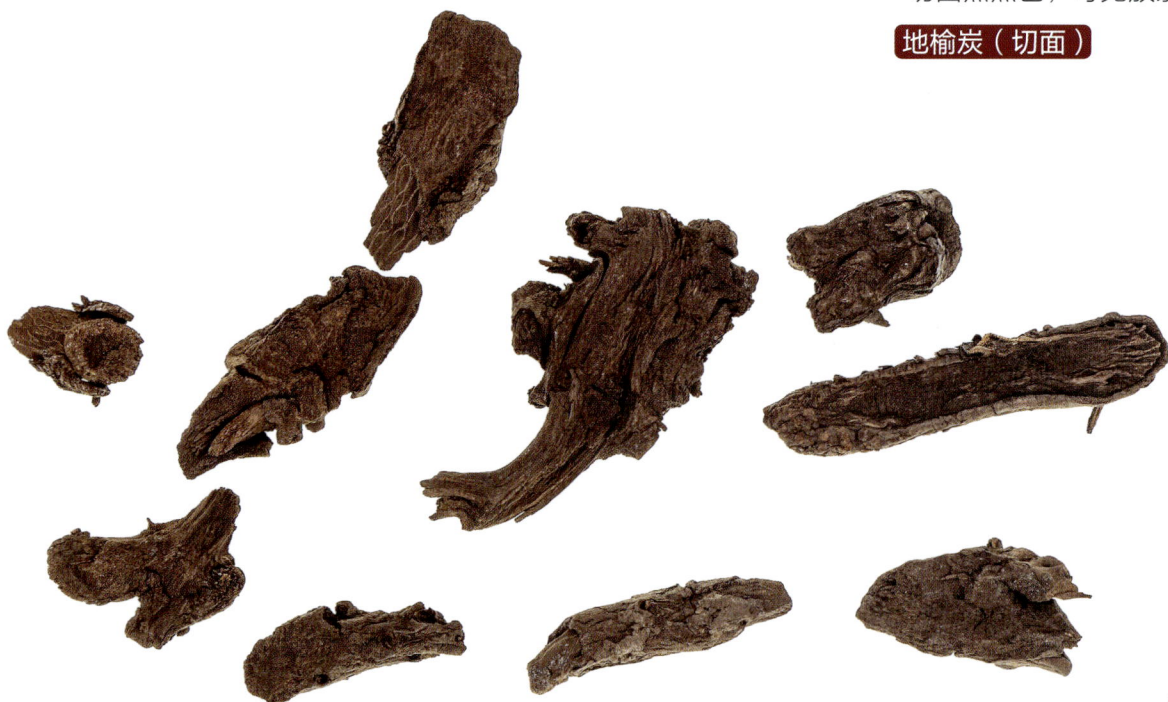

地榆炭

产地：河北

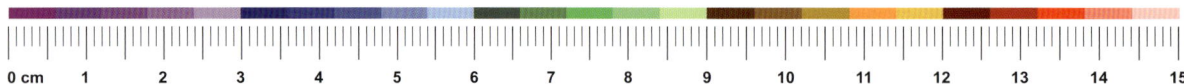

0 cm　1　2　3　4　5　6　7　8　9　10　11　12　13　14　15

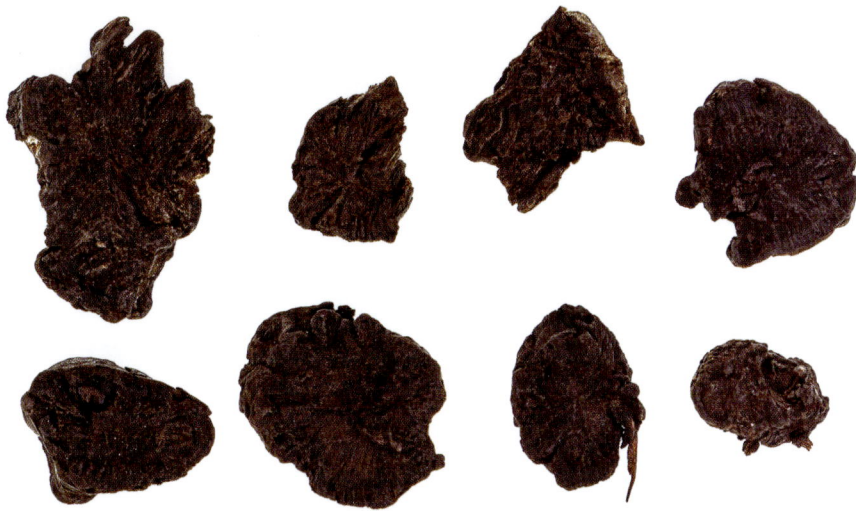

地榆炭
产地：江苏

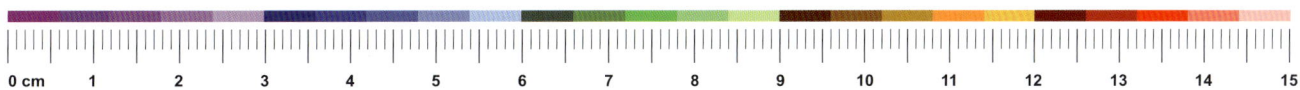

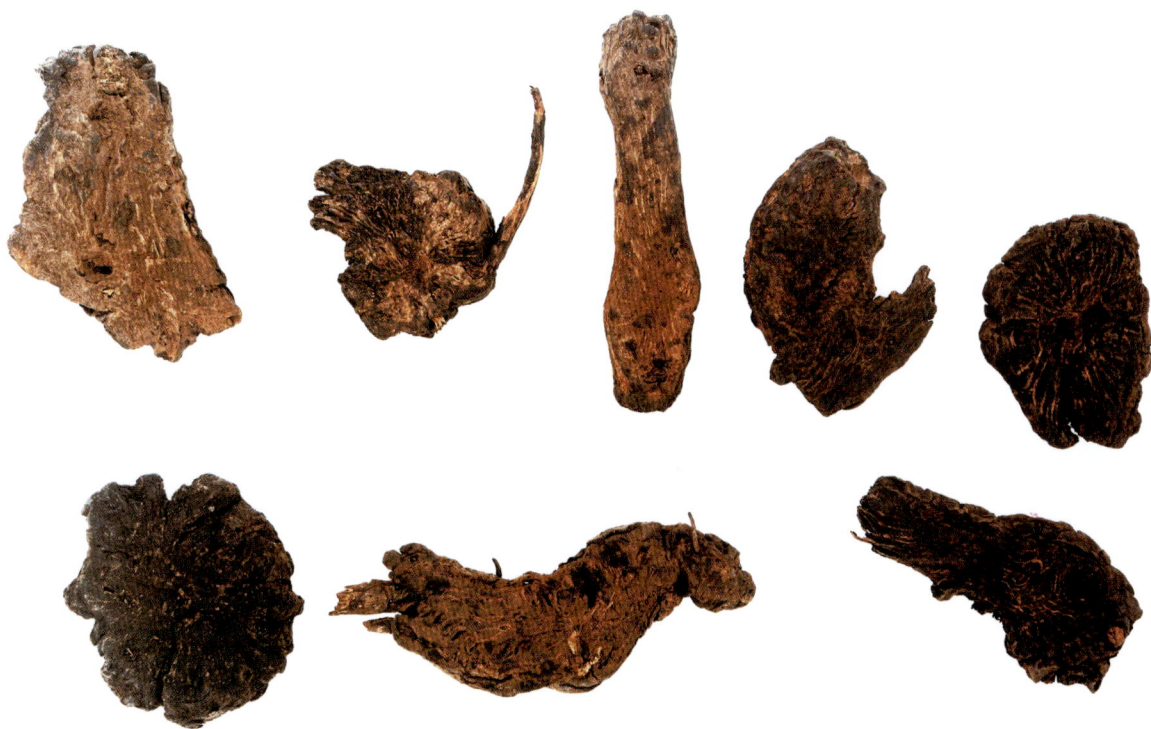

地榆炭
产地：甘肃

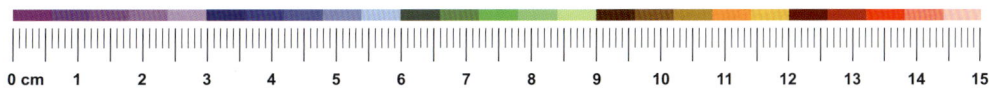

独活

【基　　原】伞形科植物重齿毛当归 *Angelica pubescens* Maxim.f.*biserrata* Shan et Yuan 的干燥根。

【采收加工】春初苗刚发芽或秋末茎叶枯萎时采挖，除去须根和泥沙，烘至半干，堆置 2～3 天，发软后再烘至全干。

【主要产地】主产于四川、湖北、安徽等地。

【炮制方法】除去杂质，洗净，润透，切薄片，晒干或低温干燥。

【饮片性状】本品为类圆形薄片。外表皮灰褐色或棕褐色，具皱纹。有横长皮孔样突起及稍突起的细根痕。根头部膨大，直径 1.5～3cm，顶端有茎、叶的残基或凹陷，质较硬，受潮则变软，切面皮部灰白色至灰褐色，有多数散在的棕色油室，木部灰黄色至黄棕色，形成层环棕色，有特异香气。味苦、辛、微麻舌。

【功能主治】祛风除湿，通痹止痛。用于风寒湿痹，腰膝疼痛，少阴伏风头痛，风寒挟湿头痛。

【用法用量】3～10g。

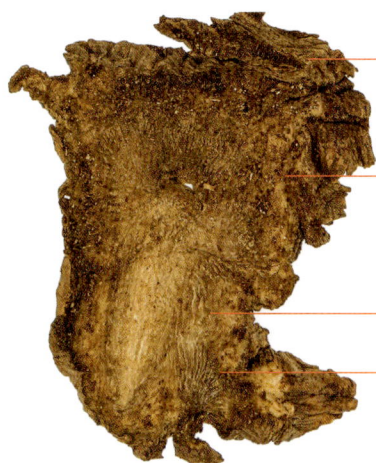

根头部膨大，顶端有茎、叶的残基或凹陷

多数散在的棕色油室

稍突起的细根痕

有横长皮孔样突起

独活

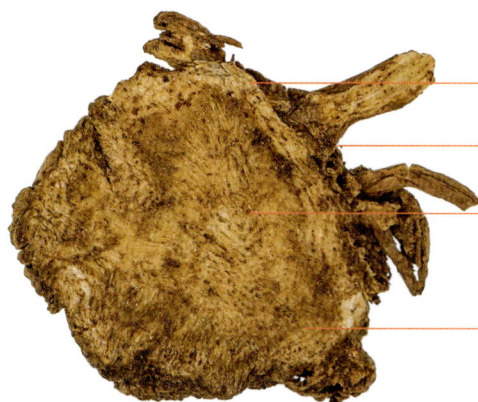

切面皮部灰白色至灰褐色

外表皮灰褐色或棕褐色，具皱纹

木部灰黄色至黄棕色

形成层环棕色

独活（切面）

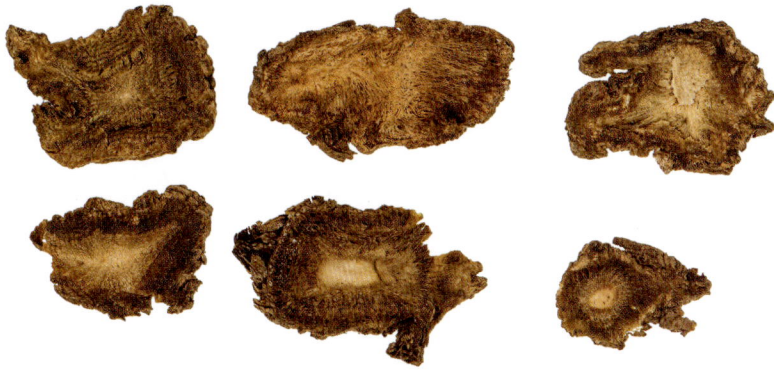

独活

产地：湖北（栽培）

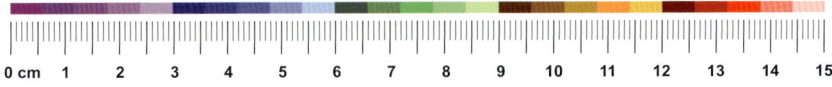

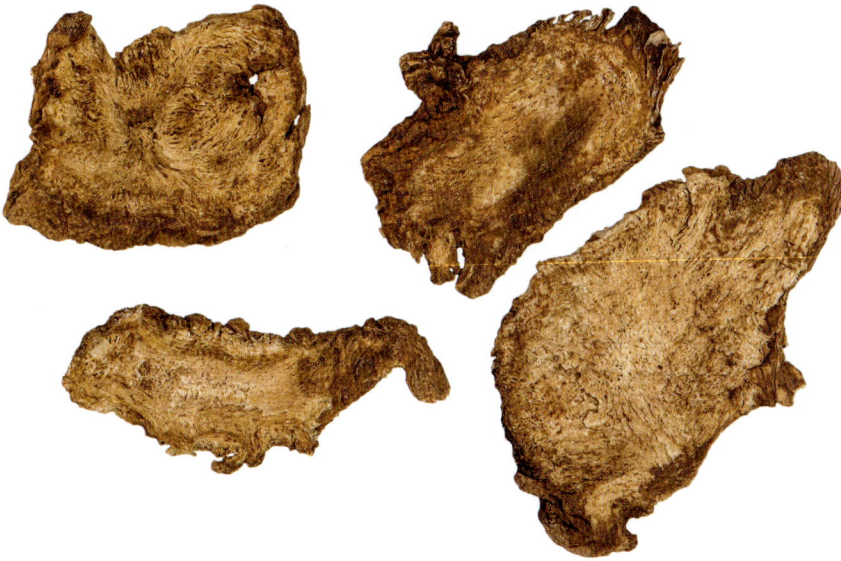

独活

产地：四川（栽培）

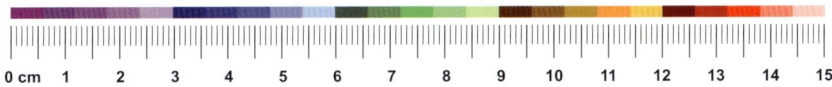

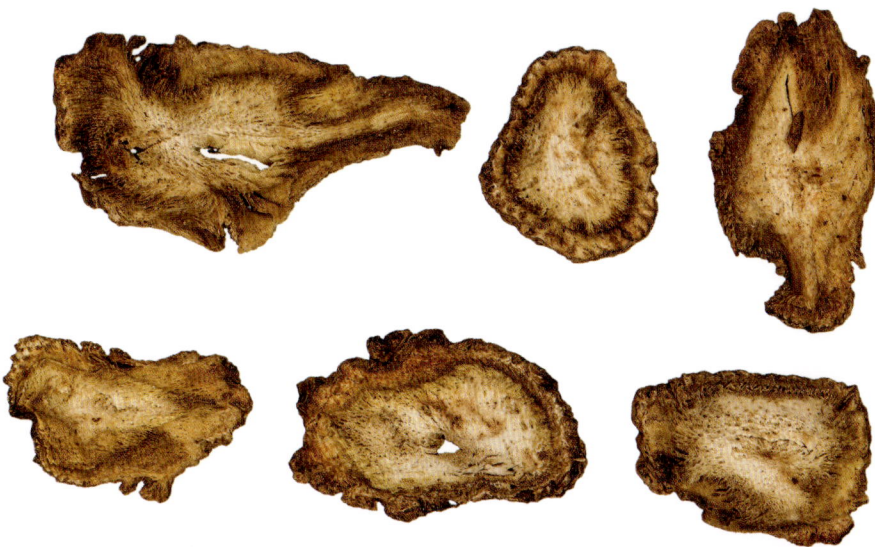

独活

产地：甘肃（栽培）

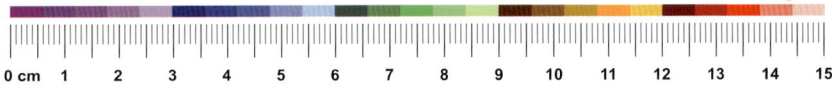

法半夏

【基　　原】天南星科植物半夏 *Pinellia ternata*（Thunb.）Breit. 干燥块茎的炮制加工品。

【采收加工】夏、秋二季采挖，洗净，除去外皮和须根，晒干。

【主要产地】主产于四川、甘肃、山西等地。

【炮制方法】取半夏，大小分开，用水浸泡至内无干心，取出；另取甘草适量，加水煎煮二次，合并煎液，倒入用适量水制成的石灰液中，搅匀，加入上述已浸透的半夏，浸泡，每日搅拌 1～2 次，并保持浸液 pH 值 12 以上，至剖面黄色均匀，口尝微有麻舌感时，取出，洗净，阴干或烘干，即得。每 100kg 净半夏，用甘草 15kg、生石灰 10kg。

【饮片性状】本品呈类球形或不规则颗粒状，直径 0.7～1.6cm，表面淡黄白色、黄色或棕黄色，顶端有凹陷的茎痕，周围密布麻点状根痕；下面钝圆，较光滑。质较松脆或硬脆，断面黄色或淡黄色，富粉性，颗粒者质稍硬脆。气微，味淡略甘、微有麻舌感。

【功能主治】燥湿化痰。用于痰多咳喘，痰饮眩悸，风痰眩晕，痰厥头痛。

【用法用量】3～9g。

【使用注意】不宜与川乌、制川乌、草乌、制草乌、附子同用。

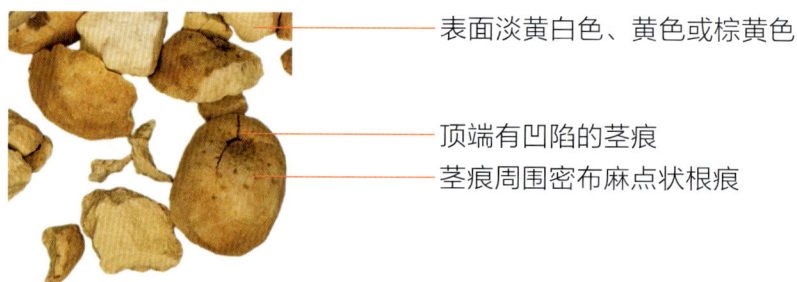

表面淡黄白色、黄色或棕黄色

顶端有凹陷的茎痕
茎痕周围密布麻点状根痕

法半夏（表面）

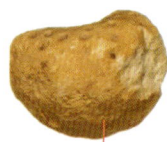

下面钝圆，较光滑

法半夏（下端）

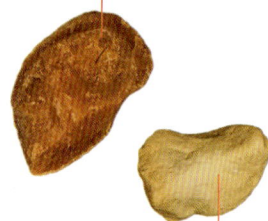

颗粒者质稍硬脆

黄色或淡黄色，富粉性

法半夏（断面）

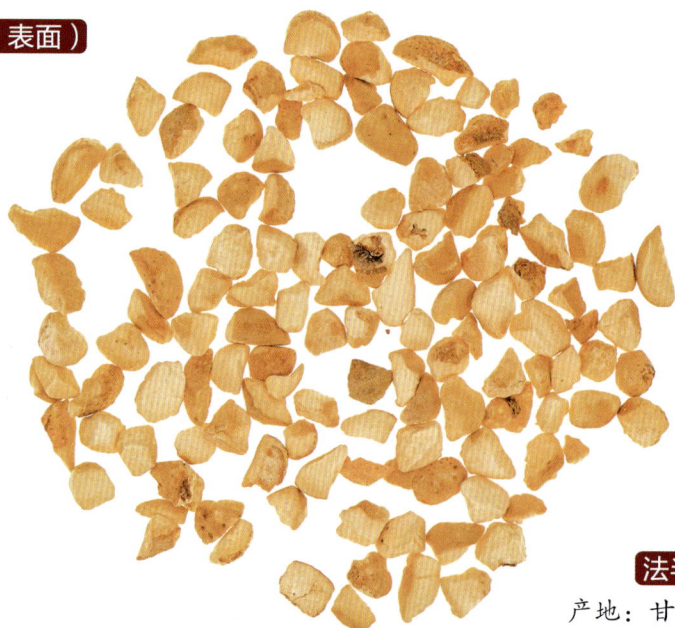

法半夏

产地：甘肃（栽培）

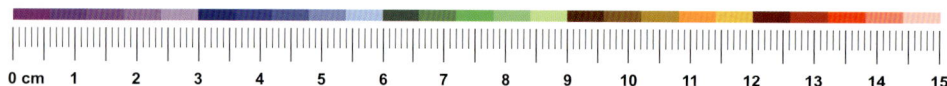

0 cm　1　2　3　4　5　6　7　8　9　10　11　12　13　14　15

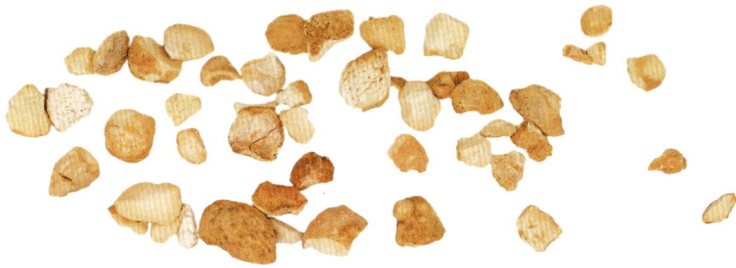

法半夏

产地：四川（栽培）

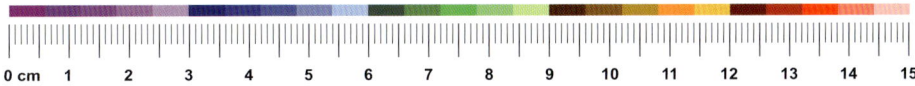

0 cm 1 2 3 4 5 6 7 8 9 10 11 12 13 14 15

法半夏（侧芽）

半夏部分栽培品长有少数不规则的小侧芽，易与虎掌南星（掌叶半夏）、山珠半夏等品种混淆。

虎掌南星（掌叶半夏） | 天南星科植物掌叶半夏 *Pinellia pedatisecta* Schott. 的块茎。表面类白色或淡黄棕色，顶端有深陷的穴状茎痕，位置不定，茎痕周边生有数个扁球形的侧芽，大多处于同一平面上，形如虎爪。麻点状根痕与未发育的球状侧芽交错，极不规则。

山珠半夏（山珠南星） | 天南星科植物山珠南星 *Arisaema yumanensis* Buchet 的块茎。块茎直径 1.5cm 左右，表面黄色较深，顶端有较明显而大的凹陷茎痕，周围有麻点状根痕，侧芽较小，多生于侧面。

半夏 | 天南星科植物半夏 *Pinellia ternata*（Thunb.）Breit. 的块茎，凹陷的茎痕生于块茎顶端，周围密布麻点状根痕；偶有 1～3 个大小不一的侧芽，无序着生，常不在一个平面。

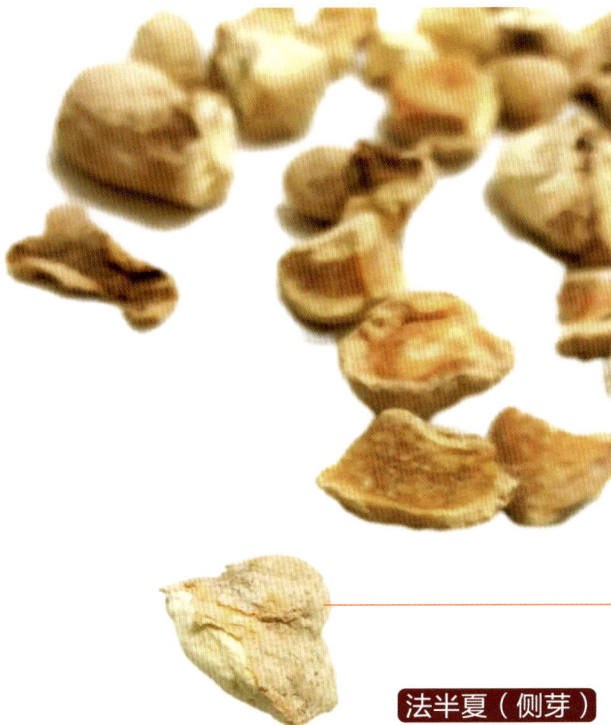

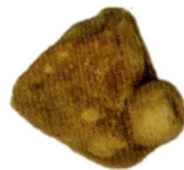

——半夏的侧芽

法半夏（侧芽）

——半夏的侧芽

法半夏（侧芽）

清半夏

【基　原】天南星科植物半夏 *Pinellia ternata*（Thunb.）Breit. 干燥块茎的炮制加工品。

【采收加工】夏、秋二季采挖，洗净，除去外皮和须根，晒干。

【主要产地】主产于四川、甘肃、山西等地。

【炮制方法】方法1：取净半夏，大小分开，用8% 白矾溶液浸泡或煮至内无干心，口尝微有麻舌感，取出，洗净，切厚片，干燥。每 100kg 净半夏，煮法用白矾 12.5kg，浸泡法用白矾 20kg。[《中华人民共和国药典（2020 年版）》]

方法2：取生半夏，大小分开，浸漂，每日换水2～3 次，至起白沫时约 7 天，换水后加白矾（每100kg 净半夏，加白矾 8kg 溶化），再泡 7 天，用水洗净，取出置不锈钢锅内，加入剩余的白矾，先用武火，后用文火煮约 3 小时，至内无白心为度，加入少量水，取出，晾至 7 成干，再闷约 3天，切薄片，阴干。[《北京市中药饮片炮制规范（2008 年版）》]

【饮片性状】性状1：本品呈椭圆形、类圆形或不规则的片。顶端有凹陷的茎痕，周围密布麻点状根痕；下面钝圆，较光滑。质脆，易折断，断面略呈粉性或角质样。切面淡灰色至灰白色或黄白色至黄棕色，可见灰白色点状或短线状维管束迹，有的残留栓皮处下方显淡紫红色斑纹。气微，味微涩、微有麻舌感。[《中华人民共和国药典（2020 年版）》]

性状2：本品呈椭圆形、类圆形或不规则片状。表面淡灰色至灰白色，顶端有凹陷的茎痕，下面钝圆，较光滑。质脆，易折断，断面略呈角质样，半透明，可见灰白色点状或短线状维管束迹。气微，味微涩、微有麻舌感。[《北京市中药饮片炮制规范（2008 年版）》]

【功能主治】燥湿化痰。用于痰湿咳嗽，胃脘痞满，痰涎凝聚，咯吐不出。

【用法用量】3～9g。

【使用注意】不宜与川乌、制川乌、草乌、制草乌、附子同用。

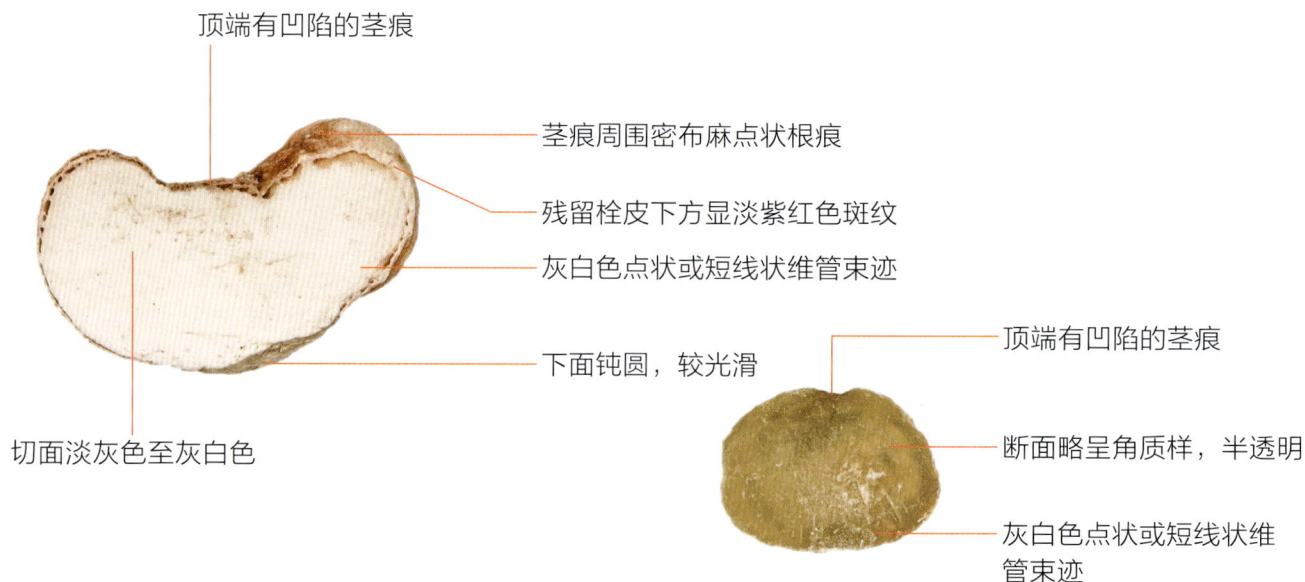

顶端有凹陷的茎痕
茎痕周围密布麻点状根痕
残留栓皮下方显淡紫红色斑纹
灰白色点状或短线状维管束迹
下面钝圆，较光滑
切面淡灰色至灰白色

清半夏 [《中华人民共和国药典（2020 年版）》]

顶端有凹陷的茎痕
断面略呈角质样，半透明
灰白色点状或短线状维管束迹

清半夏 [《北京市中药饮片炮制规范（2008 年版）》]

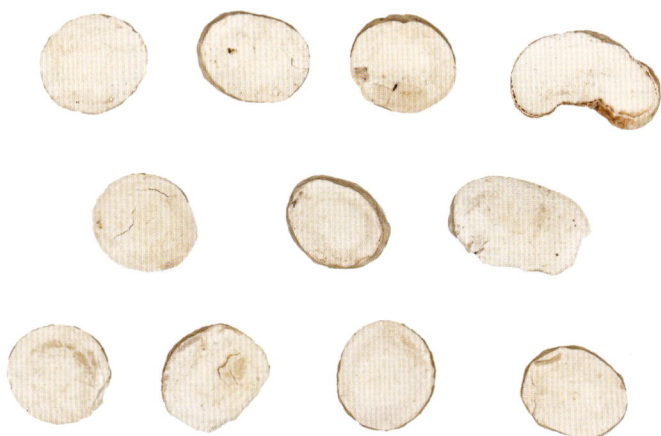

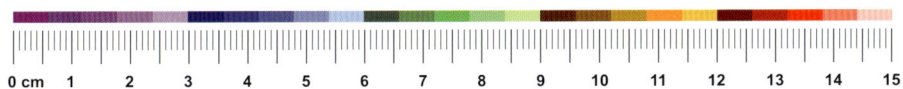

清半夏

产地：四川（栽培）

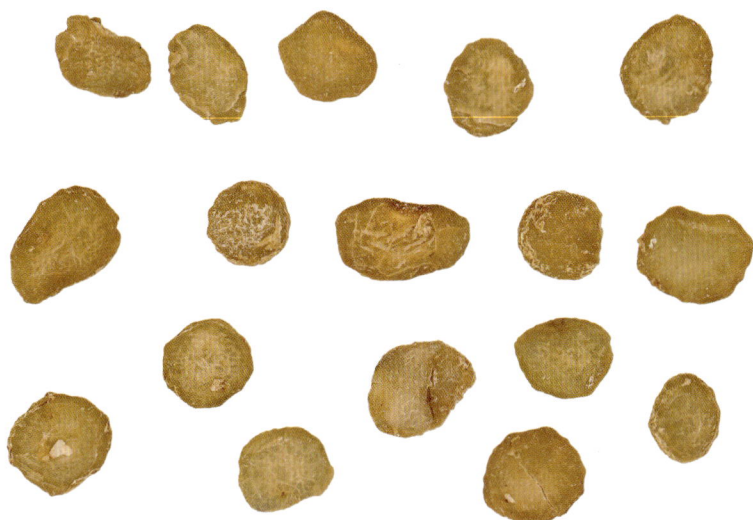

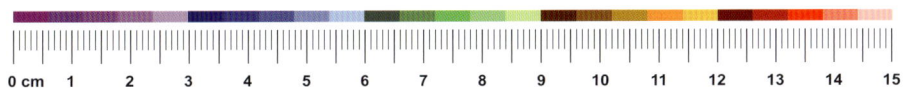

清半夏

产地：四川（栽培）

【炮制依据】《北京市
中药饮片炮制规范
（2008 年版）》

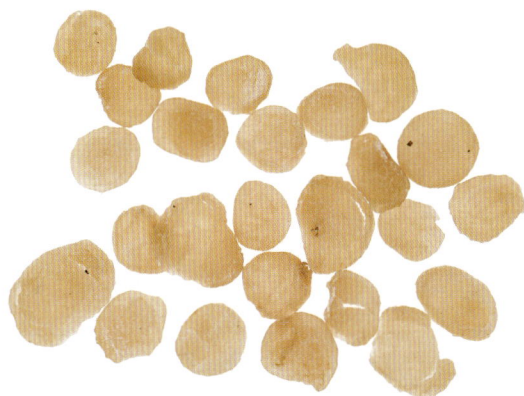

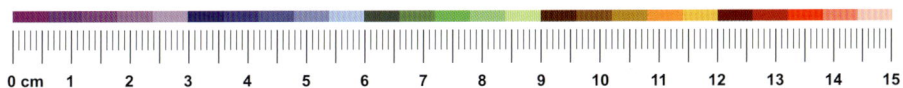

清半夏

产地：甘肃（栽培）

【炮制依据】《北京市
中药饮片炮制规范
（2008 年版）》

清半夏（侧芽）

半夏部分栽培品长有少数不规则的小侧芽，易与虎掌南星（掌叶半夏）、山珠半夏等品种混淆。

虎掌南星（掌叶半夏）｜天南星科植物掌叶半夏 *Pinellia pedatisecta* Schott. 的块茎。表面类白色或淡黄棕色，顶端有深陷的穴状茎痕，位置不定，茎痕周边生有数个扁球形的侧芽，大多处于同一平面上，形如虎爪。麻点状根痕与未发育的球状侧芽交错，极不规则。

山珠半夏（山珠南星）｜天南星科植物山珠南星 *Arisaema yumanensis* Buchet 的块茎。块茎直径 1.5cm 左右，表面黄色较深，顶端有较明显而大的凹陷茎痕，周围有麻点状根痕，侧芽较小，多生于侧面。

半夏｜天南星科植物半夏 *Pinellia ternata*（Thunb.）Breit. 的块茎，凹陷的茎痕生于块茎顶端，周围密布麻点状根痕；偶有 1～3 个大小不一的侧芽，无序着生，常不在一个平面。

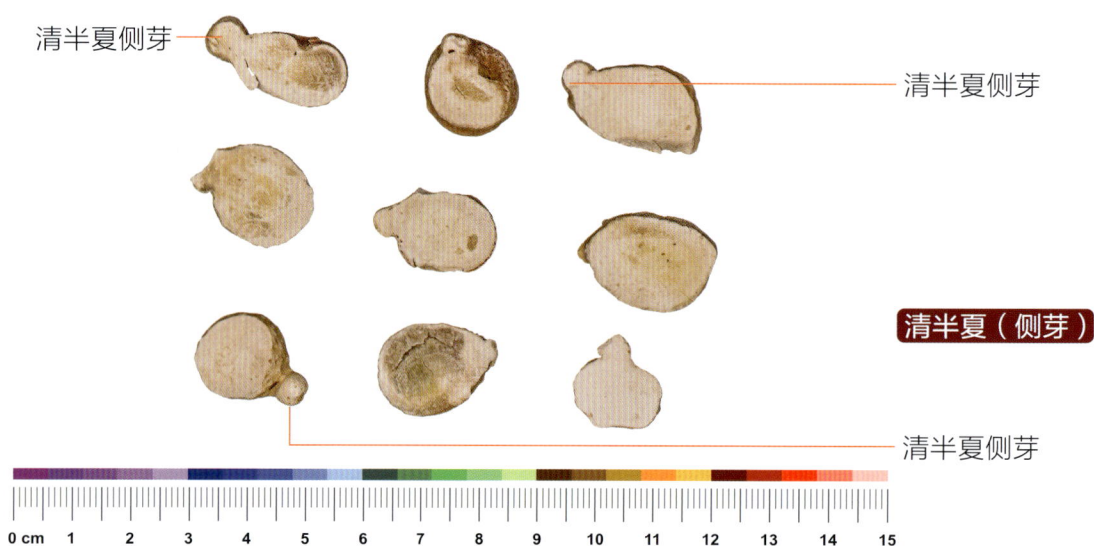

清半夏侧芽
清半夏侧芽
清半夏（侧芽）
清半夏侧芽

0 cm 1 2 3 4 5 6 7 8 9 10 11 12 13 14 15

清半夏（黑斑）

清半夏饮片中心出现黑色斑块，与标准不符，疑似原植物霉变等因素导致。

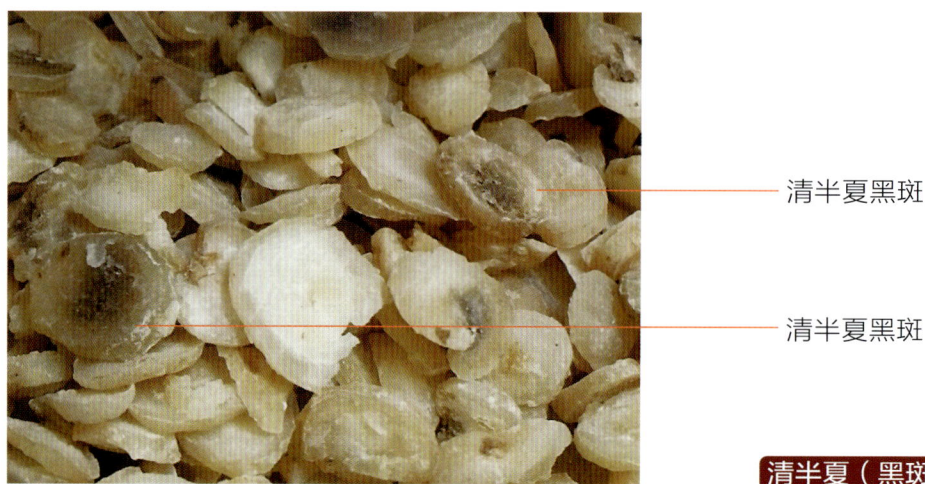

清半夏黑斑
清半夏黑斑
清半夏（黑斑）

清半夏（白心儿）

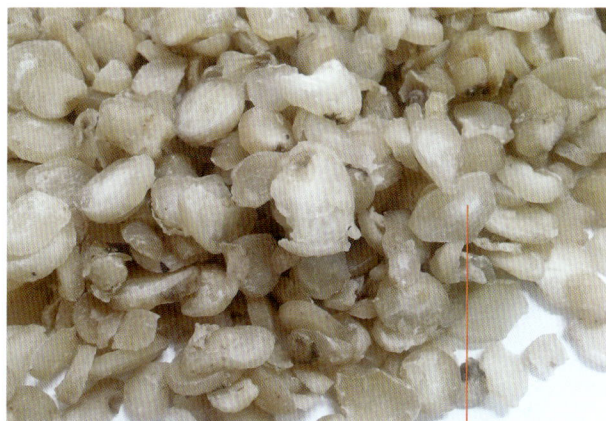

清半夏饮片中心出现白色斑块，与标准不符，疑似产地加工或炮制不当所致。

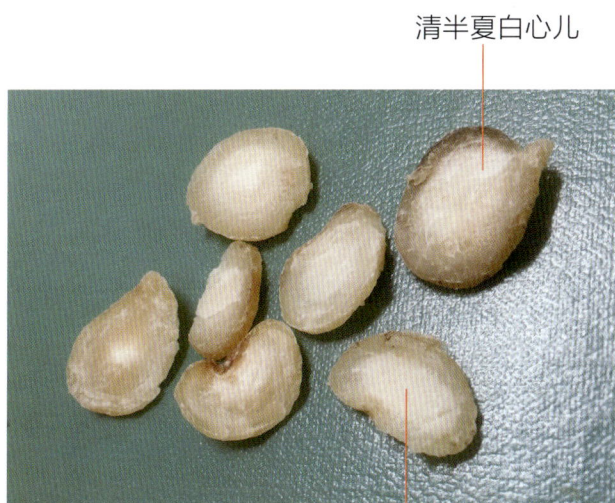

清半夏白心儿

清半夏（白心儿）

清半夏白心儿

清半夏（白心儿）

清半夏白心儿

水半夏（易混品）

【基　　原】天南星科植物水半夏（物鞭檐犁头尖）*Typhonlum flagelliforme*（Lodd.）Blume. 的干燥块茎，多呈半球形、圆锥形或椭球形，直径为 0.5～1.5cm，质坚实，断面白色，富粉性。气微，味辛辣，麻舌而刺喉。

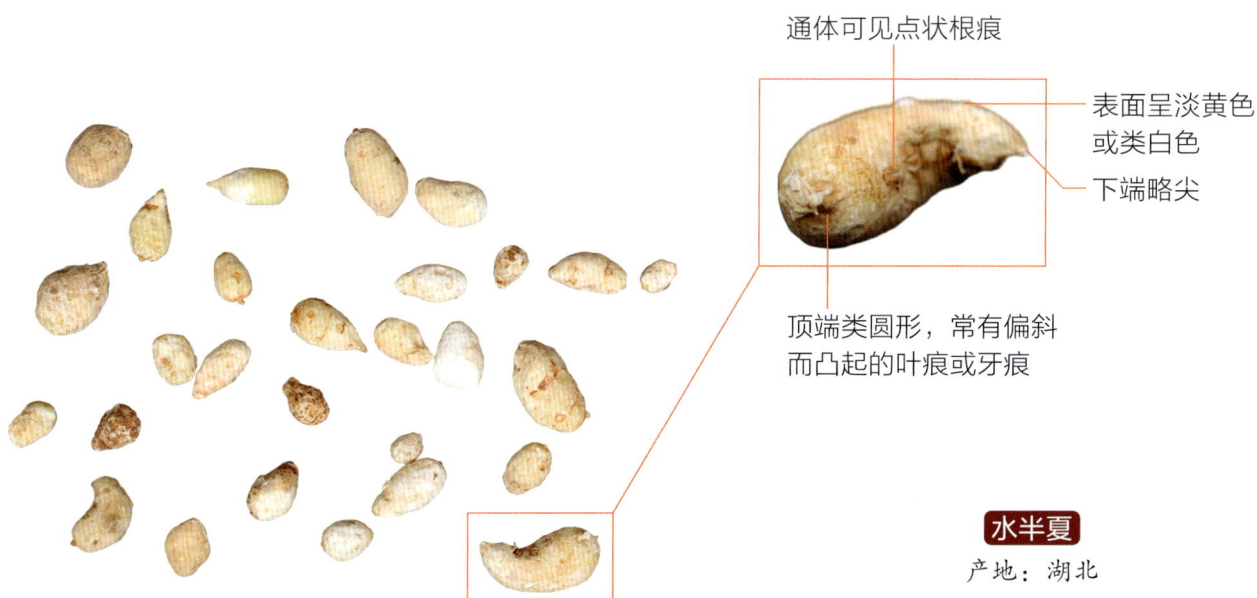

通体可见点状根痕

表面呈淡黄色或类白色

下端略尖

顶端类圆形，常有偏斜而凸起的叶痕或牙痕

水半夏

产地：湖北

【炮制依据】《天津市中药饮片炮制规范（2012 年版）》

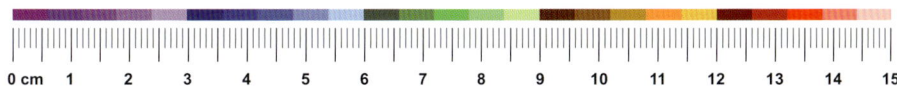

姜半夏

【基　　原】天南星科植物半夏 *Pinellia ternata* (Thunb.) Breit. 干燥块茎的炮制品。

【采收加工】夏、秋二季采挖，洗净，除去外皮和须根，晒干。

【主要产地】主产于四川、甘肃、山西等地。

【炮制方法】取净半夏，大小分开，用水浸泡至内无干心时，取出；另取生姜切片煎汤，加白矾与半夏共煮透，取出，晾干，或晾至半干，干燥；或切薄片，干燥。每 100kg 净半夏，用生姜 25kg、白矾 12.5kg。

【饮片性状】本品呈片状、不规则颗粒状或类球形。表面棕色至棕褐色。质硬脆，断面淡黄棕色，常具角质样光泽。气微香，味淡、微有麻舌感，嚼之略黏牙。

【功能主治】温中化痰，降逆止呕。用于痰饮呕吐，胃脘痞满。

【用法用量】3～9g。

【使用注意】不宜与川乌、制川乌、草乌、制草乌、附子同用。

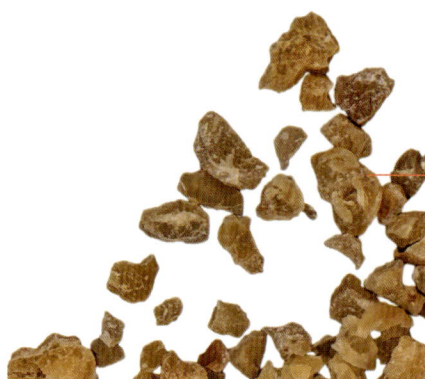

断面淡黄棕色，常具角质样光泽

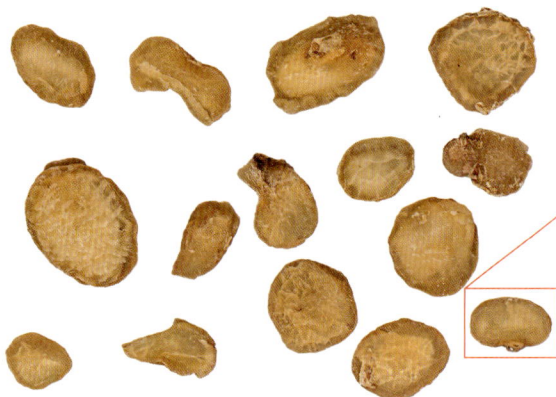

姜半夏（颗粒）

顶端有凹陷的茎痕

断面淡黄棕色，常具角质样光泽

下面钝圆，较光滑

姜半夏（切片）

姜半夏

产地：广西（栽培）

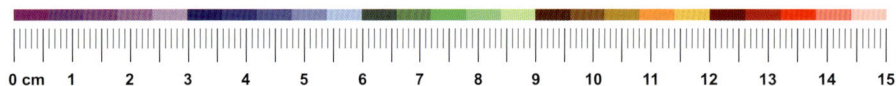

0 cm　1　2　3　4　5　6　7　8　9　10　11　12　13　14　15

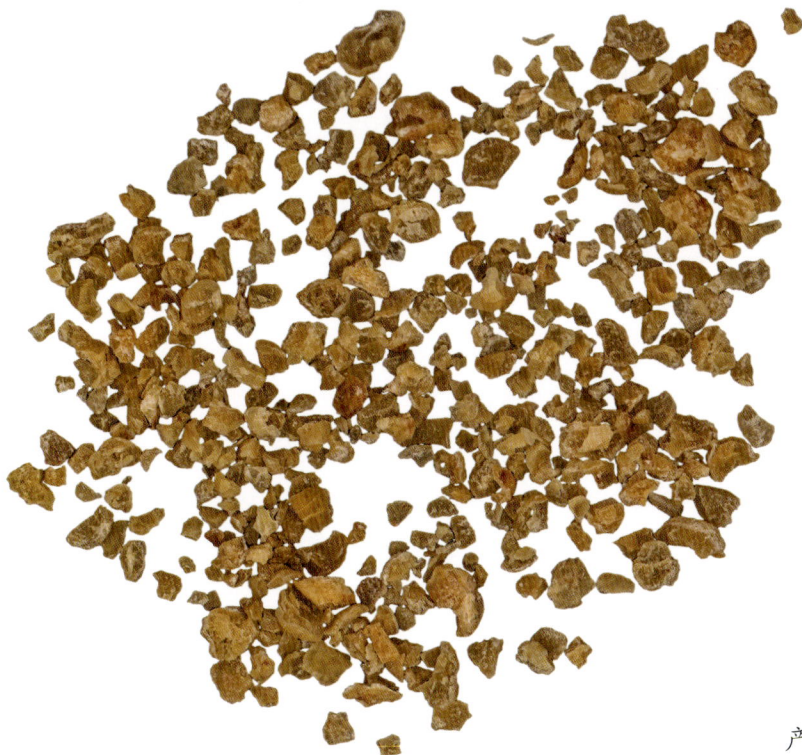

产地：四川（栽培）

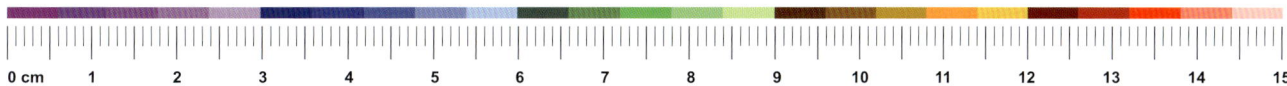

姜半夏（侧芽）

半夏块茎偶有 1～3 个大小不一的侧芽，无序着生，常不在一个平面。

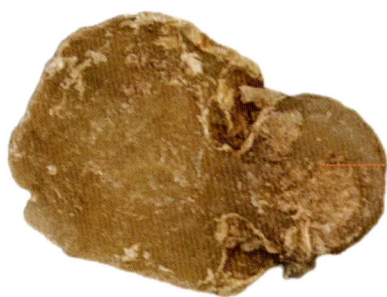

姜半夏的侧芽

姜半夏（侧芽）

防风

【基　　原】伞形科植物防风 *Saposhnikovia divaricata*（Turcz.）Schischk. 的干燥根。

【采收加工】春、秋二季采挖未抽花茎植株的根，除去须根和泥沙，晒干。

【主要产地】东北及内蒙古为防风的道地产区，甘肃、青海、宁夏、陕西、河南、河北亦产。

【炮制方法】除去杂质，洗净，润透，切厚片，干燥。

【饮片性状】本品为圆形或椭圆形的厚片，直径0.5～2cm。外表皮灰棕色或棕褐色，有纵皱纹、有的可见横长皮孔样突起，近根头部可见密集的环纹或残存的毛状叶基，切面皮部棕黄色至棕色，木部黄色，形似传说中凤凰的眼睛，习称"凤眼圈"。有裂隙，具放射状纹理。气特异，味微甘。

【功能主治】祛风解表，胜湿止痛，止痉。用于感冒头痛，风湿痹痛，风疹瘙痒，破伤风。

【用法用量】5～10g。

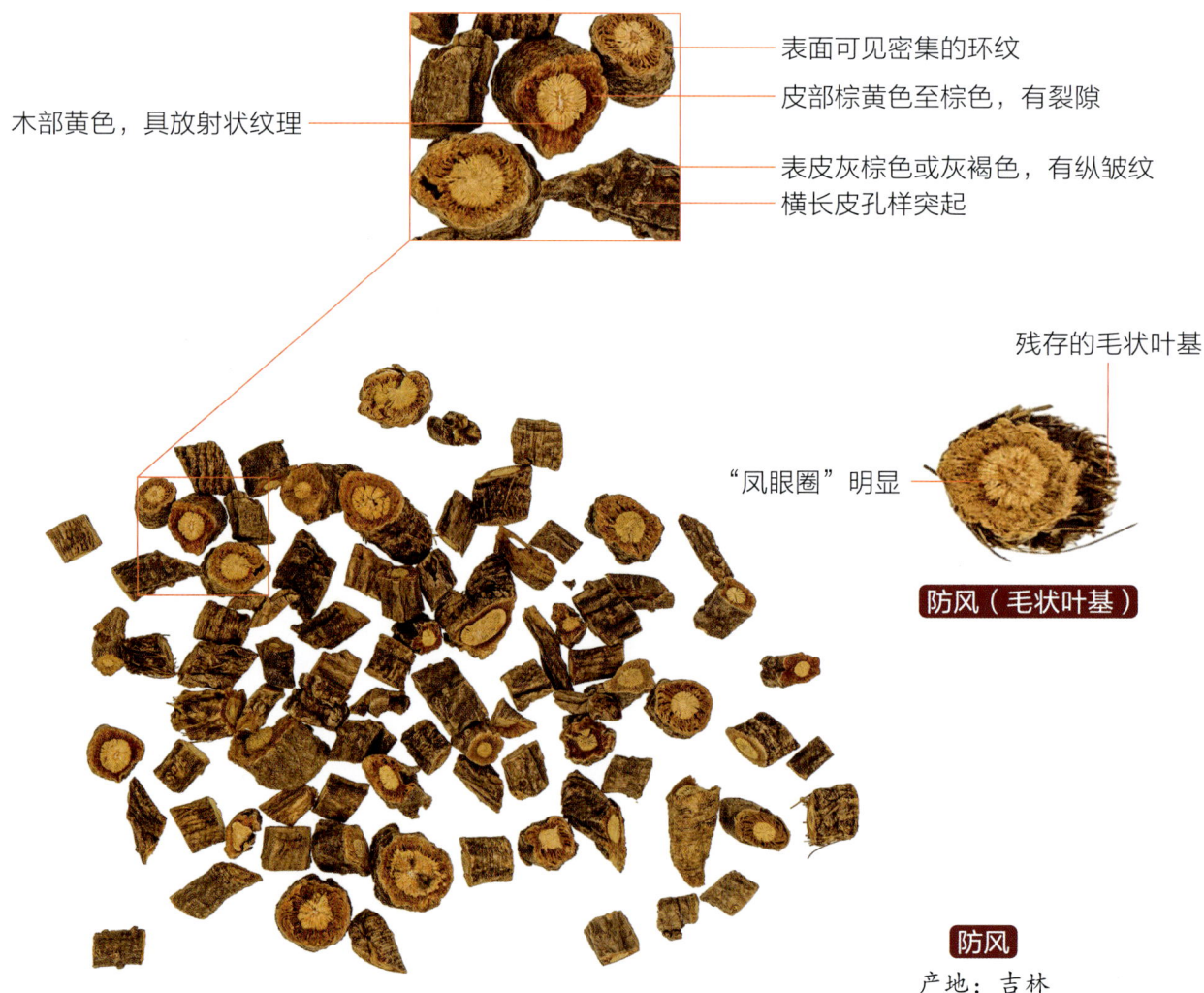

木部黄色，具放射状纹理

表面可见密集的环纹

皮部棕黄色至棕色，有裂隙

表皮灰棕色或灰褐色，有纵皱纹
横长皮孔样突起

残存的毛状叶基

"凤眼圈"明显

防风（毛状叶基）

防风

产地：吉林

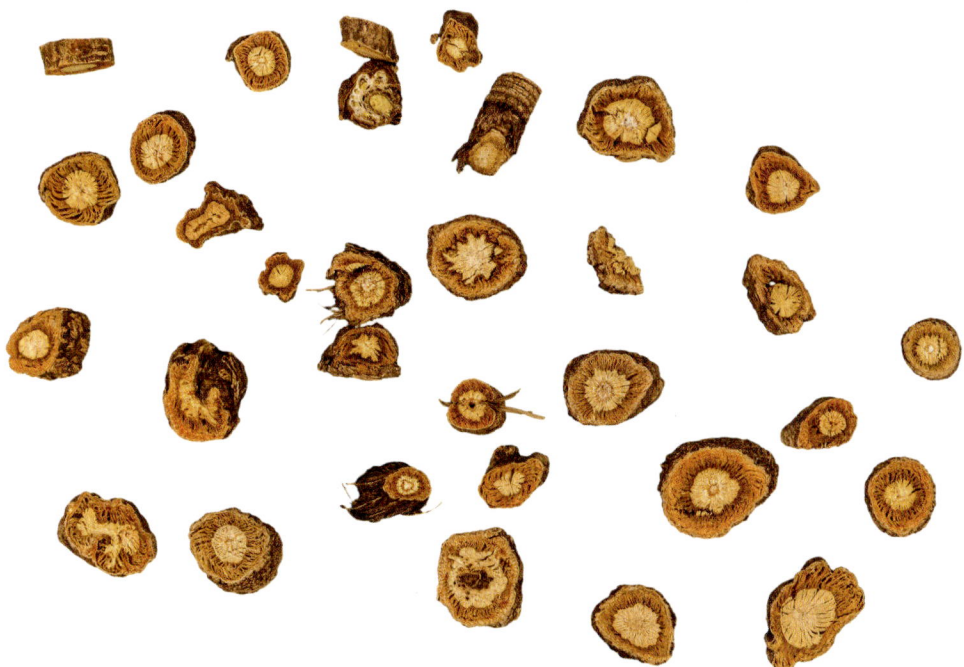

防风

产地：黑龙江

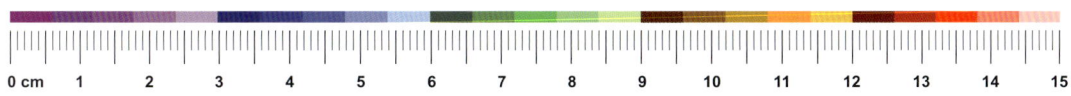

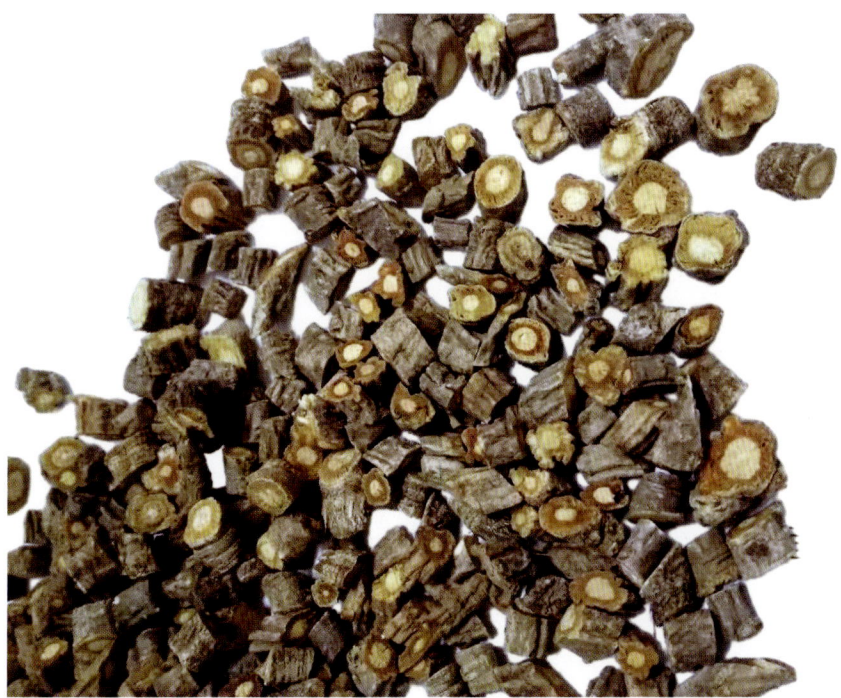

防风

产地：山西（仿野生）

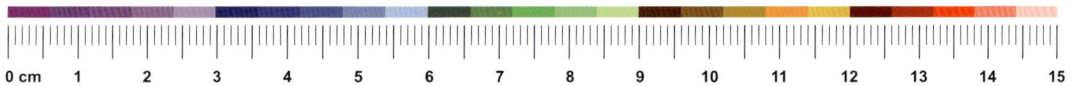

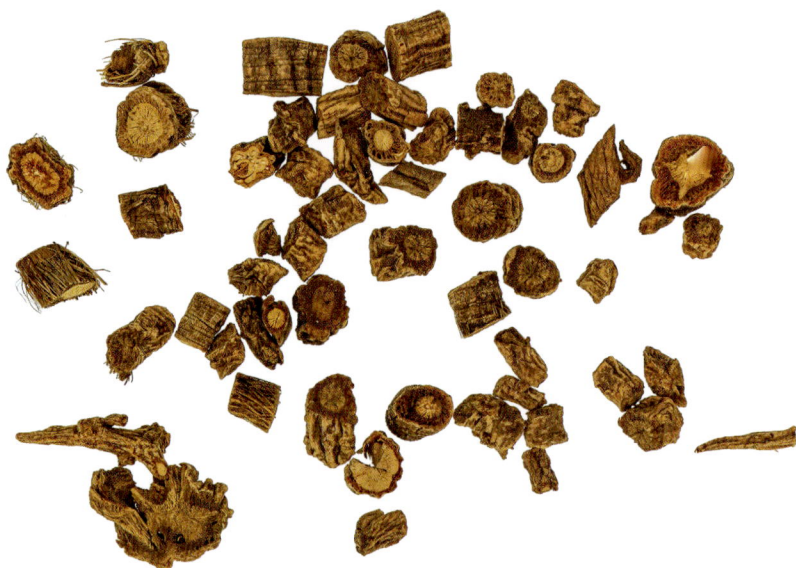

防风

产地：辽宁

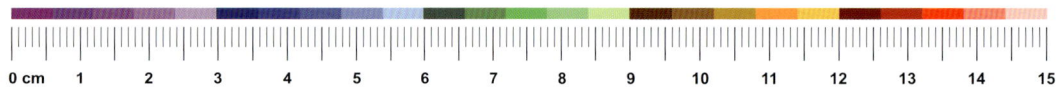

栽培防风

家种防风直径通常大于野生品，外表面黄白色或米黄色，切面裂隙不明显，外观性状与《中华人民共和国药典（2020 年版）》描述不符。

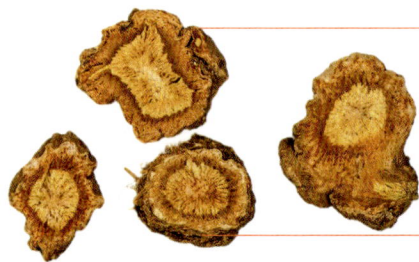

表面黄白色，稍粗糙，蚯蚓头不明显，根头部有稀疏环

少见残存毛状叶基

栽培防风

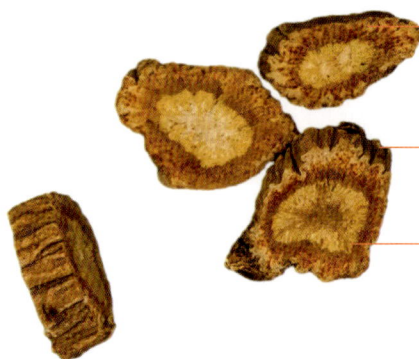

切面较平坦，木质部浅黄，皮部类白色，裂隙不明显

表面通体有纵皱纹

切面菊花心色浅，"凤眼圈"不明显

栽培防风（切面）

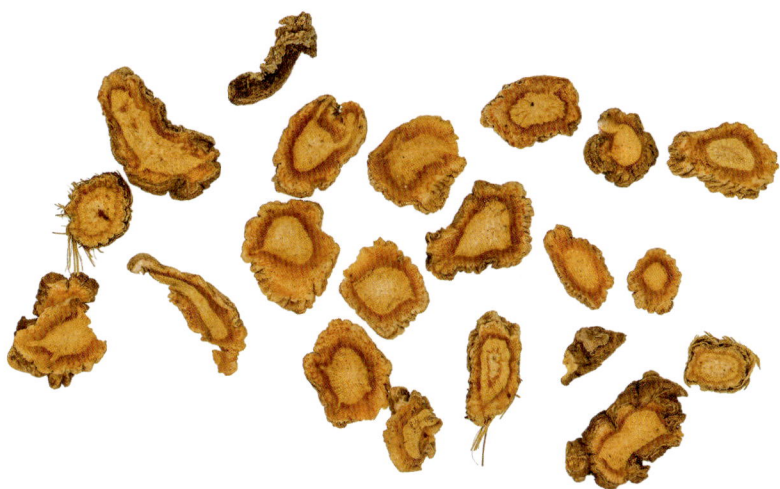

栽培防风
产地：河北

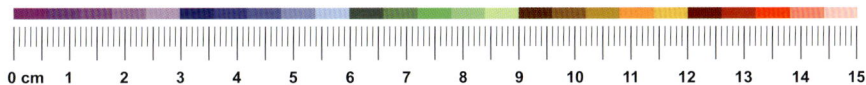

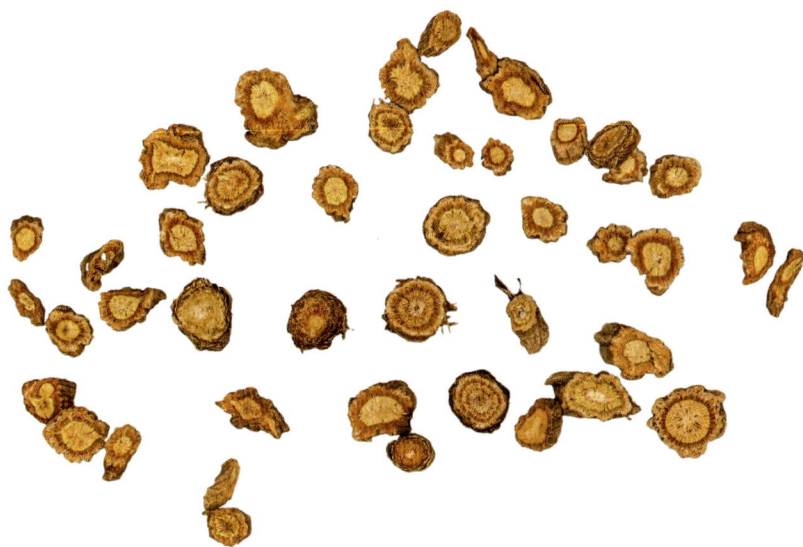

栽培防风
产地：黑龙江

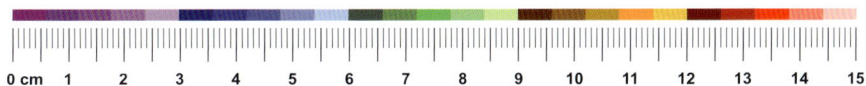

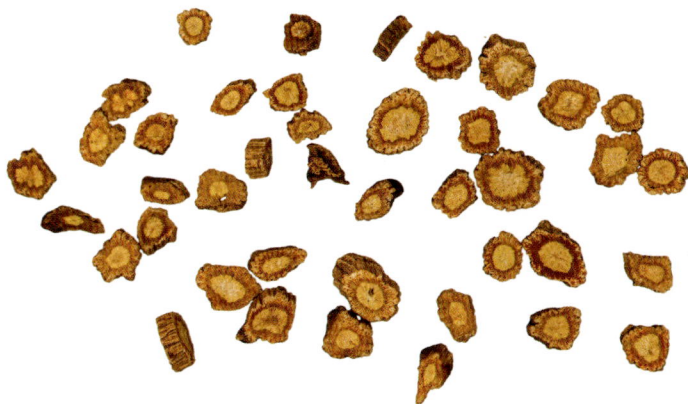

栽培防风
产地：内蒙古

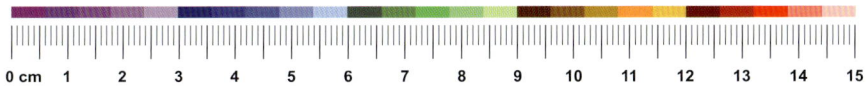

防己

【基　　原】防己科植物粉防己 *Stephania tetrandra* S. Moore 的干燥根。

【采收加工】秋季采挖，洗净，除去粗皮，晒至半干，切段，个大者再纵切，干燥。

【主要产地】主产于东北、华北、华东及陕西、宁夏、甘肃、山东等地。

【炮制方法】除去杂质，稍浸，洗净，润透，切厚片，干燥。

【饮片性状】本品为类圆形或半圆形的厚片，直径1～5cm，表面淡灰黄色，在弯曲处常呈深陷横沟而成结节状的瘤块样。体重，质坚实，断面平坦，灰白色，富粉性，有排列较稀疏的放射状纹理。气微，味苦。

【功能主治】祛风止痛，利水消肿。用于风湿痹痛，水肿脚气，小便不利，湿疹疮毒。

【用法用量】5～10g。

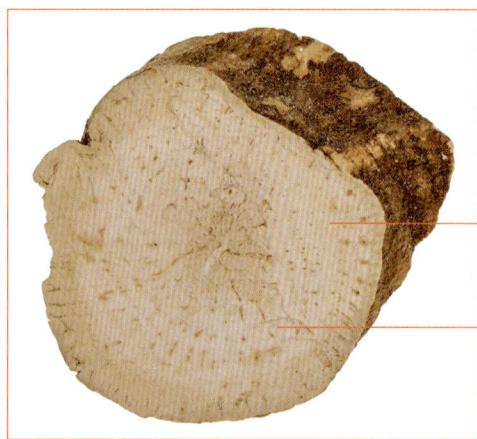

切面有排列较稀疏的放射状纹理

切面平坦，灰白色，富粉性

防己（切面）

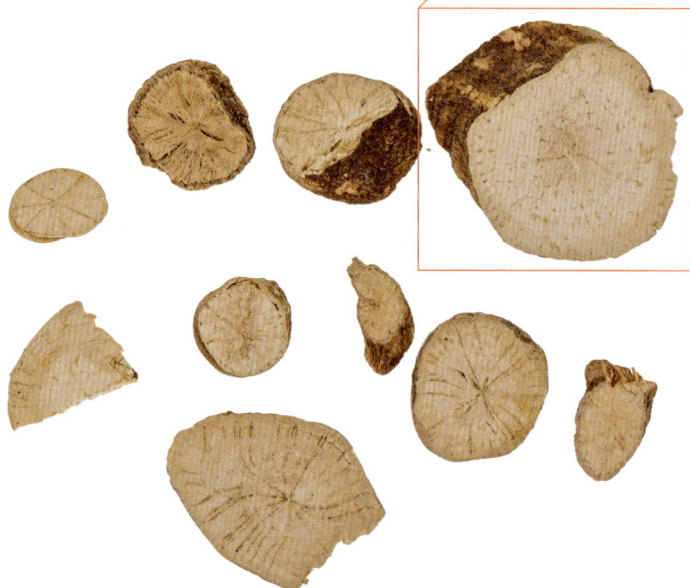

防己

产地：内蒙古（栽培）

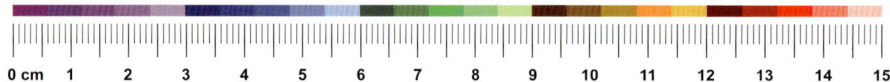

0 cm　1　2　3　4　5　6　7　8　9　10　11　12　13　14　15

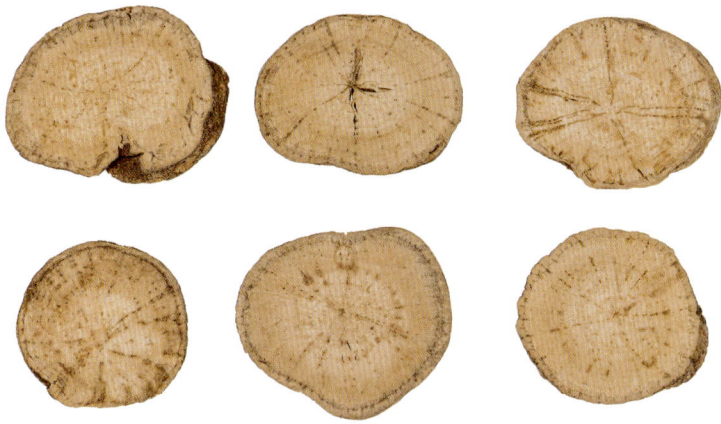

防己

产地：浙江（栽培）

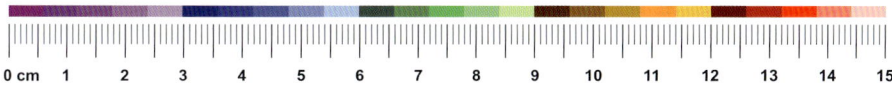

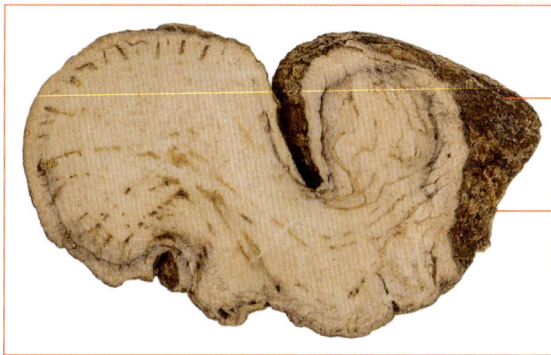

表面在弯曲处有深陷横沟而成结节
状的瘤块样

表面淡灰黄色

防己（表面）

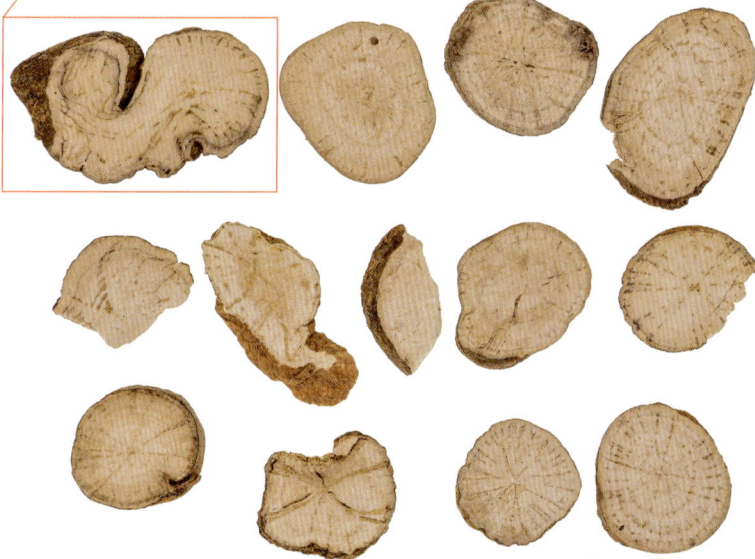

防己

产地：江西（栽培）

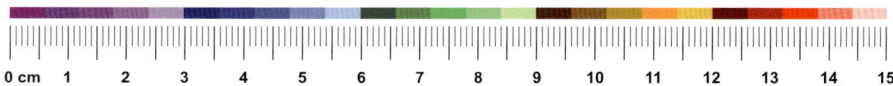

木防己（易混品）

【基　原】防己科木防己属植物木防己 *Coculus trilobus*（Thunb.）DC. 的根。

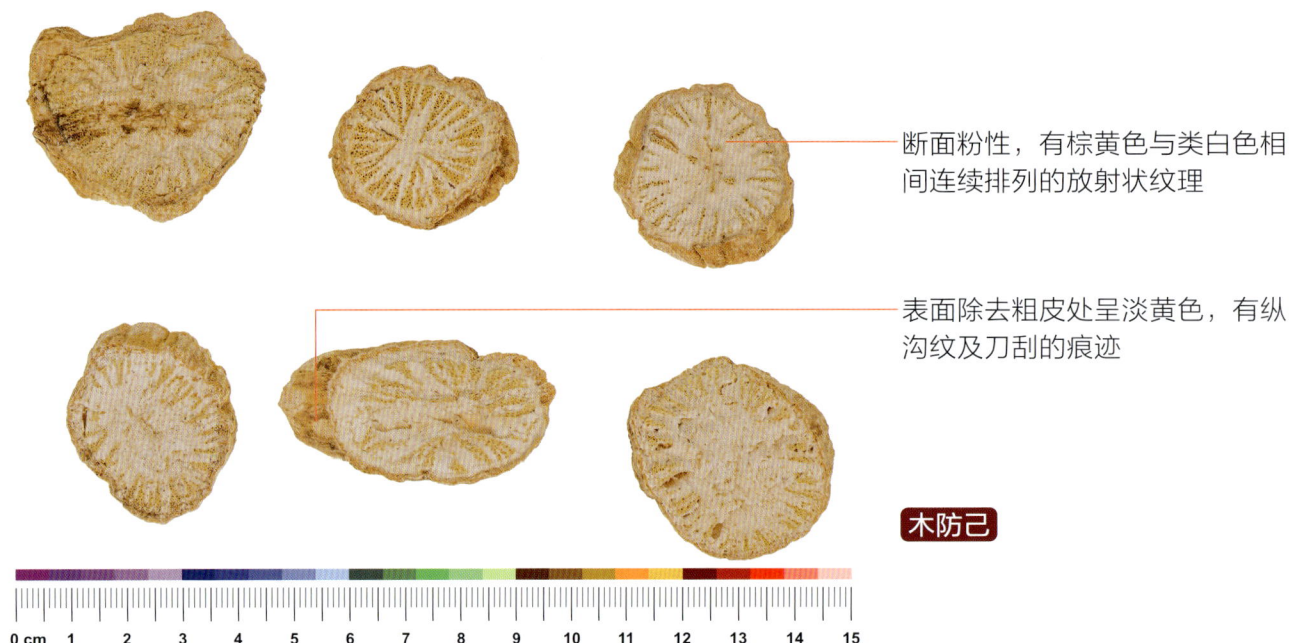

断面粉性，有棕黄色与类白色相间连续排列的放射状纹理

表面除去粗皮处呈淡黄色，有纵沟纹及刀刮的痕迹

木防己

瘤枝微花藤（易混品）

【基　原】茶茱萸科微花属植物瘤枝微花藤 *lodts vitiginea.*（Hanca）Helnsl 的干燥根。

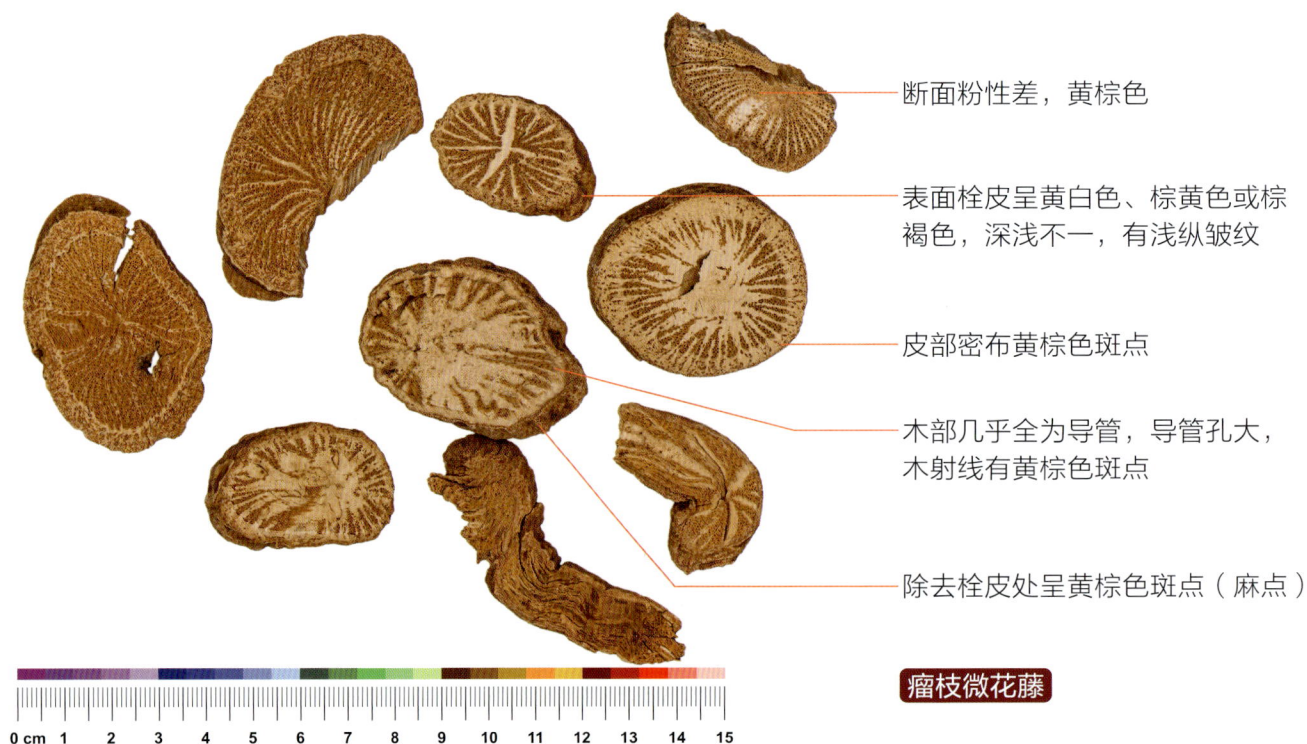

断面粉性差，黄棕色

表面栓皮呈黄白色、棕黄色或棕褐色，深浅不一，有浅纵皱纹

皮部密布黄棕色斑点

木部几乎全为导管，导管孔大，木射线有黄棕色斑点

除去栓皮处呈黄棕色斑点（麻点）

瘤枝微花藤

粉萆薢

【基　　原】薯蓣科植物粉背薯蓣 *Dioscorea hypoglauca* Palibin 的干燥根茎。

【采收加工】秋、冬二季采挖，除去须根，洗净，切薄片，晒干。

【主要产地】主产于安徽、浙江、江西、福建等地。

【炮制方法】除去杂质，洗净，干燥。

【饮片性状】本品为不规则的薄片，边缘不整齐，大小不一，厚约 0.5mm。有的有棕黑色或灰棕色的外皮。切面黄白色或淡灰棕色，维管束呈小点状散在。质松，略有弹性，易折断，新断面近外皮处显淡黄色。气微，味辛、微苦。

【功能主治】利湿去浊，祛风除痹。用于膏淋，白浊，白带过多，风湿痹痛，关节不利，腰膝疼痛。

【用法用量】9～15g。

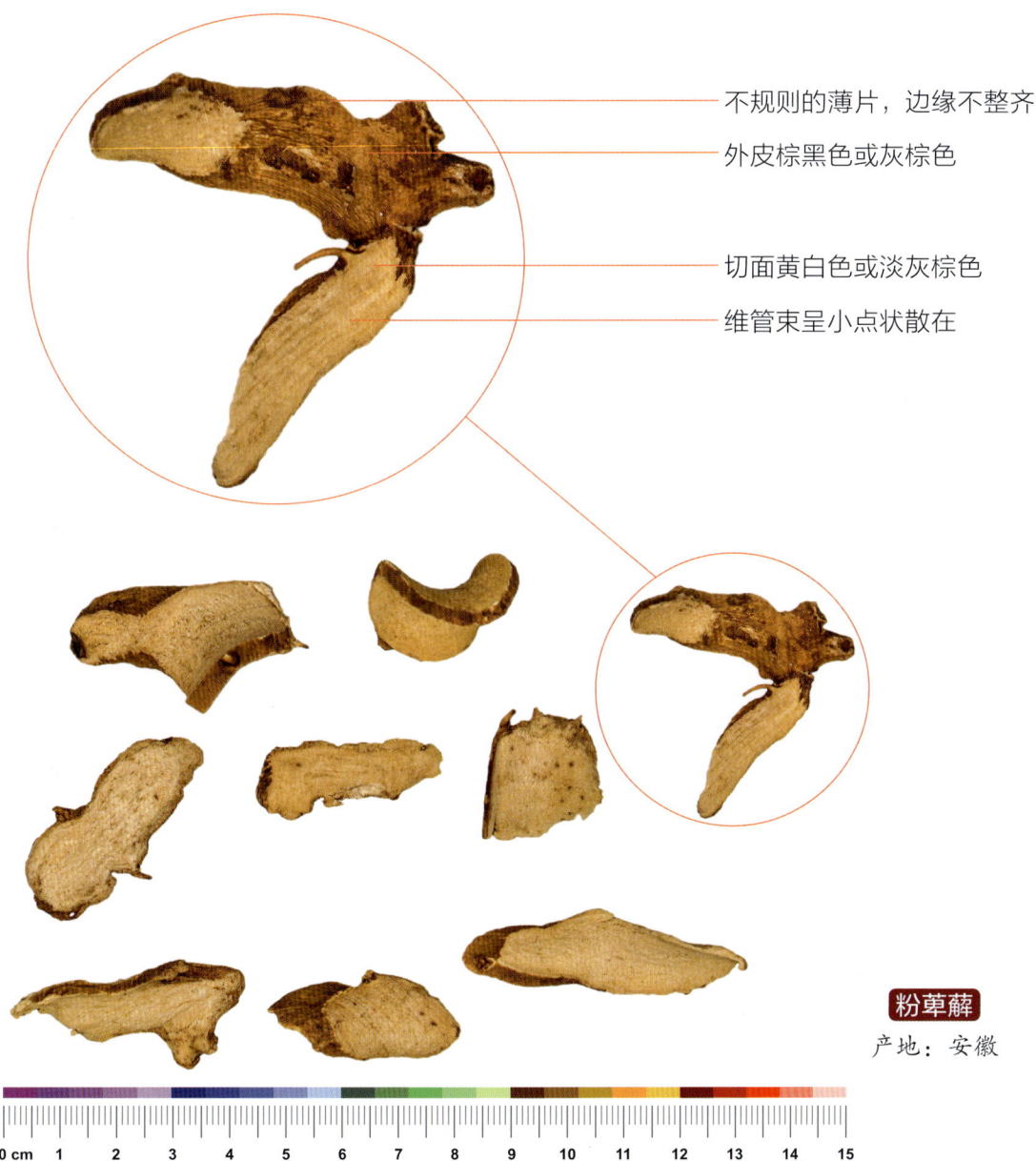

不规则的薄片，边缘不整齐

外皮棕黑色或灰棕色

切面黄白色或淡灰棕色

维管束呈小点状散在

粉萆薢
产地：安徽

0 cm 1 2 3 4 5 6 7 8 9 10 11 12 13 14 15

麸炒苍术

【基　原】菊科植物茅苍术 *Atractylodes lancea* (Thunb.) DC. 或北苍术 *Atractylodes chinensis* (DC.) Koidz. 干燥根茎的炮制加工品。

【采收加工】春、秋二季采挖，除去泥沙，晒干，撞去须根。

【主要产地】主产于黑龙江、辽宁、吉林、内蒙古、河北、山西、甘肃、江苏、浙江等地。

【炮制方法】取苍术片，麸炒法炒至表面深黄色。

【饮片性状】本品为不规则类圆形或条形厚片，直径1~4cm，外表皮黄棕色至棕褐色，除去外皮者呈黄褐色，有皱纹、横曲纹及残留须根，有时可见根痕，顶端具茎痕或残留茎基。切面深黄色，散有多数棕褐色油室，有的可析出白色细针状结晶。气香特异，有焦香气，味微甘、辛、苦。

【功能主治】燥湿健脾，祛风散寒，明目。用于湿阻中焦，脘腹胀满，泄泻，水肿，脚气痿躄，风湿痹痛，风寒感冒，夜盲，眼目昏涩。

【用法用量】3~9g。

顶端具茎痕或残留茎基

外表皮黄棕色至棕褐色，除去外皮者呈黄褐色

切面深黄色，散有多数棕褐色油室

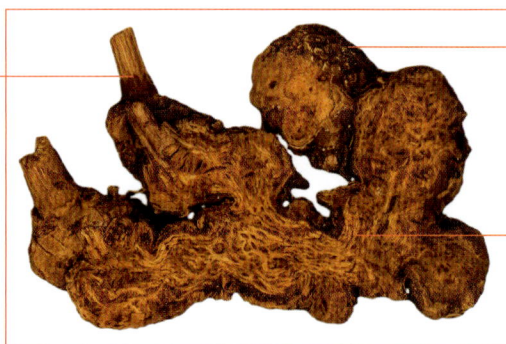

麸炒苍术（切面）

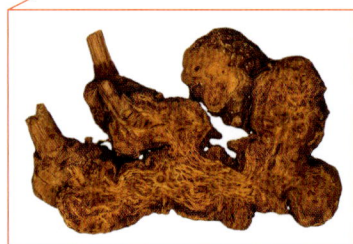

须根痕

残留须根

表面可见皱纹、横曲纹

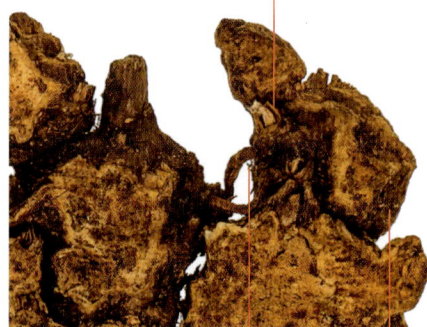

麸炒苍术（须根）

麸炒苍术

产地：河北（栽培）

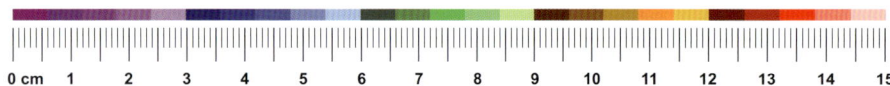

0 cm　1　2　3　4　5　6　7　8　9　10　11　12　13　14　15

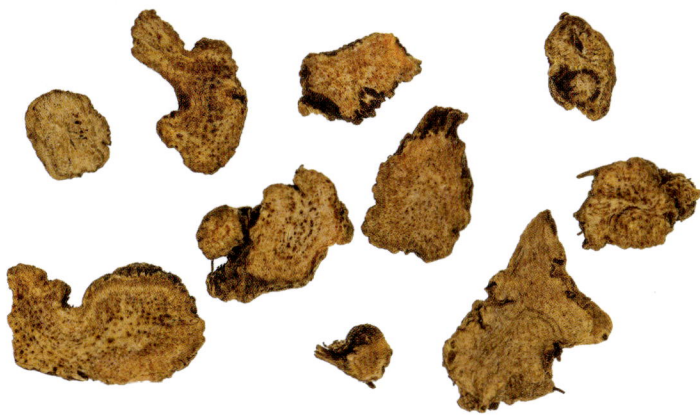

产地：江苏（栽培）

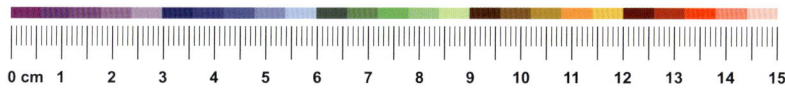

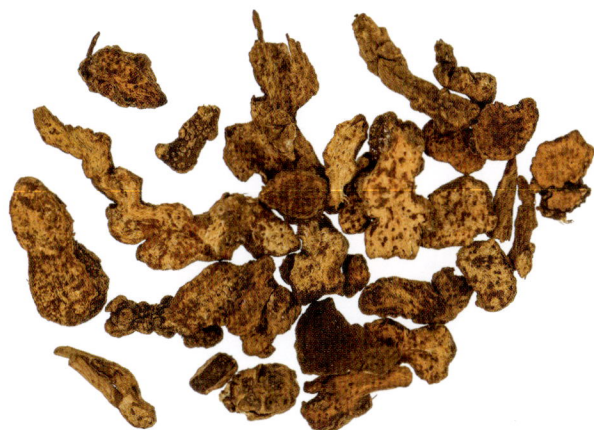

麸炒苍术

产地：内蒙古（栽培）

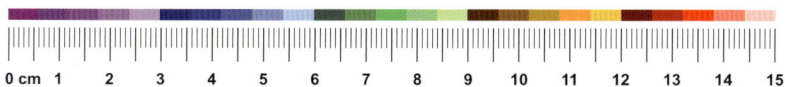

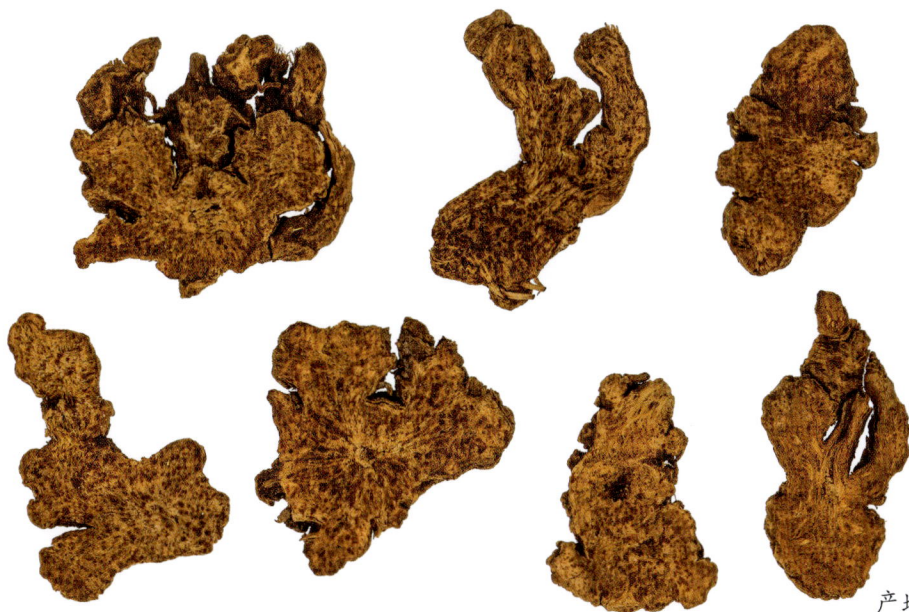

麸炒苍术

产地：黑龙江（栽培）

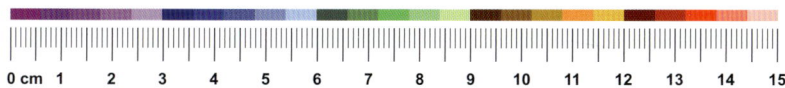

佛手参

【基　　原】兰科植物手参 *Gymnadenia conopsea* R.Br. 的干燥块茎。

【采收加工】夏、秋二季采挖，除去须根及泥沙，置沸水中烫或煮至内无白心，晒干。

【主要产地】主产于西藏、青海、四川等地。

【炮制方法】取原药材，除去杂质。

【饮片性状】本品略呈手掌状，长 1～4.5cm，直径 1～3cm，表面淡黄色至褐色，有细纵纹，顶端有茎的残基或残痕，其周围有点状须根痕。下部有 2～12 指状分枝，分枝长 0.3～2.5cm，直径 0.2～0.8cm。质坚硬，不易折断。断面黄白色，角质样。气微，味淡，嚼之发黏。

【功能主治】补益气血，生津止渴。用于久病体虚，肺虚咳嗽，失血，久泻，阳痿。

【用法用量】3～9g。

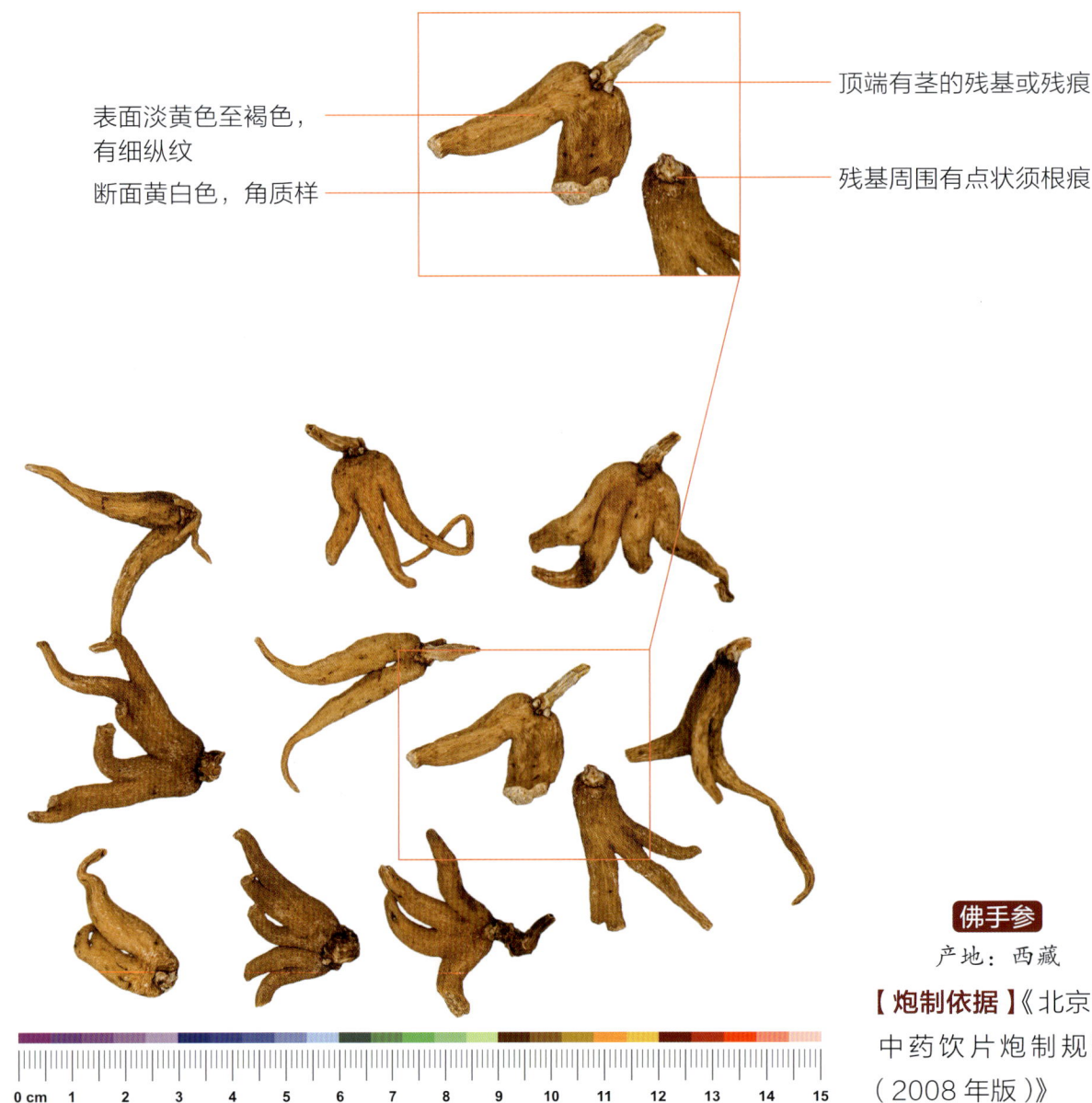

表面淡黄色至褐色，有细纵纹

断面黄白色，角质样

顶端有茎的残基或残痕

残基周围有点状须根痕

佛手参

产地：西藏

【炮制依据】《北京市中药饮片炮制规范（2008 年版）》

甘草

【基　　原】豆科植物甘草 *Glycyrrhiza uralensis* Fisch.、胀果甘草 *Glycyrrhiza inflata* Bat. 或光果甘草 *Glycyrrhiza glabra* L. 的干燥根和根茎。

【采收加工】春、秋二季采挖，除去须根，晒干。

【主要产地】**甘草** ｜ 主产于内蒙古、河北、山西、甘肃、山东等地，蒙古国及俄罗斯也有分布。

胀果甘草 ｜ 主产于内蒙古、甘肃和新疆，哈萨克斯坦、乌兹别克斯坦、土库曼斯坦、吉尔吉斯斯坦及塔吉克斯坦也有分布。

光果甘草 ｜ 产于新疆、甘肃、内蒙古、山西等地，国外主要分布于哈萨克斯坦、乌兹别克斯坦、土库曼斯坦、吉尔吉斯斯坦、塔吉克斯坦及俄罗斯等地区。

【炮制方法】除去杂质，洗净，润透，切厚片，干燥。

【饮片性状】**甘草** ｜ 本品呈类圆形或椭圆形的厚片，直径 0.6～3.5cm，表面红棕色或灰棕色，具显著的纵皱纹、沟纹、皮孔及稀疏的细根痕。外皮松紧不一。质坚实，具粉性，切面略显纤维性，中心黄白色，有形成层环及明显放射状纹理，有的有裂隙。气微，味甜而特殊。根茎表面偶见芽痕，断面中部有髓。气微，味甜而特殊。

胀果甘草 ｜ 外皮粗糙，多为灰棕色或灰褐色。质坚硬，木质纤维多，粉性小。根茎偶见不定芽，多而粗大。

光果甘草 ｜ 外皮不粗糙，多为灰棕色，皮孔细而不明显。

【功能主治】补脾益气，清热解毒，祛痰止咳，缓急止痛，调和诸药。用于脾胃虚弱，倦怠乏力，心悸气短，咳嗽痰多，脘腹、四肢挛急疼痛，痈肿疮毒，缓解药物毒性、烈性。

【用法用量】2～10g。

【使用注意】不宜与海藻、京大戟、红大戟、甘遂、芫花同用。

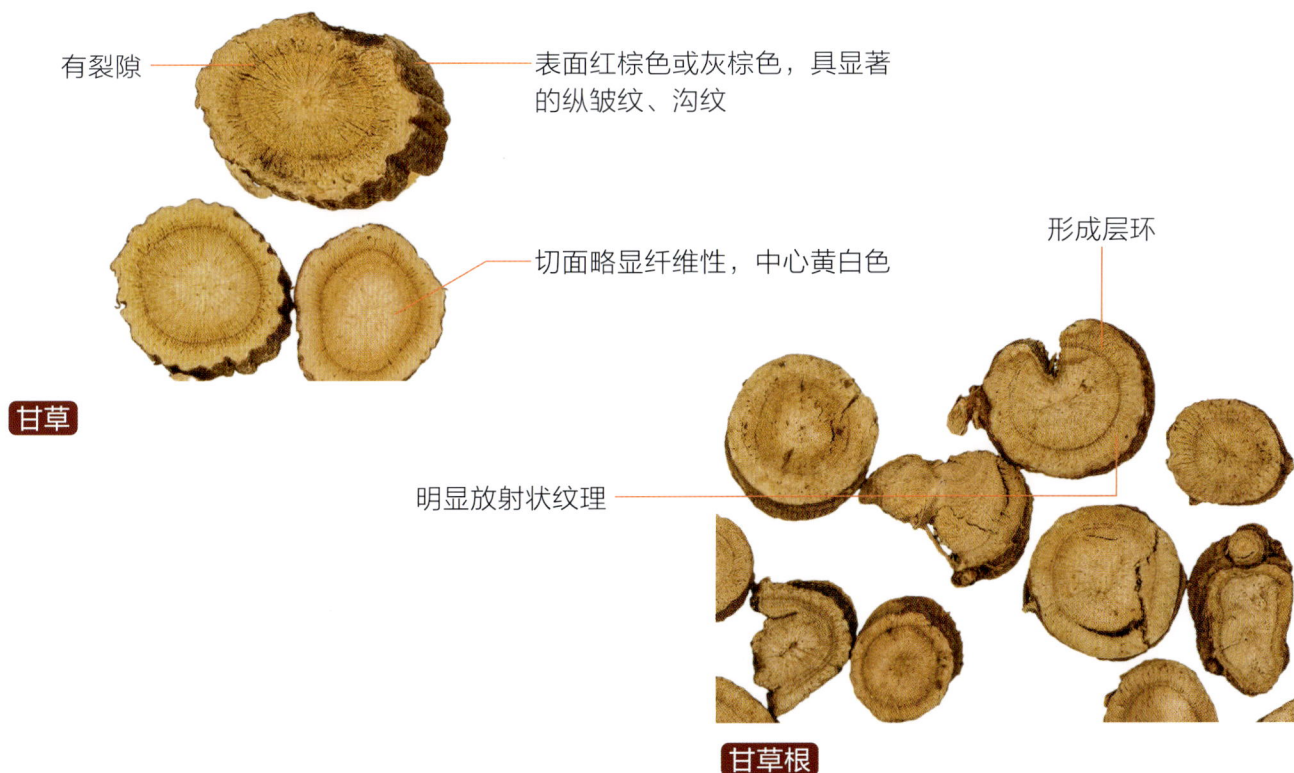

有裂隙

表面红棕色或灰棕色，具显著的纵皱纹、沟纹

切面略显纤维性，中心黄白色

形成层环

甘草

明显放射状纹理

甘草根

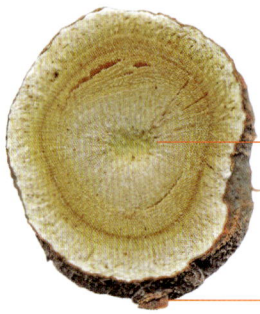

—— 根茎断面中部有髓

—— 根茎表面偶见芽痕

甘草根茎

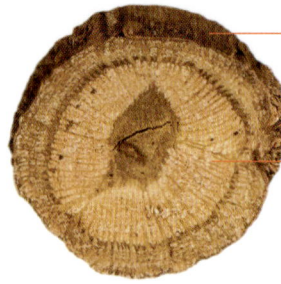

—— 胀果甘草外皮粗糙，
灰棕色或灰褐色

—— 根茎偶见不定芽

—— 木质纤维多，粉性小

胀果甘草

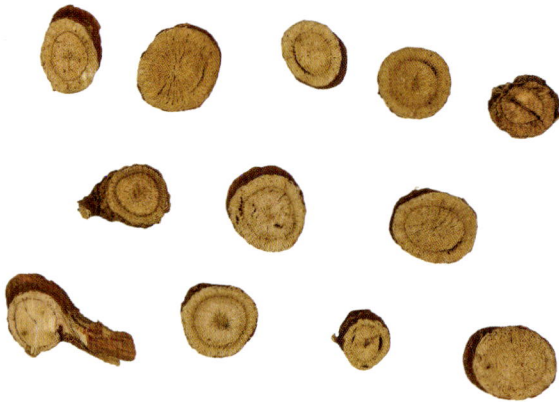

甘草

产地：新疆

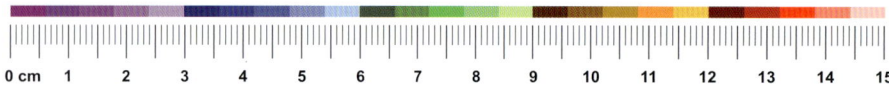

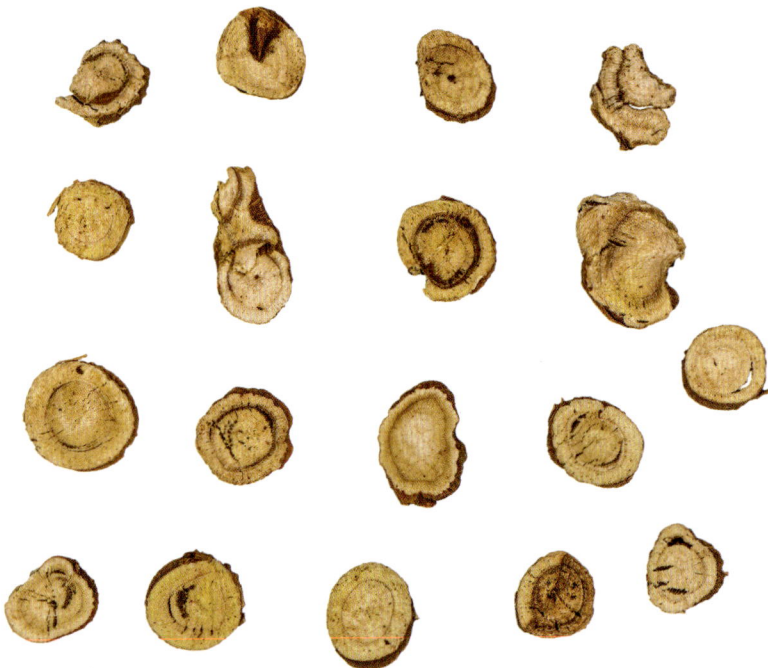

甘草

产地：甘肃

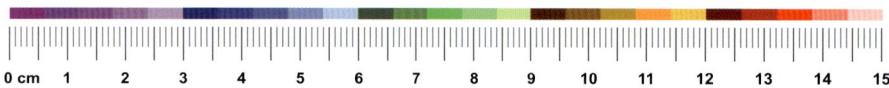

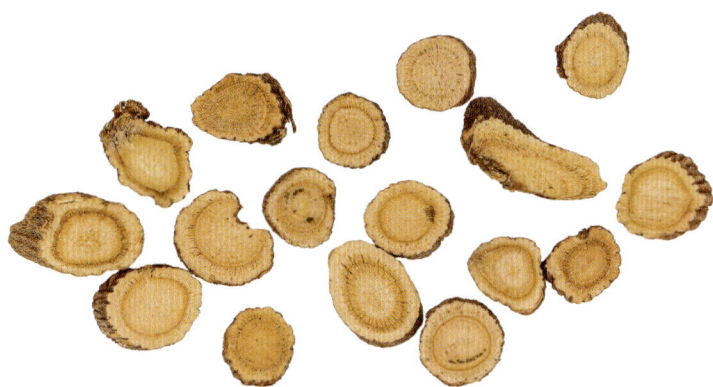

甘草

产地：内蒙古

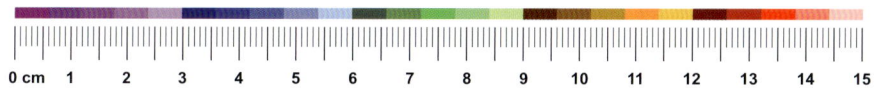

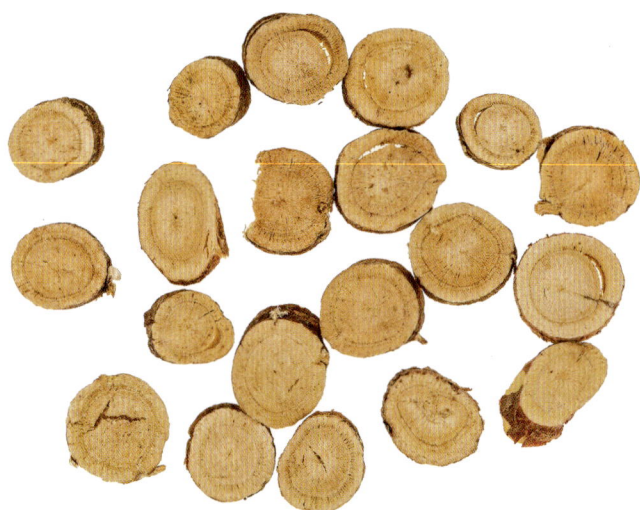

甘草

产地：甘肃（栽培）

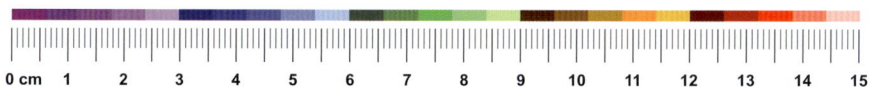

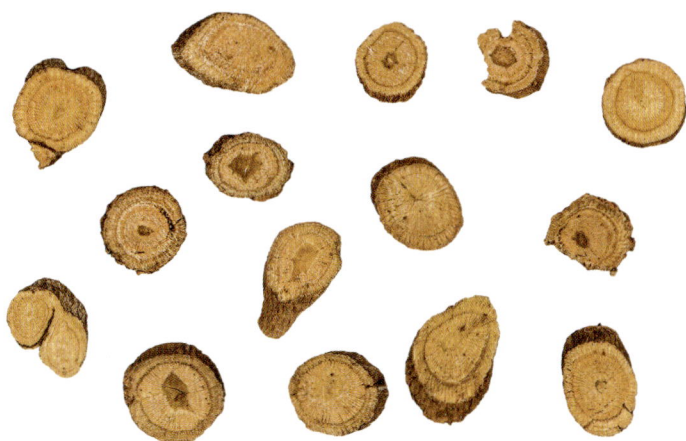

甘草（胀果甘草）

产地：新疆

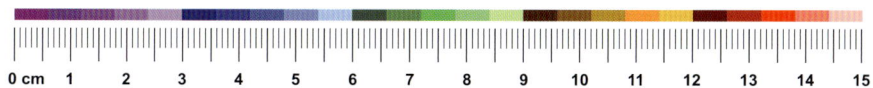

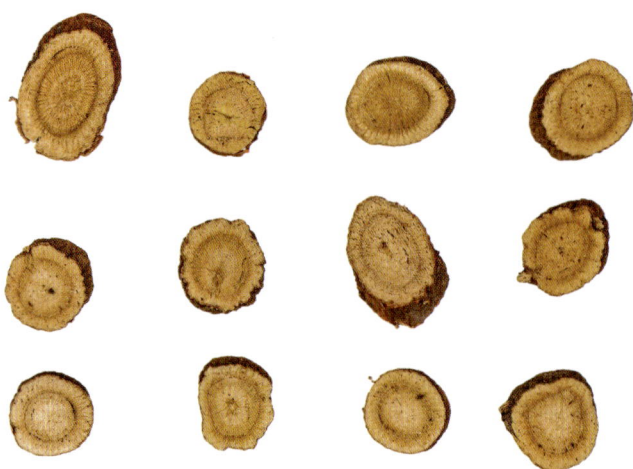

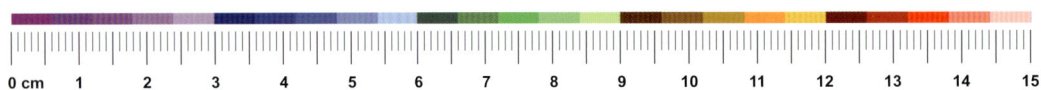

进口甘草

进口甘草主要产地包括中亚的土库曼斯坦、乌兹别克斯坦、哈萨克斯坦和阿塞拜疆，从巴基斯坦、塔吉克斯坦和阿富汗也有少量进口。

进口甘草中甘草酸铵的含量比国内多数产地偏高，甘草苷含量普遍低于《中华人民共和国药典》规定标准。

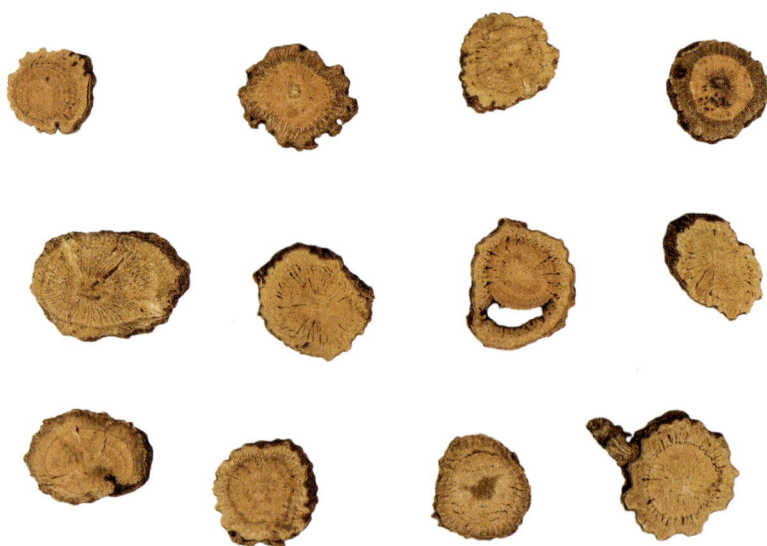

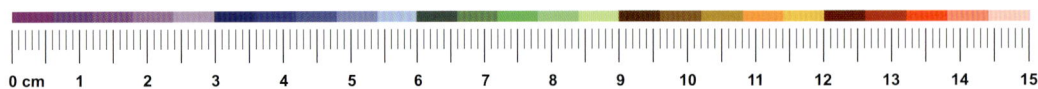

甘草梢

【基　　原】豆科植物甘草 *Glycyrrhiza uralensis* Fisch.、胀果甘草 *Glycyrrhiza inflata* Bat. 或光果甘草 *Glycyrrhiza glabra* L. 的干燥根梢。

【产地加工】春、秋二季采挖甘草时，从甘草中分离出，晒干。

【炮制方法】将药材除去杂质，洗净，润透，切斜片，干燥，筛去灰屑。[《上海市中药饮片炮制规范（2018 年版）》]

【饮片性状】本品呈类圆形的厚片或斜片，表面红棕色或灰棕色，具显著的纵皱纹、沟纹、皮孔及稀疏的细根痕。外皮松紧不一。质坚实，具粉性，切面略显纤维性，中心黄白色，有形成层环及明显放射状纹理，有的有裂隙。气微，味甜而特殊。

【功能主治】泻火解毒，利水通淋。用于热淋，小便短少，阴茎疼痛，胸中积热。

【用法用量】1.5～4.5g。

【使用注意】不宜与海藻、京大戟、红大戟、甘遂、芫花同用。

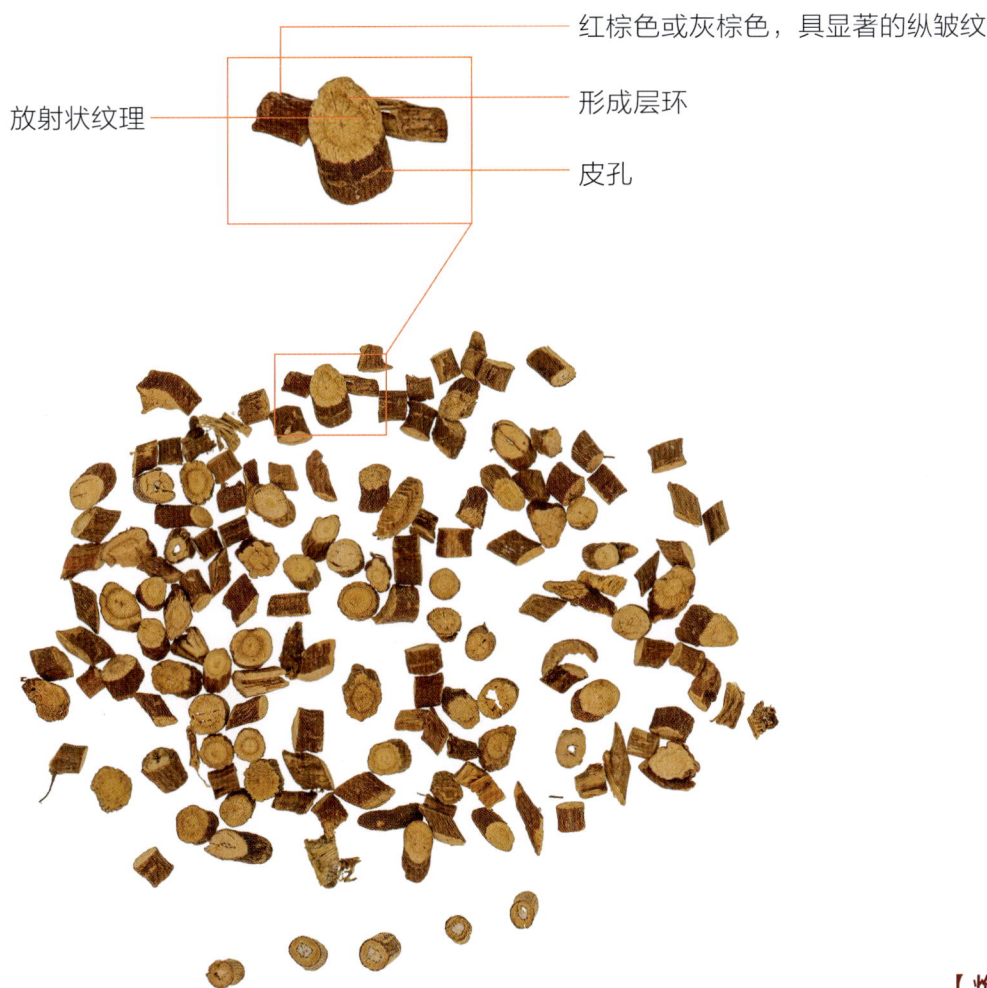

红棕色或灰棕色，具显著的纵皱纹

形成层环

皮孔

放射状纹理

甘草梢

产地：内蒙古

【炮制依据】《上海市中药饮片炮制规范（2018 年版）》

炙甘草

【基　原】豆科植物甘草 *Glycyrrhiza uralensis* Fisch.、胀果甘草 *Glycyrrhiza inflata* Bat. 或光果甘草 *Glycyrrhiza glabra* L. 干燥根和根茎的炮制品。

【炮制方法】取炼蜜（嫩蜜），加适量沸水稀释，淋入甘草片中拌匀，闷润2～4小时，置热锅内，用文火（100～120℃）炒至深黄色，不粘手时取出，晾凉。每100kg甘草片，用炼蜜25～30kg。

【饮片性状】本品呈类圆形或椭圆形切片。外表皮红棕色或灰棕色，微有光泽。切面黄色至深黄色，形成层环明显，射线放射状。略有黏性。具焦香气，味甜。

【功能主治】补脾和胃，益气复脉。用于脾胃虚弱，倦怠乏力，心动悸，脉结代。

【用法用量】2～10g。

【使用注意】不宜与海藻、京大戟、红大戟、甘遂、芫花同用。

类圆形或椭圆形切片

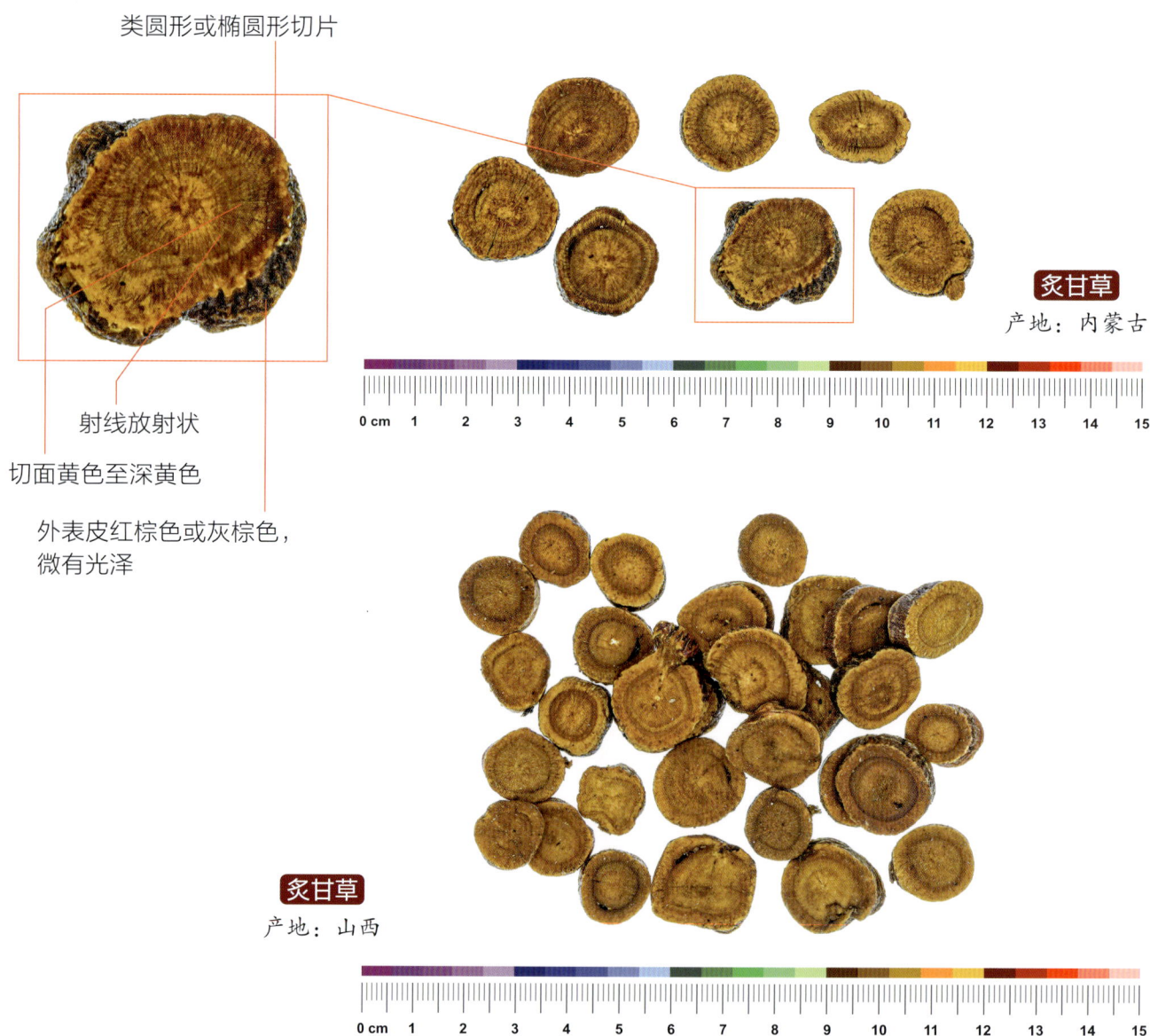

射线放射状

切面黄色至深黄色

外表皮红棕色或灰棕色，微有光泽

炙甘草
产地：内蒙古

0 cm 1 2 3 4 5 6 7 8 9 10 11 12 13 14 15

炙甘草
产地：山西

0 cm 1 2 3 4 5 6 7 8 9 10 11 12 13 14 15

甘松

【基　原】败酱科植物甘松 *Nardostachys jatamansi* DC. 的干燥根及根茎。

【采收加工】春、秋二季采挖，除去泥沙和杂质，晒干或阴干。

【主要产地】主产于四川、云南、西藏等地。

【炮制方法】除去杂质和泥沙，洗净，切长段，干燥。

【饮片性状】本品为不规则的长段，根茎短小，上端有茎、叶残基，呈狭长的膜质片状或纤维状，外层黑棕色，内层棕色或黄色。根呈圆柱形，单一或数条交结、分枝或并列，直径 0.3～1cm。表面棕褐色，皱缩，有细根和须根。根质松脆，易折断，断面粗糙，切面皮部深棕色，常呈裂片状，木部黄白色。气特异，味苦而辛。

【功能主治】理气止痛，开郁醒脾；外用祛湿消肿。用于脘腹胀满，食欲不振，呕吐；外用治牙痛，脚气肿痛。

【用法用量】3～6g。外用适量，泡水漱口或煎汤洗脚或研末敷患处。

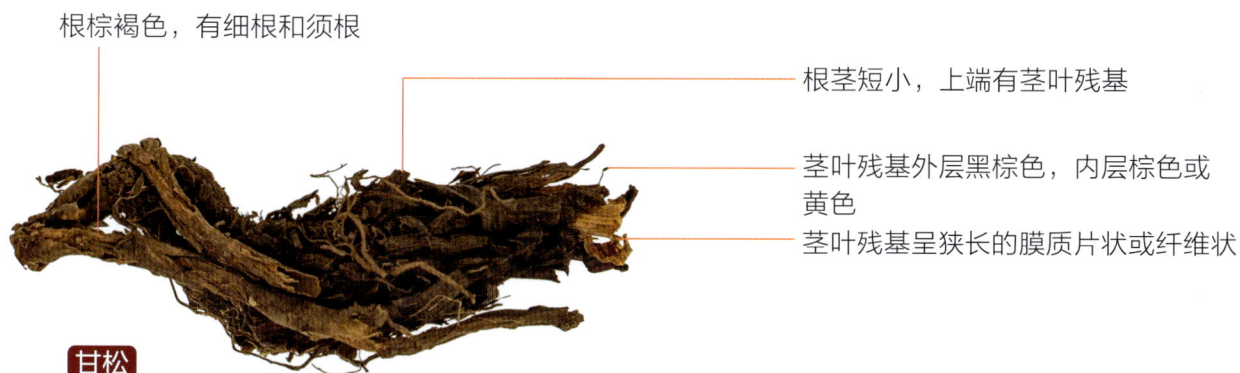

根棕褐色，有细根和须根

根茎短小，上端有茎叶残基

茎叶残基外层黑棕色，内层棕色或黄色

茎叶残基呈狭长的膜质片状或纤维状

甘松

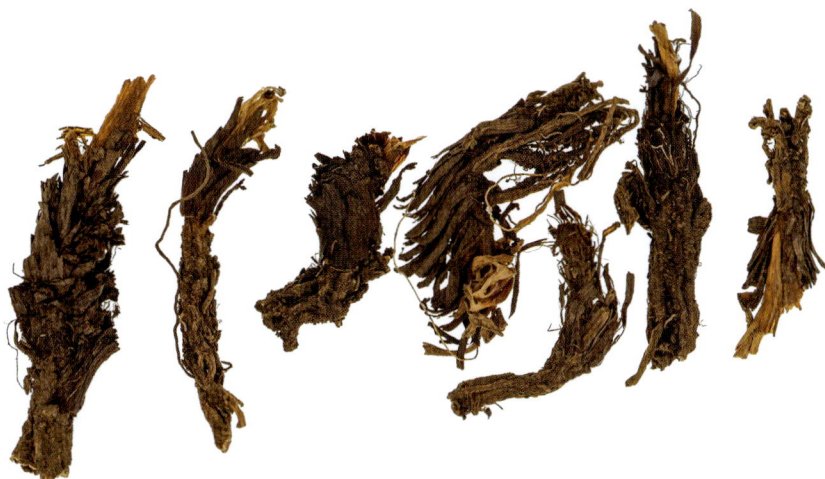

甘松

产地：甘肃

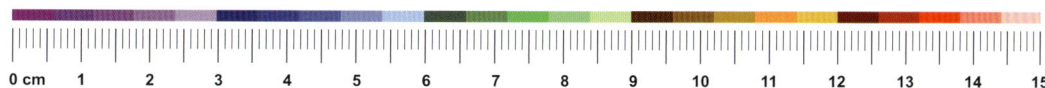

0 cm　1　2　3　4　5　6　7　8　9　10　11　12　13　14　15

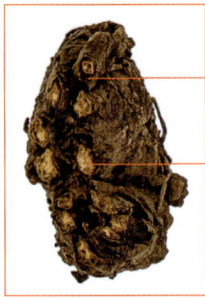

甘松（根切面）

根切面皮部深棕色，常呈裂片状

根切面木部黄白色

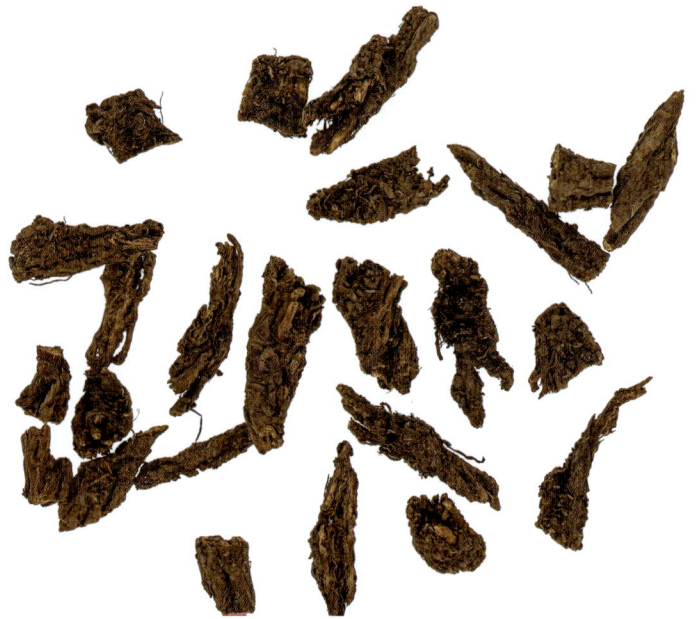

甘松

产地：四川

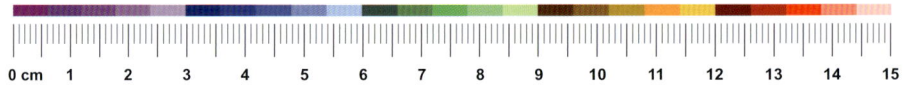

0 cm 1 2 3 4 5 6 7 8 9 10 11 12 13 14 15

甘松（泥沙增重）

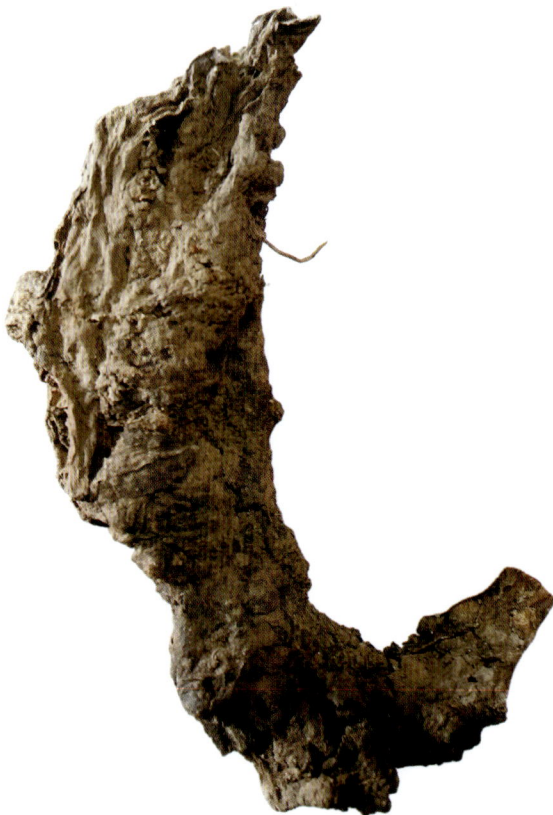

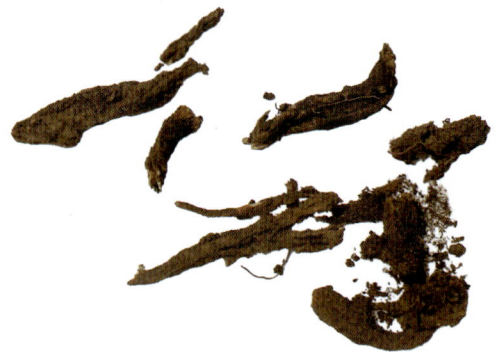

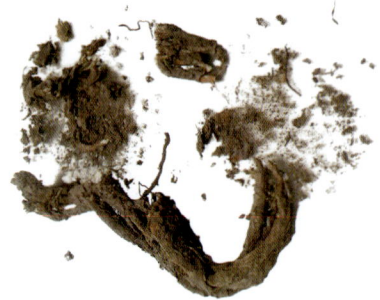

岗梅根

【基　　原】冬青科植物岗梅 *Ilex asprella* Champ. ex Benth. 的干燥根。

【采收加工】四季均可采挖，洗净，切片，晒干。

【主要产地】主产于广西、广东、湖南、江西、福建、台湾等地。

【炮制方法】取原药材，除去杂质。

【饮片性状】本品呈类圆形或不规则的厚片，直径1.5～3cm。表面灰黄色至灰褐色。质坚硬，不易折断，断面皮部较薄，木部占大部分，淡黄色，可见放射状纹理。气微，味先苦后甜。

【功能主治】清热解毒，生津活血。用于感冒头痛，咽喉肿痛，劳伤疼痛，疔疮肿毒。

【用法用量】15～30g。外用适量，研末敷。

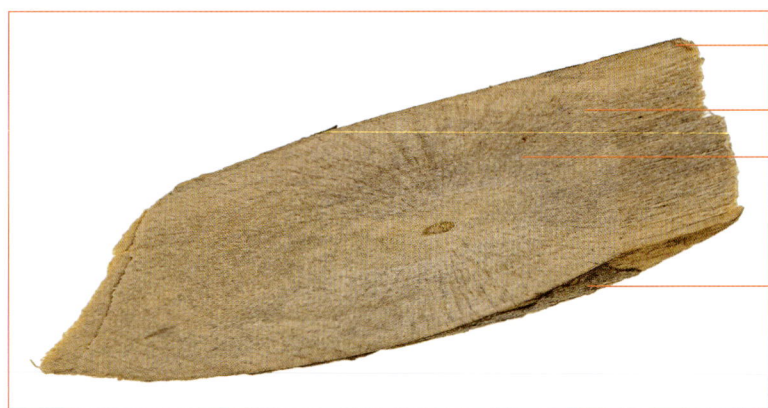

韧皮部较薄

木质部占大部分

切面淡黄色，可见放射状纹理

表面灰黄色至灰褐色

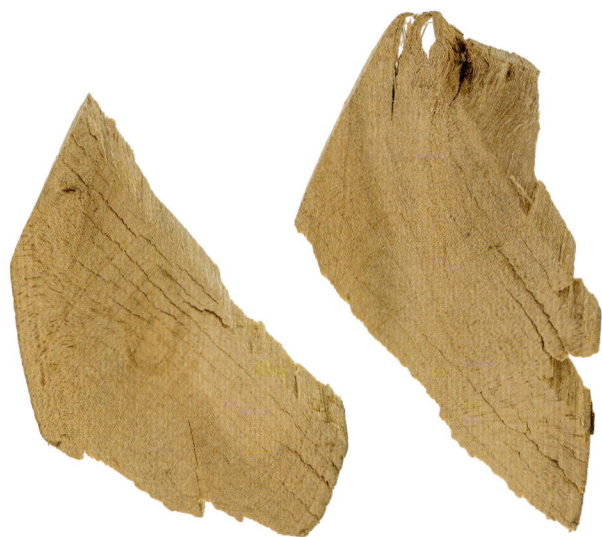

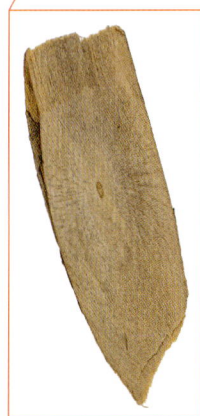

岗梅根

产地：广东

【炮制依据】《贵州省中药材、民族药材质量标准》

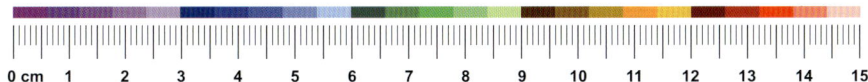

高良姜

【基　原】姜科植物高良姜 *Alpinia officinarum* Hance 的干燥根茎。

【采收加工】夏末秋初采挖，除去须根和残留的鳞片，洗净，切段，晒干。

【主要产地】主产于广东、广西等地。

【炮制方法】除去杂质，洗净，润透，切薄片，晒干。

【饮片性状】本品呈类圆形或不规则形的薄片。直径 1～1.5cm，外表皮棕红色至暗棕色，有细密的纵皱纹和灰棕色的波状环节及须根痕，节间长 0.2～1cm，一面有圆形的根痕。可见环节和须根痕。质坚韧，不易折断，切面灰棕色至红棕色，纤维性，外周色较淡，具多数散在的筋脉小点，中柱圆形，约占 1/3。气香，味辛辣。

【功能主治】温胃止呕，散寒止痛。用于脘腹冷痛，胃寒呕吐，嗳气吞酸。

【用法用量】3～6g。

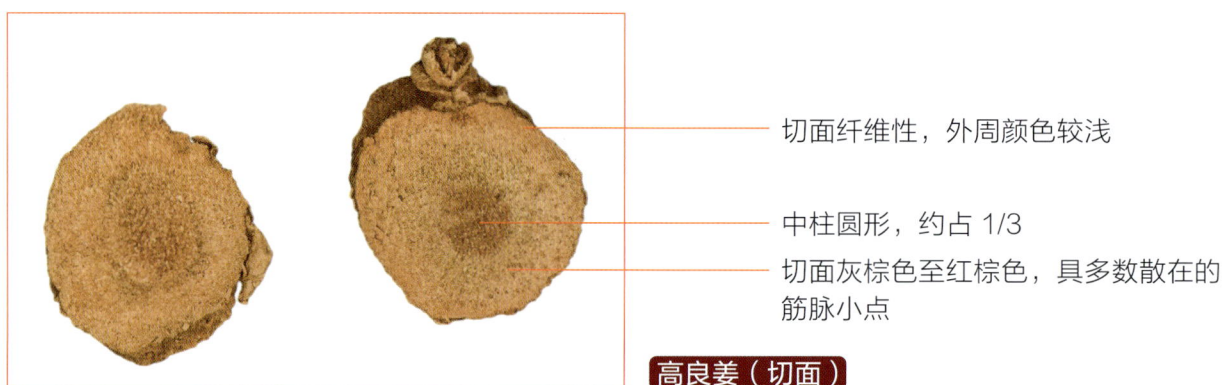

切面纤维性，外周颜色较浅

中柱圆形，约占 1/3

切面灰棕色至红棕色，具多数散在的筋脉小点

高良姜（切面）

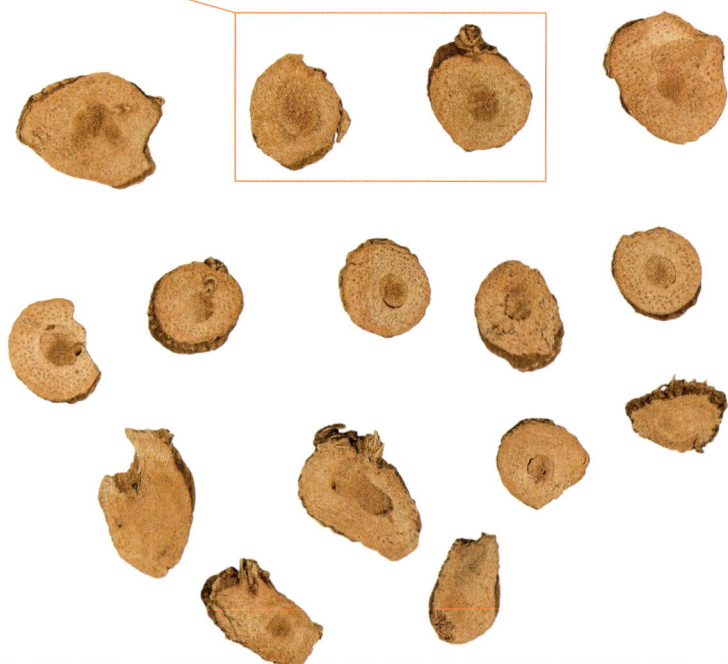

高良姜

产地：广东（栽培）

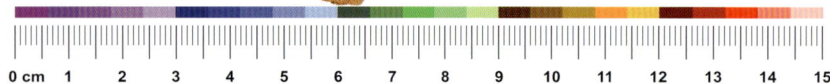

0 cm　1　2　3　4　5　6　7　8　9　10　11　12　13　14　15

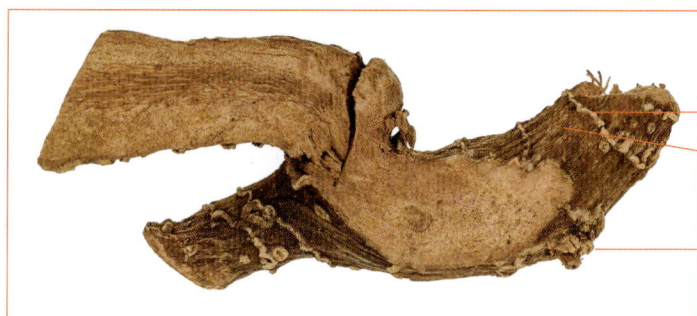

波状环节

外表皮棕红色至暗棕色，
有细密的纵皱纹

须根痕

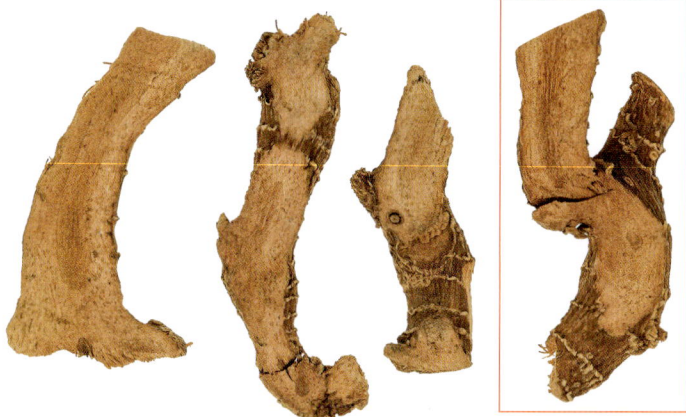

高良姜

产地：广西（栽培）

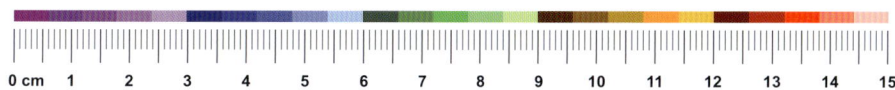

0 cm 1 2 3 4 5 6 7 8 9 10 11 12 13 14 15

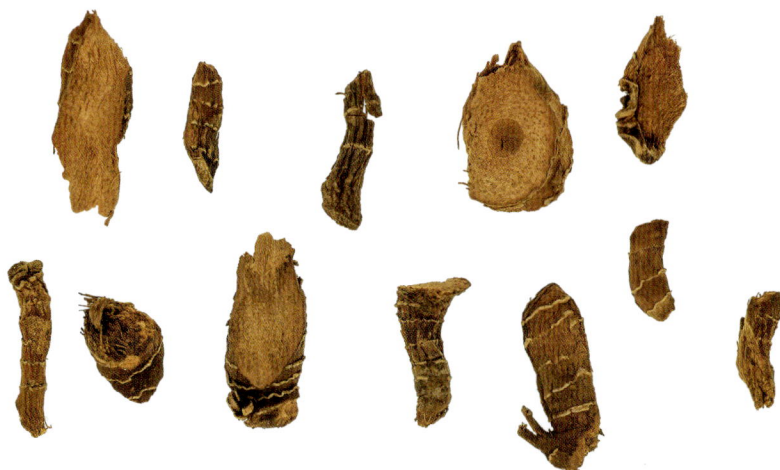

高良姜

产地：四川（栽培）

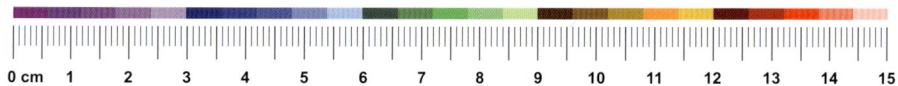

0 cm 1 2 3 4 5 6 7 8 9 10 11 12 13 14 15

藁本

【基　原】伞形科植物藁本 *Ligusticum sinense* Oliv. 或辽藁本 *Ligusticum jeholense* Nakai et Kitag. 的干燥根茎和根。

【采收加工】秋季茎叶枯萎或次春出苗时采挖，除去泥沙，晒干或烘干。

【主要产地】主产于陕西、浙江、江西、河南、湖南、湖北、四川、吉林、辽宁等地。

【炮制方法】除去杂质，洗净，润透，切厚片，晒干。

【饮片性状】藁本片｜本品呈不规则的厚片，稍扭曲，有分枝，直径 1～2cm。外表皮棕褐色至黑褐色，粗糙，有纵皱纹。上侧残留数个凹陷的圆形茎基，下侧有多数点状突起的根痕和残根。体轻，质较硬，易折断，切面黄白色至浅黄褐色，具裂隙或孔洞，纤维性。气浓香，味辛、苦、微麻。

辽藁本片｜个体较小，直径 0.6～2cm，有多数细长弯曲的根。外表皮可见根痕和残根突起呈毛刺状，或有的呈枯朽空洞的老茎残基。切面木部有放射状纹理和裂隙。

【功能主治】祛风，散寒，除湿，止痛。用于风寒感冒，巅顶疼痛，风湿痹痛。

【用法用量】3～10g。

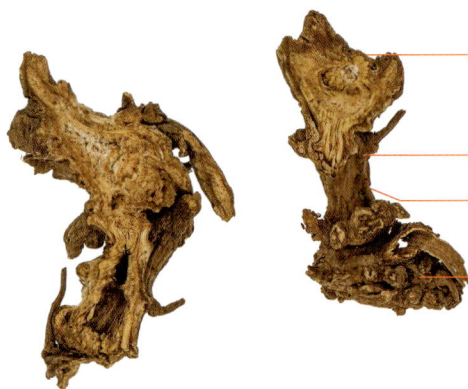

藁本（表面）

上侧残留数个凹陷的圆形茎基

不规则的厚片，稍扭曲，有分枝

外表皮棕褐色至黑褐色，粗糙，有纵皱纹

下侧有多数点状突起的根痕和残根

藁本（切面）

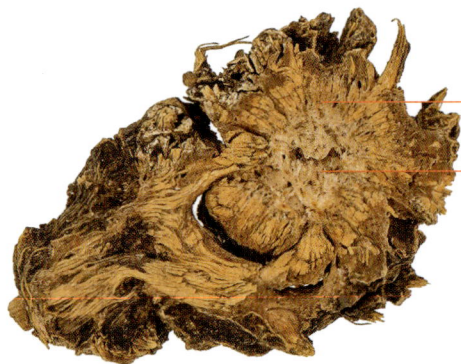

切面黄白色至浅黄褐色，具裂隙或孔洞

纤维性

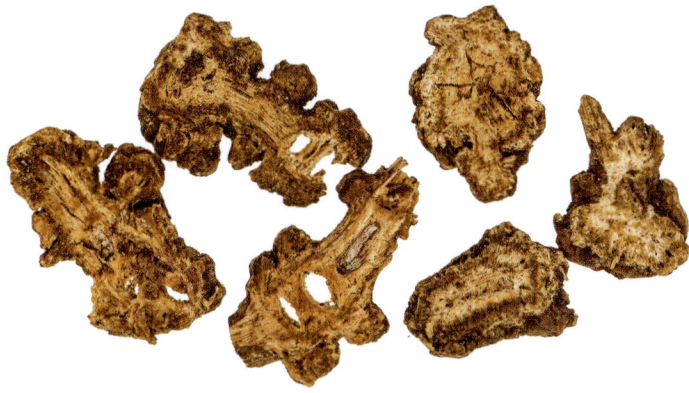

藁本

产地：辽宁

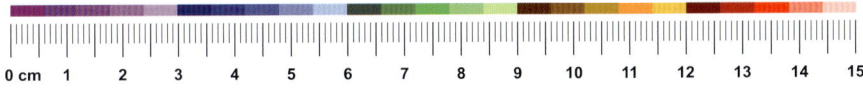

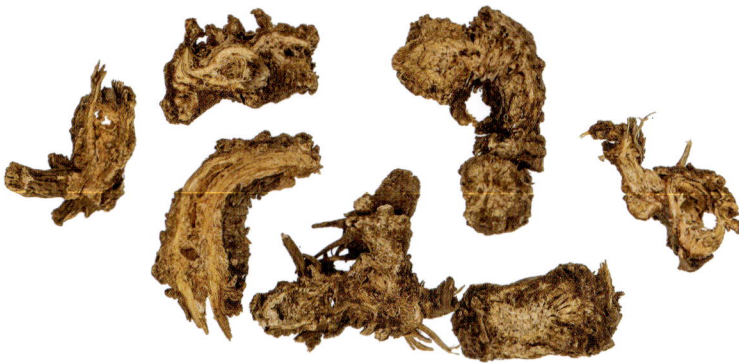

藁本

产地：四川

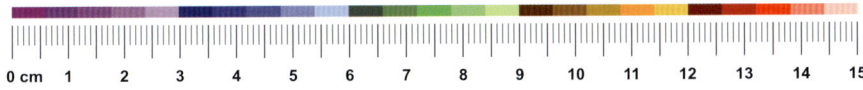

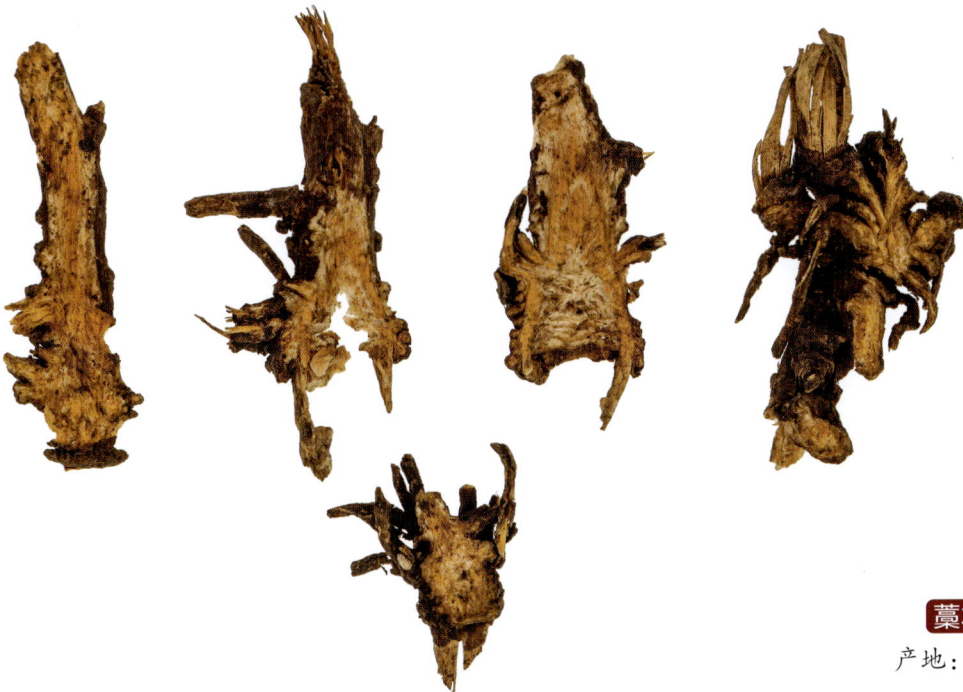

藁本

产地：四川

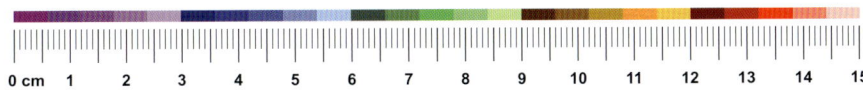

葛根

【基　　原】豆科植物野葛 *Pueraria lobata*（Willd.）Ohwi 的干燥根，习称野葛。

【采收加工】秋、冬二季采挖，趁鲜切成厚片或小块；干燥。

【主要产地】主产于江苏、浙江、福建、安徽、湖南、河北、广东等地。

【炮制方法】除去杂质，洗净，润透，切厚片，晒干。

【饮片性状】本品呈不规则的厚片、粗丝或边长为0.5～1.2cm 的方块。外皮淡棕色至棕色，有纵皱纹，粗糙。质韧。切面浅黄棕色至棕黄色，纤维性强，可见 1～3 层同心环层。气微，味微甜。

【功能主治】解肌退热，生津止渴，透疹，升阳止泻，通经活络，解酒毒。用于外感发热头痛，项背强痛，口渴，消渴，麻疹不透，热痢，泄泻，眩晕头痛，中风偏瘫，胸痹心痛，酒毒伤中。

【用法用量】10～15g。

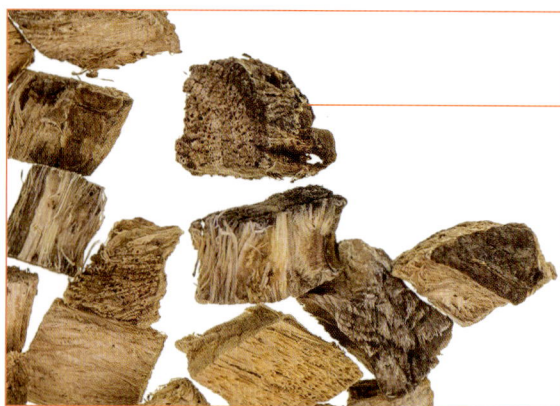

葛根（外表面）

外皮淡棕色至棕色，
有纵皱纹，粗糙

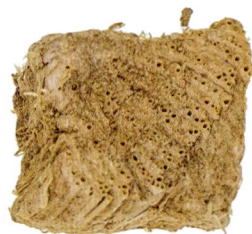

可见 1～3 层
同心环层

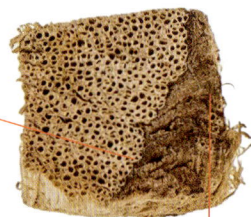

切面浅黄棕色至棕黄色，
纤维性强

葛根（切面）

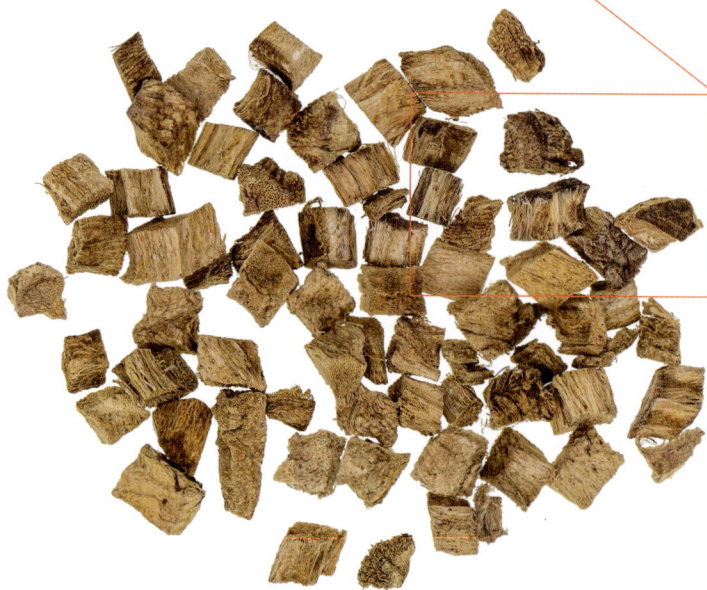

葛根

产地：河南

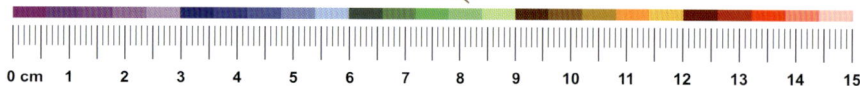

0 cm　1　2　3　4　5　6　7　8　9　10　11　12　13　14　15

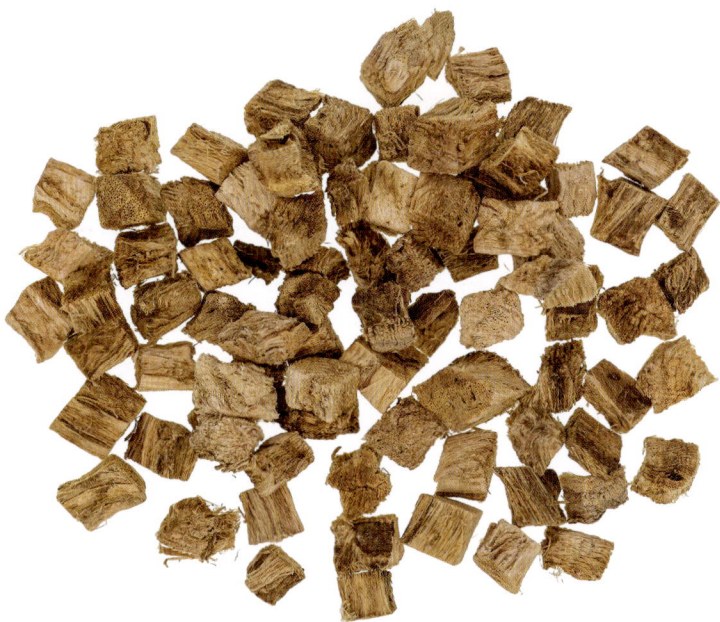

葛根
产地：安徽

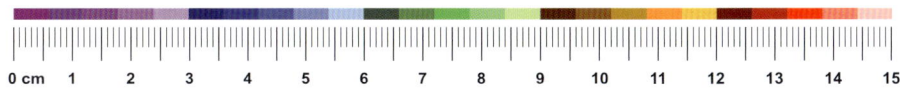

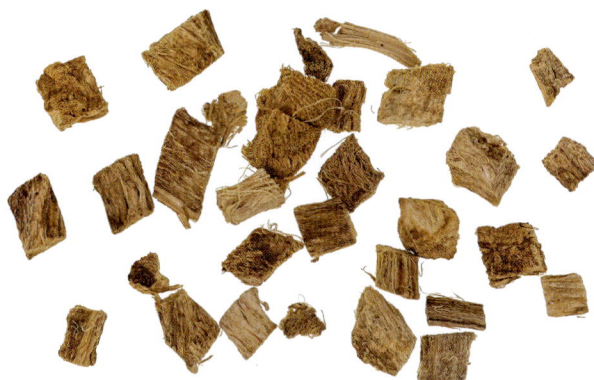

葛根
产地：河北

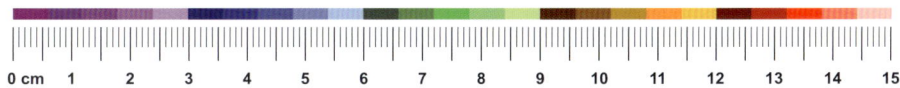

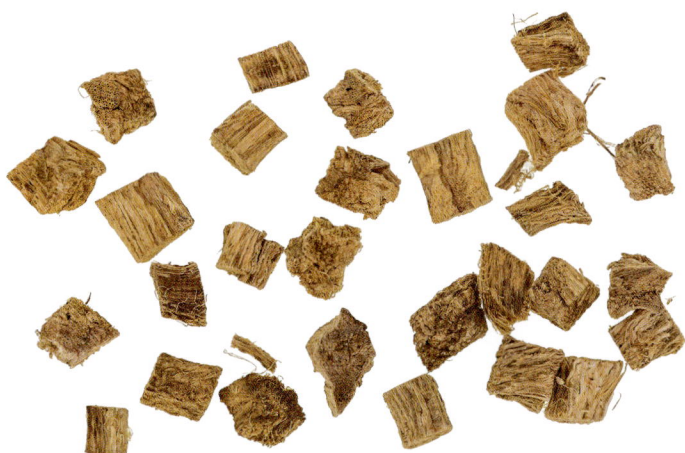

葛根
产地：湖南

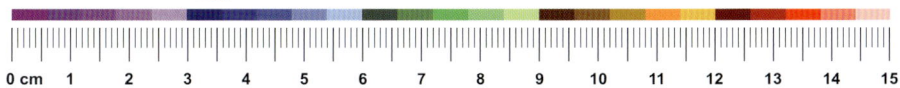

骨碎补

【基　　原】水龙骨科植物槲蕨 *Drynaria fortunei* (Kunze) J. Sm. 的干燥根茎。

【采收加工】全年均可采挖，除去泥沙，干燥，或再燎去茸毛（鳞片）。

【主要产地】主产于辽宁、山东、江苏、四川、贵州及台湾等地。

【炮制方法】**方法1：** 除去杂质，洗净，润透，切厚片，干燥。[《中华人民共和国药典（2020年版）》]

方法2： 取原药材，除去杂质，洗净，浸泡4～8小时，取出，闷润8～12小时，至内外湿度一致，切长段（9～15mm），干燥，筛去碎屑。

[《北京市中药饮片炮制规范（2008年版）》]

【饮片性状】本品呈不规则厚片或长段，多弯曲，有分枝，宽1～1.5cm，表面密被深棕色至暗棕色的小鳞片，柔软如毛，经火燎者呈棕褐色或暗褐色，两侧及上表面均具突起或凹下的圆形叶痕，少数有叶柄残基和须根残留。体轻，质脆，易折断，切面红棕色，黄色的维管束点状排列成环。气微，味淡、微涩。

【功能主治】疗伤止痛，补肾强骨；外用消风祛斑。用于跌扑闪挫，筋骨折伤，肾虚腰痛，筋骨痿软，耳鸣耳聋，牙齿松动；外治斑秃，白癜风。

【用法用量】3～9g。

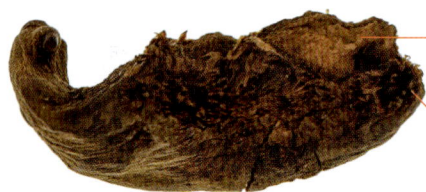

切面红棕色，黄色的维管束点状排列成环

表面密被深棕色至暗棕色的小鳞片，柔软如毛

骨碎补

两侧及上表面均具突起或凹下的圆形叶痕

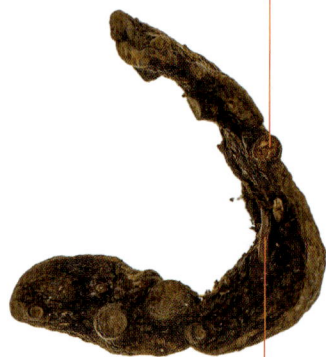

少数有叶柄残基

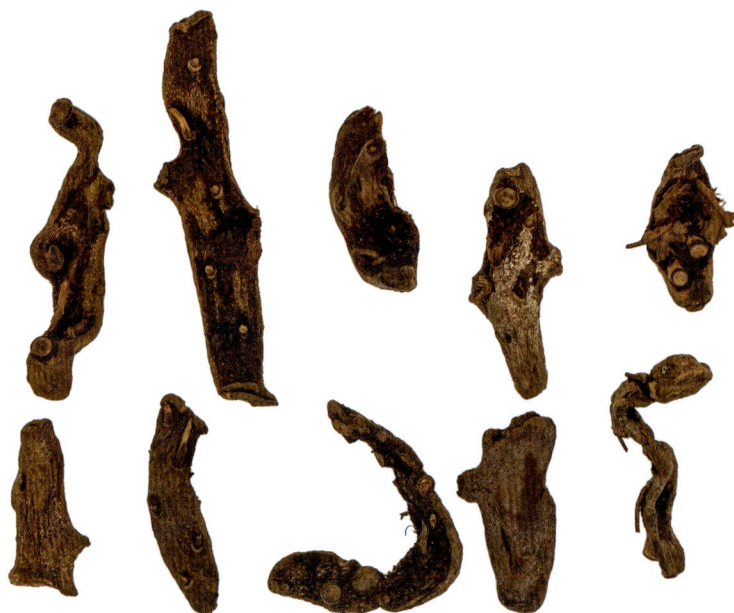

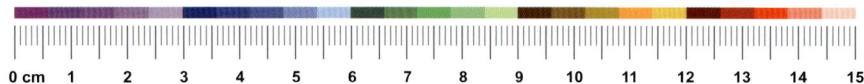

骨碎补（外表面）

骨碎补

产地：辽宁

【炮制依据】《北京市中药饮片炮制规范（2008年版）》

0 cm 1 2 3 4 5 6 7 8 9 10 11 12 13 14 15

烫骨碎补

【基　原】水龙骨科植物槲蕨 *Drynaria fortunei* (Kunze) J. Sm. 的干燥根茎的炮制加工品。

【采收加工】全年均可采挖，除去泥沙，干燥，或再燎去茸毛（鳞片）。

【主要产地】主产于辽宁、山东、江苏、四川、贵州及台湾等地。

【炮制方法】取净骨碎补或片，照炒法用砂烫至鼓起，撞去毛。

【饮片性状】本品为扁平长条状，多弯曲，有分枝，长 5～15cm，宽 1～1.5cm，表面黄棕色至深棕色，偶见棕褐色或暗褐色的小鳞片，两侧及上表面均具突起或凹下的圆形叶痕，少数有叶柄残基和须根残留。体膨大鼓起，质轻、酥松，易折断，断面红棕色，维管束呈黄色点状，排列成环。气微，味淡、微涩。

【功能主治】疗伤止痛，补肾强骨；外用消风祛斑。用于跌扑闪挫，筋骨折伤，肾虚腰痛，筋骨痿软，耳鸣耳聋，牙齿松动；外治斑秃，白癜风。

【用法用量】3～9g。

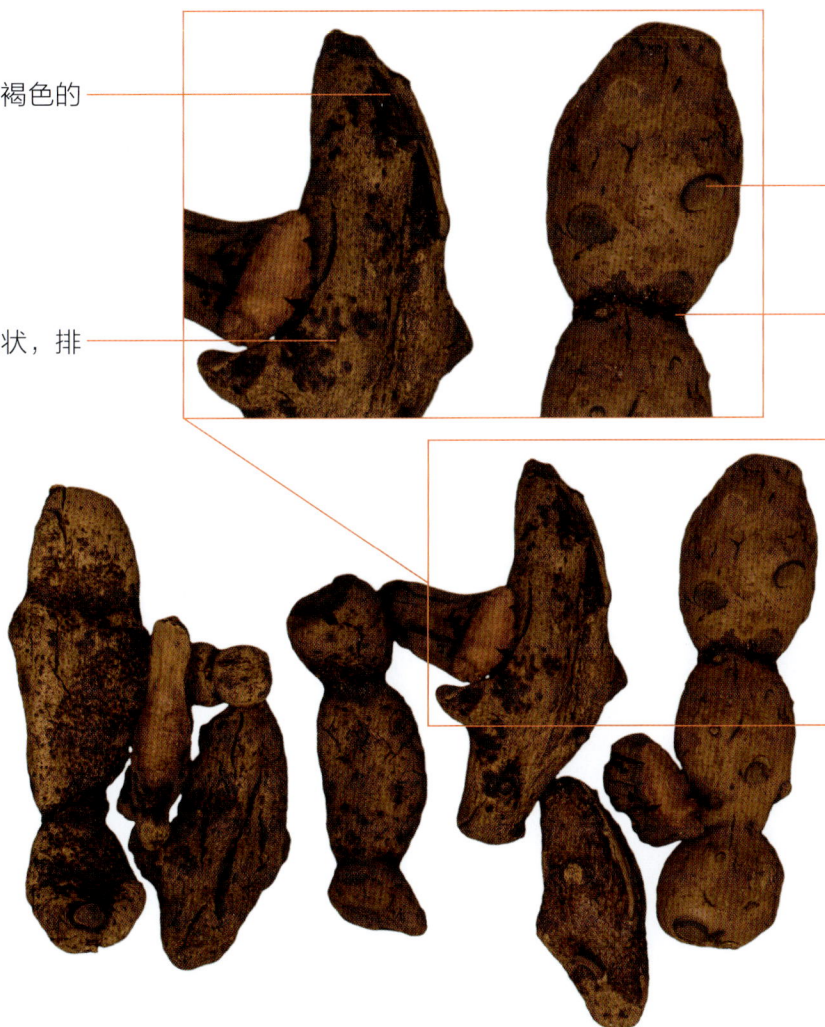

偶见棕褐色或暗褐色的小鳞片

两侧及上面具突起或凹下的圆形叶痕

表面偶见须根残留

维管束呈黄色点状，排列成环

烫骨碎补
产地：广东

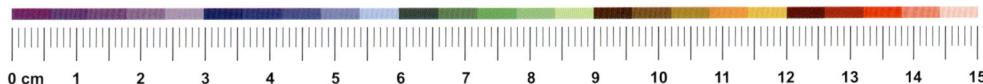

0 cm　1　2　3　4　5　6　7　8　9　10　11　12　13　14　15

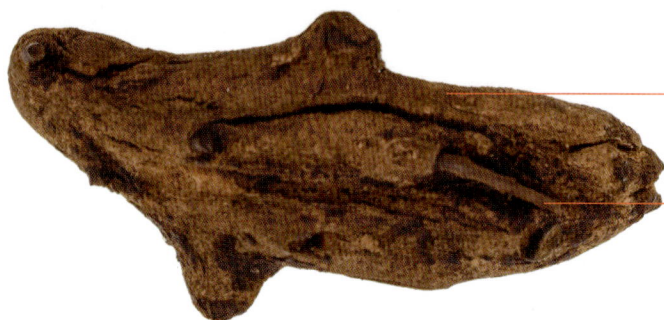

————— 体膨大鼓起，表面黄棕色至深棕色

————— 少数有叶柄残基

烫骨碎补（叶柄残基）

中华槲蕨（烫骨碎补易混品）

【基　原】水龙骨科植物 *Drynaria. baronii* （Christ）Diels 的干燥根茎。主产于青海、甘肃、陕西、四川、云南等地。

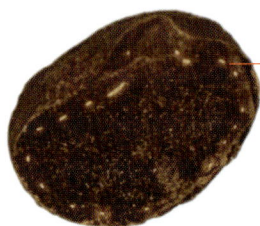

————— 根茎断面红棕色或淡棕褐色，维管束呈黄白色点状排列成环

中华槲蕨（切面）

根茎呈扁平细长条状，略弯曲，有的分枝

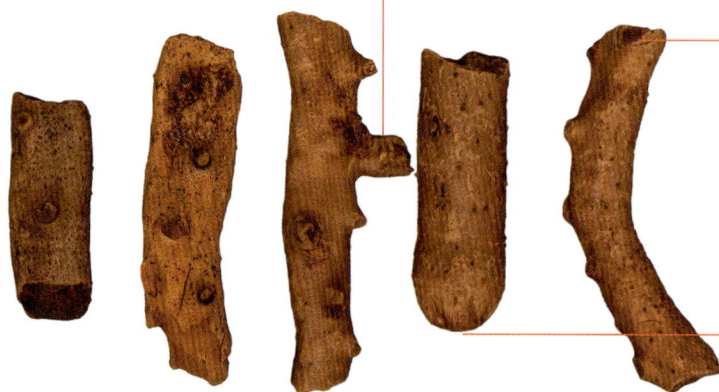

————— 断面黄色、灰棕色或棕褐色

————— 根茎的末端略钝圆

中华槲蕨

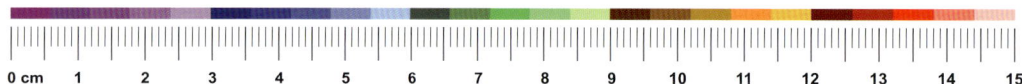

0 cm　1　2　3　4　5　6　7　8　9　10　11　12　13　14　15

何首乌

【基　　原】蓼科植物何首乌 *Polygonum multi-florum* Thunb. 的干燥块根。

【采收加工】秋、冬二季叶枯萎时采挖，削去两端，洗净，个大的切成块，干燥。

【主要产地】主产于河南、湖北、安徽、四川、贵州和江苏等地。

【炮制方法】除去杂质，洗净，稍浸，润透，切厚片或块，干燥。

【饮片性状】本品呈不规则的厚片或块。外表皮红棕色或红褐色，皱缩不平，有浅沟，并有横长皮孔样突起和细根痕。体重，质坚实，不易折断。断面浅黄棕色或浅红棕色，显粉性，皮部有类圆形异型维管束环列，形成云锦状花纹，中央木部较大，有的呈木心。气微，味微苦而甘、涩。

【功能主治】解毒，消痈，截疟，润肠通便。用于疮痈，瘰疬，风疹瘙痒，久疟体虚，肠燥便秘。

【用法用量】3～6g。

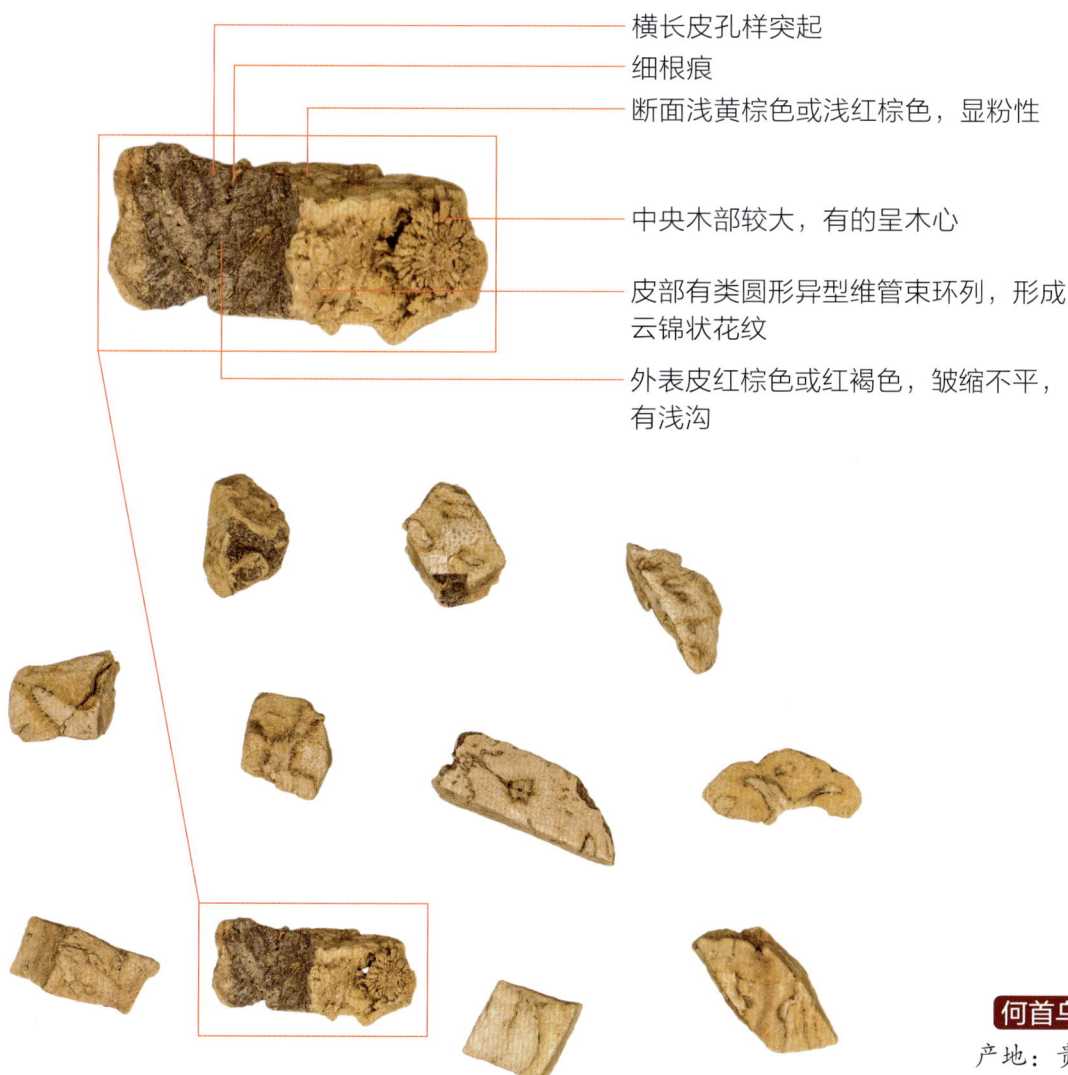

横长皮孔样突起

细根痕

断面浅黄棕色或浅红棕色，显粉性

中央木部较大，有的呈木心

皮部有类圆形异型维管束环列，形成云锦状花纹

外表皮红棕色或红褐色，皱缩不平，有浅沟

何首乌

产地：贵州

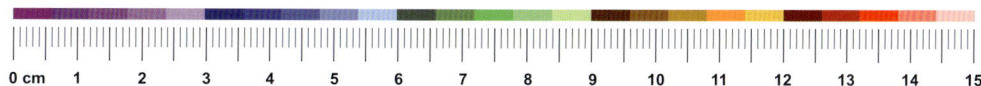

0 cm　1　2　3　4　5　6　7　8　9　10　11　12　13　14　15

制何首乌

【基　　原】蓼科植物何首乌 *Polygonum multi-florum* Thunb. 干燥块根的炮制加工品。

【炮制方法】

方法1： 取何首乌片或块，照炖法用黑豆汁拌匀，置非铁质的适宜容器内，炖至汁液吸尽；或照蒸法，清蒸或用黑豆汁拌匀后蒸，蒸至内外均呈棕褐色，或晒至半干，切片，干燥。每100kg何首乌片（块），用黑豆10kg（黑豆汁制法：取黑豆10kg，加适量水煮约4小时，熬汁约15kg，豆渣再加水煮约3小时，熬汁约10kg，合并得黑豆汁约25kg）。[《中华人民共和国药典（2020年版）》]

方法2： 取何首乌片或块，置非铁质的适宜容器内，加黑豆汁和黄酒拌匀，闷润4~8小时，装入蒸罐内，加适量水密封蒸18~24小时，中间倒罐一次，至汁液被吸尽，内外均呈棕褐色至黑褐色时，取出，干燥。每100kg何首乌片（块），用黑豆10kg，黄酒25kg（黑豆汁：取黑豆10kg，加适量水煮约4小时，熬汁约15kg，豆渣再加水煮约3小时，熬汁约10kg，合并得黑豆汁约25kg）。[《北京市中药饮片炮制规范（2008年版）》]

【饮片性状】本品呈不规则皱缩状的厚片或块，厚约1cm。表面黑褐色或棕褐色，凹凸不平。有浅沟，并有横长皮孔样突起和细根痕。体重，质坚实，不易折断。断面角质样，棕褐色或黑色。皮部有类圆形异型维管束环列，形成云锦状花纹，中央木部较大，有的呈木心。气微，味微甘而苦涩。

【功能主治】补肝肾，益精血，乌须发，强筋骨，化浊降脂。用于血虚萎黄，眩晕耳鸣，须发早白，腰膝酸软，肢体麻木，崩漏带下，高脂血症。

【用法用量】6~12g。

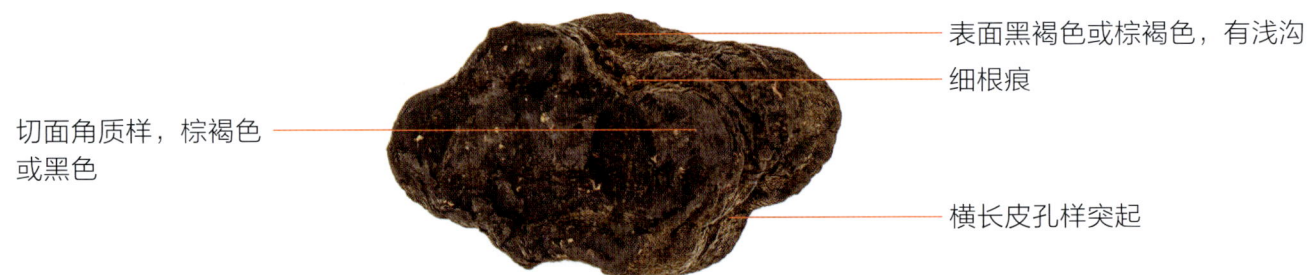

切面角质样，棕褐色或黑色

表面黑褐色或棕褐色，有浅沟
细根痕
横长皮孔样突起

制何首乌（表面）

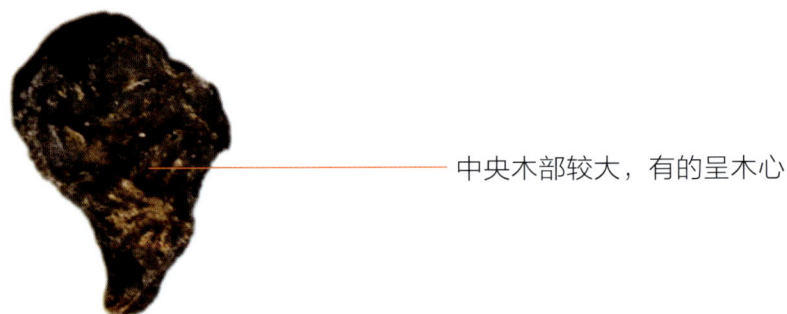

中央木部较大，有的呈木心

制何首乌（切面）

制何首乌（异形维管束）

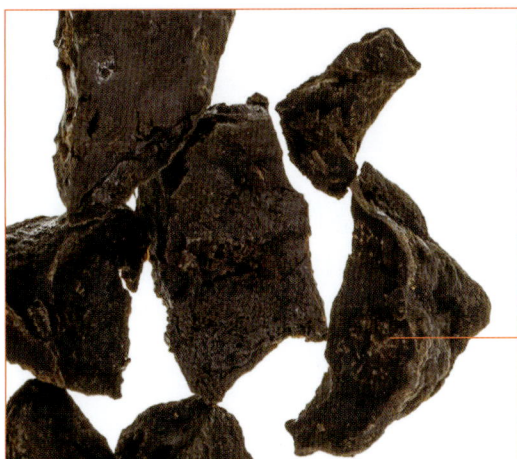

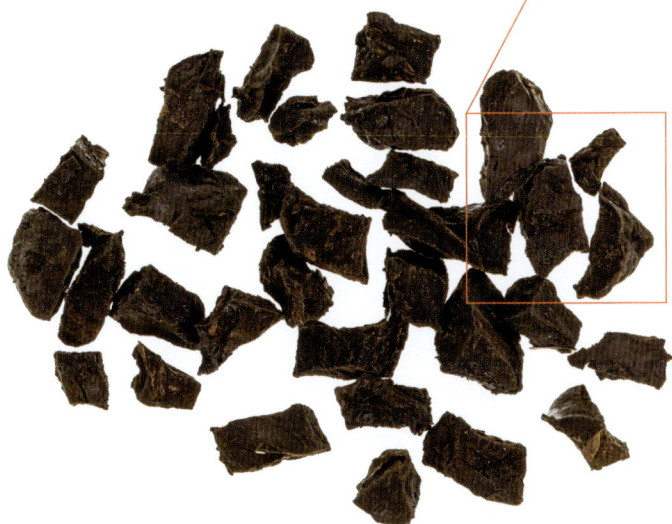

皮部有类圆形异型维管束环列，
形成云锦状花纹

制何首乌
产地：河南（栽培）

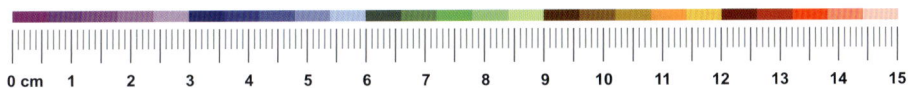

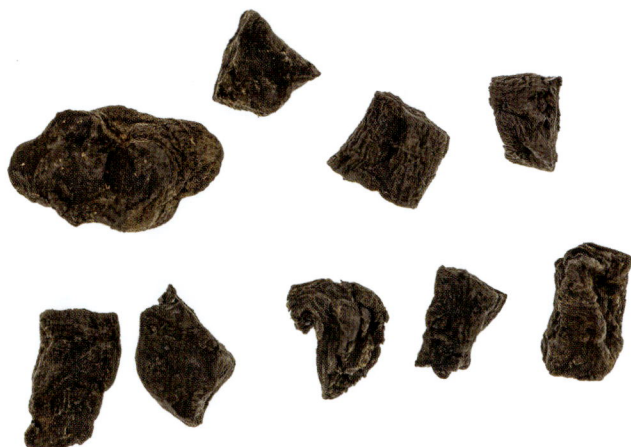

制何首乌
产地：河北（栽培）

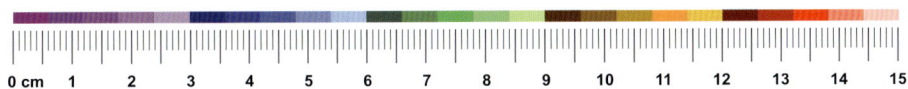

黑顺片

【基　　原】毛茛科植物乌头 *Aconitum carmichaelii* Debx. 的子根的加工品。

【采收加工】6月下旬至8月上旬采挖，除去母根、须根及泥沙，习称"泥附子"。

【主要产地】主产于四川、山西、贵州等地。

【产地加工】取泥附子，按大小分别洗净，浸入胆巴的水溶液中数日，连同浸液煮至透心，捞出，水漂，纵切成厚约0.5cm的片，再用水浸漂，用调色液使附片染成浓茶色，取出，蒸至出现油面、光泽后，烘至半干，再晒干或继续烘干，习称"黑顺片"。

【炮制方法】直接入药。

【饮片性状】本品为纵切片，上宽下窄，长1.7～5cm，宽0.9～3cm，厚0.2～0.5cm。外皮黑褐色，顶端有凹陷的芽痕，周围有瘤状突起的支根或支根痕。切面暗黄色，油润具光泽，半透明状，并有纵向导管束。质硬而脆，断面角质样。气微，味淡。

【功能主治】回阳救逆，补火助阳，散寒止痛。用于亡阳虚脱，肢冷脉微，心阳不足，胸痹心痛，虚寒吐泻，脘腹冷痛，肾阳虚衰，阳痿宫冷，阴寒水肿，阳虚外感，寒湿痹痛。

【用法用量】3～15g，先煎，久煎。

【使用注意】孕妇慎用；不宜与半夏、瓜蒌、瓜蒌子、瓜蒌皮、天花粉、川贝母、浙贝母、平贝母、伊贝母、湖北贝母、白蔹、白及同用。

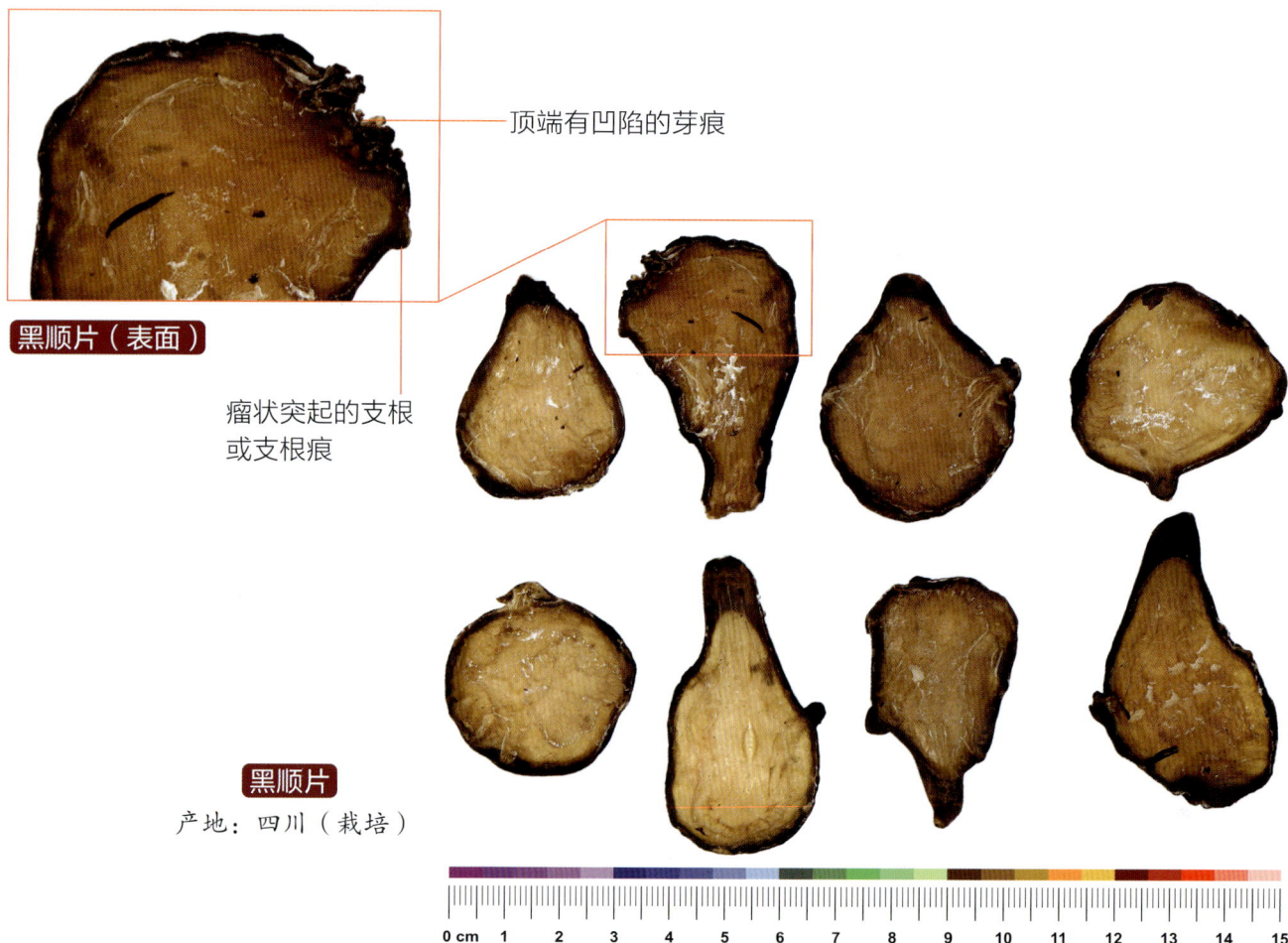

顶端有凹陷的芽痕

黑顺片（表面）

瘤状突起的支根或支根痕

黑顺片

产地：四川（栽培）

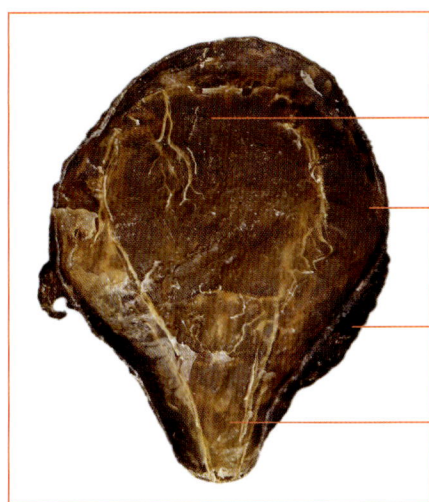

纵向导管束

纵切片，上宽下窄

外皮黑褐色

切面暗黄色，油润具
光泽，半透明状

黑顺片（切面）

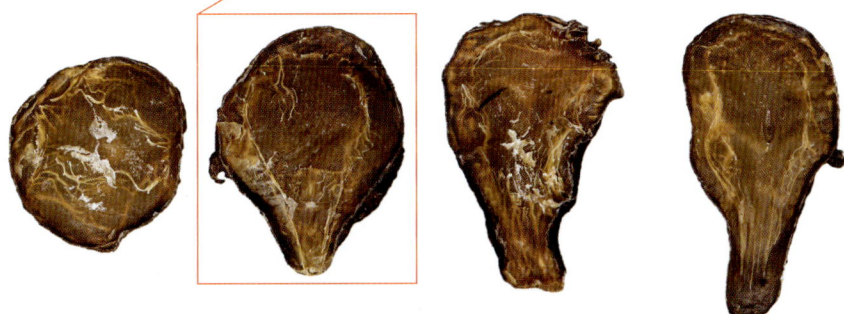

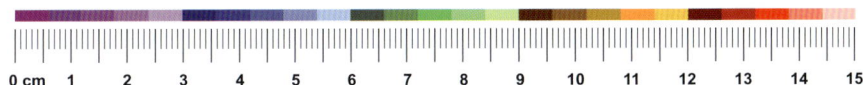

黑顺片
产地：四川江油（栽培）

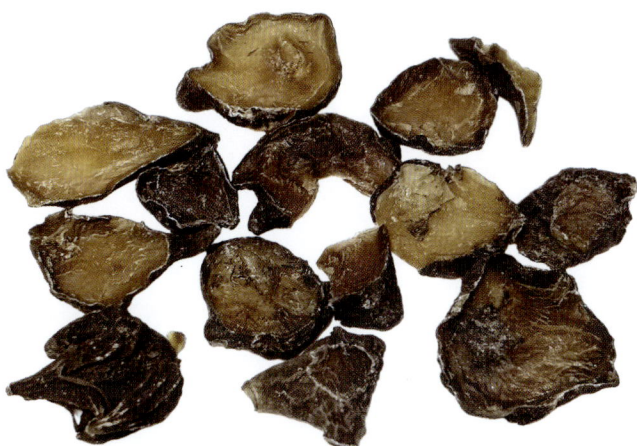

黑顺片
产地：贵州（栽培）

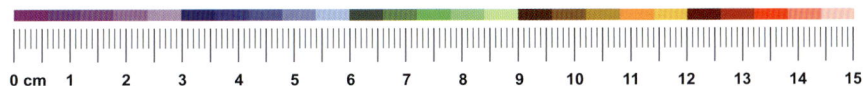

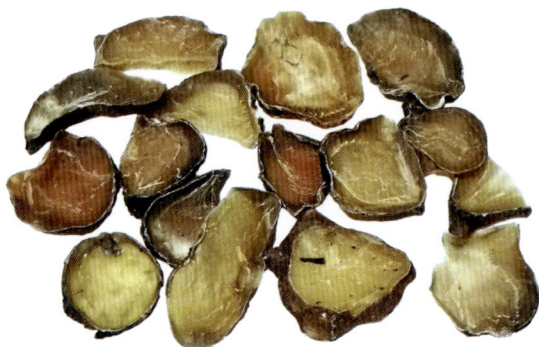

黑顺片

产地：山西（栽培）

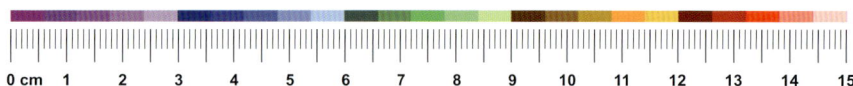

黑顺片（炮制不当）

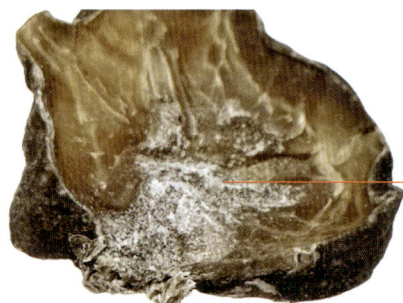

切面析出白色结晶样白霜，味咸、涩、麻舌

黑顺片（白霜）

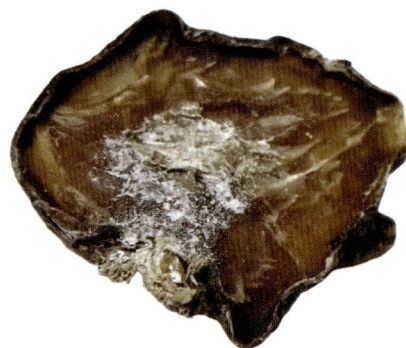

黑顺片（白霜）

产地：四川

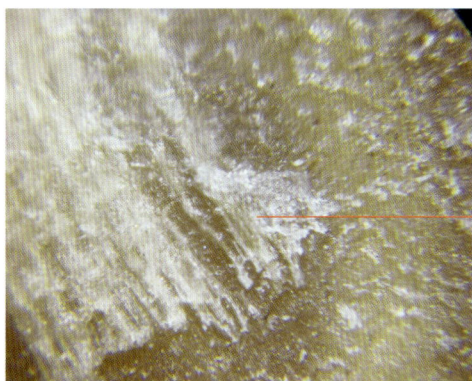

切面析出白色结晶样白霜

黑顺片（白霜）

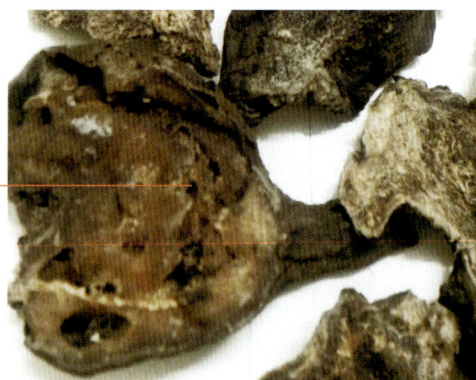

虫蛀痕

黑顺片（虫蛀）

产地：四川

白附片

【基　原】毛茛科植物乌头 *Aconitum carmichaelii* Debx. 的子根的加工品。

【采收加工】6月下旬至8月上旬采挖，除去母根、须根及泥沙，习称"泥附子"。

【主要产地】主产于四川、山西、贵州等地。

【产地加工】选择大小均匀的泥附子，洗净，浸入胆巴的水溶液中数日，连同浸液煮至透心，捞出，剥去外皮，纵切成厚约0.3cm的片，用水浸漂，取出，蒸透，晒干，习称"白附片"。

【炮制方法】直接入药。

【饮片性状】本品为纵切片，上宽下窄，长1.7～5cm，宽0.9～3cm，无外皮，黄白色，半透明，顶端有凹陷的芽痕，周围有瘤状突起的支根或支根痕。切面黄白色，油润具光泽，半透明状，并有纵向导管束。质硬而脆，断面角质样。气微，味淡。

【功能主治】回阳救逆，补火助阳，散寒止痛。用于亡阳虚脱，肢冷脉微，心阳不足，胸痹心痛，虚寒吐泻，脘腹冷痛，肾阳虚衰，阳痿宫冷，阴寒水肿，阳虚外感，寒湿痹痛。

【用法用量】3～15g，先煎，久煎。

【使用注意】孕妇慎用；不宜与半夏、瓜蒌、瓜蒌子、瓜蒌皮、天花粉、川贝母、浙贝母、平贝母、伊贝母、湖北贝母、白蔹、白及同用。

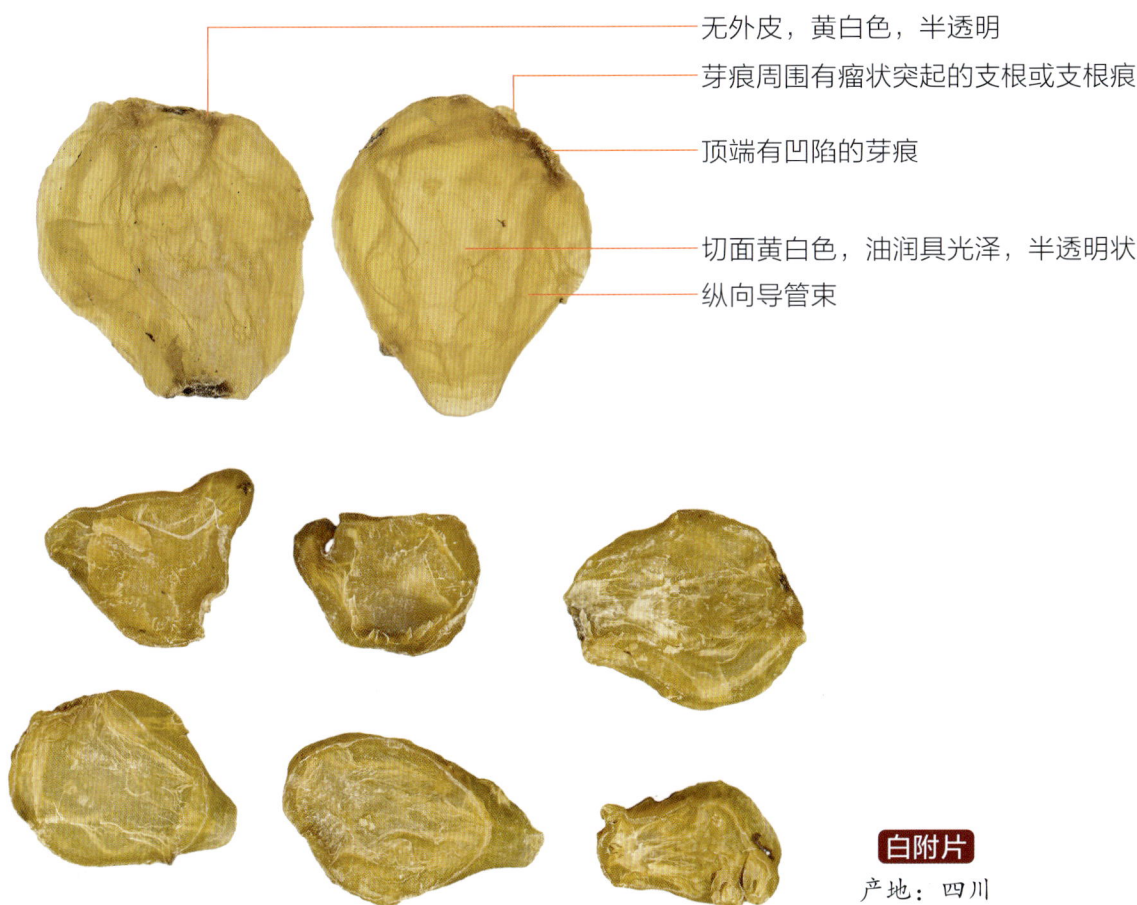

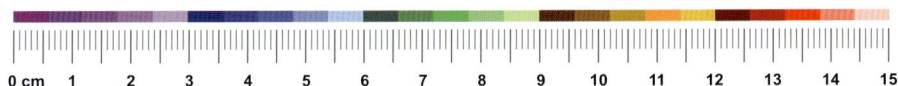

无外皮，黄白色，半透明

芽痕周围有瘤状突起的支根或支根痕

顶端有凹陷的芽痕

切面黄白色，油润具光泽，半透明状

纵向导管束

白附片

产地：四川

0 cm 1 2 3 4 5 6 7 8 9 10 11 12 13 14 15

红参

【基　原】五加科植物人参 *Panax ginseng* C.A.Mey. 的栽培品经蒸制的干燥根和根茎。

【采收加工】秋季采挖，洗净，蒸制，干燥。

【主要产地】主产于辽宁、吉林、黑龙江等地。

【炮制方法】润透，切薄片，干燥，用时粉碎或捣碎。

【饮片性状】本品呈类圆形或椭圆形薄片。外表皮红棕色，半透明，偶有不透明的暗黄褐色斑块，具纵沟、皱纹及细根痕。切面平坦，角质样。质硬而脆，气微香而特异，味甘、微苦。

【功能主治】大补元气，复脉固脱，益气摄血。用于体虚欲脱，肢冷脉微，气不摄血，崩漏下血。

【用法用量】3～9g，另煎兑服。

【使用注意】不宜与藜芦、五灵脂同用。

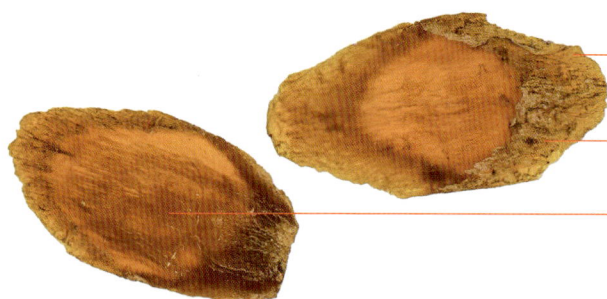

外表皮红棕色，半透明，具纵沟、皱纹

偶有不透明的暗黄褐色斑块

切面平坦，角质样

红参片

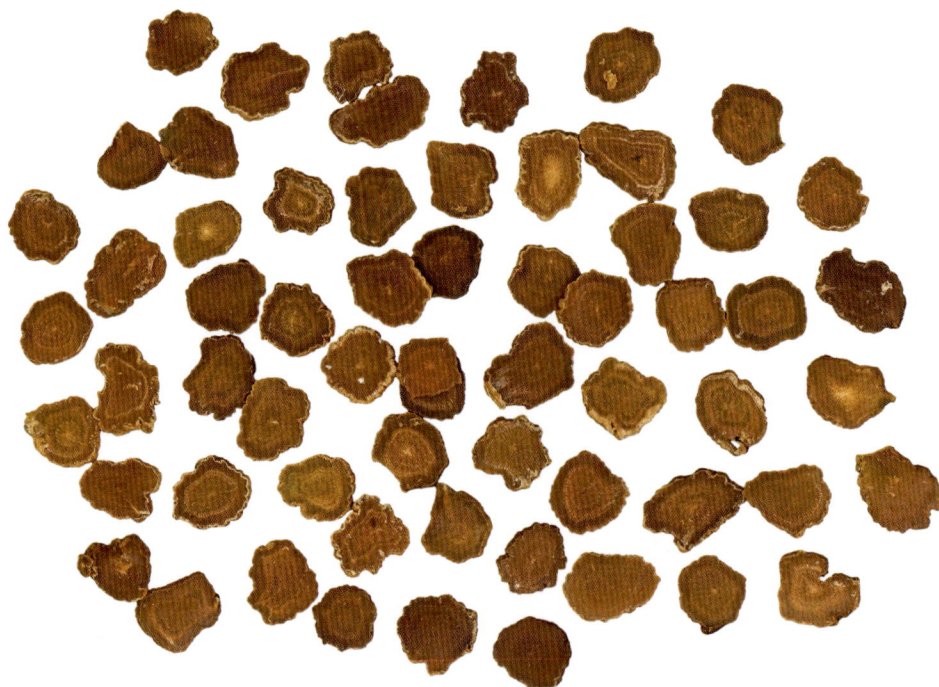

红参

产地：辽宁

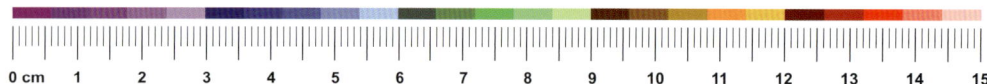

0 cm　1　2　3　4　5　6　7　8　9　10　11　12　13　14　15

红芪

【基　原】豆科植物多序岩黄芪 *Hedysarum polybotrys* Hand.-Mazz. 的干燥根。

【采收加工】春、秋二季采挖未抽花茎植株的根，除去须根和泥沙，晒干。

【主要产地】主产于甘肃等地。

【炮制方法】除去杂质，大小分开，洗净，润透，切厚片，干燥。

【饮片性状】本品呈类圆形或椭圆形的厚片，直径0.6～2cm。表面灰红棕色或黄棕色，有纵皱纹、横长皮孔样突起及少数支根痕，外皮易脱落，剥落处淡黄色。质硬而韧，不易折断，断面纤维性，并显粉性，皮部黄白色，木部淡黄棕色，呈放射状纹理。形成层环浅棕色。气微，味微甜，嚼之有豆腥味。

【功能主治】补气升阳，固表止汗，利水消肿，生津养血，行滞通痹，托毒排脓，敛疮生肌。用于气虚乏力，食少便溏，中气下陷，久泻脱肛，便血崩漏，表虚自汗，气虚水肿，内热消渴，血虚萎黄，半身不遂，痹痛麻木，痈疽难溃，久溃不敛。

【用法用量】9～30g。

有纵皱纹、横长皮孔样突起

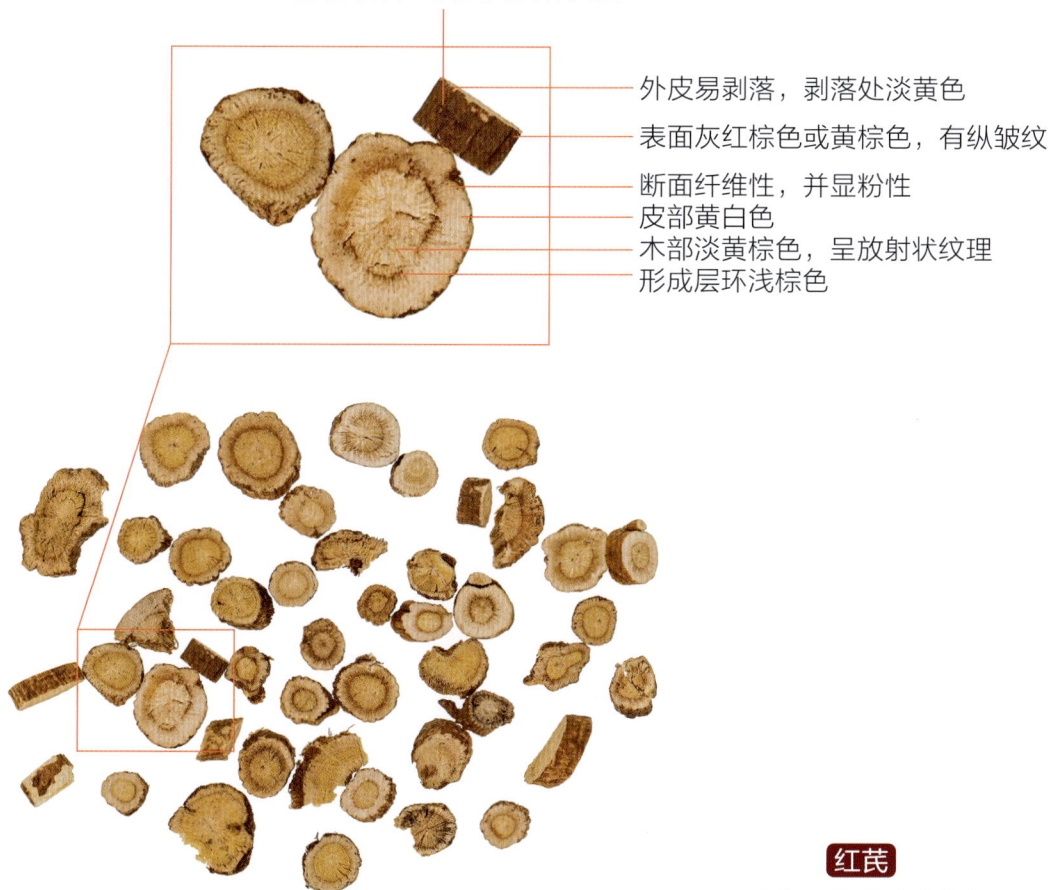

外皮易剥落，剥落处淡黄色
表面灰红棕色或黄棕色，有纵皱纹
断面纤维性，并显粉性
皮部黄白色
木部淡黄棕色，呈放射状纹理
形成层环浅棕色

红芪

产地：甘肃（栽培）

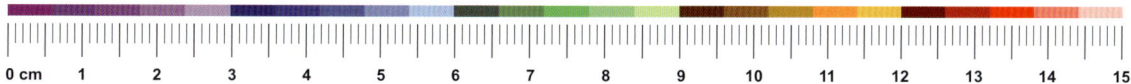

红景天

【基　　原】景天科植物大花红景天 *Rhodiola crenulata*（Hook. f. et Thoms.）H. Ohba 的干燥根和根茎。

【采收加工】秋季花茎凋枯后采挖，除去粗皮，洗净，晒干。

【主要产地】主产于西藏、云南西北部、四川西部。

【炮制方法】除去须根、杂质，切片，干燥。

【饮片性状】本品呈圆形、类圆形或不规则的片状，外表皮棕色、红棕色或褐色，外层老栓皮粗糙，有褶皱，易剥落，剥开外表皮有一层膜质黄色表皮，内层栓皮较光滑，且具粉红色花纹。表面有多数向外突起的横环纹，横纹之间凹陷处有多数残存花枝、茎枝痕或芽。根茎直径2.9～4.5cm，顶端宿存部分老花茎，花茎基部被三角形或卵形膜质鳞片；节间不规则，质轻，疏松。主根断面粉红色至紫红色，有一环纹，外周有1～2轮放射状排列的维管束，略呈环状突起，束间常有裂隙，形成放射状花纹，内侧宽广，约占直径1/2，多数异型维管束散在，星点状或不规则放射状排列。多数切面可见数个长条形、类圆形或不规则形岛状纹理（单个或数个木质部及周围薄壁组织被木栓组织包围呈岛状），红棕色至黑褐色，少数呈枯朽状。气芳香，味微苦涩、后甜。

【功能主治】益气活血，通脉平喘。用于气虚血瘀，胸痹心痛，中风偏瘫，倦怠气喘。

【用法用量】3～6g。

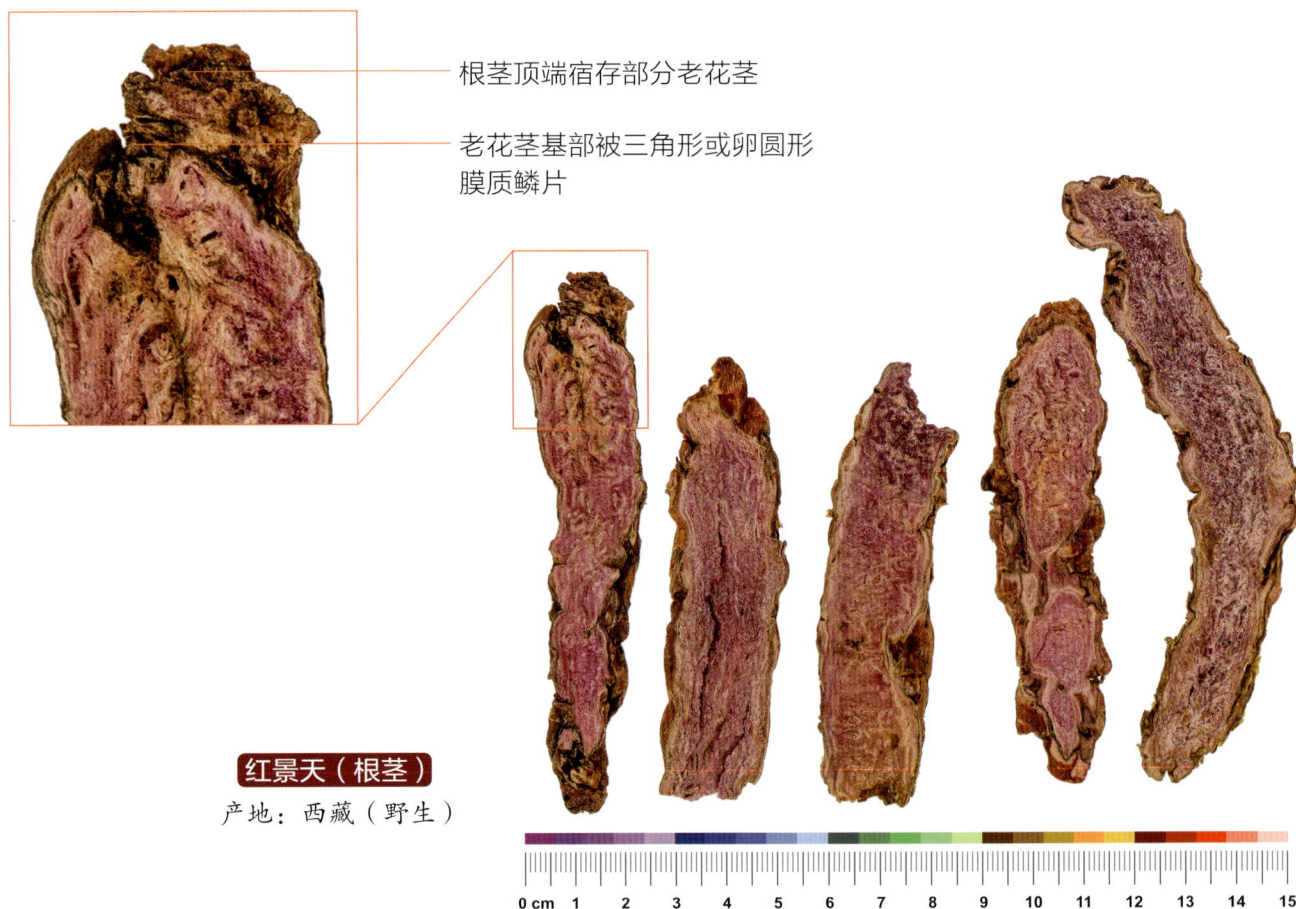

根茎顶端宿存部分老花茎

老花茎基部被三角形或卵圆形膜质鳞片

红景天（根茎）

产地：西藏（野生）

0 cm 1 2 3 4 5 6 7 8 9 10 11 12 13 14 15

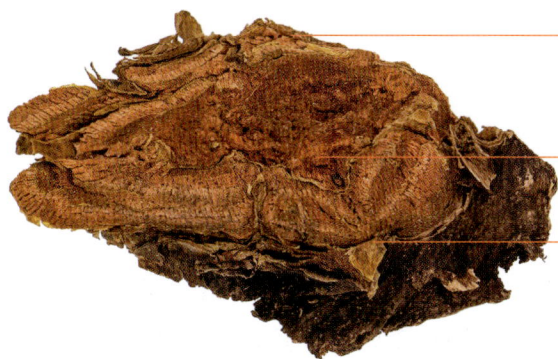

主根断面粉红色至紫红色，外周有 1~2 轮放射状排列的维管束，略呈环状突起，束间常有裂隙，形成放射状花纹

内侧宽广，约占直径 1/2，多数异型维管束散在，星点状或不规则放射状排列

剥开外皮有一层黄色膜质表皮，外表面棕色、红棕色或褐色，粗糙有皱褶，节间不规则

红景天主根

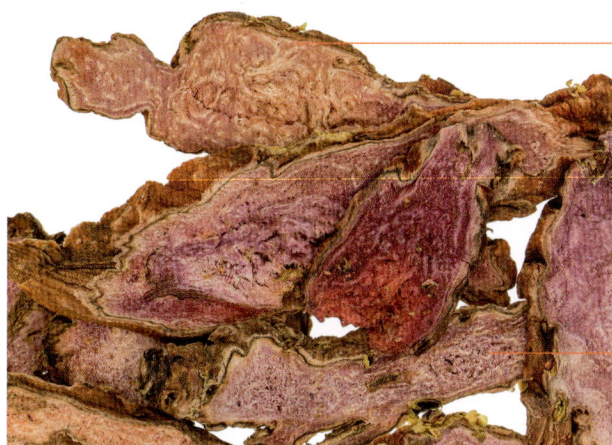

多数切面可见数个长条形、类圆形或不规则形岛状纹理（单个或数个木质部及周围薄壁组织被木栓组织包围呈岛状）

红棕色至黑褐色，少数呈枯朽状

红景天根茎（切面）

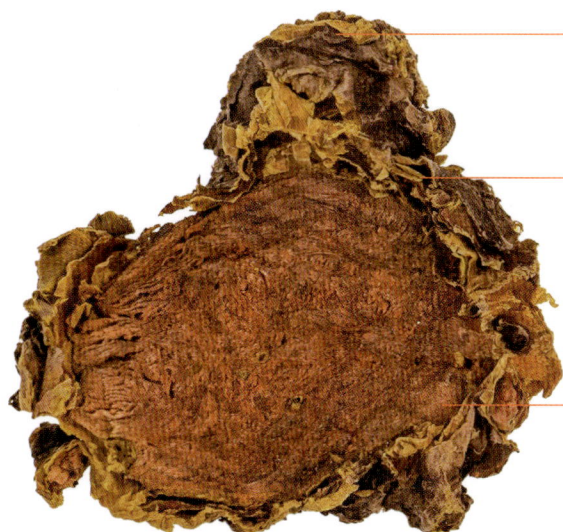

外表皮棕色、红棕色或褐色，外层老栓皮粗糙，有褶皱，易剥落

表面有多数向外突起的横环纹，横纹之间凹陷处有多数残存花枝、茎枝痕或芽

剥开外表皮有一层膜质黄色表皮，内层栓皮较光滑，且具粉红色花纹

红景天主根（切面）

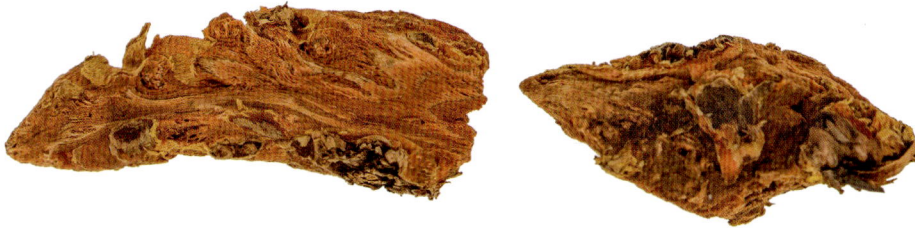

红景天（根）

产地：西藏（野生）

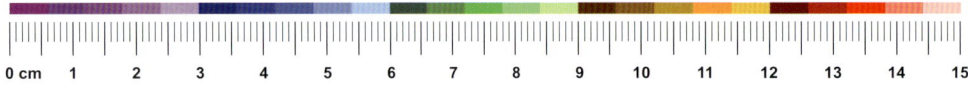

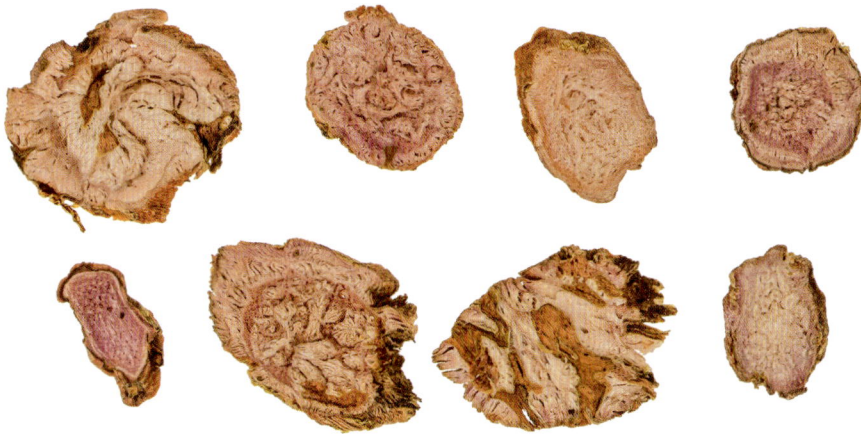

红景天（烘干品）

产地：新疆

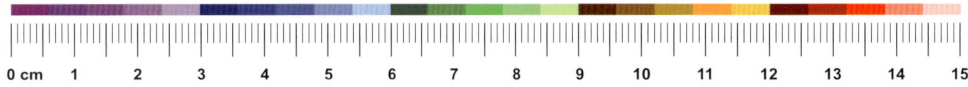

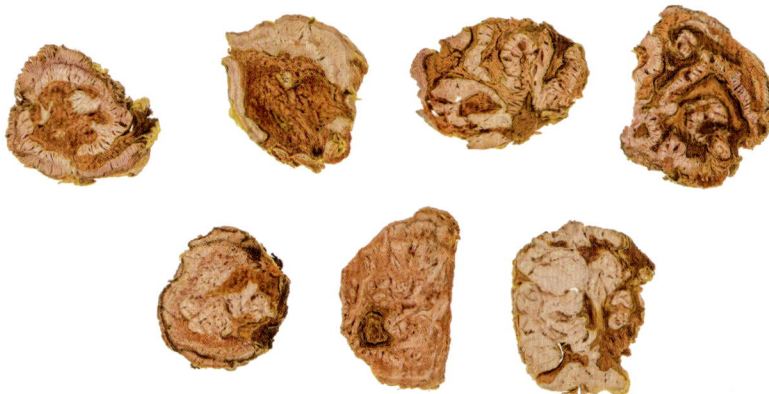

红景天（阴干品）

产地：新疆

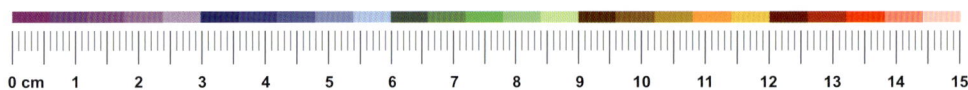

小花红景天（易混品）

【基　　原】景天科植物小花红景天 *Floret Rho-diola* 的干燥根及根茎。

【主要产地】主产于西藏、云南西北部、四川西部。

外皮内侧没有黄色膜质表皮
断面松泡

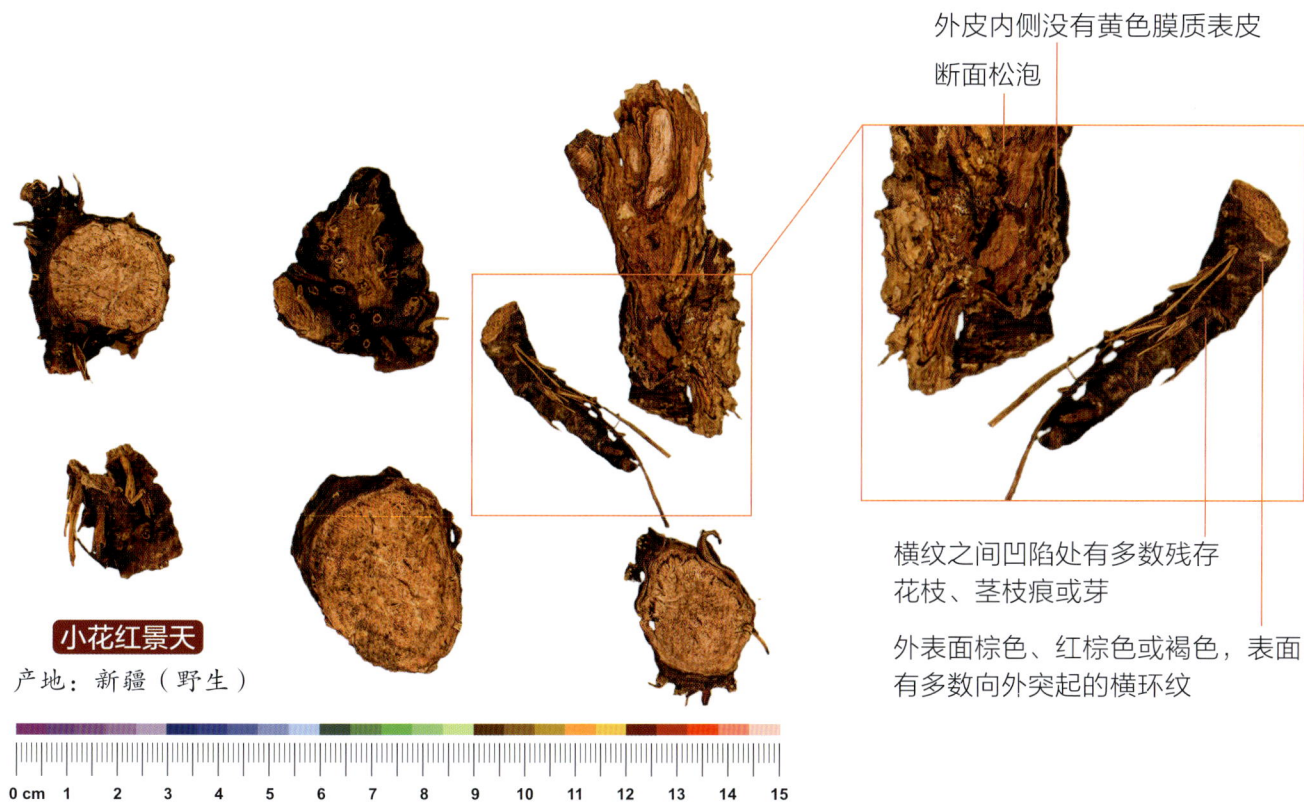

小花红景天
产地：新疆（野生）

横纹之间凹陷处有多数残存
花枝、茎枝痕或芽

外表面棕色、红棕色或褐色，表面
有多数向外突起的横环纹

0 cm　1　2　3　4　5　6　7　8　9　10　11　12　13　14　15

玫瑰红景天（易混品）

【基　　原】景天科植物玫瑰红景天（蔷薇红景天）*R hodiola rosea* L. 的根及根茎。主要分布于新疆、西藏、大兴安岭及俄罗斯西伯利亚地区、朝鲜等地。

表面浅黄棕色至棕色，凹凸不平，有不规则的
裂隙、皱纹及皮孔，栓皮有时呈片状剥落

根茎略呈圆形或长圆锥形、弯曲
或扭曲，长短、大小不一

根茎横切面可见维管束，维管束
单个散在，外韧型或周韧型，常
呈断续2～3层环状排列

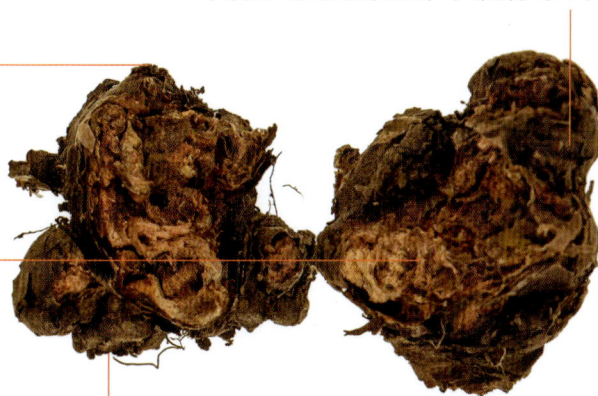

玫瑰红景天（根茎）

可见数个圆形的茎痕和根痕

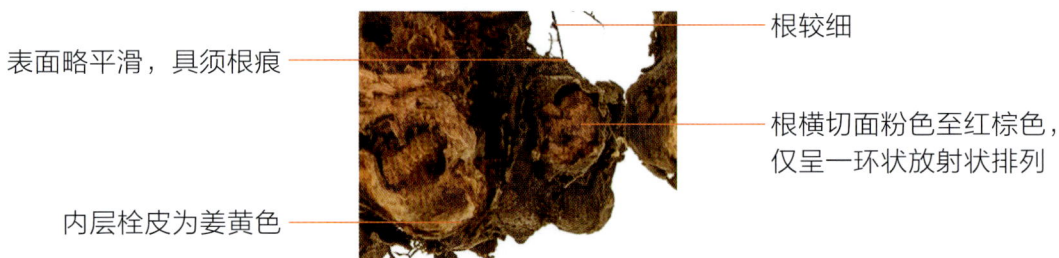

表面略平滑，具须根痕
内层栓皮为姜黄色
根较细
根横切面粉色至红棕色，仅呈一环状放射状排列

玫瑰红景天（根）

圣地红景天（易混品）

【基　原】景天科红景天属植物圣地红景天 *Rhodiola sacra*（Prain Hamet）S. H. Fu 的干燥根及根茎。主要分布于西藏及云南西北部。

【炮制依据】《中华人民共和国药典（2020年版）》第四部、《中华藏本草》、《国家药品标准——新药转正标准（第29册）》。

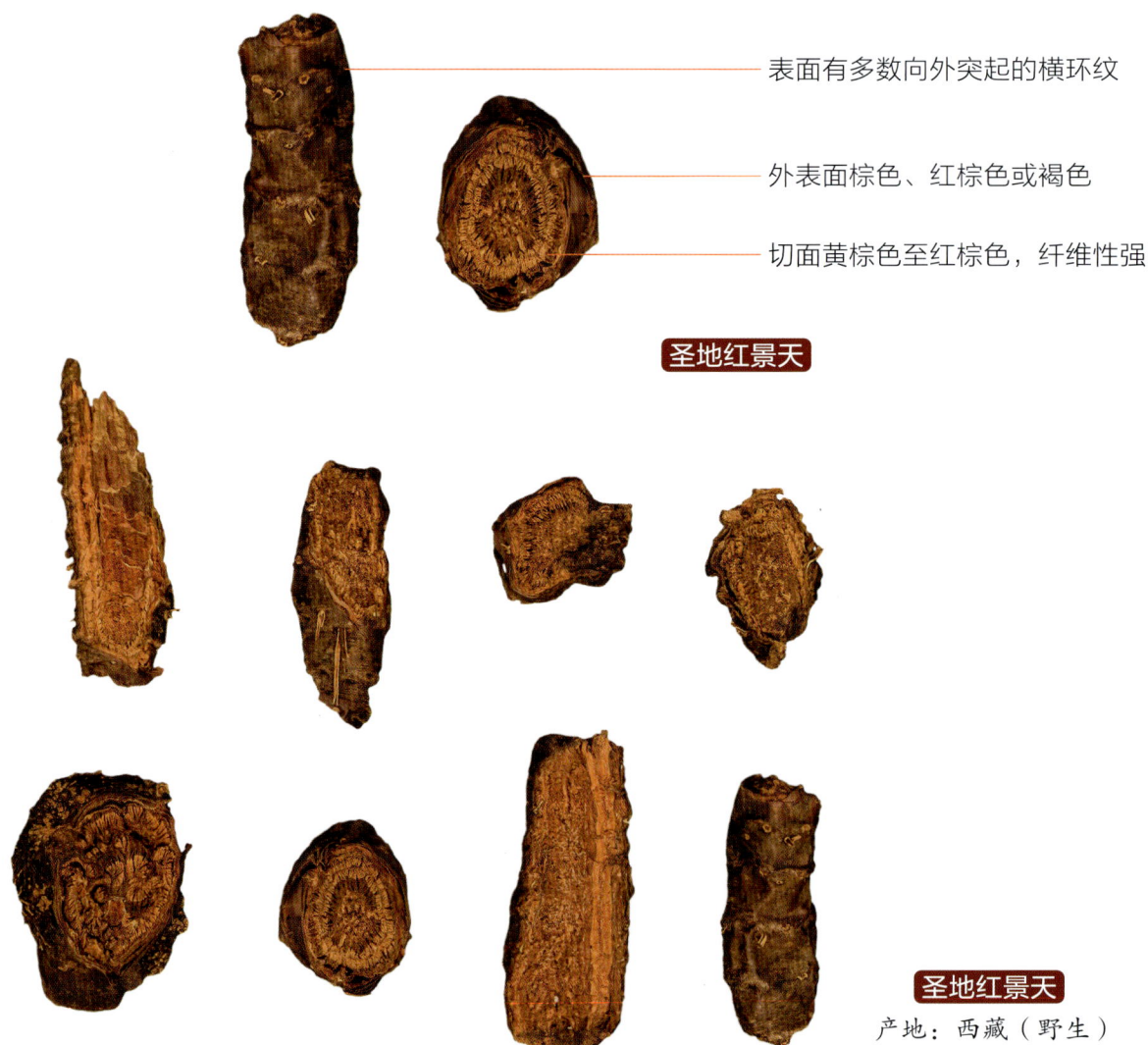

表面有多数向外突起的横环纹
外表面棕色、红棕色或褐色
切面黄棕色至红棕色，纤维性强

圣地红景天

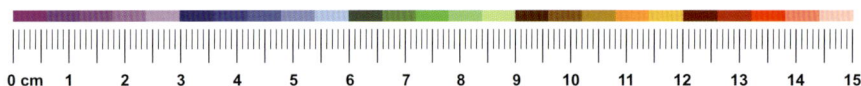

圣地红景天
产地：西藏（野生）

红景天（发霉）

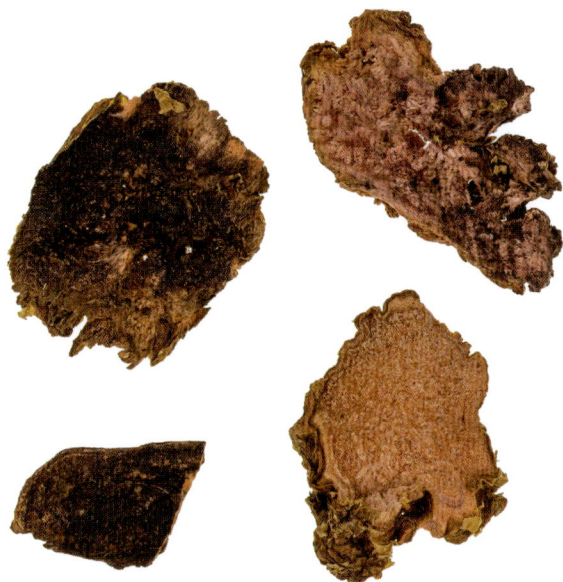

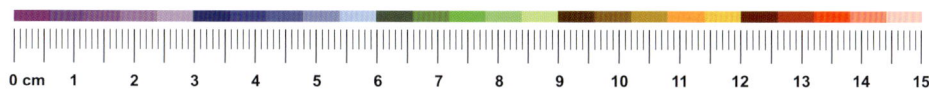

红景天（发霉）

产地：新疆（野生）

红景天（炮制不当）

产地加工不当，饮片未去粗皮，性状与《中华人民共和国药典（2020 年版）》描述不符。

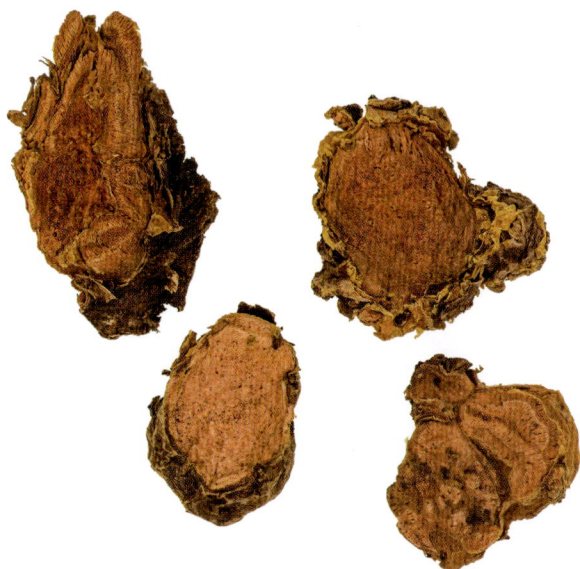

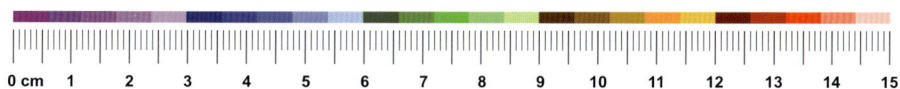

红景天（未去粗皮）

产地：西藏（野生）

胡黄连

【基　　原】玄参科植物胡黄连 *Picrorhiza scrophulariiflora* Pennell 的干燥根茎。

【采收加工】秋季采挖，除去须根和泥沙，晒干。

【主要产地】主产于四川、云南、西藏等地，进口胡黄连主产于印度、尼泊尔等地。

【炮制方法】方法1：除去杂质，洗净，润透，切薄片，干燥或用时捣碎。[《中华人民共和国药典（2020年版）》]

方法2：取原药材，除去杂质，大小分开，洗净，取出，闷润8～12小时至内外湿度一致，切厚片，干燥，筛去碎屑。[《北京市中药饮片炮制规范（2008年版）》]

【饮片性状】本品呈不规则的圆形薄片或厚片，直径0.3～1cm。外表皮灰棕色至暗棕色，粗糙，有较密的环状节，具稍隆起的芽痕或根痕。质硬而脆，易折断。切面灰黑色或棕黑色，木部有4～10个类白色点状维管束排列成环。气微，味极苦。

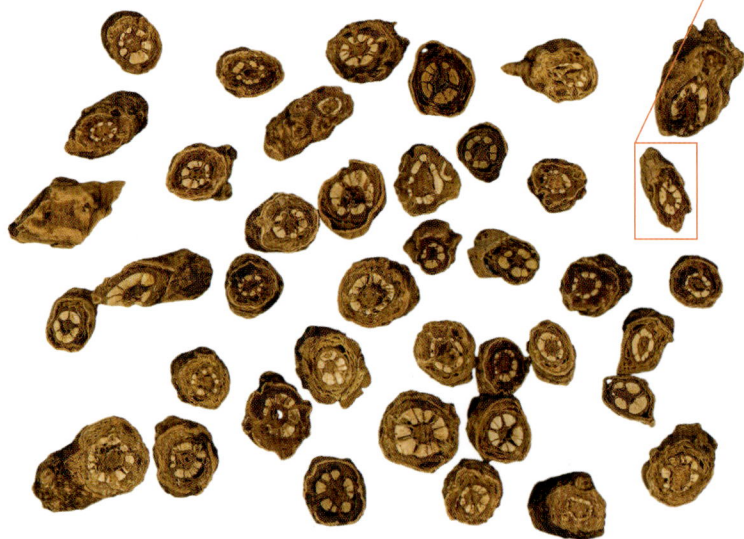

【功能主治】退虚热，除疳热，清湿热。用于骨蒸潮热，小儿疳热，湿热泻痢，黄疸尿赤，痔疮肿痛。

【用法用量】3～10g。

外表皮灰棕色至暗棕色，有较密的环状节，稍隆起的芽痕或根痕

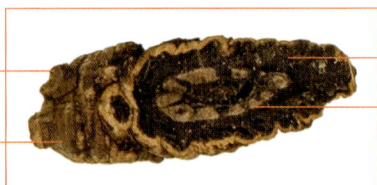

切面灰黑色或棕黑色

木部有4～10个类白色点状维管束排列成环

胡黄连

产地：西藏

【炮制依据】《北京市中药饮片炮制规范（2008年版）》

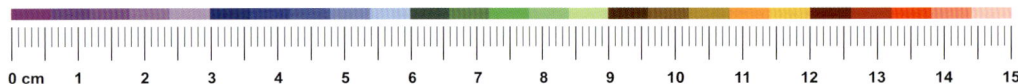

虎杖

【基　　原】蓼科植物虎杖 *Polygonum cuspidatum* Sieb. et Zucc. 的干燥根茎和根。

【采收加工】春、秋二季采挖，除去须根，洗净，趁鲜切短段或厚片，晒干。

【主要产地】主产于江苏、浙江、山东、河南、安徽等地。

【炮制方法】除去杂质，洗净，润透，切厚片，干燥。

【饮片性状】本品为不规则厚片，直径 0.5～2.5cm。外表皮棕褐色，有时可见纵皱纹及须根痕；切面皮部较薄，木部宽广，棕黄色，射线放射状，皮部与木部较易分离。根茎髓中有隔或呈空洞状。质坚硬。气微，味微苦、涩。

【功能主治】利湿退黄，清热解毒，散瘀止痛，止咳化痰。用于湿热黄疸，淋浊，带下，风湿痹痛，痈肿疮毒，水火烫伤，经闭，癥瘕，跌打损伤，肺热咳嗽。

【用法用量】9～15g。外用适量，制成煎液或油膏涂敷。

【使用注意】孕妇慎用。

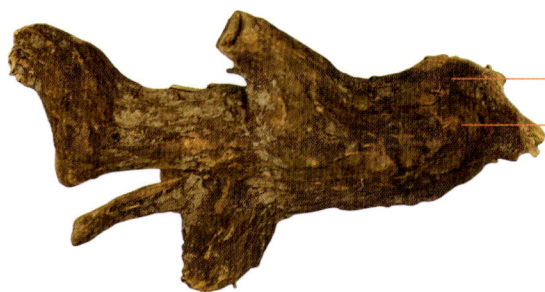

外表皮棕褐色，可见纵皱纹
须根痕

虎杖（外表面）

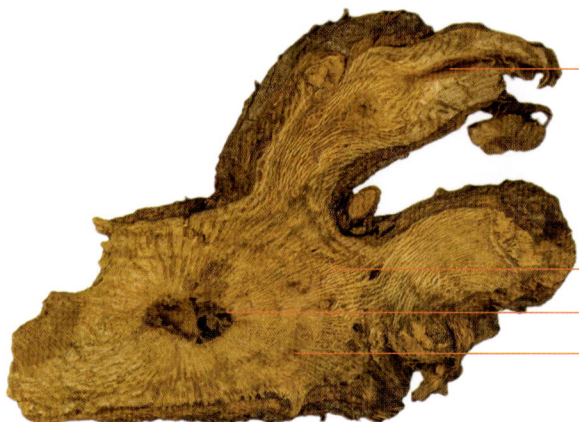

切面皮部较薄，与木部易分离

木部宽广，棕黄色
根茎髓中有隔或呈空洞状
木部射线放射状

虎杖（切面）

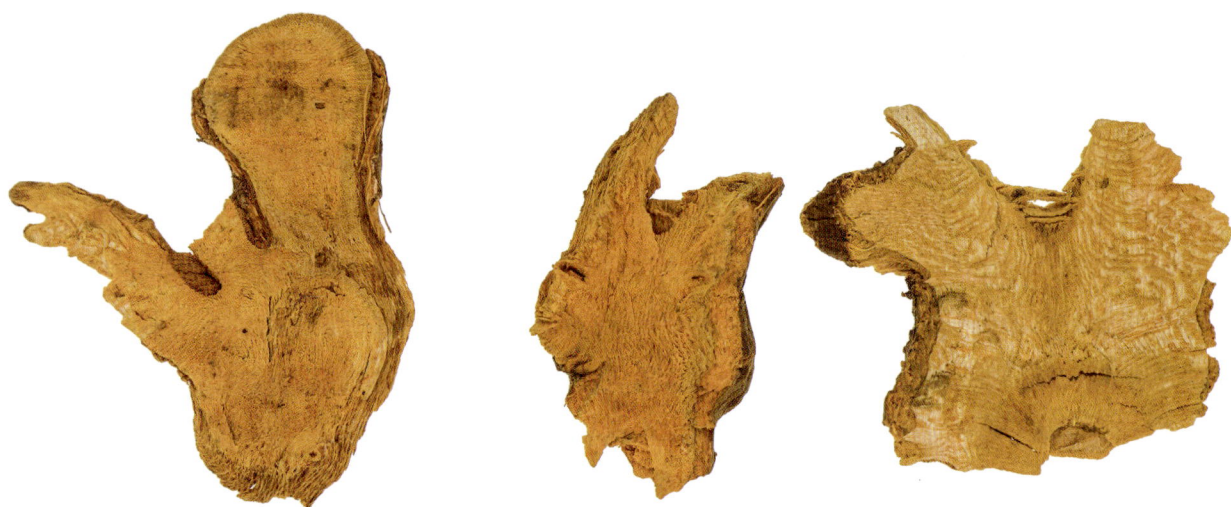

虎杖

产地：安徽

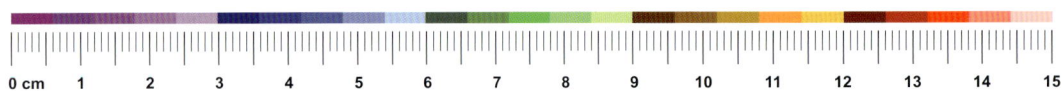

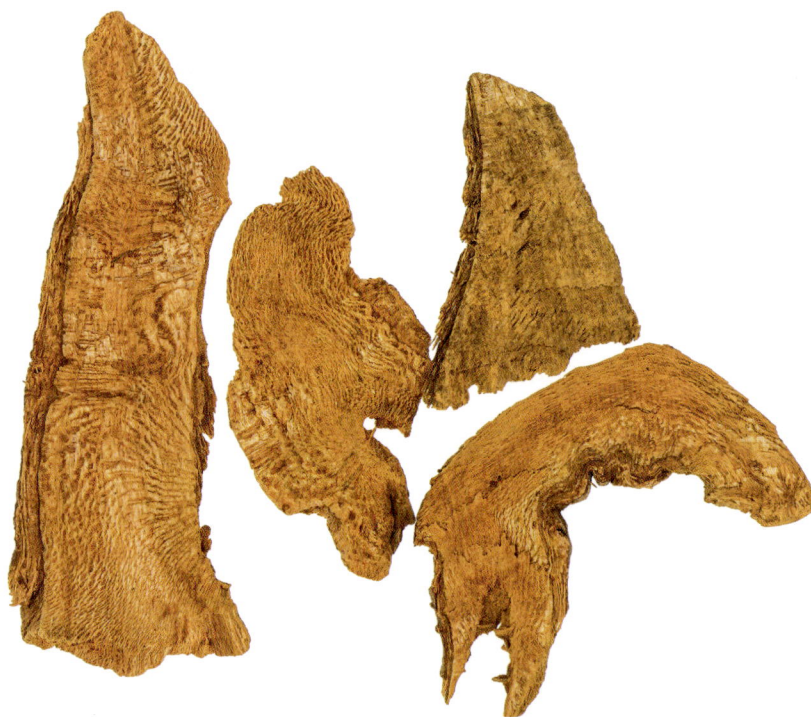

虎杖

产地：江苏

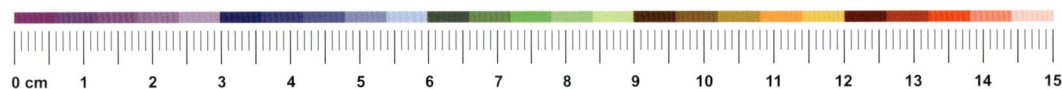

黄连

【基　　原】毛茛科植物黄连 *Coptis chinensis* Franch.、三角叶黄连 *Coptis deltoidea* C. Y. Cheng et Hsiao 或云连 *Coptis teeta* Wall. 的干燥根茎。以上三种分别习称"味连""雅连""云连"。

【采收加工】秋季采挖，除去须根和泥沙，干燥，撞去残留须根。

【主要产地】黄连主产于四川、重庆等地，习称"味连"，是黄连的主流品种；三角叶黄连主产于四川，习称"雅连"；云连主产于云南，习称"云连"。

【炮制方法】除去杂质，润透后切薄片，晾干，或用时捣碎。

【饮片性状】本品为不规则的薄片，常弯曲，有的形如鸡爪，直径 0.3～0.8cm，表面灰黄色或黄褐色，粗糙，有不规则结节状隆起、须根及须根残基，有的节间表面平滑如茎秆，习称"过桥"。上部多残留褐色鳞叶。质硬，断面不整齐，皮部橙红色或暗棕色，木部鲜黄色或橙黄色，呈放射状纹理，髓部有的中空。气微，味极苦。

【功能主治】清热燥湿，泻火解毒。用于湿热痞满，呕吐吞酸，泻痢，黄疸，高热神昏，心火亢盛，心烦不寐，心悸不宁，血热吐衄，目赤，牙痛，消渴，痈肿疔疮；外治湿疹，湿疮，耳道流脓。

【用法用量】2～5g。外用适量。

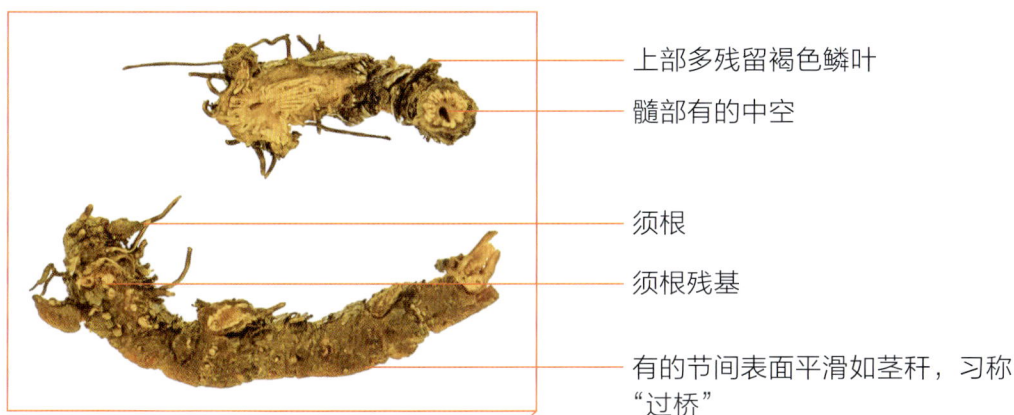

上部多残留褐色鳞叶
髓部有的中空

须根
须根残基

有的节间表面平滑如茎秆，习称"过桥"

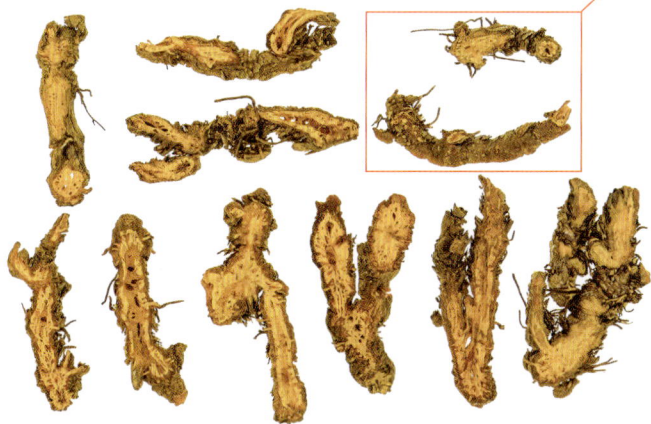

黄连
产地：四川

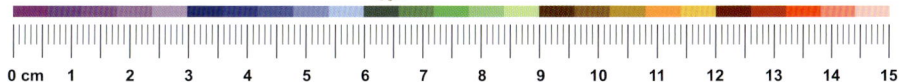

0 cm　1　2　3　4　5　6　7　8　9　10　11　12　13　14　15

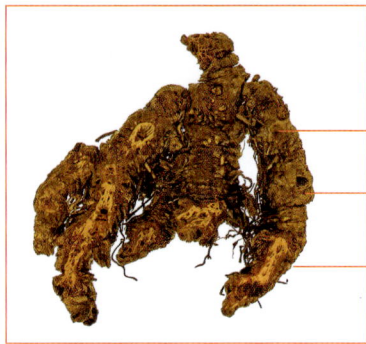

表面有不规则结节状隆起

表面灰黄色或黄褐色，粗糙

形如鸡爪

黄连（外表面）

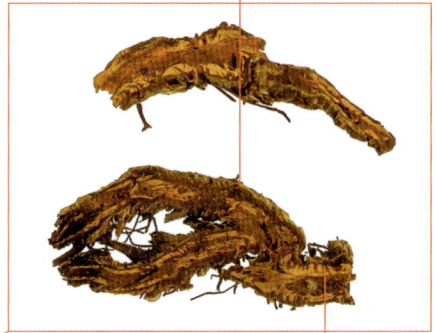

皮部橙红色或暗棕色

黄连（断面）

木部鲜黄色或橙黄色，呈放射状纹理

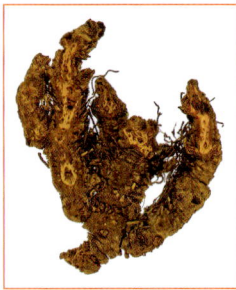

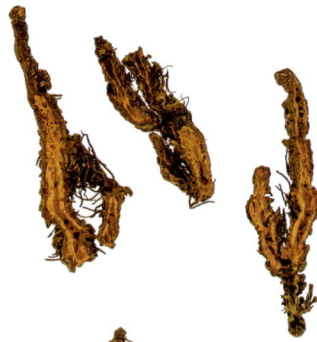

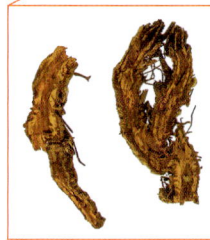

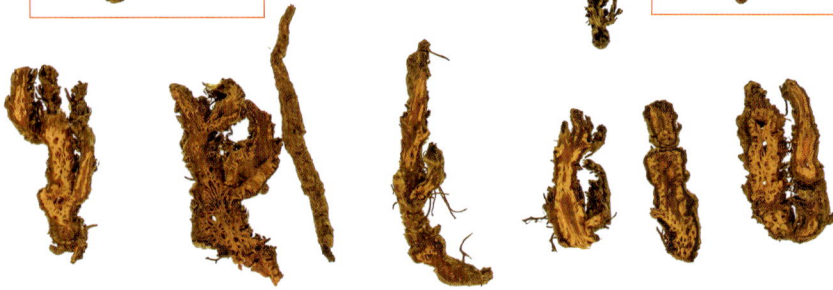

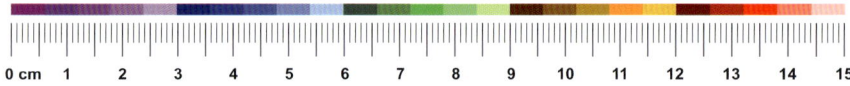

黄连

产地：四川

0 cm 1 2 3 4 5 6 7 8 9 10 11 12 13 14 15

黄芪

【基　　原】豆科植物蒙古黄芪 *Astragalus mem-branaceus*（Fisch.）Bge.var.*mongholicus*（Bge.）Hsiao 或膜荚黄芪 *Astragalus membranaceus*（Fisch.）Bge. 的干燥根。

【采收加工】春、秋二季采挖，除去须根和根头，晒干。

【主要产地】蒙古黄芪主产于山西、内蒙古及河北等地，多为栽培。膜荚黄芪产于黑龙江、甘肃等地。产于山西浑源者，奉为道地药材，习称"西黄芪"或"绵芪"；产于黑龙江和内蒙古者亦为优质产品，统称"北黄芪"。

【炮制方法】除去杂质，大小分开，洗净，润透，切厚片，干燥。

【饮片性状】本品呈类圆形或椭圆形的厚片，直径 1～3.5cm，外表皮黄白色至淡棕褐色，可见纵皱纹或纵沟。质硬而韧，不易折断，断面纤维性强，并显粉性，皮部黄白色，形成层环黄棕色，木部淡黄色，有放射状纹理和裂隙，老根中心偶呈枯朽状，黑褐色或呈空洞。气微，味微甜，嚼之微有豆腥味。

【功能主治】补气升阳，固表止汗，利水消肿，生津养血，行滞通痹，托毒排脓，敛疮生肌。用于气虚乏力，食少便溏，中气下陷，久泻脱肛，便血崩漏，自汗，气虚水肿，内热消渴，血虚萎黄，半身不遂，痹痛麻木，痈疽难溃或久溃不敛。

【用法用量】9～30g。

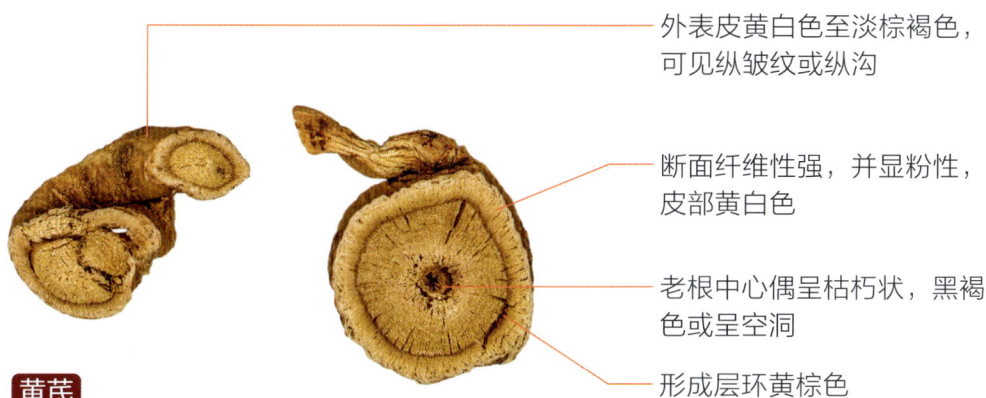

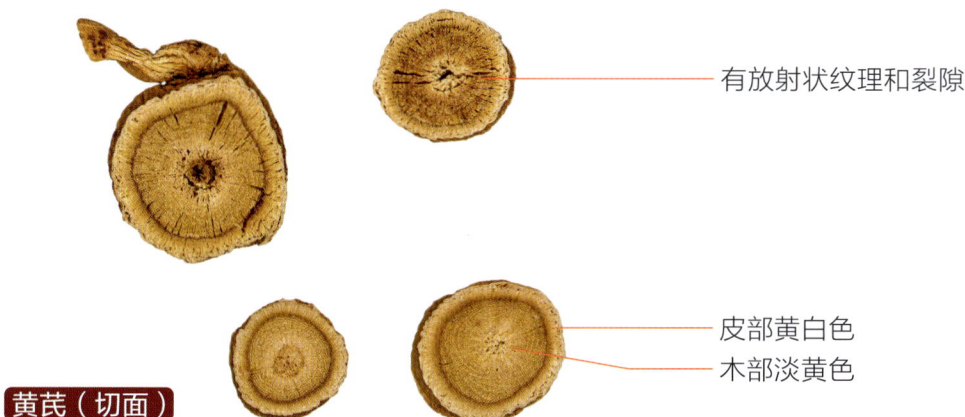

外表皮黄白色至淡棕褐色，可见纵皱纹或纵沟

断面纤维性强，并显粉性，皮部黄白色

老根中心偶呈枯朽状，黑褐色或呈空洞

形成层环黄棕色

黄芪

有放射状纹理和裂隙

皮部黄白色

木部淡黄色

黄芪（切面）

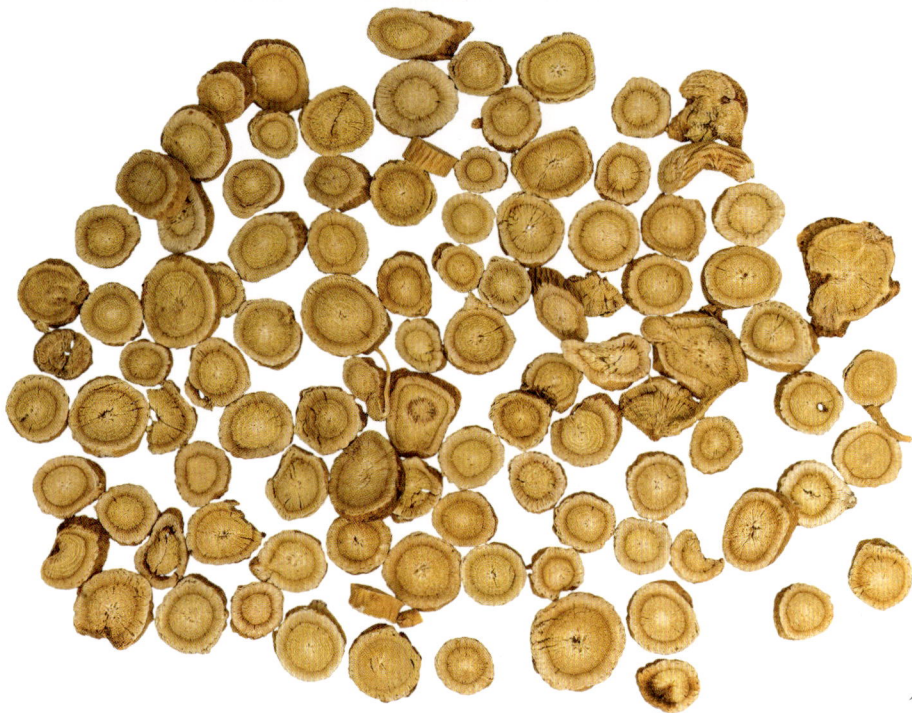

黄芪
产地：甘肃（栽培）

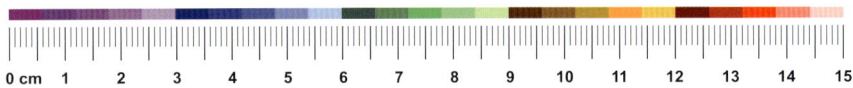

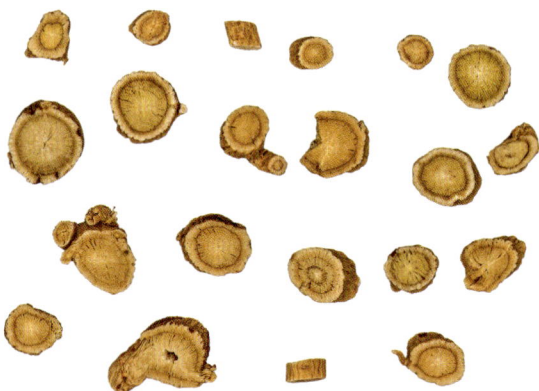

黄芪
产地：河北（栽培）

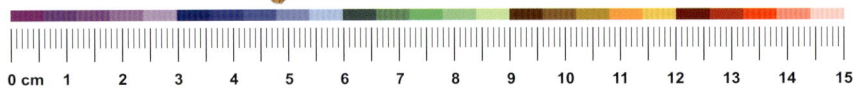

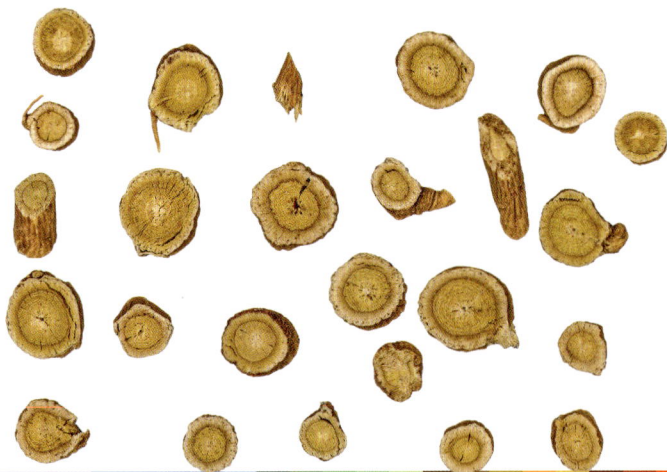

黄芪
产地：内蒙古（栽培）

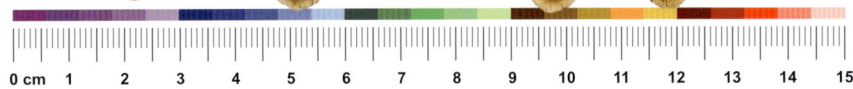

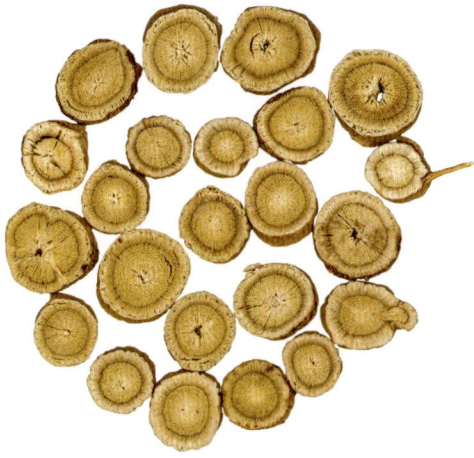

黄芪
产地：山西（栽培）

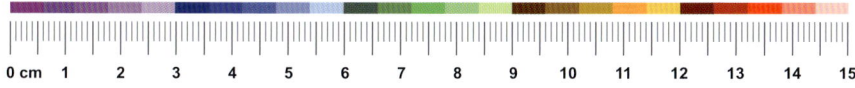

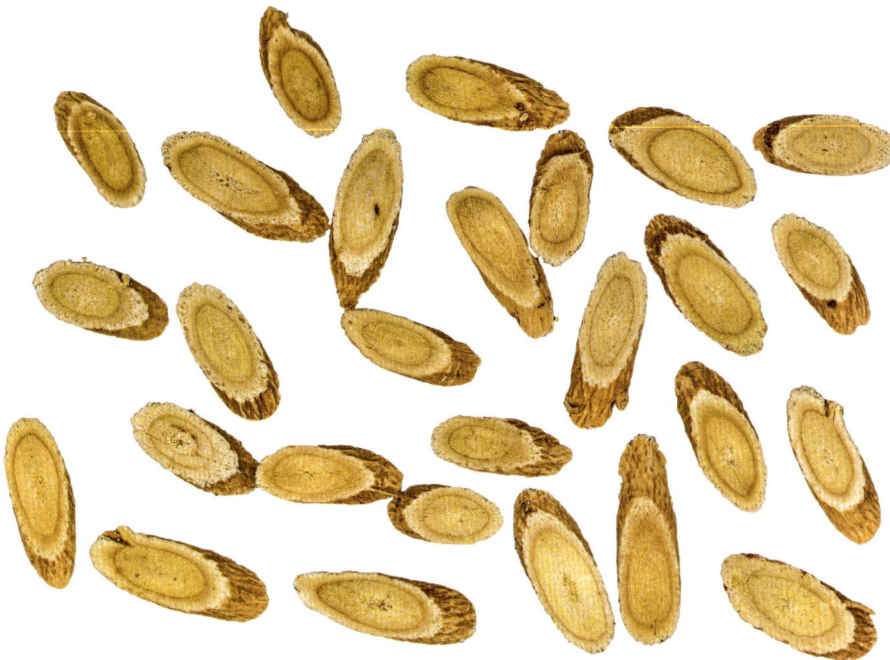

黄芪
产地：甘肃（斜片 栽培）

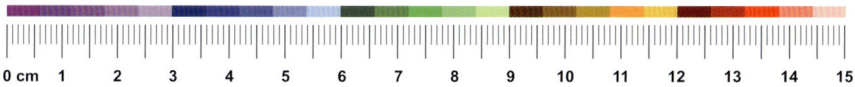

炙黄芪

【基　　原】豆科植物蒙古黄芪 *Astragalus membranaceus*（Fisch.）Bge.var.*mongholicus*（Bge.）Hsiao 或膜荚黄芪 *Astragalus membranaceus*（Fisch.）Bge. 的干燥根的炮制加工品。

【炮制方法】取黄芪片，照蜜炙法炒至不粘手。每100kg 黄芪片，用炼蜜 30～35kg。

【饮片性状】圆形或椭圆形的厚片，直径 0.8～3.5cm，外表皮淡棕黄色或淡棕褐色，略有光泽，可见纵皱纹或纵沟。切面棕黄色，有放射状纹理和裂隙，有的中心偶见枯朽状，黑褐色或呈空洞。具蜜香气，味甜，略带黏性，嚼之微有豆腥味。

【功能主治】益气补中。用于气虚乏力，食少便溏。

【用法用量】9～30g。

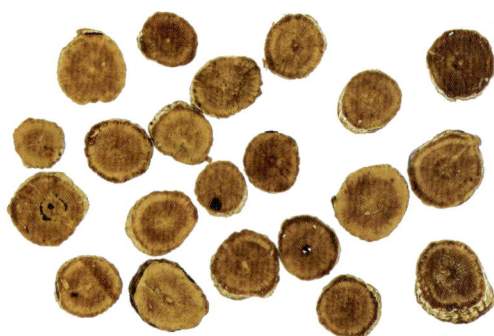

炙黄芪
产地：甘肃

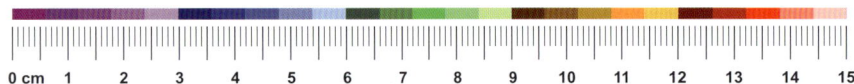

有的中心偶见枯朽状，黑褐色或呈空洞

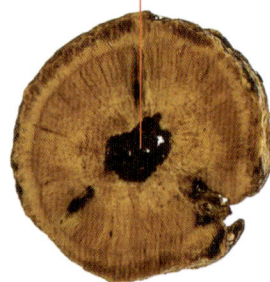

炙黄芪（枯心）

0 cm 1 2 3 4 5 6 7 8 9 10 11 12 13 14 15

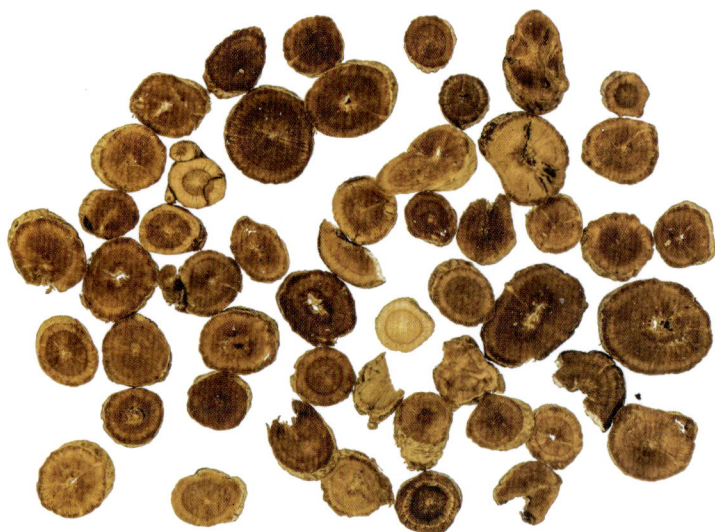

外表皮淡棕黄色或淡棕褐色，略有光泽，可见纵皱纹或纵沟

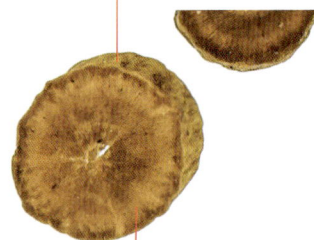

切面棕黄色，有放射状纹理和裂隙

炙黄芪
产地：内蒙古

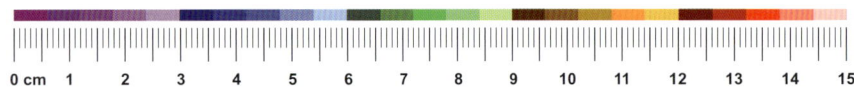

0 cm 1 2 3 4 5 6 7 8 9 10 11 12 13 14 15

黄芩

【基　　原】唇形科植物黄芩 *Scutellaria baicalensis* Georgi 的干燥根。

【采收加工】春、秋二季采挖，除去须根和泥沙，晒后撞去粗皮，晒干。

【主要产地】主产于河北、陕西、内蒙古、山东、黑龙江、河南等地。

【炮制方法】除去杂质，置沸水中煮 10 分钟，取出，闷透，切薄片，干燥；或蒸半小时，取出，切薄片，干燥（注意避免暴晒）。

【饮片性状】本品为类圆形或不规则形薄片，直径 1～3cm，表面棕黄色或棕褐色，偶见稀疏的疣状细根痕，外皮较粗糙，可见扭曲的纵皱纹、顺纹、细皱纹或不规则的网纹。质硬而脆，易折断，切面黄棕色或黄绿色，中心红棕色；老根中心呈枯朽状或中空，暗棕色或棕黑色。气微，味苦。

栽培品： 外皮浅黄棕色，外皮紧贴，纵皱纹较细腻。断面黄色或浅黄色，略呈角质样，具放射状纹理。味微苦。

【功能主治】清热燥湿，泻火解毒，止血，安胎。用于湿温、暑湿，胸闷呕恶，湿热痞满，泻痢，黄疸，肺热咳嗽，高热烦渴，血热吐衄，痈肿疮毒，胎动不安。

【用法用量】3～10g。

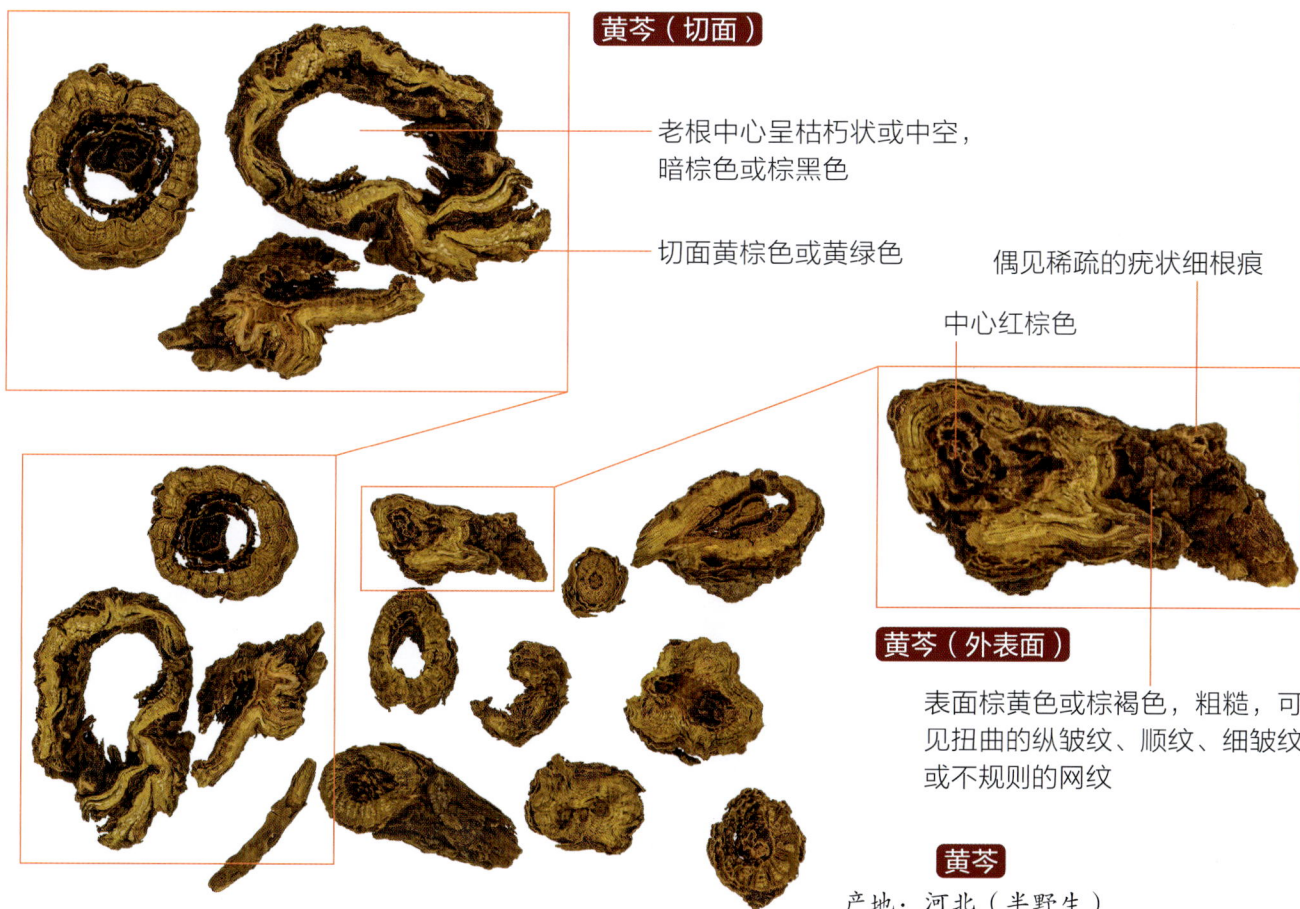

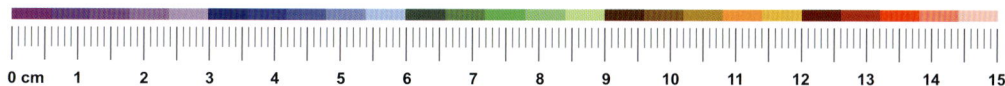

黄芩（切面）

老根中心呈枯朽状或中空，暗棕色或棕黑色

切面黄棕色或黄绿色

偶见稀疏的疣状细根痕

中心红棕色

黄芩（外表面）

表面棕黄色或棕褐色，粗糙，可见扭曲的纵皱纹、顺纹、细皱纹或不规则的网纹

黄芩

产地：河北（半野生）

0 cm　1　2　3　4　5　6　7　8　9　10　11　12　13　14　15

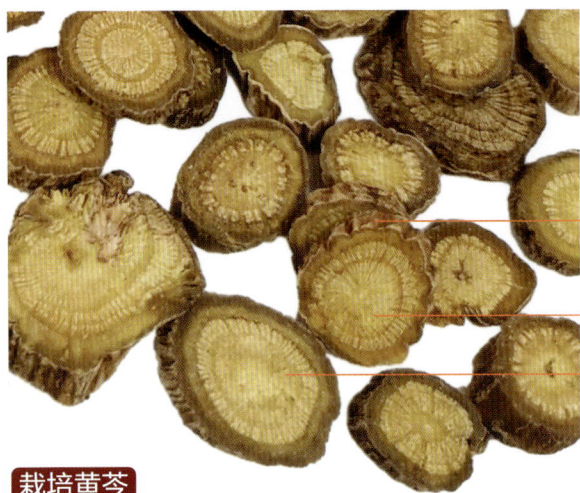

外皮浅黄棕色，紧贴，
纵皱纹较细腻

断面具放射状纹理

断面黄色或浅黄色，
略呈角质样

栽培黄芩

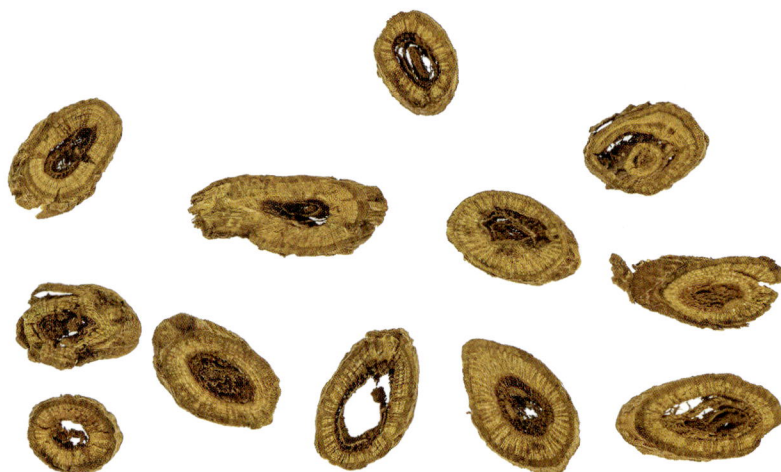

黄芩

产地：河北（栽培3年）

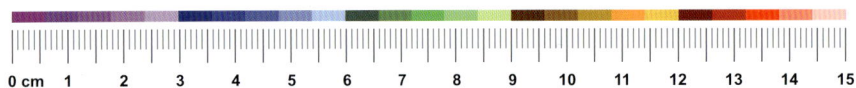

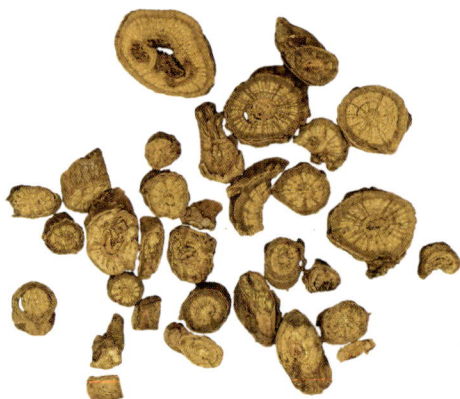

黄芩

产地：内蒙古（栽培3年）

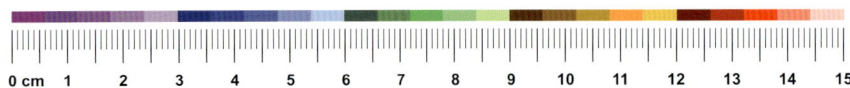

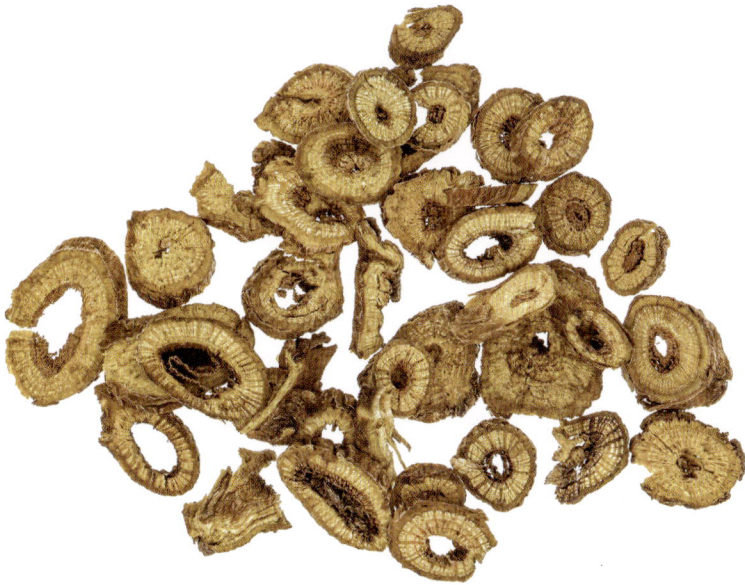

产地：山西（栽培 3 年）

黄芩
产地：山西（栽培 2 年）

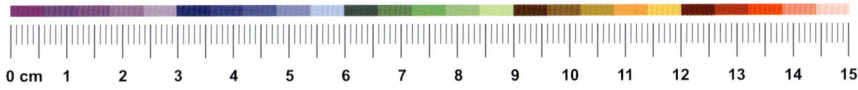

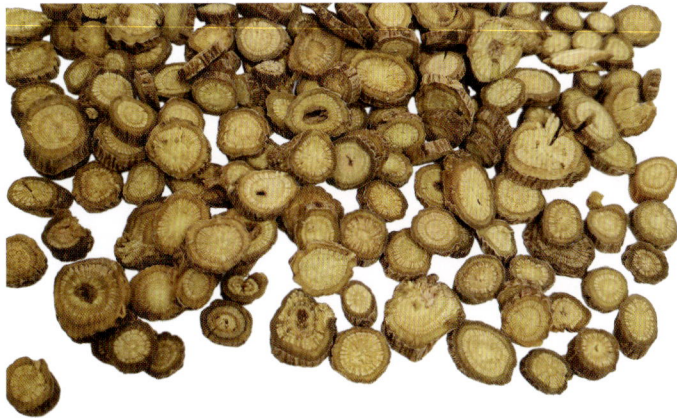

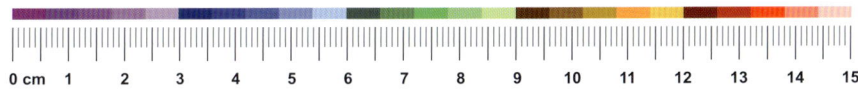

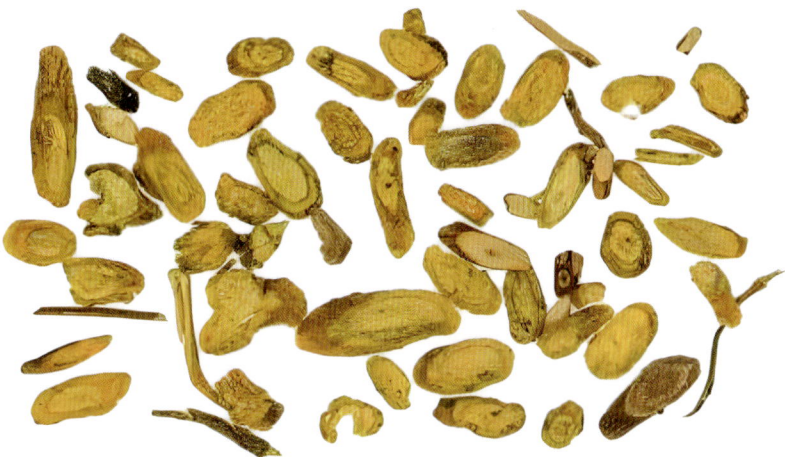

黄芩
产地：甘肃（栽培 1 年）

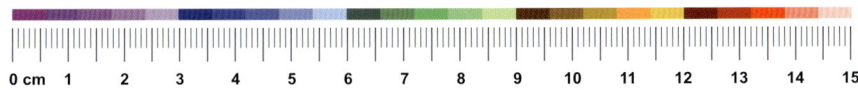

酒黄芩

【基　　原】唇形科植物黄芩 *Scutellaria baicalensis* Georgi 干燥根的炮制加工品。

【采收加工】春、秋二季采挖，除去须根和泥沙，晒后撞去粗皮，晒干。

【主要产地】主产于河北、陕西、内蒙古、山东、黑龙江、河南等地。

【炮制方法】取黄芩片，加黄酒拌匀，闷润 1～2 小时，置热锅内，用文火（80～120℃）炒干，取出，晾凉。每 100kg 黄芩片，用黄酒 15kg。

【饮片性状】本品为类圆形或不规则形薄片或厚片。外表皮黄棕色或棕褐色。切面黄棕色或黄绿色，具放射状纹理。略带焦斑，中心部分有的呈棕色。微有酒香气。

【功能主治】清热解毒，止血，止咳。用于目赤肿痛，瘀血壅盛，上部积血失血，上焦肺热咳嗽。

【用法用量】3～9g。

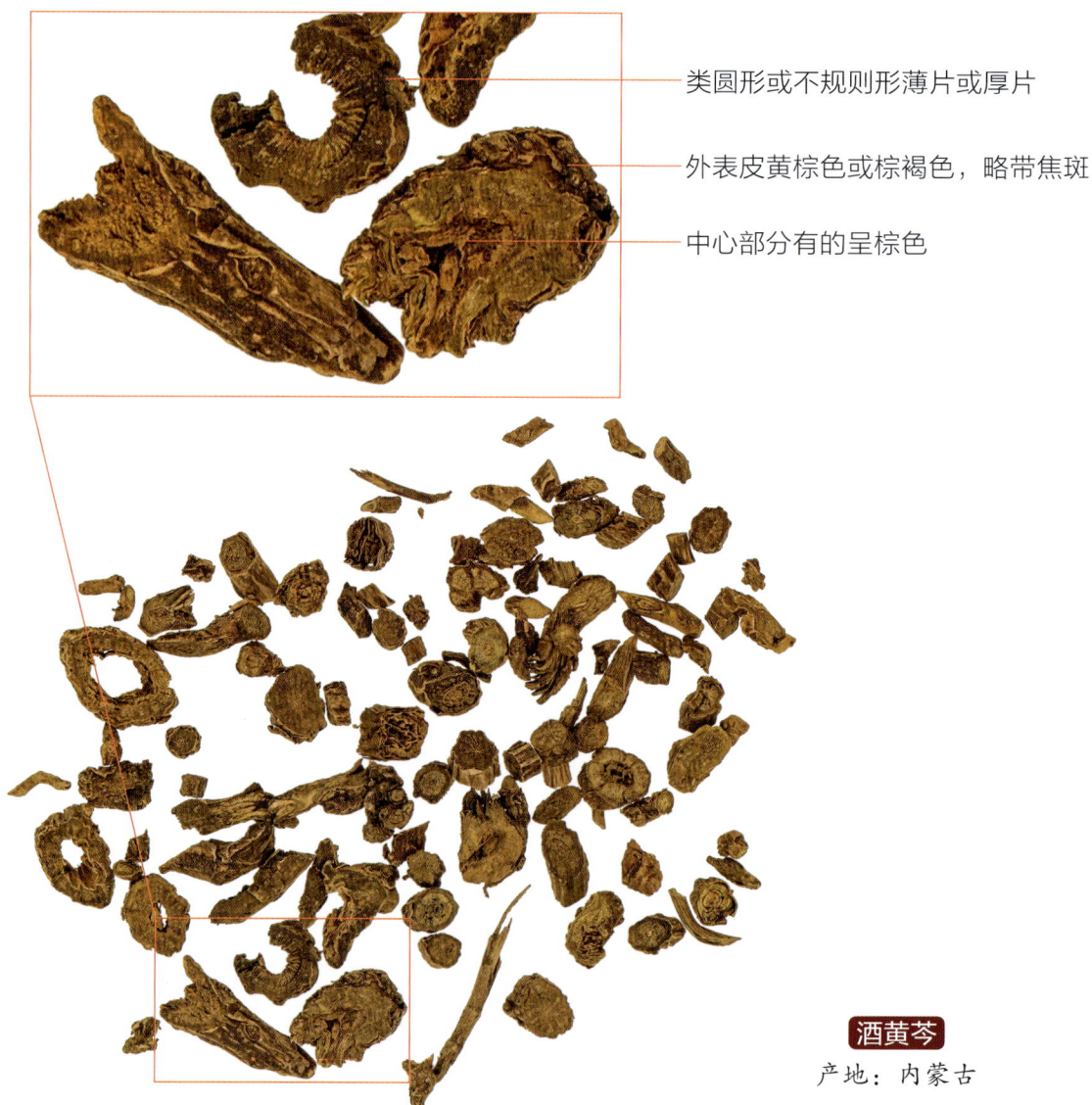

类圆形或不规则形薄片或厚片

外表皮黄棕色或棕褐色，略带焦斑

中心部分有的呈棕色

酒黄芩
产地：内蒙古

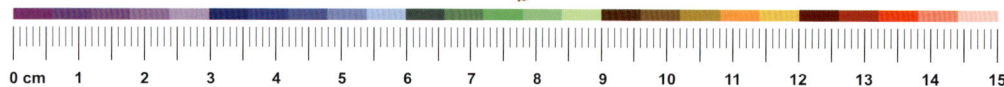

0 cm　1　2　3　4　5　6　7　8　9　10　11　12　13　14　15

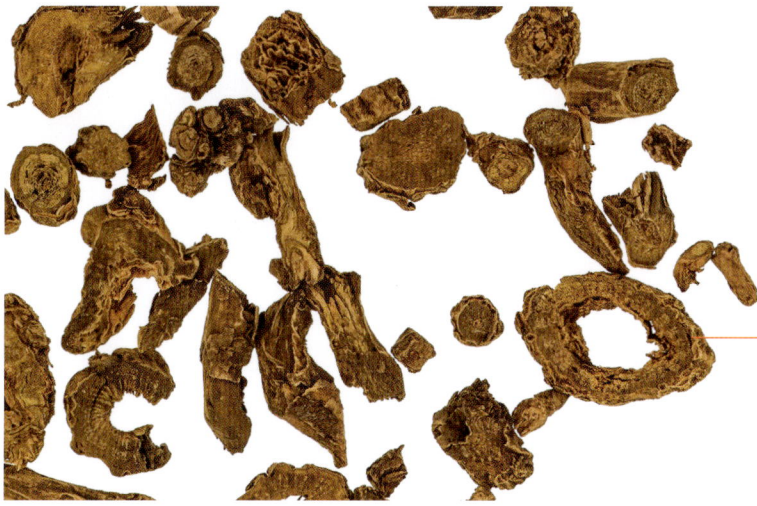

切面黄棕色或黄绿色，
具放射状纹理

酒黄芩（切面）

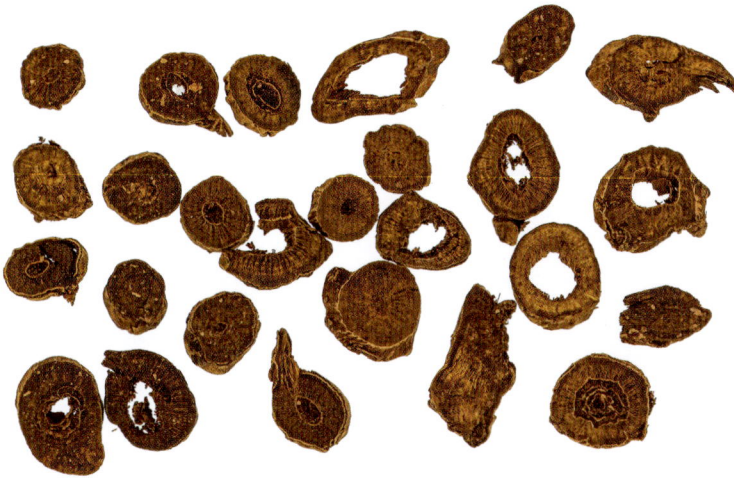

酒黄芩

产地：内蒙古

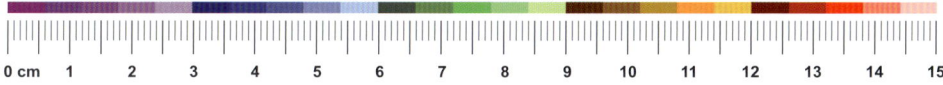

酒黄芩

产地：山西

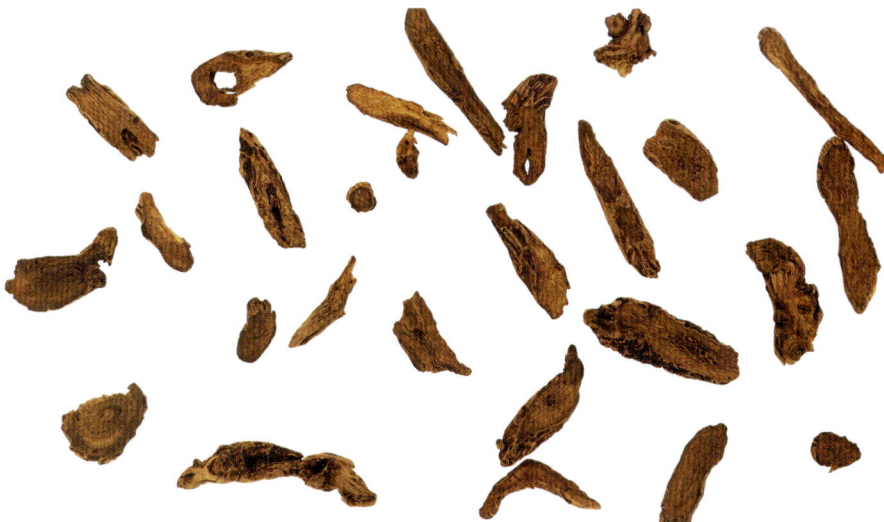

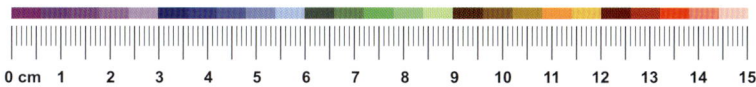

黄芩炭

【基　原】唇形科植物黄芩 *Scutellaria baicalensis* Georgi 的干燥根的炮制加工品。

【采收加工】春、秋二季采挖，除去须根和泥沙，晒后撞去粗皮，晒干。

【主要产地】主产于河北、陕西、内蒙古、山东等地。

【炮制方法】取黄芩片，置热锅内，用武火炒至表面焦黑色，内部焦褐色，喷淋清水少许，熄灭火星，取出，晾干。

【饮片性状】本品为类圆形或不规则形厚片。表面焦黑色，偶见稀疏的疣状细根痕，外皮较粗糙，可见扭曲的纵皱纹、顺纹、细皱纹。质脆，易折断。内部焦褐色。老根中心呈枯朽状或中空。

【功能主治】清热止血。用于吐血，衄血。

【用法用量】3～10g。

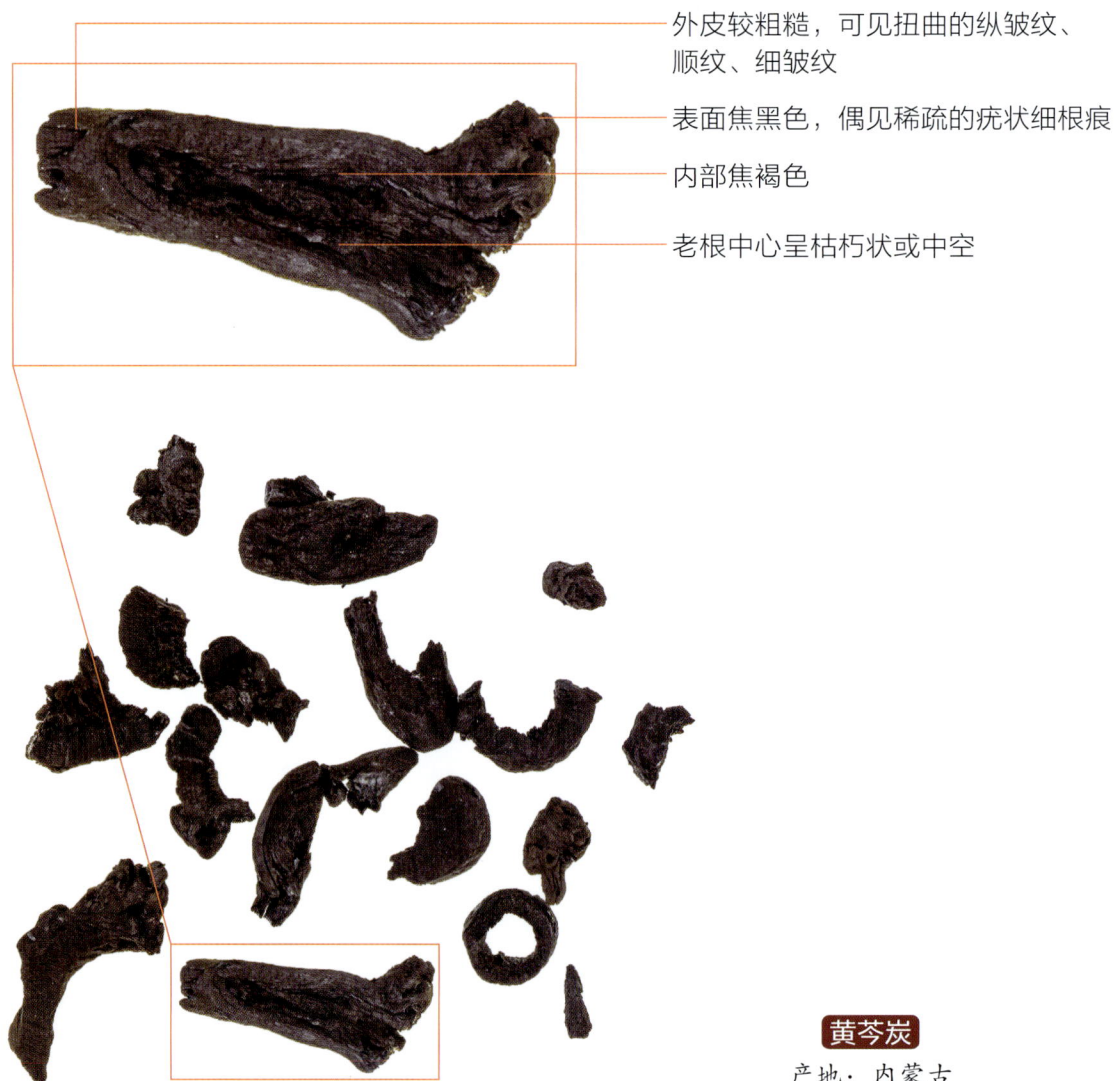

外皮较粗糙，可见扭曲的纵皱纹、顺纹、细皱纹

表面焦黑色，偶见稀疏的疣状细根痕

内部焦褐色

老根中心呈枯朽状或中空

黄芩炭

产地：内蒙古

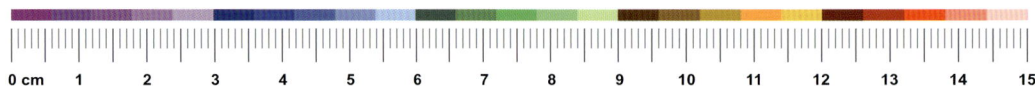

0 cm 1 2 3 4 5 6 7 8 9 10 11 12 13 14 15

黄药子

【基　原】本品为薯蓣科植物黄独 *Dioscorea bulbifera* L. 的干燥块茎。

【采收加工】夏末至冬初采挖，洗净泥土，除去须根，趁鲜切成厚片，干燥。

【主要产地】主产于河南、安徽、江苏、江西、浙江等地。

【炮制方法】取原药材，除去杂质。

【饮片性状】本品为圆形或椭圆形的厚片，外表皮棕黑色至黑褐色，具不规则皱纹，有多数圆点状须根痕或残留的须根。切面淡黄色至棕黄色，呈颗粒状，密布橙黄色麻点。质坚脆，粉性。气微，味苦。

【功能主治】散结消瘿，清热解毒，凉血止血。用于瘿瘤，喉痹，痈肿疮毒，毒蛇咬伤，肿瘤，吐血，衄血，咯血，百日咳，肺热咳喘。

【用法用量】5～9g。外用适量，研细末调敷患处。

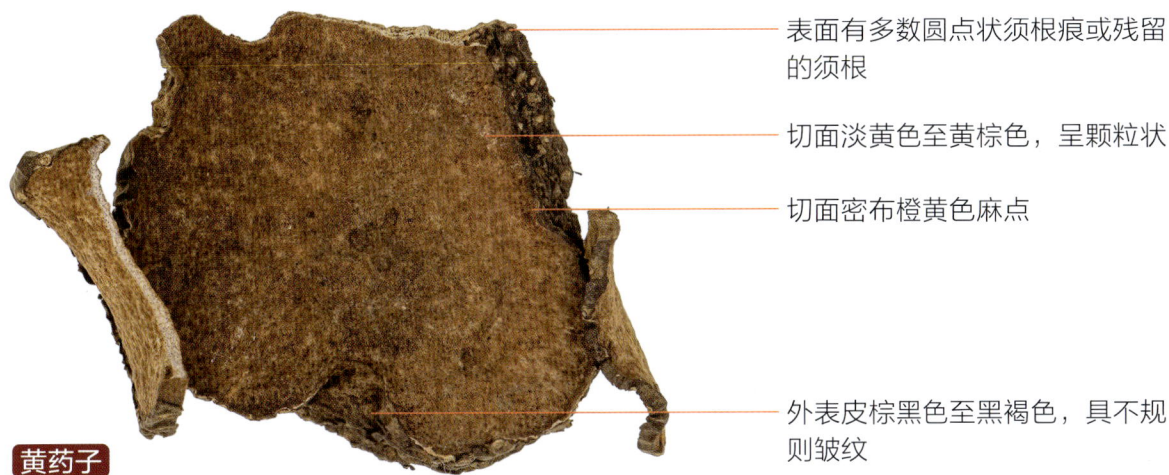

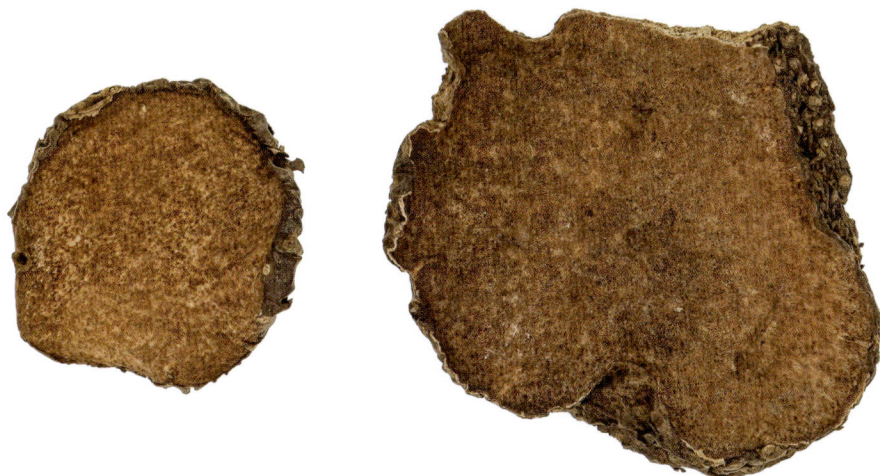

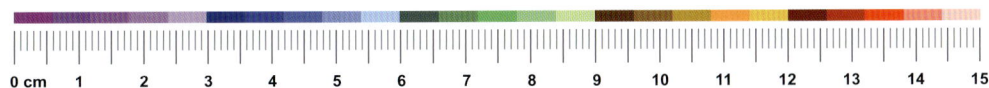

表面有多数圆点状须根痕或残留的须根

切面淡黄色至黄棕色，呈颗粒状

切面密布橙黄色麻点

外表皮棕黑色至黑褐色，具不规则皱纹

黄药子

黄药子
产地：四川

【炮制依据】《北京中药饮片炮制规范（2008 年版）》

姜黄

【基　原】姜科植物姜黄 *Curcuma longa* L. 的干燥根茎。

【采收加工】冬季茎叶枯萎时采挖，洗净，煮或蒸至透心，晒干，除去须根。

【主要产地】主产于福建、广东、广西、云南、四川、西藏等地。

【炮制方法】除去杂质，略泡，洗净，润透，切厚片，干燥。

【饮片性状】本品为不规则或类圆形的厚片，直径 1～3cm。外表皮深黄色，粗糙，有皱缩纹理，并有圆形分枝痕及须根痕，有时可见环节。质坚实，不易折断。切面棕黄色至金黄色，角质样，有蜡样光泽，内皮层环纹明显，维管束呈点状散在。气香特异，味苦、辛。

【功能主治】破血行气，通经止痛。用于胸胁刺痛，胸痹心痛，痛经经闭，癥瘕，风湿肩臂疼痛，跌扑肿痛。

【用法用量】3～10g。外用适量。

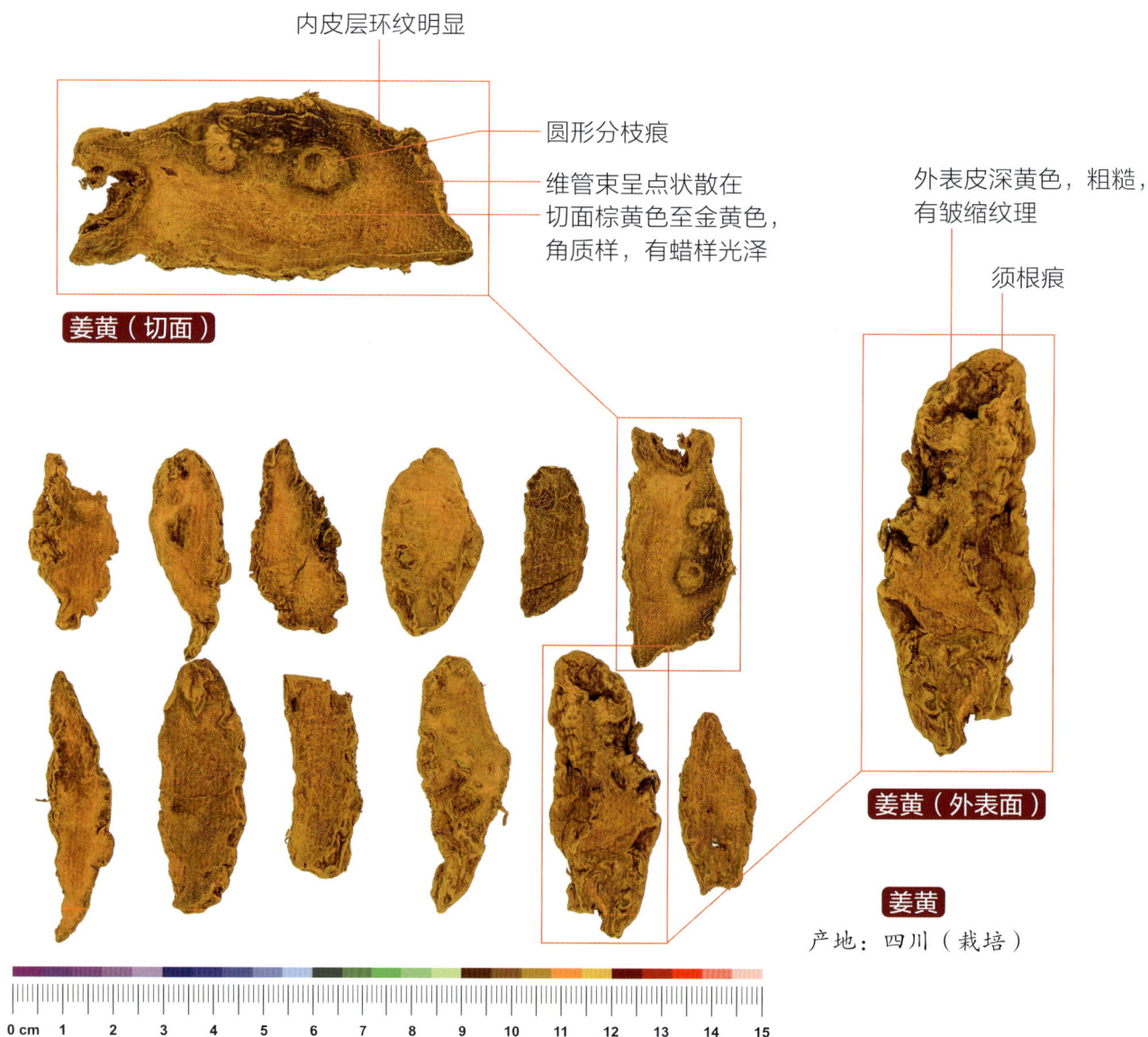

内皮层环纹明显

圆形分枝痕

维管束呈点状散在
切面棕黄色至金黄色，
角质样，有蜡样光泽

姜黄（切面）

外表皮深黄色，粗糙，有皱缩纹理

须根痕

姜黄（外表面）

姜黄

产地：四川（栽培）

金果榄

【基　　原】防己科植物青牛胆 *Tinospora sagittata*（Oliv.）Gagnep. 或金果榄 *Tinospora capillipes* Gagnep. 的干燥块根。

【采收加工】秋、冬二季采挖，除去须根，洗净，晒干。

【主要产地】主产于广西、湖南、四川等地。

【炮制方法】除去杂质，浸泡，润透，切厚片，干燥。

【饮片性状】呈类圆形或不规则形的厚片，直径3～6cm。外表皮棕黄色至暗褐色，皱缩，凹凸不平，有深皱纹。质坚硬，不易击碎、破开，切面淡黄白色，有时可见灰褐色导管束略呈稀疏放射状排列，有的具裂隙。气微，味苦。

【功能主治】清热解毒，利咽，止痛。用于咽喉肿痛，痈疽疔毒，泄泻，痢疾，脘腹疼痛。

【用法用量】3～9g。外用适量，研末吹喉或醋磨涂敷患处。

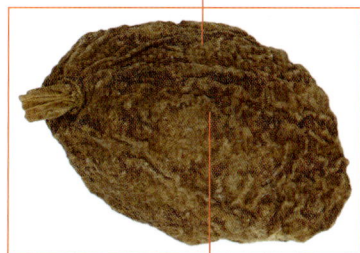

外表皮棕黄色至暗褐色

表面皱缩，凹凸不平，有深皱纹

金果榄（外表面）

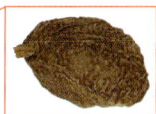

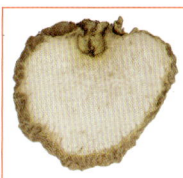

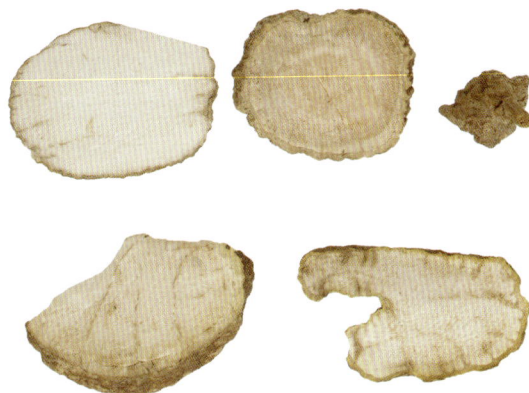

金果榄
产地：四川

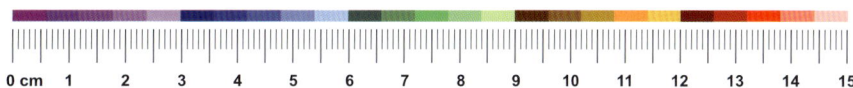

切面淡黄白色

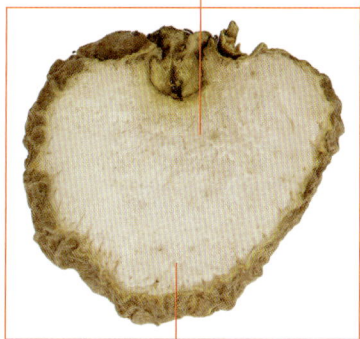

有时可见灰褐色导管束略呈稀疏放射状排列

金果榄（切面）

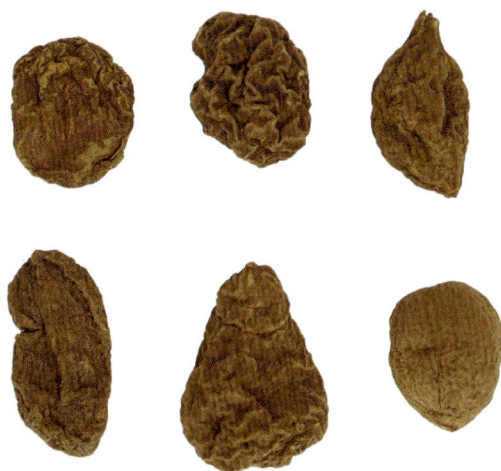

金果榄
产地：广西

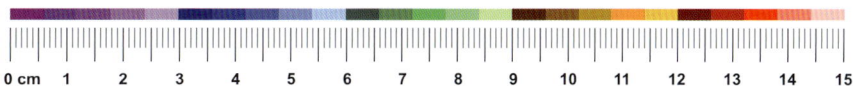

金荞麦

【基　原】蓼科植物金荞麦 *Fagopyrum dibotrys*（D.Don）Hara 的干燥根茎。

【采收加工】冬季采挖，除去茎和须根，洗净，晒干。

【主要产地】全国大部分地区均有出产。

【炮制方法】除去杂质，洗净，润透，切厚片，干燥。

【饮片性状】本品呈不规则的厚片。常有瘤状分枝，长 3～15cm，直径 1～4cm。外表面棕褐色，有时脱落，具横向环节和纵皱纹，密布点状皮孔，并有凹陷的圆形根痕和残存须根。质坚硬，不易折断，断面淡黄白色或淡棕红色，有放射状纹理，有的中央可见髓部，色较深。气微，味微涩。

【功能主治】清热解毒，排脓祛瘀。用于肺痈吐脓，肺热喘咳，乳蛾肿痛。

【用法用量】15～45g。用水或黄酒隔水密闭炖服。

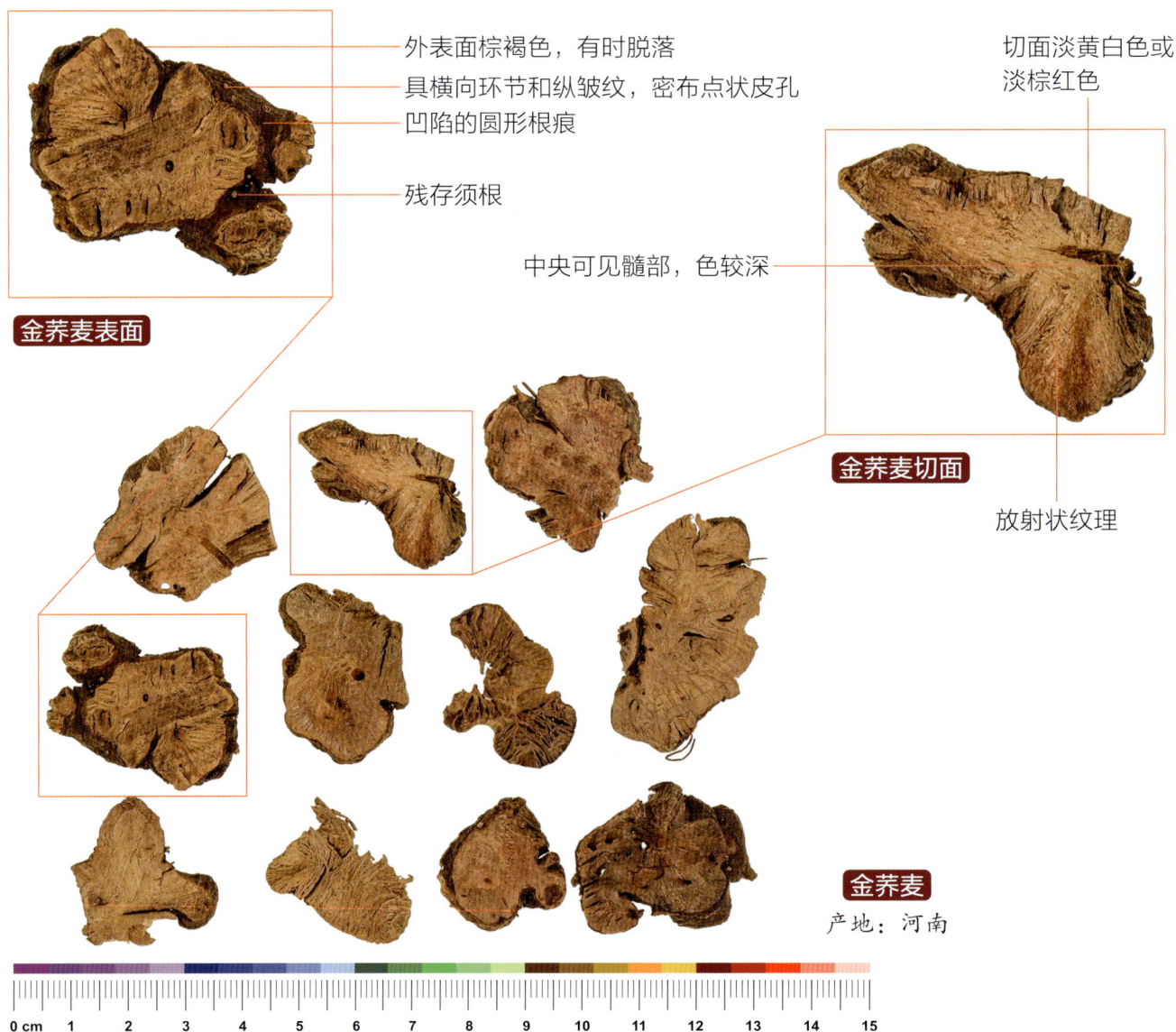

外表面棕褐色，有时脱落

具横向环节和纵皱纹，密布点状皮孔

凹陷的圆形根痕

残存须根

切面淡黄白色或淡棕红色

中央可见髓部，色较深

放射状纹理

金荞麦表面

金荞麦切面

金荞麦
产地：河南

酒苁蓉

【基　原】列当科植物肉苁蓉 Cistanche deserticola Y. C. Ma 或管花肉苁蓉 Cistanche tubulosa（Schenk）Wight 干燥带鳞叶的肉质茎的炮制品。

【采收加工】春季苗刚出土时或秋季冻土之前采挖，除去茎尖。切段，晒干。

【主要产地】主产于内蒙古、新疆、青海、甘肃等地。

【炮制方法】取原药材，除去杂质，大小分开，洗净，浸泡 3～8 小时，取出，闷润 5～12 小时，至内外湿度一致，切厚片，干燥，筛去碎屑。取肉苁蓉片，加黄酒拌匀，闷润 4～8 小时，装入蒸罐内，密封，蒸 12～24 小时，中间倒罐一次，至黄酒被吸尽，表面黑色时，取出，干燥。每100kg 肉苁蓉，用黄酒 30kg。

【饮片性状】本品为不规则形的厚片，直径 2～8cm（苁蓉）或 2.5～9cm（酒管花肉苁蓉），表面黑棕色，密被覆瓦状排列的肉质鳞叶，切面有淡棕色点状维管束，排列成波状环纹（苁蓉）或散在（酒管花肉苁蓉）。质柔润，略有酒香气，味甜，微苦。

【功能主治】补肾阳，益精血，润肠通便。用于肾阳不足，精血亏虚，阳痿不育，腰膝酸软，筋骨无力，肠燥便秘。

【用法用量】6～10g。

切面有淡棕色点状维管束，排列成波状环纹

表面黑棕色，密被覆瓦状排列的鞣质鳞叶

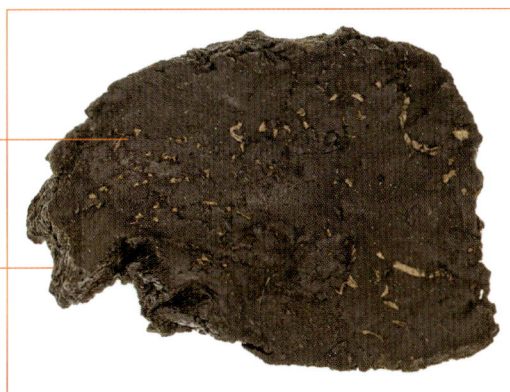

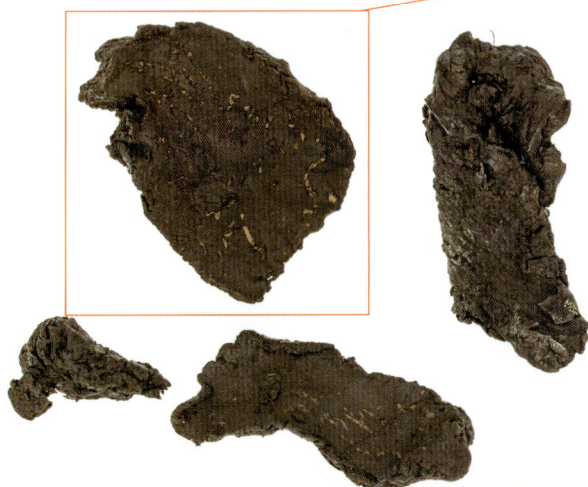

酒苁蓉

产地：内蒙古

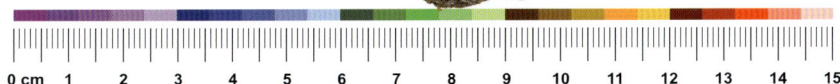

0 cm　1　2　3　4　5　6　7　8　9　10　11　12　13　14　15

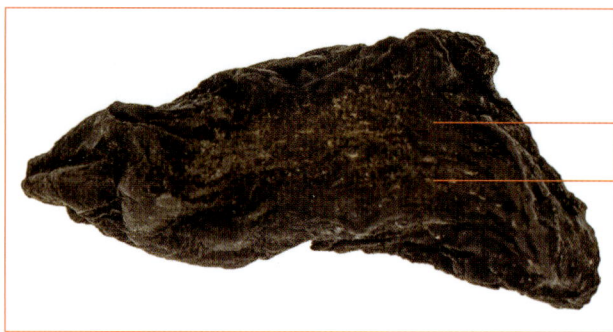

———— 切面颗粒性

———— 淡棕色点状维管束散在

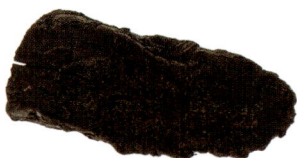 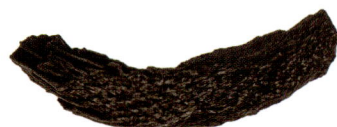

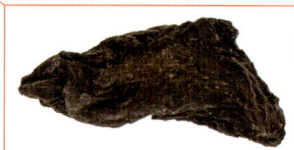 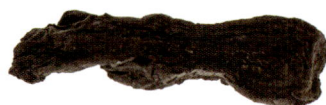

酒管花肉苁蓉
产地：内蒙古

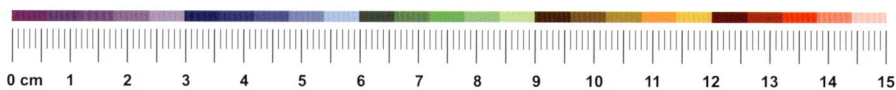

0 cm　1　2　3　4　5　6　7　8　9　10　11　12　13　14　15

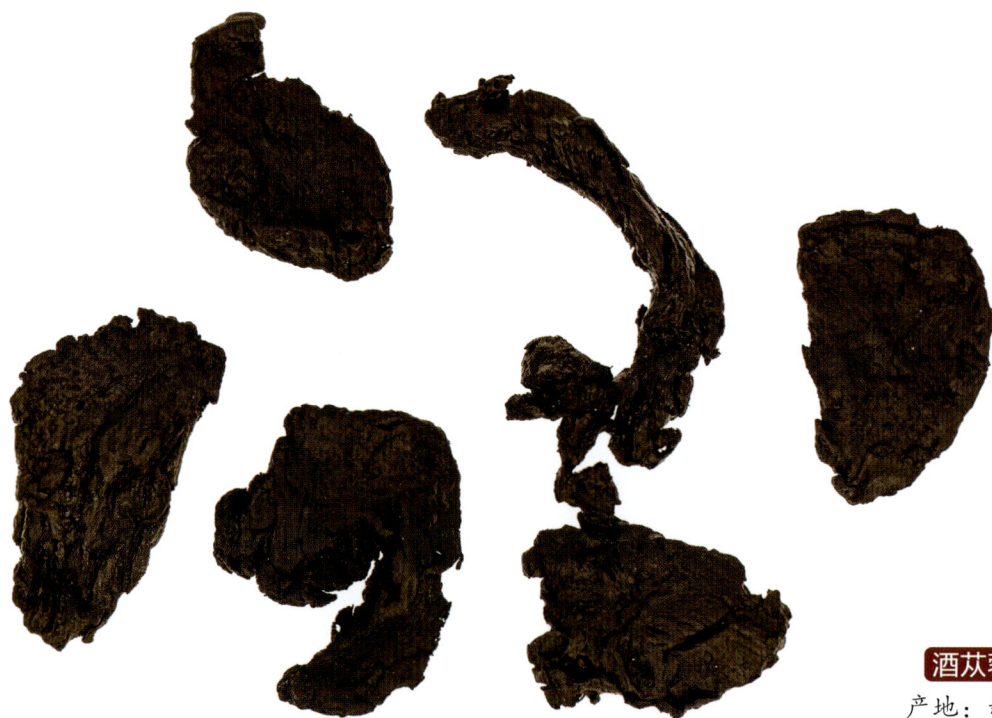

酒苁蓉
产地：新疆

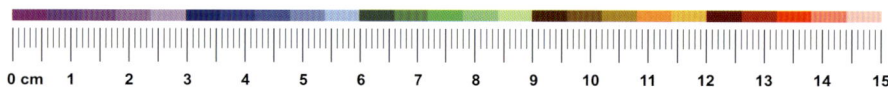

0 cm　1　2　3　4　5　6　7　8　9　10　11　12　13　14　15

酒黄精

【基原】百合科植物滇黄精 *Polygonatum kingianum* Coll.et Hemsl.、黄精 *Polygonatum sibiricum* Red. 或多花黄精 *Polygonatum cyrtonema* Hua 干燥根茎的炮制品。按形状不同，习称"大黄精""鸡头黄精""姜形黄精"。

【采收加工】春、秋二季采挖，除去须根，洗净，置沸水中略烫或蒸至透心，干燥。

【主要产地】滇黄精主产于云南、贵州等地；黄精全国大部分地区均有产出；多花黄精主产于江苏、安徽、河南、山东、福建等地。

【炮制方法】取原药材，除去杂质，大小分开，加黄酒拌匀，闷润 4～8 小时，装入蒸罐内，密闭隔水加热或用蒸气加热，蒸 24～32 小时至黄酒吸尽，以色泽黑润为度，取出，稍晾，切厚片，干燥。每 100kg 黄精，用黄酒 20kg。

【饮片性状】本品呈不规则的厚片，宽 0.5～6cm。表面棕褐色至黑色，有光泽，中心棕色至浅褐色，可见筋脉小点。质较柔软。味甜，微有酒香气。

【功能主治】补气养阴，健脾，润肺，益肾。用于脾胃气虚，体倦乏力，胃阴不足，口干食少，肺虚燥咳，劳嗽咳血，精血不足，腰膝酸软，须发早白，内热消渴。

【用法用量】9～15g。

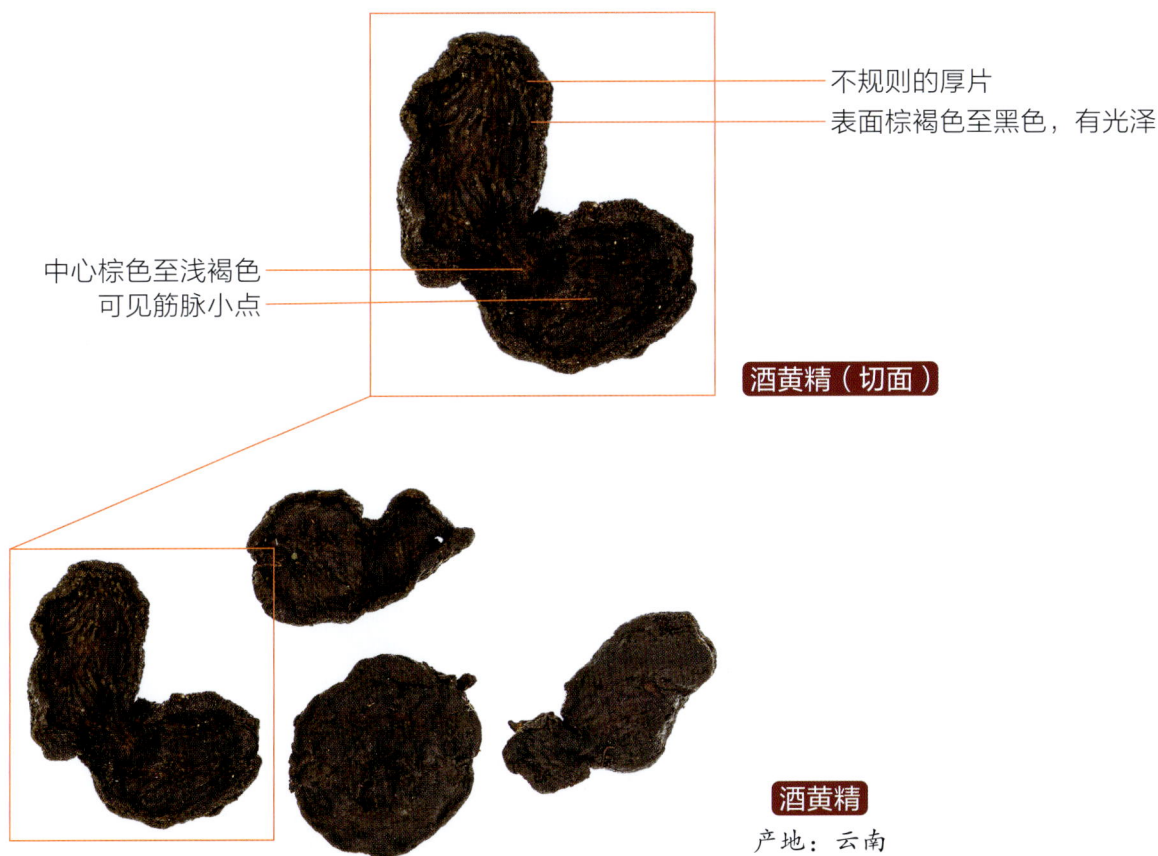

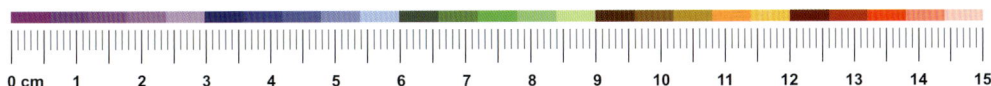

不规则的厚片
表面棕褐色至黑色，有光泽

中心棕色至浅褐色
可见筋脉小点

酒黄精（切面）

酒黄精

产地：云南

0 cm 1 2 3 4 5 6 7 8 9 10 11 12 13 14 15

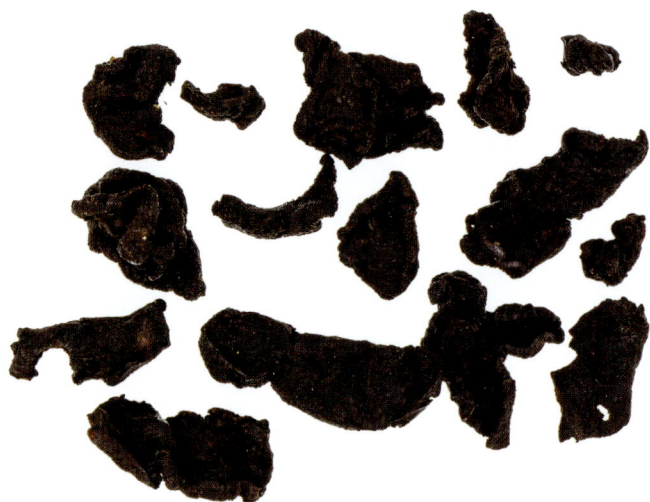

酒黄精
产地：湖南

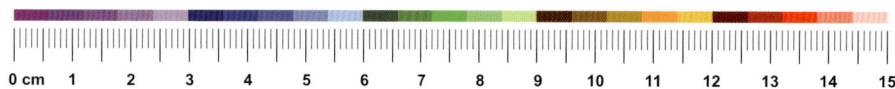

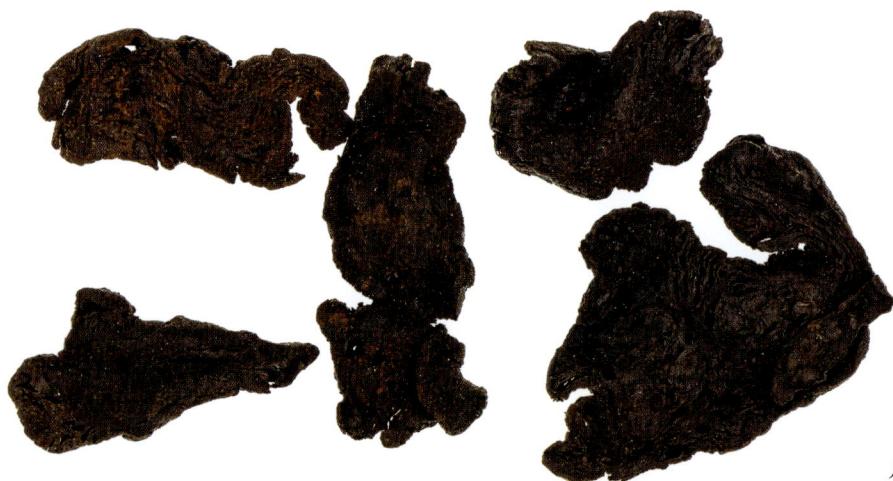

酒黄精
产地：浙江

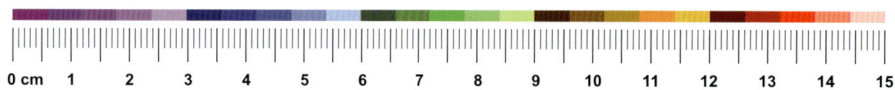

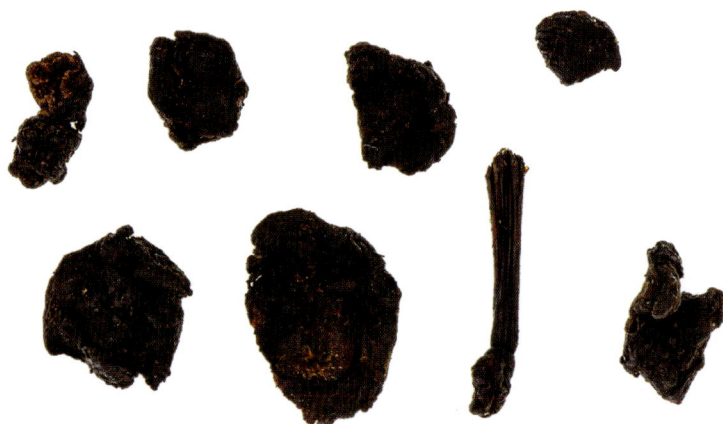

酒黄精
产地：北京

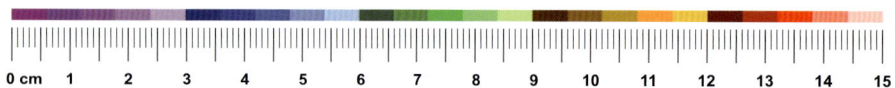

桔梗

【基　　原】桔梗科植物桔梗 *Platycodon grandiflorum*（Jacq.）A. DC. 的干燥根。

【采收加工】春、秋二季采挖，洗净，除去须根，趁鲜剥去外皮或不去外皮，干燥。

【主要产地】主产于安徽、河南、湖北、辽宁、吉林、河北、内蒙古等地。

【炮制方法】除去杂质和残茎，洗净，润透，切厚片，干燥。

【饮片性状】本品为椭圆形或不规则厚片，直径0.7～2cm。外皮多已除去或偶有残留。表面淡黄白色至黄色，不去外皮者表面黄棕色至灰棕色，具纵扭皱沟，并有横长的皮孔样疤痕及支根痕，有的顶端有较短的根茎，其上有数个半月形茎痕。质脆，断面不平坦，切面呈放射状纹理，俗称菊花心；形成层环纹明显，棕色；皮部黄白色，较窄，木部宽，淡黄色，有较多裂隙，习称"金井玉栏"，气微，味微甜后苦。

【功能主治】宣肺，利咽，祛痰，排脓。用于咳嗽痰多，胸闷不畅，咽痛音哑，肺痈吐脓。

【用法用量】3～10g。

根茎上面有数个半月形茎痕

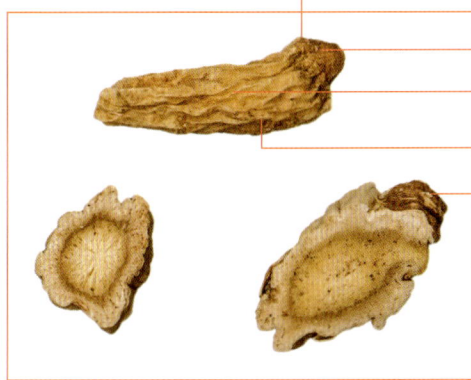

顶端有较短的根茎

表面淡黄白色至黄色，具纵扭皱沟

横长的皮孔样疤痕

外皮多已除去或偶有残留

桔梗（外表面）

切面呈放射状纹理，俗称"菊花心"

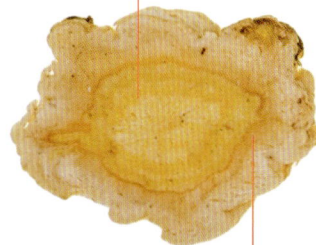

桔梗（切面）

形成层环纹明显，棕色，皮部黄白色，木部淡黄色，俗称"金井玉栏"

桔梗

产地：安徽（栽培）

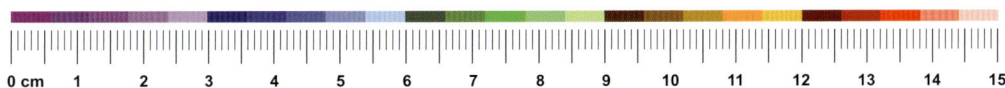

0 cm　1　2　3　4　5　6　7　8　9　10　11　12　13　14　15

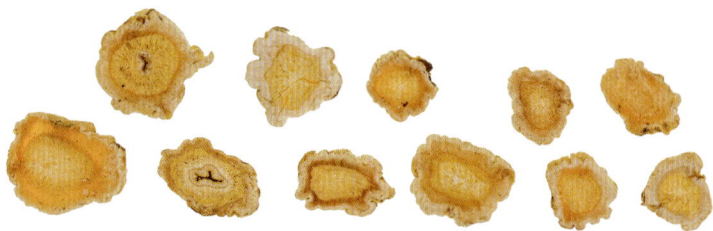

桔梗
产地：辽宁（栽培）

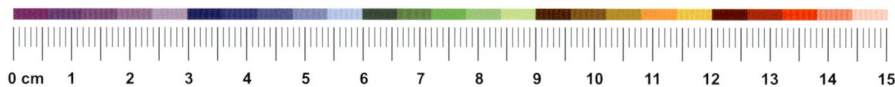

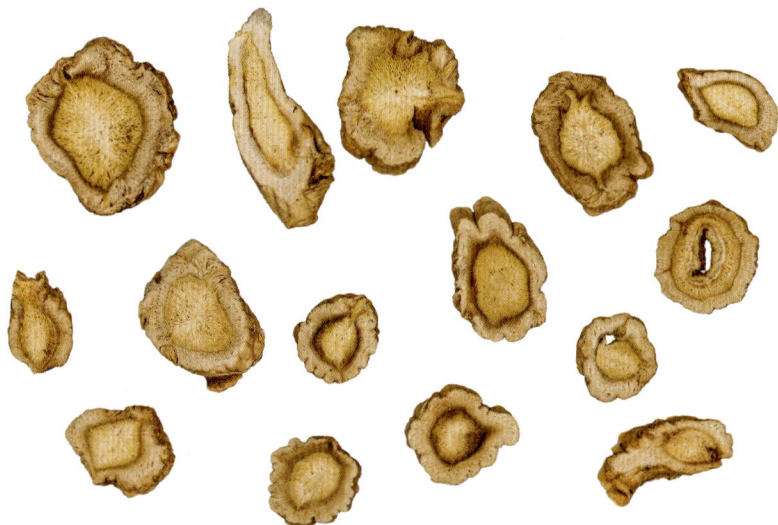

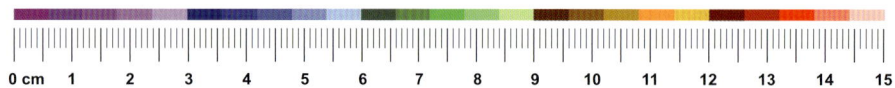

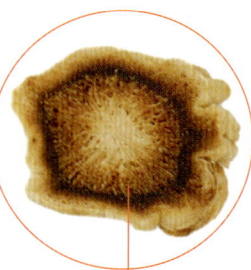

桔梗
产地：河南（栽培）

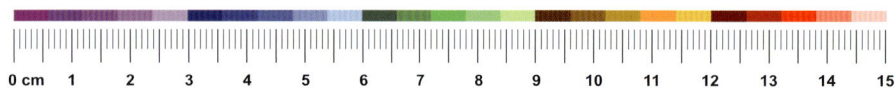

桔梗（走油）

桔梗富含皂苷、黄铜、挥发油、脂肪酸、多聚糖等成分，在受潮后易出现变色、表面呈现油样物质等变化，统称"走油"或"泛油"。

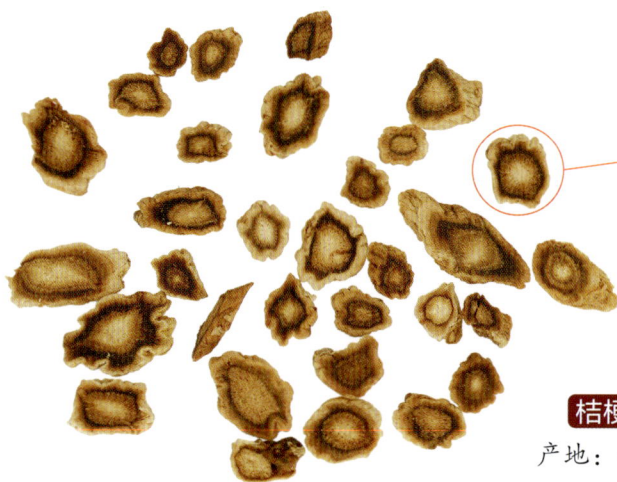

切面颜色加深、呈现油样物质

桔梗（走油）
产地：辽宁（栽培）

苦参

【基　　原】豆科植物苦参 *Sophora flavescens* Ait. 的干燥根。

【采收加工】春、秋二季采挖，除去根头和小支根，洗净，干燥，或趁鲜切片，干燥。

【主要产地】全国各地均产。

【炮制方法】除去残留根头，大小分开，洗净，浸泡至约六成透时，润透，切厚片，干燥。

【饮片性状】本品为类圆形或不规则形的厚片，直径 1～6.5cm，外表皮灰棕色或棕黄色，具纵皱纹和横长皮孔样突起，外皮薄，常破裂反卷或脱落，脱落处显黄色或棕黄色，光滑。质硬，不易折断，切面黄白色，纤维性，具放射状纹理和裂隙，有的具异型维管束，呈同心性环列或不规则散在。气微，味极苦。

【功能主治】清热燥湿，杀虫，利尿。用于热痢，便血，黄疸尿闭，赤白带下，阴肿阴痒，湿疹，湿疮，皮肤瘙痒，疥癣麻风；外治滴虫性阴道炎。

【用法用量】4.5～9g。外用适量，煎汤洗患处。

【注意事项】不宜与藜芦同用。

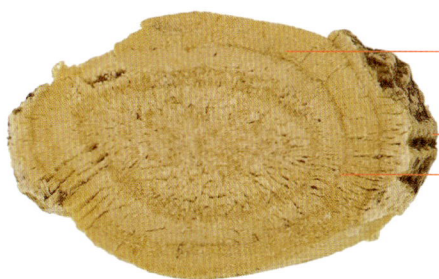

切面黄白色，纤维性，具放射状纹理和裂隙

外皮脱落处显黄色或棕黄色，光滑

异型维管束，呈同心性环列或不规则散在

苦参（切面）

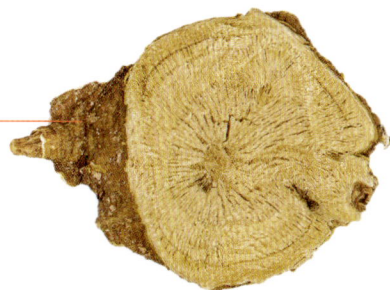

外表皮灰棕色或黄棕色，具纵皱纹和横长皮孔样突起

苦参（外表面）

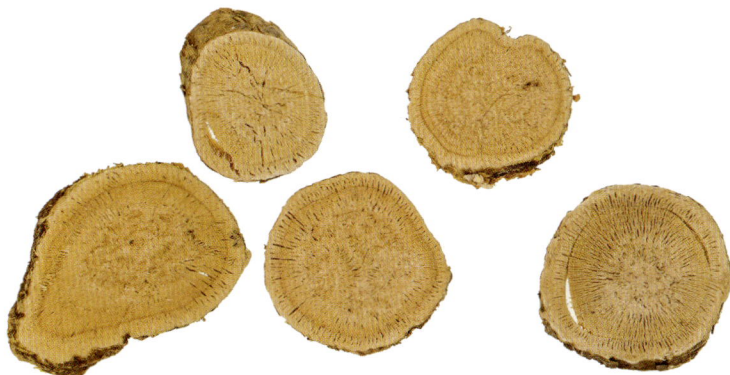

苦参

产地：山西（栽培）

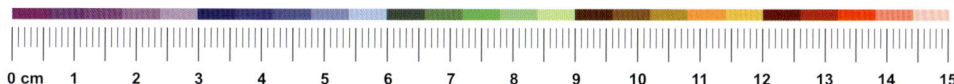

0 cm　1　2　3　4　5　6　7　8　9　10　11　12　13　14　15

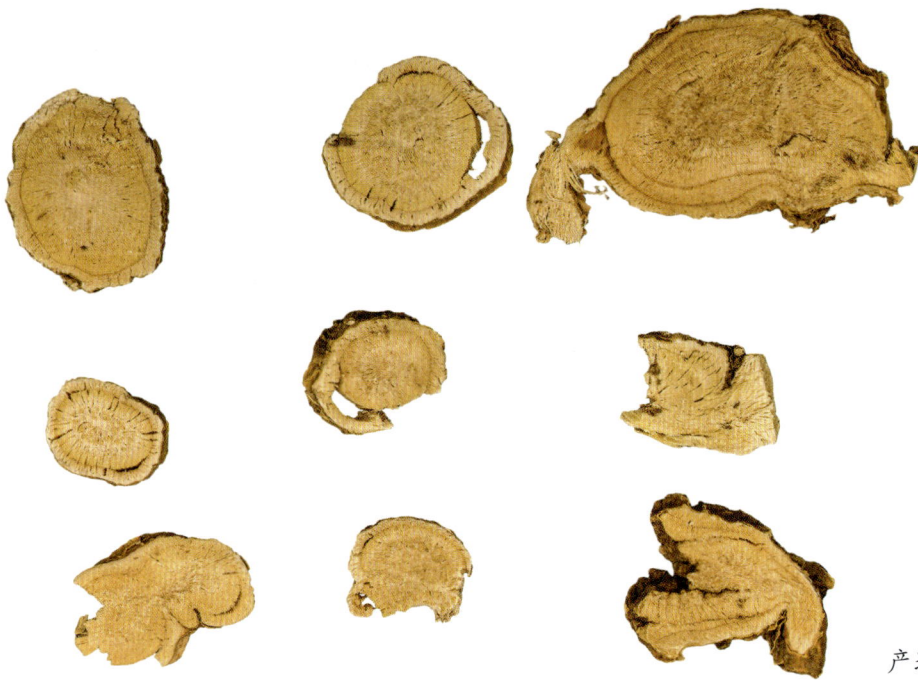

苦参
产地：河北（栽培）

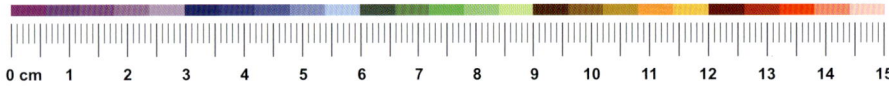

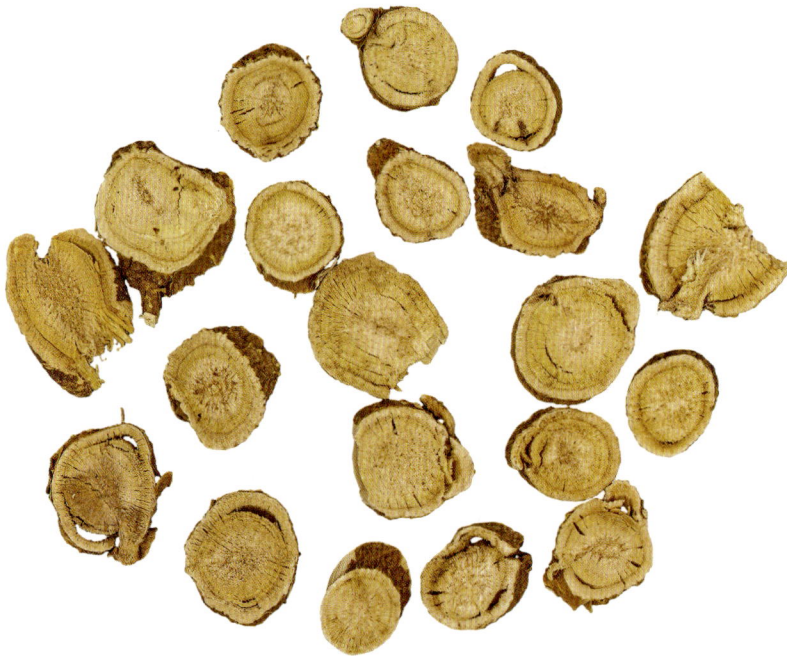

苦参
产地：内蒙古（栽培）

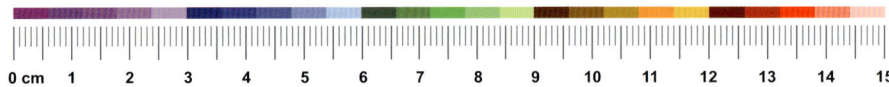

雷公藤

【基　原】本品为卫矛科植物雷公藤 Tripterygium wilfordii Hook.f. 的干燥根。

【采收加工】夏、秋二季采挖，除去泥沙及杂质，干燥。

【主要产地】主产于浙江、安徽、江西、湖南、广东、广西、福建、云南等地。

【炮制方法】除去杂质，洗净，稍润，切厚片或段，干燥。

【饮片性状】本品为圆柱形的厚片或短段。外表面粗糙，有细密纵沟纹，土黄色或橙黄色。木栓层易脱落，脱落处显橙黄色。皮部易剥离，可见呈环状或半环状横向断裂的缝隙，并露出黄色或黄白色的木质部。切面木栓层、韧皮部及木质部三者界限明显；木质部黄色或黄白色，密布针眼状孔洞。质坚硬。气微、特异，味苦微辛。

【功能主治】祛风除湿，活血通络，消肿止痛，杀虫，解毒。主要用于类风湿关节炎、风湿性关节炎、肾小球肾炎、肾病综合征、红斑狼疮、口眼干燥症、白塞综合征、湿疹、银屑病、麻风病、疔疮等。

【用法用量】1～5g。

【使用注意】在医生指导下使用。孕妇忌用。肝、胃病患者及白细胞减少者慎用。

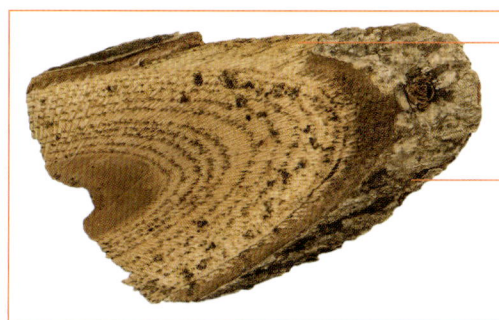

木栓层易脱落，脱落处显橙黄色

外表面粗糙，有细密纵沟纹，土黄色或橙黄色

雷公藤（外表面）

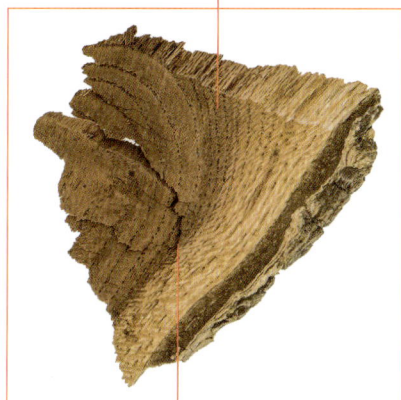

木质部黄色或黄白色，密布针眼状孔洞

雷公藤（切面）

皮部易剥离，可见呈环状或半环状横向断裂的缝隙

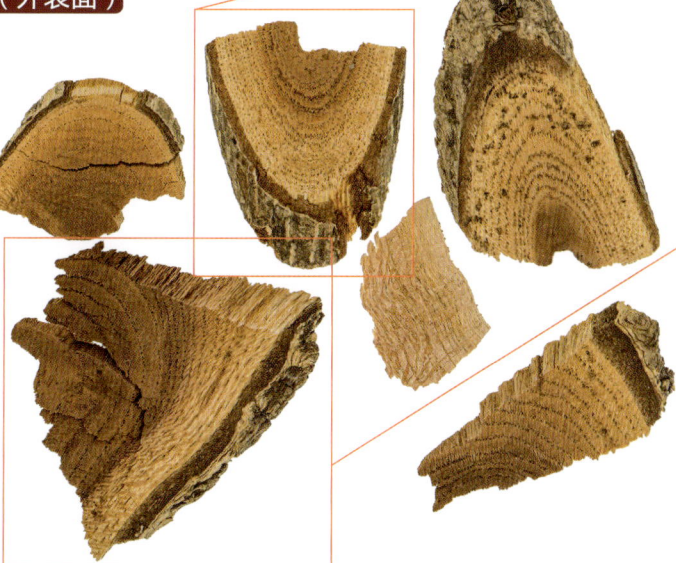

雷公藤

产地：广东

【炮制依据】《湖北省中药材质量标准（2018年版）》

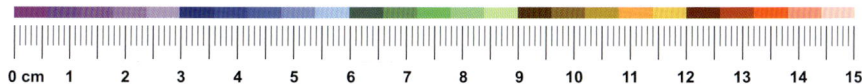

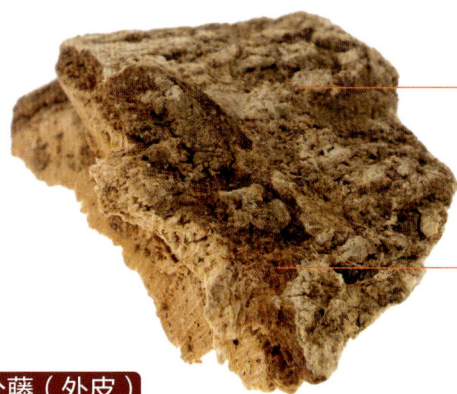

外表面粗糙，有细密纵沟纹，
土黄色或橙黄色

木栓层

雷公藤（外皮）

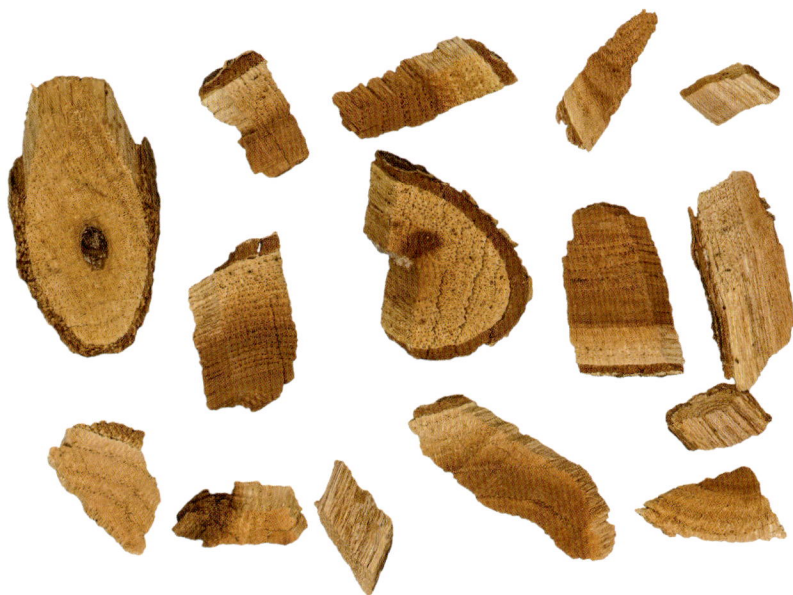

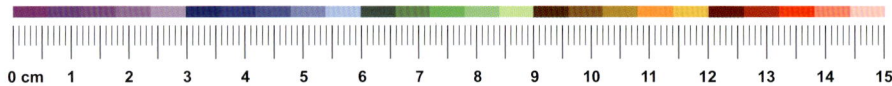

0 cm　1　2　3　4　5　6　7　8　9　10　11　12　13　14　15

雷公藤

产地：浙江

【炮制依据】《湖北省中药材
质量标准（2018 年版）》

龙胆

【基　　原】本品为龙胆科植物条叶龙胆 *Gentiana manshurica* Kitag.、龙胆 *Gentiana scabra* Bge.、三花龙胆 *Gentiana triflora* Pall. 或坚龙胆 *Gentiana rigescens* Franch. 的干燥根和根茎。前三种习称"龙胆"，后一种习称"坚龙胆"。

【采收加工】春、秋二季采挖，洗净，干燥。

【主要产地】龙胆、三花龙胆、条叶龙胆主要分布于东北地区，全国除西北外其他地区亦有分布；坚龙胆则主要分布于云南、贵州、四川、广西、湖南等地。

【炮制方法】除去杂质，洗净，润透，切段，干燥。

【饮片性状】龙胆 ┃ 根茎呈不规则块或片，直径0.3～1cm。表面暗灰棕色或深棕色，上端有茎痕或残留茎基，周围和下端着生多数细长的根。根呈不规则圆柱形的段，略扭曲，表面淡黄色至黄棕色，有的有横皱纹，具纵皱纹及支根痕。质脆，易折断。切面略平坦，皮部黄白色至棕黄色，木部色较浅，呈点状环列。气微，味甚苦。

坚龙胆 ┃ 表面无横皱纹，外皮膜质，易脱落，木部黄白色，易与皮部分离。

【功能主治】清热燥湿，泻肝胆火。用于湿热黄疸，阴肿阴痒，带下，湿疹瘙痒，肝火目赤，耳鸣耳聋，胁痛口苦，强中，惊风抽搐。

【用法用量】3～6g。

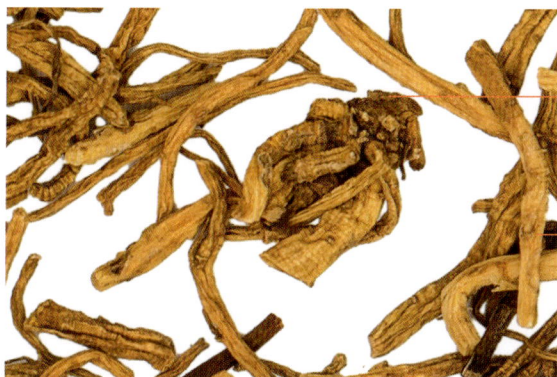

根茎表面暗灰棕色或深棕色，上端有茎痕或残留茎基，周围和下端着生多数细长的根

根上有支根痕

龙胆（根茎）

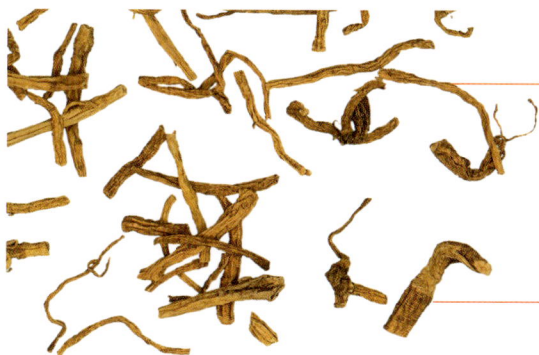

根略扭曲，表面淡黄色至黄棕色

根上部有横皱纹，根下部具纵皱纹

龙胆

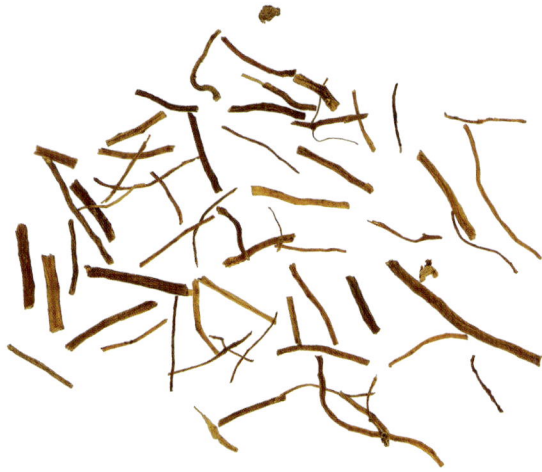

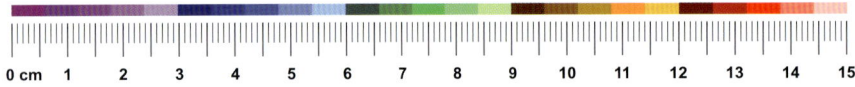

龙胆
产地：云南

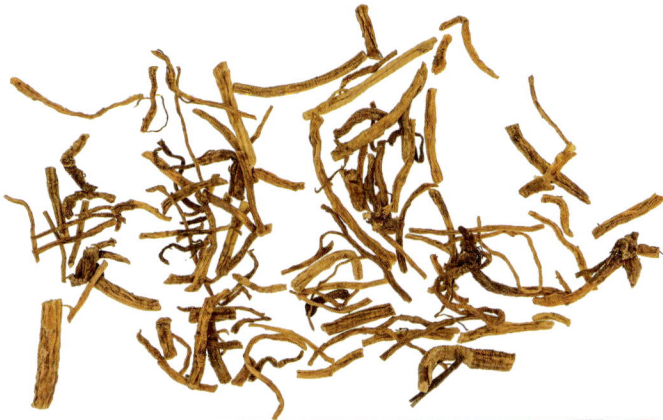

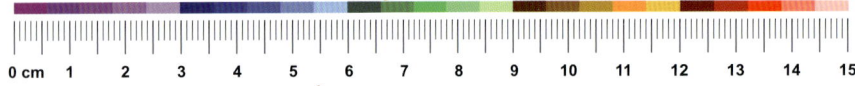

龙胆
产地：黑龙江

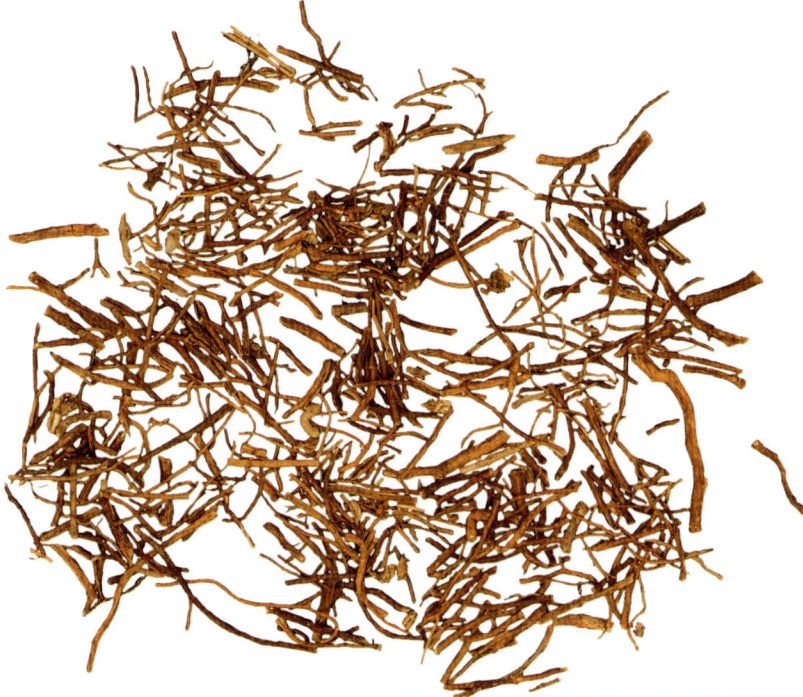

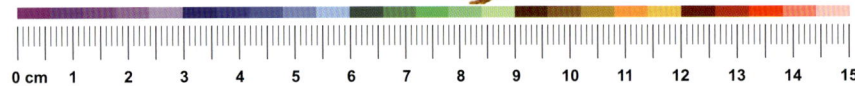

龙胆
产地：内蒙古

漏芦

【基　　原】菊科植物祁州漏芦 *Rhaponticum uniflorum*（L.）DC. 的干燥根。

【采收加工】春、秋二季采挖，除去须根和泥沙，晒干。

【主要产地】主产于河北、辽宁、黑龙江、山西等地。

【炮制方法】除去杂质，洗净，润透，切厚片，晒干。

【饮片性状】本品为类圆形或不规则的厚片，外表皮暗棕色至黑褐色，粗糙，有网状裂纹。切面黄白色至灰黄色，有放射状裂隙。木部中心有的呈星状裂隙，灰黑色或棕黑色。根头部偶有残存的灰白色绒毛。气特异，味微苦。

【功能主治】清热解毒，消痈，下乳，舒筋通脉。用于乳痈肿痛，痈疽发背，瘰疬疮毒，乳汁不通，湿痹拘挛。

【用法用量】5～9g。

【使用注意】孕妇慎用。

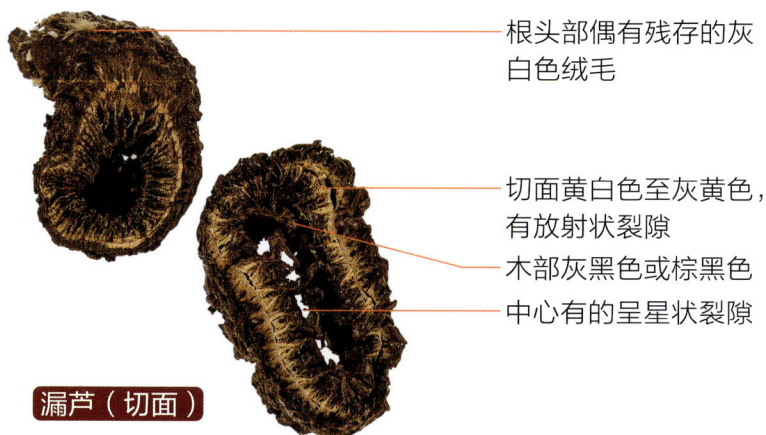

根头部偶有残存的灰白色绒毛

切面黄白色至灰黄色，有放射状裂隙

木部灰黑色或棕黑色

中心有的呈星状裂隙

漏芦（切面）

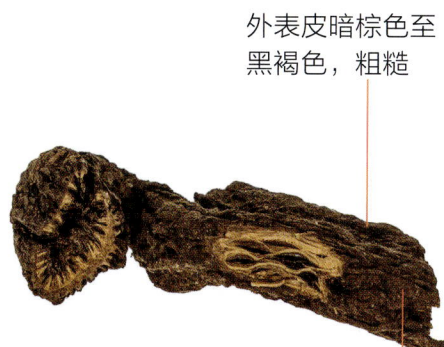

外表皮暗棕色至黑褐色，粗糙

漏芦（外表面）

有网状裂纹

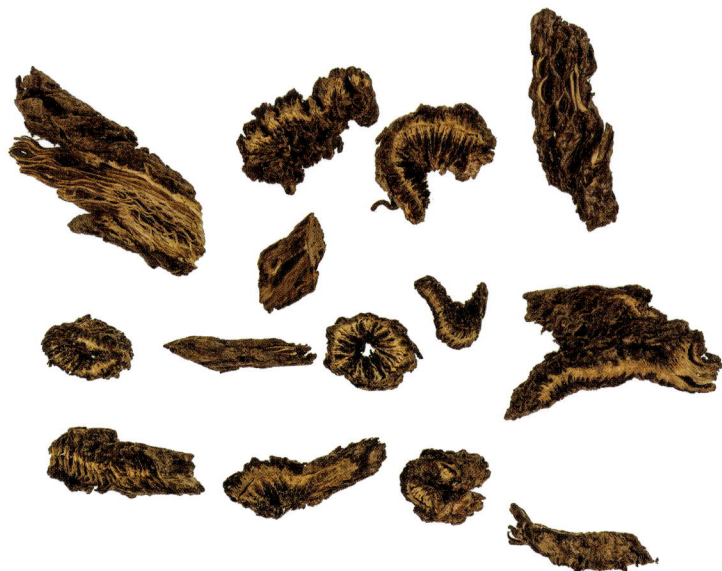

漏芦

产地：河北

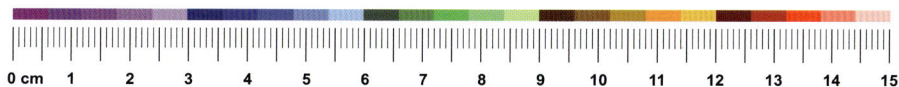

0 cm　1　2　3　4　5　6　7　8　9　10　11　12　13　14　15

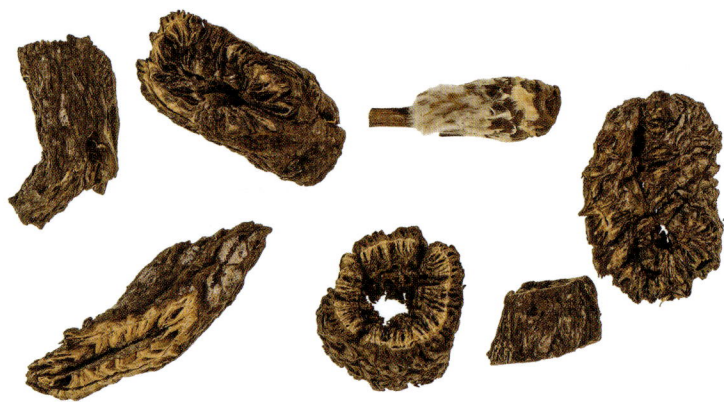

漏芦

产地：河南

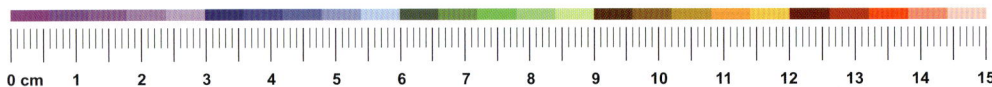

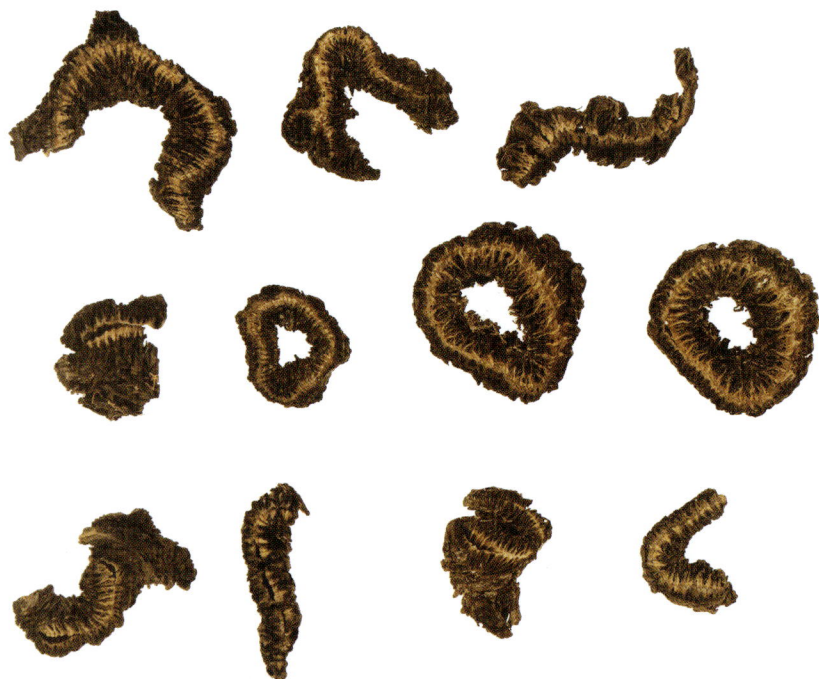

漏芦

产地：辽宁

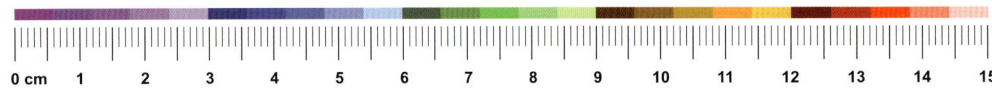

芦根

【基　　原】禾本科植物芦苇 *Phragmites communis* Trin. 的干燥根茎。

【采收加工】全年均可采挖，除去芽、须根及膜状叶，晒干。

【主要产地】全国各地均产。

【炮制方法】除去杂质，洗净，切段，干燥。

【饮片性状】呈圆柱形的段，有的略扁，直径 1～2cm，表面黄白色，有光泽，节呈环状，有残根和芽痕，节处较硬，节间有纵皱纹。体轻，质韧，不易折断。切断面黄白色，中空，壁厚 1～2mm，有小孔排列成环。气微，味甘。

【功能主治】清热泻火，生津止渴，除烦，止呕，利尿。用于热病烦渴，肺热咳嗽，肺痈吐脓，胃热呕哕，热淋涩痛。

【用法用量】15～30g；鲜品用量加倍，或捣汁用。

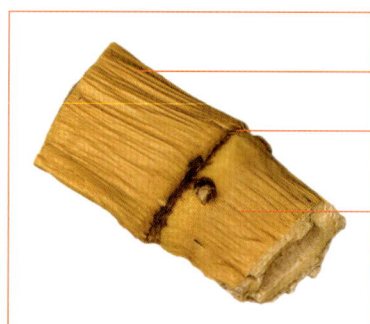

表面黄白色，有光泽

节呈环状，有残根和芽痕

节间有纵皱纹

芦根（表面）

有小孔排列成环

切断面黄白色，中空

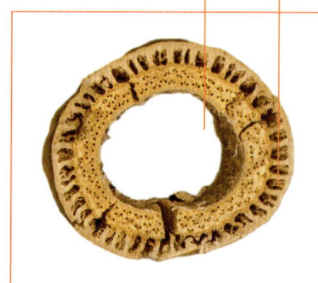

芦根（切面）

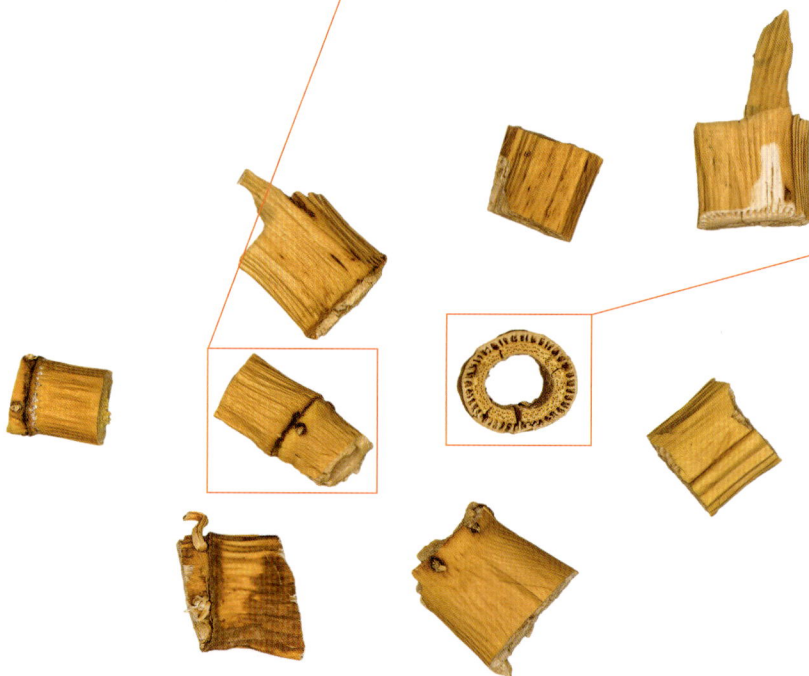

芦根

产地：河北（栽培）

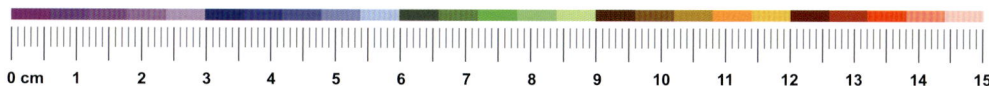

0 cm　1　2　3　4　5　6　7　8　9　10　11　12　13　14　15

麻黄根

【基　原】麻黄科植物草麻黄 *Ephedra sinica* Stapf 或中麻黄 *Ephedra intermedia* Schrenk et C. A. Mey. 的干燥根和根茎。

【采收加工】秋末采挖，除去残茎、须根和泥沙，干燥。

【主要产地】主产于吉林、辽宁、河北、河南、内蒙古、陕西、甘肃等地。

【炮制方法】方法1：除去杂质，洗净，润透，切厚片，干燥。[《中华人民共和国药典（2020年版）》]

方法2：取原药材，除去杂质及残茎，大小分开，洗净，浸泡2～4小时，取出，闷润4～8小时，至内外湿度一致，切中段，干燥，除去碎屑。[《北京市中药饮片炮制规范（2008年版）》]

【饮片性状】本品呈类圆形中段或厚片。外表皮红棕色或灰棕色，有纵皱纹，易成片脱落。切面皮部黄白色，木部淡黄色或黄色，纤维性，射线放射状，有的中心有髓。质硬而脆。气微，味微苦。

【功能主治】固表止汗，用于盗汗、自汗。

【用法用量】3～9g。外用适量，研粉撒扑。

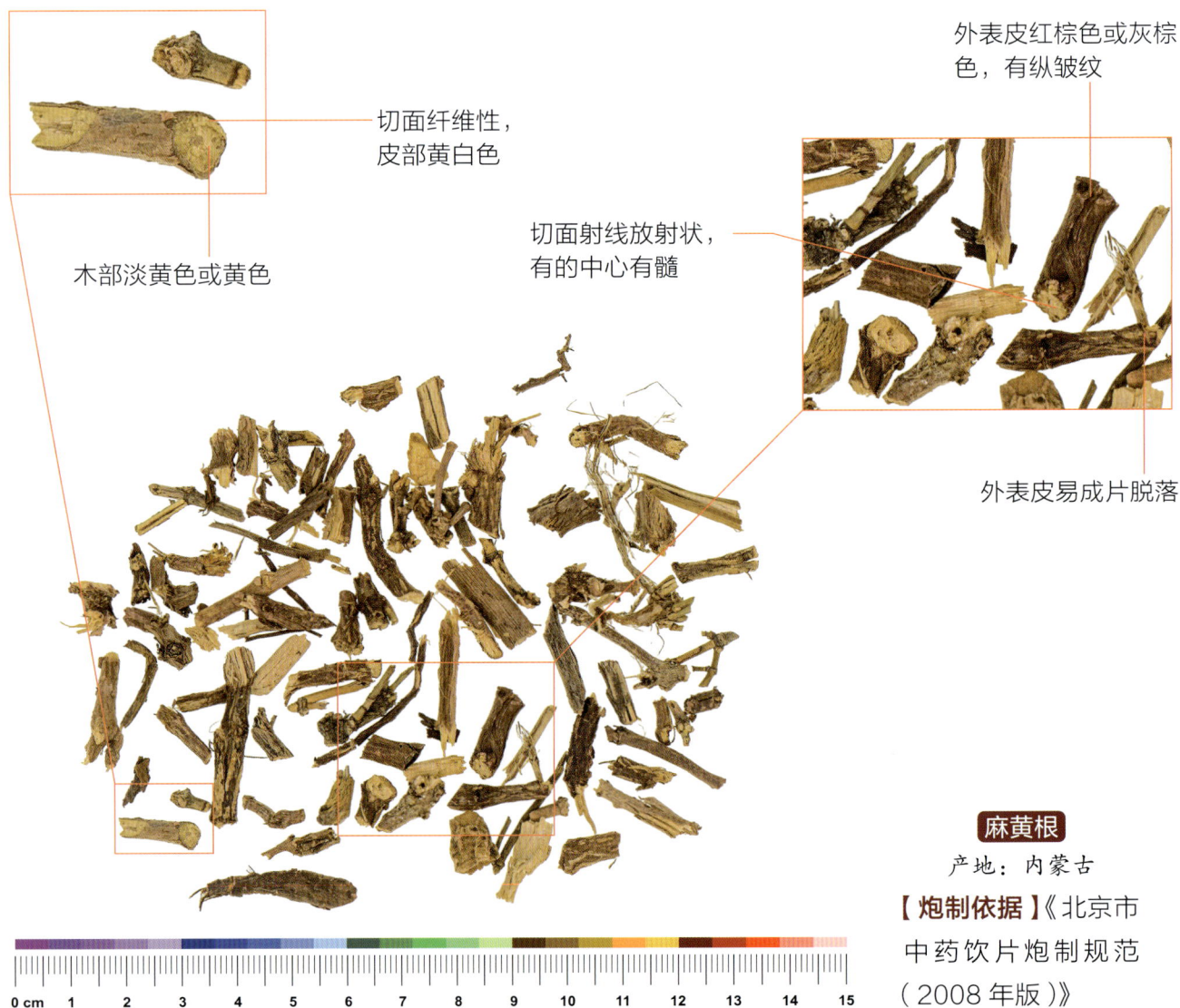

切面纤维性，皮部黄白色

木部淡黄色或黄色

外表皮红棕色或灰棕色，有纵皱纹

切面射线放射状，有的中心有髓

外表皮易成片脱落

麻黄根

产地：内蒙古

【炮制依据】《北京市中药饮片炮制规范（2008年版）》

马尾连

【基　　原】毛茛科植物金丝马尾连 *Thalictrum glandulosissimum*（Fin.et Gagn.）W.T.Wang et S.H.Wang.、高原唐松草 *Thalictrum cultratum Wall*. 或多叶唐松草 *Thalictrum foliolosum DC*. 的干燥根及根茎。

【采收加工】秋、冬二季采挖，除去茎叶及杂质，晒干。

【主要产地】主产于四川、云南、西藏。

【炮制方法】取原药材，除去杂质及地上茎，洗净，闷润8～12小时，至内外湿度一致，根切长段，根茎剁碎，干燥，筛去碎屑。

【饮片性状】细小圆柱形段及不规则碎块。根茎外皮（木栓层）常脱落，呈金黄色至浅棕色，光滑，未脱落表面为灰棕色，下侧密生细根数条至数十条。质脆。切面金黄色。碎块切面黄色，纤维性，周边暗棕色。根直径约0.1cm，表面灰棕色，皮脱落显黄色。气微，味苦。

【功能主治】清热，燥湿，泻火，解毒。用于热盛心烦，痢疾，肠炎，结膜炎，喉炎，痈肿疮疖。

【用法用量】6～9g。

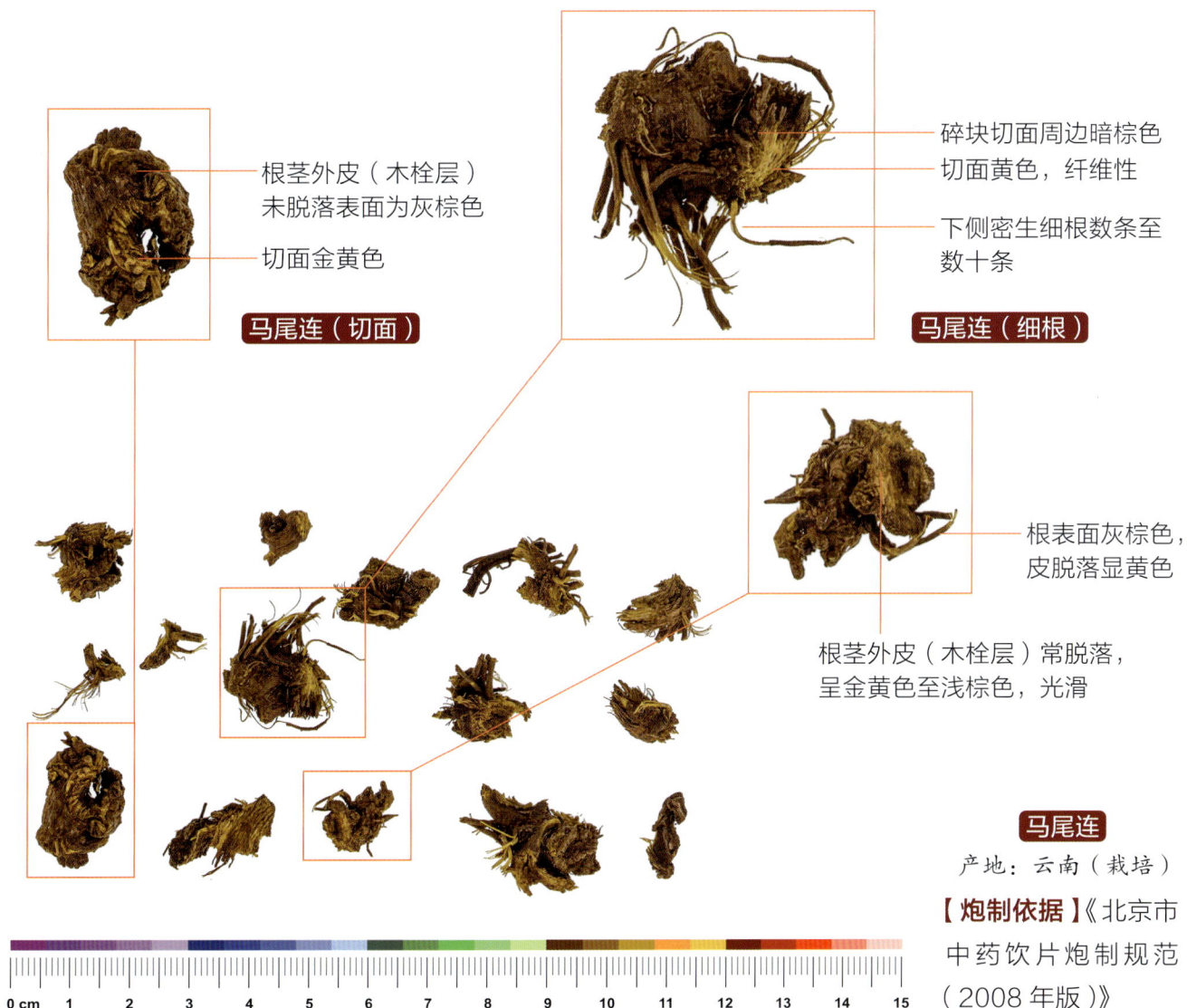

根茎外皮（木栓层）未脱落表面为灰棕色

切面金黄色

马尾连（切面）

碎块切面周边暗棕色切面黄色，纤维性

下侧密生细根数条至数十条

马尾连（细根）

根表面灰棕色，皮脱落显黄色

根茎外皮（木栓层）常脱落，呈金黄色至浅棕色，光滑

马尾连

产地：云南（栽培）

【炮制依据】《北京市中药饮片炮制规范（2008年版）》

0 cm　1　2　3　4　5　6　7　8　9　10　11　12　13　14　15

麦冬

【基　　原】百合科植物麦冬 *Ophiopogon japonicus*（L. f.）Ker-Gawl. 的干燥块根。

【采收加工】夏季采挖，洗净，反复暴晒、堆置，至七八成干，除去须根，干燥。

【主要产地】杭麦冬主产于浙江（杭麦冬道地产区）；四川为川麦冬主产地。

【炮制方法】除去杂质，洗净，润透，轧扁，干燥。

【饮片性状】本品为纺锤形，两端略尖，长 1.5～3cm，直径 0.3～0.6cm，或为轧扁的纺锤形块或片。表面淡黄色或灰黄色，有细纵纹。质柔韧，断面黄白色，半透明，中柱细小。气微香，味甘、微苦。

【功能主治】养阴生津，润肺清心。用于肺燥干咳，阴虚痨嗽，喉痹咽痛，津伤口渴，内热消渴，心烦失眠，肠燥便秘。

【用法用量】6～12g。

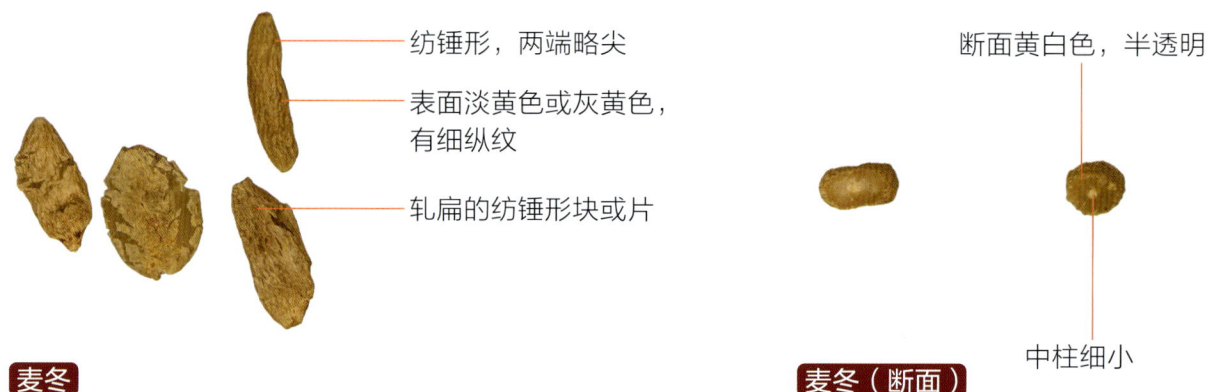

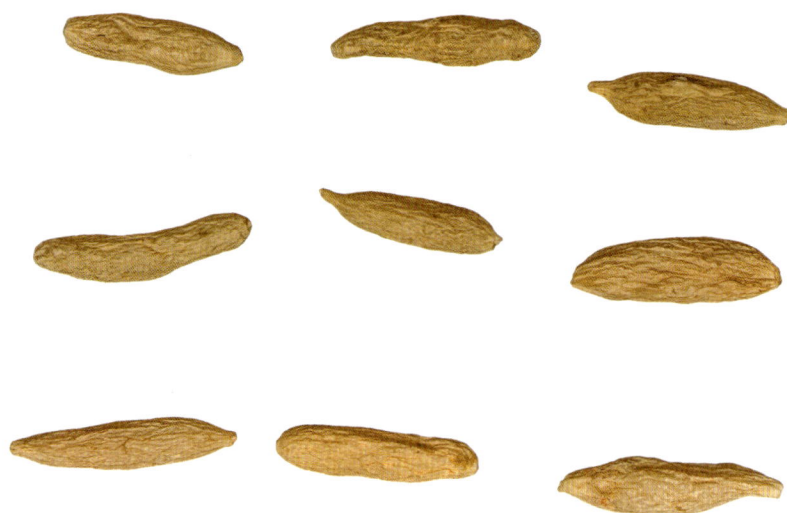

纺锤形，两端略尖

表面淡黄色或灰黄色，有细纵纹

轧扁的纺锤形块或片

断面黄白色，半透明

中柱细小

麦冬

麦冬（断面）

麦冬

产地：四川

【炮制依据】《北京市中药饮片炮制规范（2008 年版）》

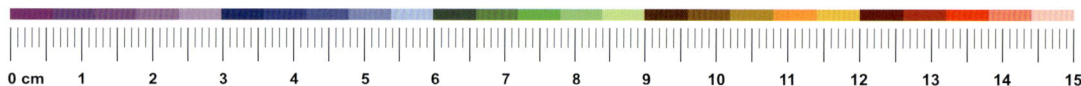

0 cm　1　2　3　4　5　6　7　8　9　10　11　12　13　14　15

湖北麦冬（易混品）

湖北麦冬来源于百合科湖北麦冬 *Liriope spicata*（Thunb.）Lour. var. *prolifera* Y. T. Ma 的干燥块根，主产于湖北，是山麦冬的主要来源之一。山麦冬和麦冬的来源、产地、特征成分和常用剂量均不相同，但是《中华人民共和国药典（2020 年版）》记载二者的功能主治完全相同，且山麦冬和麦冬饮片形状相近，在使用中极易混淆。

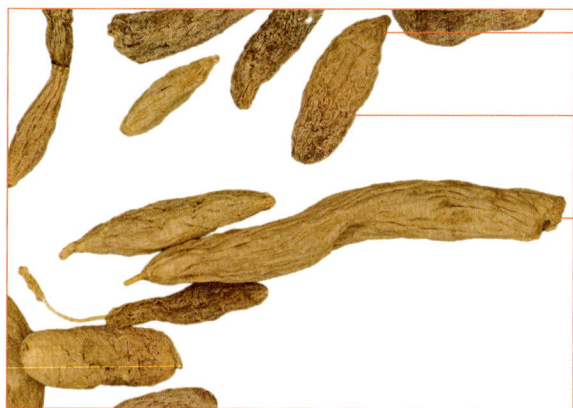

呈纺锤形，两端略尖，长 1.2～3cm，直径 0.4～0.7cm

表面淡黄色至棕黄色，具不规则纵皱纹

断面淡黄色至棕黄色，角质样，中柱细小

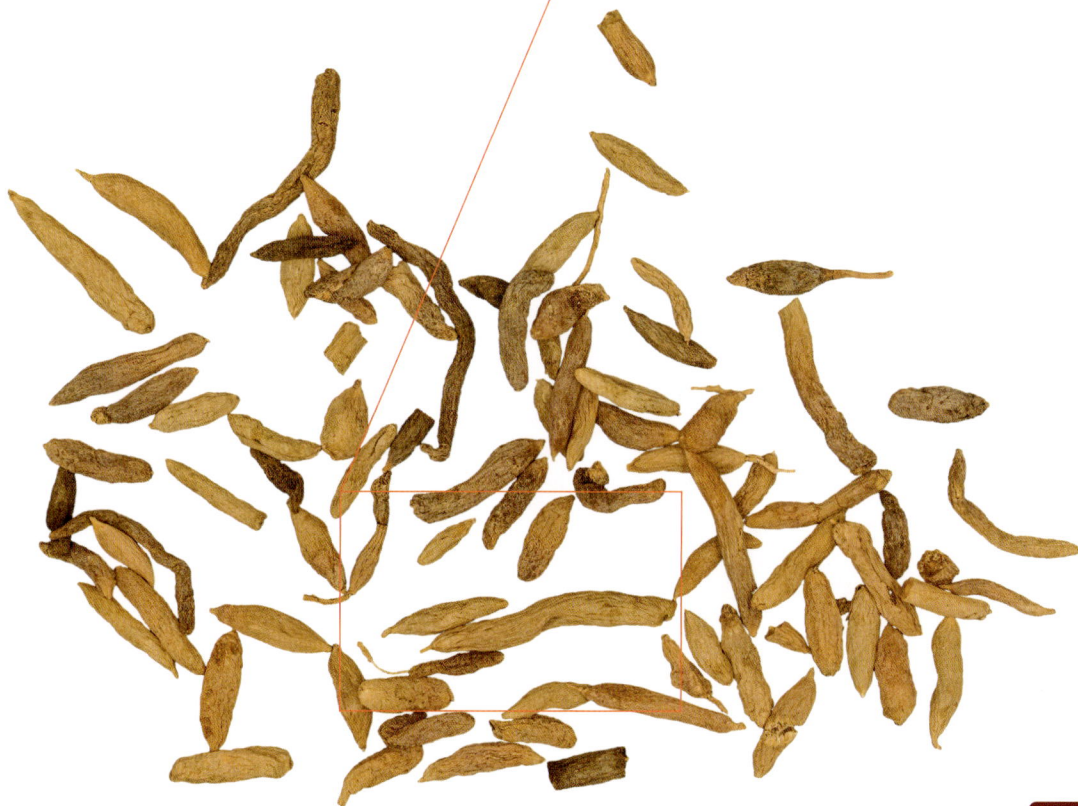

湖北麦冬

产地：湖北（栽培）

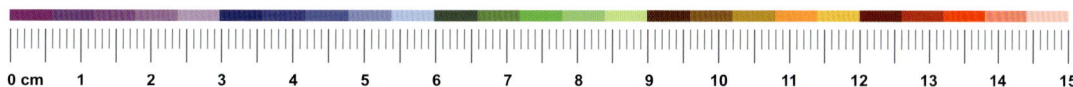

猫爪草

【基　原】毛茛科植物小毛茛 *Ranunculus ternatus* Thunb. 的干燥块根。

【采收加工】春季采挖，除去须根和泥沙，晒干。

【主要产地】主产于广西、台湾、江苏、浙江、江西、安徽、河南、湖北等地。

【炮制方法】除去杂质，洗净，干燥。

【饮片性状】本品由数个至数十个纺锤形的块根簇生，形似猫爪，长 0.3～1cm，直径 0.2～0.3cm，顶端有黄褐色残茎或茎痕。表面黄褐色或灰黄色，久存色泽变深，微有纵皱纹，并有点状须根痕和残留须根。质坚实，断面类白色或黄白色，空心或实心，粉性。气微，味微甘。

【功能主治】化痰散结，解毒消肿。用于瘰疬痰核，疔疮肿毒，蛇虫咬伤。

【用法用量】15～30g，单味药可用至 120g。

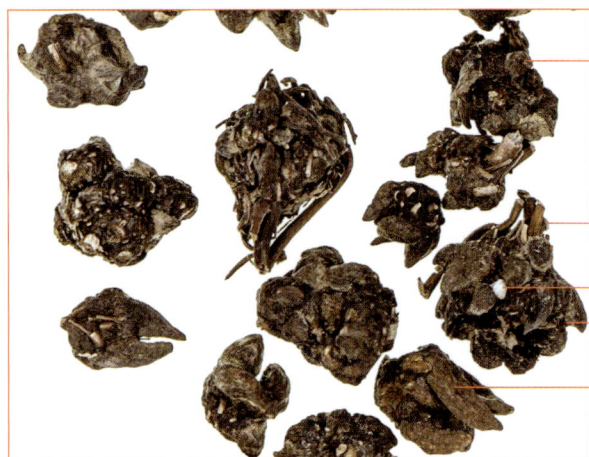

由数个至数十个纺锤形的块根簇生，形似猫爪

顶端有黄褐色残茎或茎痕

断面类白色或黄白色，空心或实心，粉性
点状须根痕和残留须根

表面黄褐色或灰黄色，久存色泽变深，微有纵皱纹

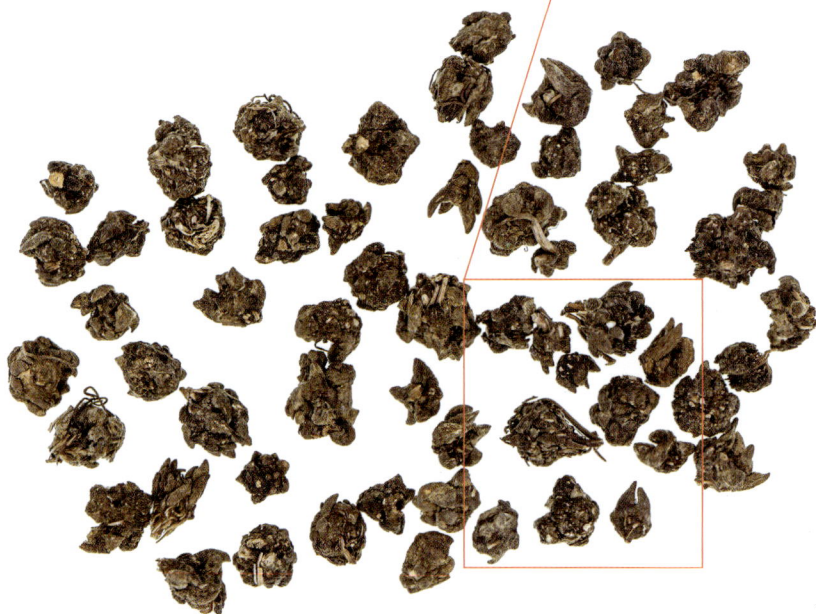

猫爪草
产地：河南（栽培）

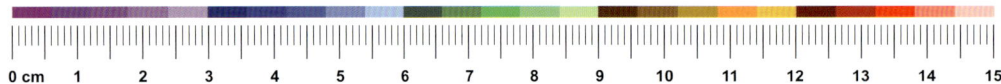

毛冬青

【基　原】冬青科植物毛冬青 *Ilex pubescens* Hook.et Arn. 的干燥根。

【采收加工】夏、秋二季采挖，洗净，干燥；或切厚片，干燥。

【主要产地】主产于广东、广西、安徽、浙江、云南等地。

【炮制方法】取原药材，除去杂质，洗净，润透，切厚片，干燥；产地已切片者，除去杂质，筛去灰屑。

【饮片性状】本品为不规则的厚片，外表面灰褐色或棕褐色，稍粗糙，有的可见细皱纹和横向皮孔。质坚实，切面木质部黄白色或淡棕褐色，有致密的纹理。气微，味苦、涩而后甘。

【功能主治】凉血，活血，通脉，消炎解毒。用于血栓闭塞性脉管炎，冠状动脉粥样硬化性心脏病；外治烧伤、烫伤。

【用法用量】60～120g。外用适量。

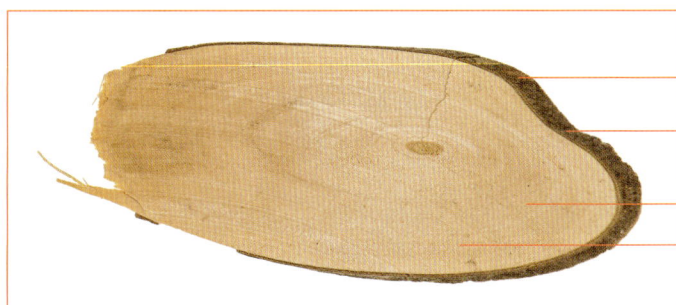

外表面灰褐色或棕褐色，稍粗糙

可见细皱纹

切面木质部黄白色或淡棕褐色
有致密的纹理

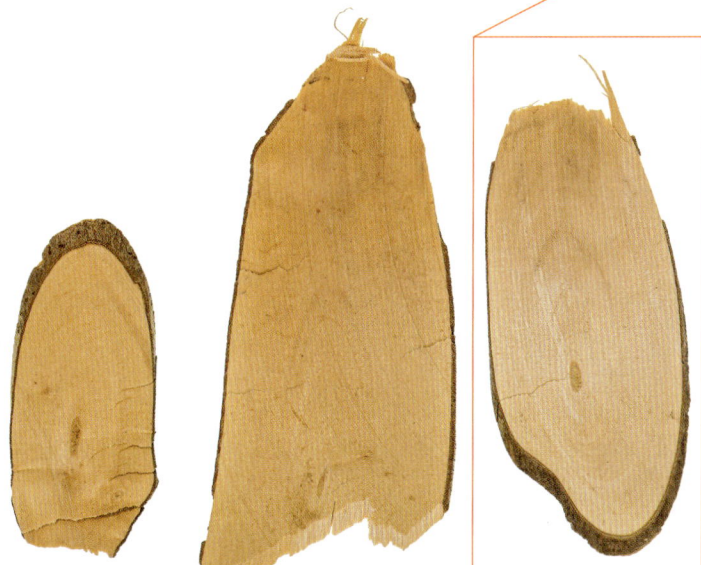

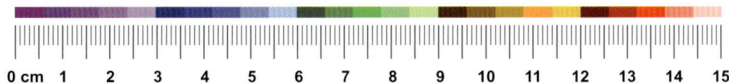

毛冬青
产地：广东

【炮制依据】《北京市中药饮片炮制规范（2008 年版）》

绵萆薢

【基　原】薯蓣科植物绵萆薢 *Dioscorea spongiosa* J. Q. Xi, M. Mizuno et W. L. Zhao 或福州薯蓣 *Dioscorea futschauensis* Uline ex R. Kunth 的干燥根茎。

【采收加工】秋、冬二季采挖，除去须根，洗净，切片，晒干。

【主要产地】主产于浙江、安徽、江西、湖南等地。

【炮制方法】方法1：取原药材，除去杂质。[《中华人民共和国药典（2020 年版）》]

方法2：取原药材，除去杂质。或洗净，闷润 1～2 小时，至内外湿度一致，切宽丝（10～15mm），干燥，筛去碎屑。[《北京市中药饮片炮制规范（2008 年版）》]

【饮片性状】性状1：本品为不规则的斜切片，边缘不整齐，大小不一，厚 2～5mm。外皮黄棕色至黄褐色，有稀疏的须根残基，呈圆锥状突起。质疏松，略呈海绵状，切面灰白色至浅灰棕色，黄棕色点状维管束散在。气微，味微苦。[《中华人民共和国药典（2020 年版）》]

性状2：本品为不规则的斜切片或宽丝，厚 2～5mm。外表面黄棕色至黄褐色，有稀疏的须根残基，呈圆锥状突起。切面灰白色至黄白色。质疏松，略呈海绵状。气微，味微苦。[《北京市中药饮片炮制规范（2008 年版）》]

【功能主治】利湿去浊，祛风除痹。用于膏淋，白浊，白带过多，风湿痹痛，关节不利，腰膝疼痛。

【用法用量】9～15g。

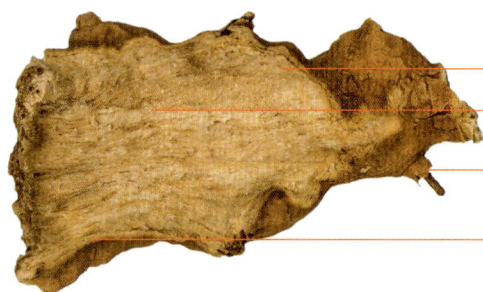

切面灰白色至黄白色
质疏松，略呈海绵状
圆锥状突起的须根残基
黄棕色点状维管束散在

绵萆薢（切面）

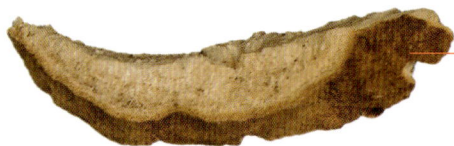

外表面黄棕色至黄褐色

绵萆薢（外表面）

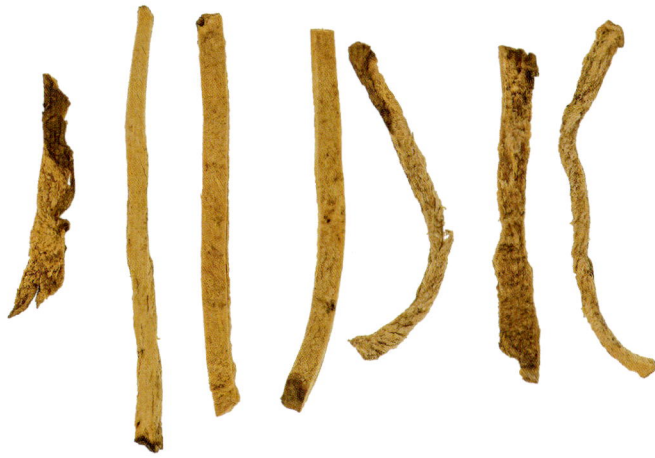

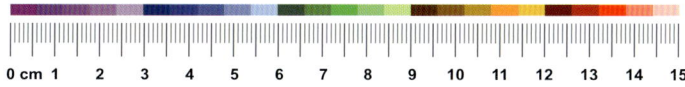

绵萆薢

产地：安徽

【炮制依据】《北京市
中药饮片炮制规范
（2008 年版）》

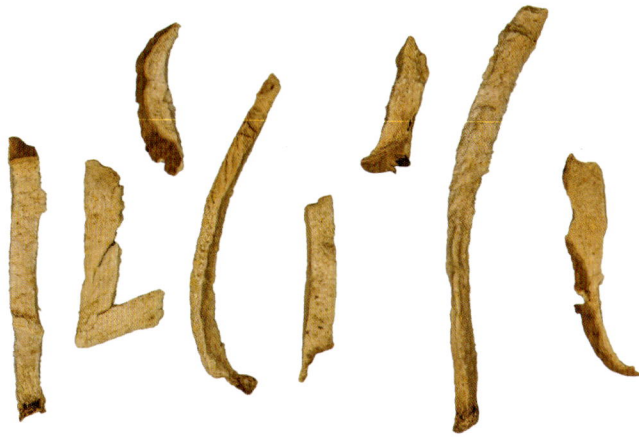

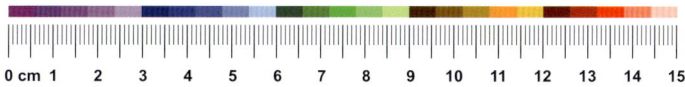

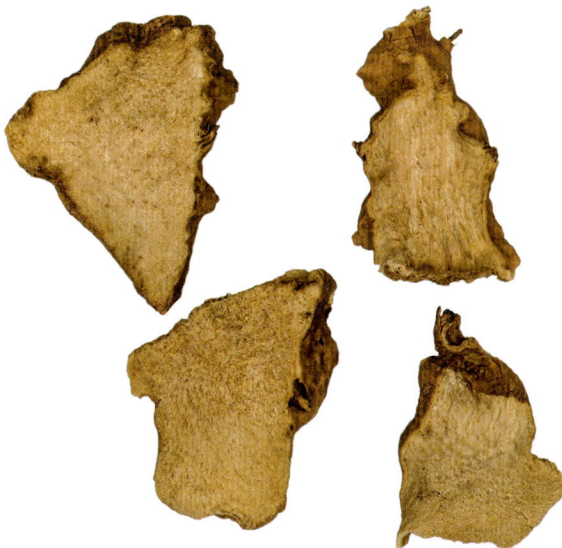

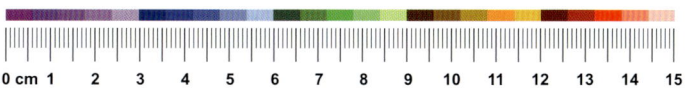

绵萆薢

产地：广西

【炮制依据】《北京市
中药饮片炮制规范
（2008 年版）》

绵萆薢

产地：广西

绵马贯众

【基　　原】鳞毛蕨科植物粗茎鳞毛蕨 *Dryopteris crassirhizoma* Nakai 的干燥根茎和叶柄残基。

【采收加工】秋季采挖，削去叶柄、须根，除去泥沙，晒干。

【主要产地】主产于黑龙江、吉林、辽宁等地。

【炮制方法】除去杂质，喷淋清水，洗净润透，切厚片，干燥，筛去灰屑，即得。

【饮片性状】本品为不规则的厚片或碎块，直径4～8cm，根茎表面黄棕色至黑褐色，密被排列整齐的叶柄残基及鳞片，叶柄残基呈扁圆形，长3～5cm，直径0.5～1.0cm；表面有纵棱线，质硬而脆，断面略平坦，棕色，有黄白色维管束5～13个，环列；每个叶柄残基的外侧常有3条须根，鳞片条状披针形，全缘，常脱落。质坚硬，断面略平坦，切面淡棕色至红棕色，有黄白色维管束5～13个，环列，其外散有较多的叶迹维管束。气特异，味初淡而微涩，后渐苦、辛。

【功能主治】清热解毒，驱虫。用于虫积腹痛，疮疡。

【用法用量】4.5～9g。

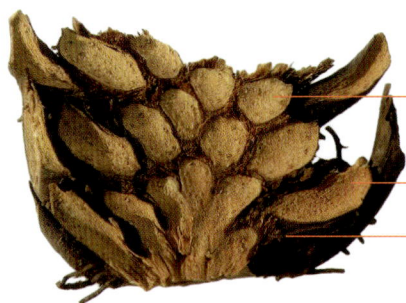

叶柄残基断面棕色，有黄色维管束5～13个，环列

叶柄残基扁圆形，表面有纵棱线

每个叶柄残基的外侧常有3条须根

绵马贯众（叶柄残基）

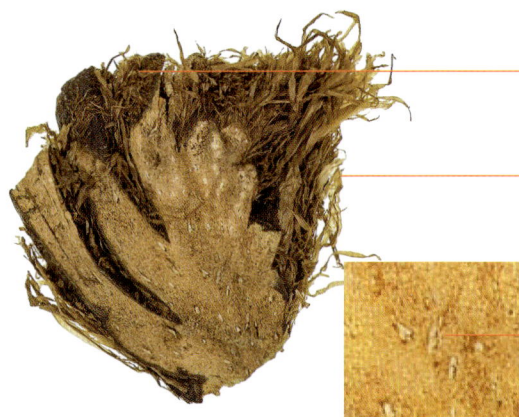

根茎表面黄棕色至黑褐色，密被排列整齐的叶柄残基及鳞片

鳞片条状披针形，全缘，常脱落

维管束外散有较多叶迹维管束

绵马贯众（根茎）

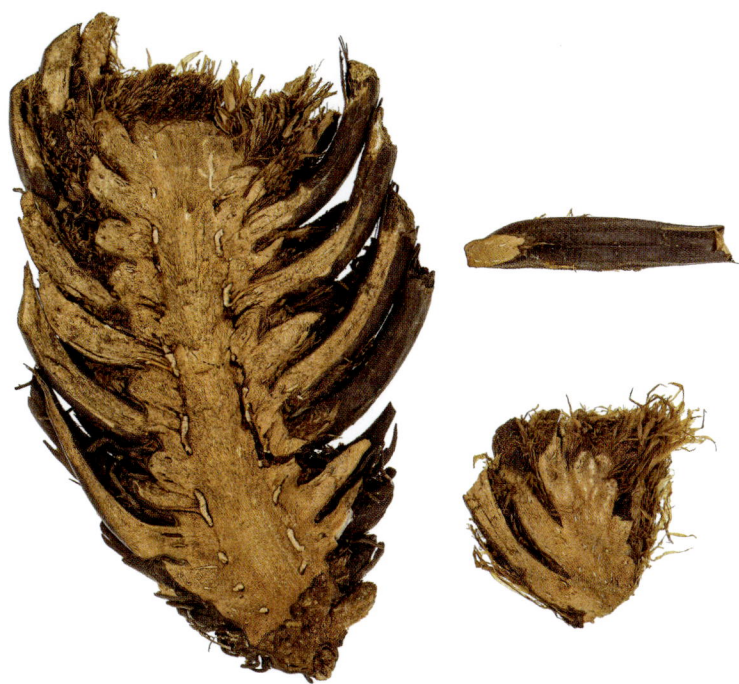

绵马贯众
产地：辽宁

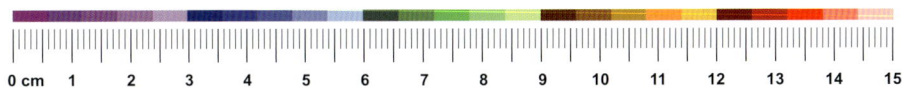

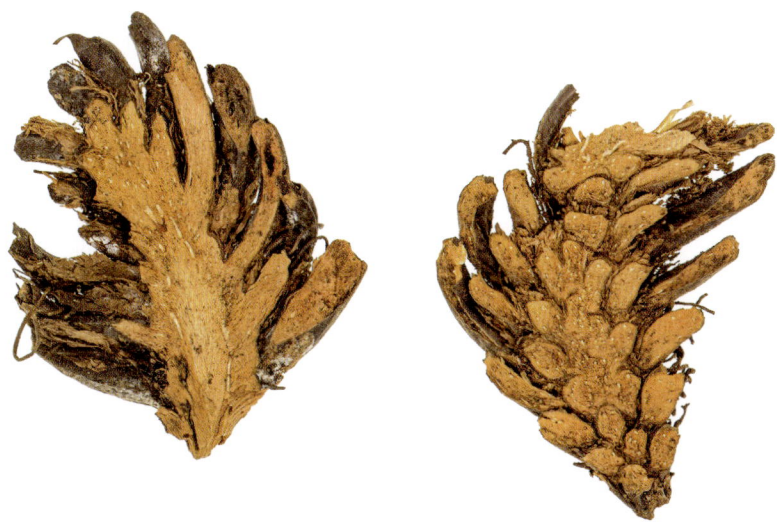

绵马贯众
产地：浙江

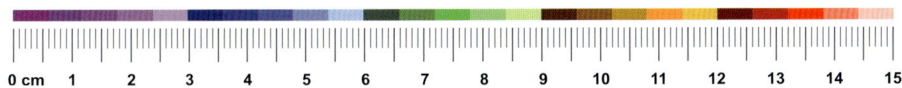

绵马贯众炭

【基　　原】鳞毛蕨科植物粗茎鳞毛蕨 *Dryopteris crassirhizoma* Nakai 干燥根茎及叶柄残基的炮制加工品。

【炮制方法】取绵马贯众片，照炒炭法炒至表面焦黑色，喷淋清水少许，熄灭火星，取出，晾干。

【饮片性状】本品为不规则的厚片或碎片，多被有叶柄残基，有的可见鳞片。叶柄残基呈扁圆形，直径 0.5～1.0cm；表面有纵棱线，质脆，表面焦黑色，内部焦褐色。

【功能主治】收涩止血。用于崩漏下血。

【用法用量】5～10g。

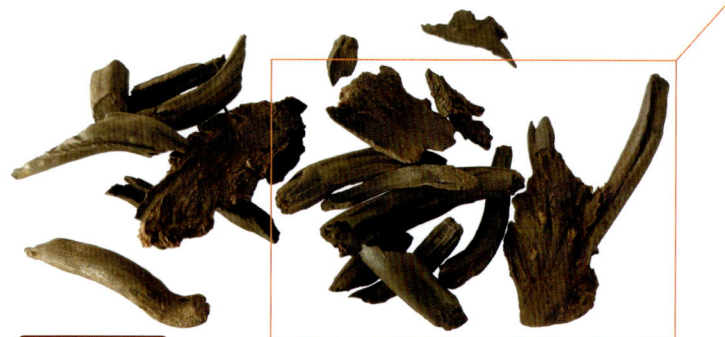

不规则的厚片或碎片，多被有叶柄残基

表面焦黑色

绵马贯众炭
产地：内蒙古

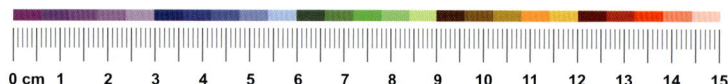

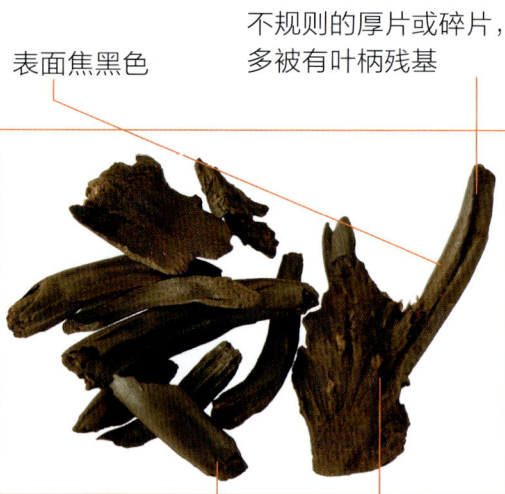

绵马贯众炭
（叶柄残基）

内部焦褐色，有黄色维管束 5～13 个，环列

叶柄残基呈扁圆形，表面有纵棱线

有的可见鳞片

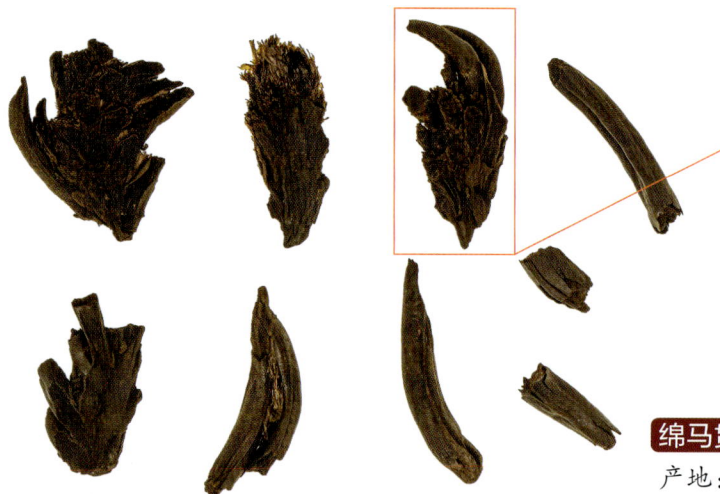

0 cm 1 2 3 4 5 6 7 8 9 10 11 12 13 14 15

绵马贯众炭
产地：辽宁

0 cm 1 2 3 4 5 6 7 8 9 10 11 12 13 14 15

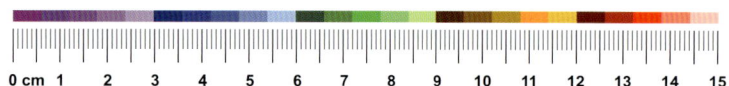

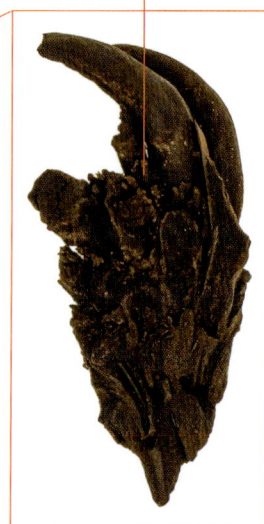

绵马贯众炭（根茎）

木香

【基　　原】菊科植物木香 *Aucklandia lappa* Decne. 的干燥根。

【采收加工】秋、冬二季采挖，除去泥沙和须根，切段，大的再纵剖成瓣，干燥后撞去粗皮。

【主要产地】主产于四川、云南等地。

【炮制方法】除去杂质，洗净，闷透，切厚片，干燥。

【饮片性状】本品为类圆形或不规则的厚片，直径 0.5～5cm，外表皮黄棕色至灰褐色，栓皮多已除去，有明显的皱纹、纵沟及侧根痕。质坚，体重，不易折断，切面略平坦，棕黄色至棕褐色，周边灰黄色或浅棕黄色，中部有明显菊花心状的放射纹理，形成层环棕色，褐色点状油室散在，老根中心常呈枯木状。气香特异，味微苦。

【功能主治】行气止痛，健脾消食。用于胸胁、脘腹胀痛，泻痢后重，食积不消，不思饮食。

【用法用量】3～6g。

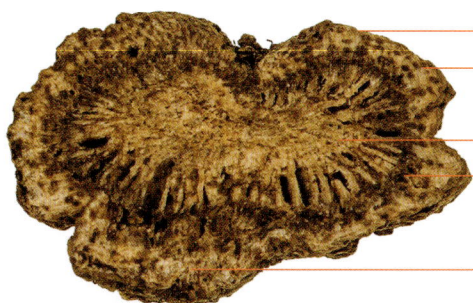

周边灰黄色或浅棕黄色
褐色点状油室散在

中部有明显菊花心状的放射纹理
形成层环棕色

切面略平坦，棕黄色至棕褐色

木香（切面）

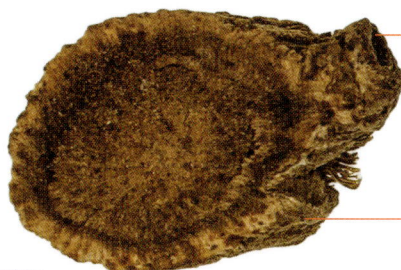

侧根痕

外表皮黄棕色至灰褐色，有明显的皱纹及纵沟

木香

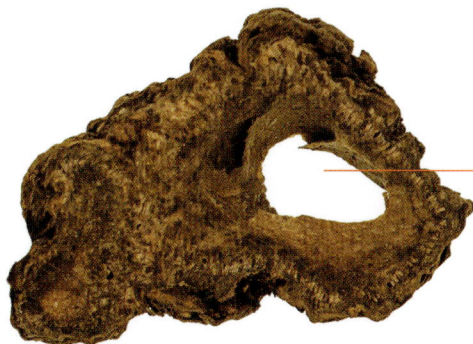

老根中心常呈枯木状

木香（老根）

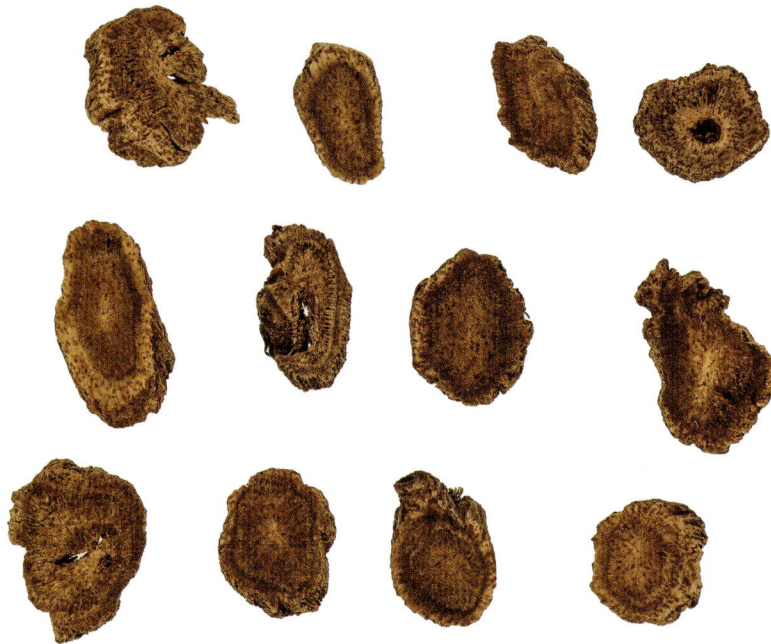

木香
产地：江西

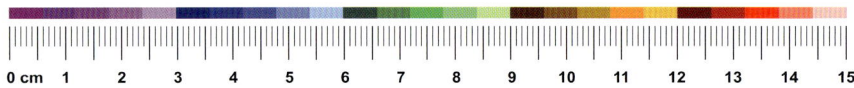

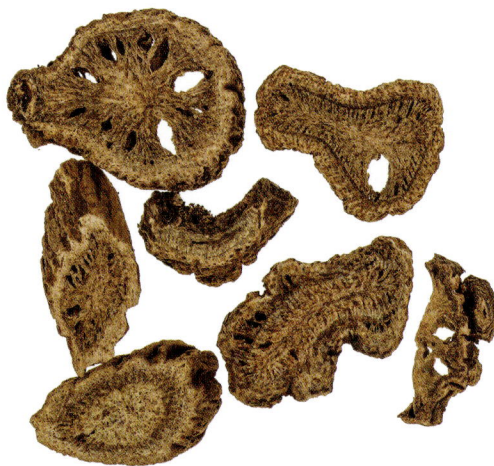

木香
产地：云南

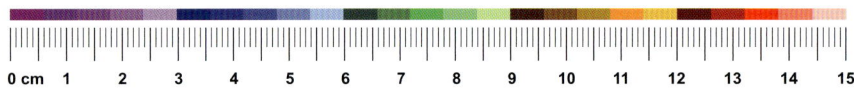

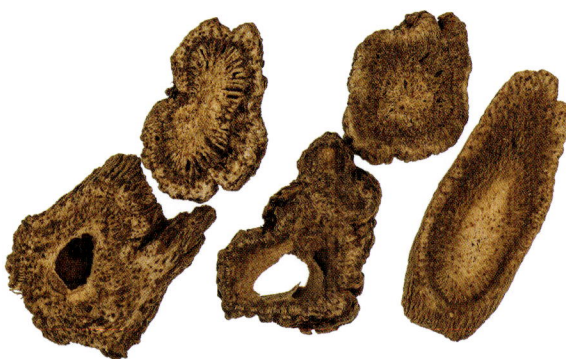

木香
产地：四川

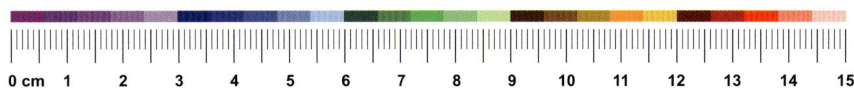

土木香（易混品）

【基　原】土木香为菊科植物土木香 *Inula heleni-um* L. 的干燥根，又称"藏木香"，秋季采挖，除 | 去泥沙，晒干。

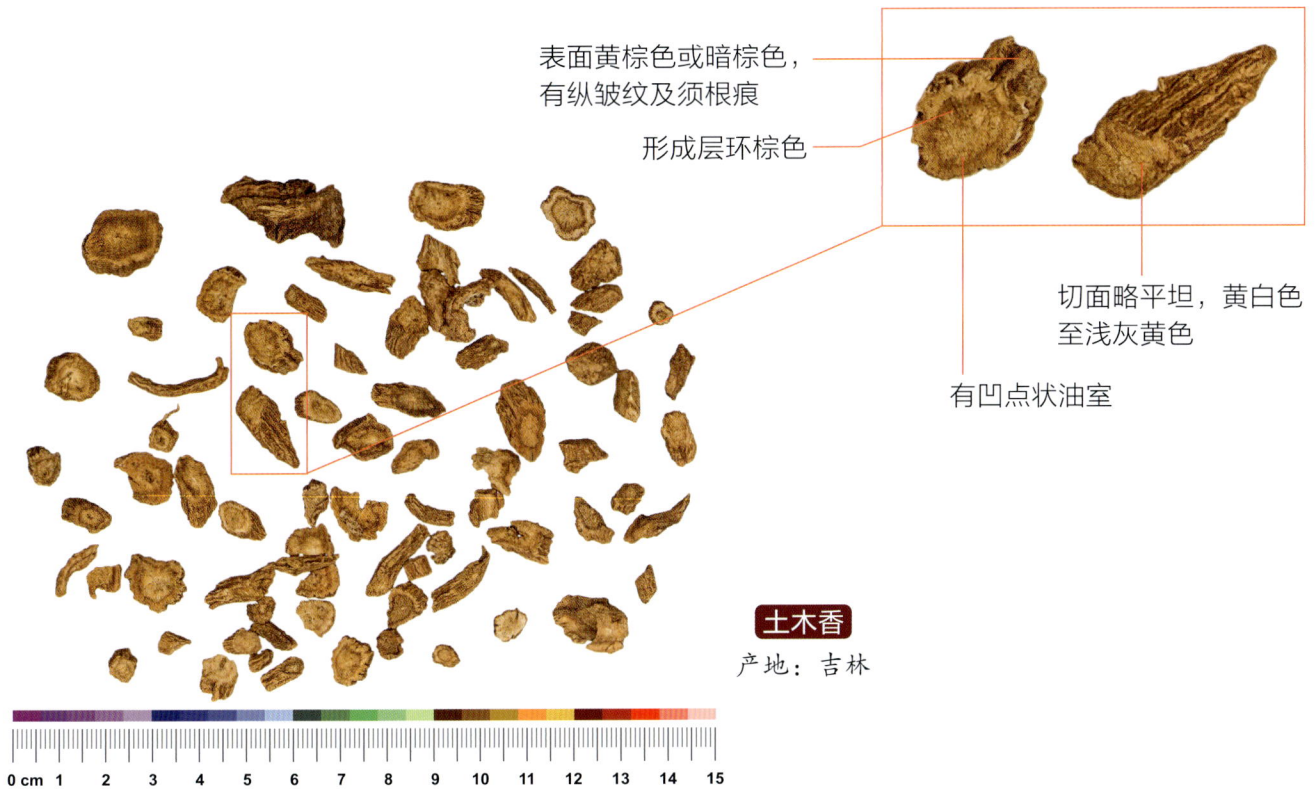

表面黄棕色或暗棕色，
有纵皱纹及须根痕

形成层环棕色

切面略平坦，黄白色
至浅灰黄色

有凹点状油室

土木香

产地：吉林

木香（走油）

木香富含挥发油类成分，贮藏不当时极易发生"走油"现象。油脂泛于药材表面，出现油样物质，质地黏腻、变软，颜色加深。

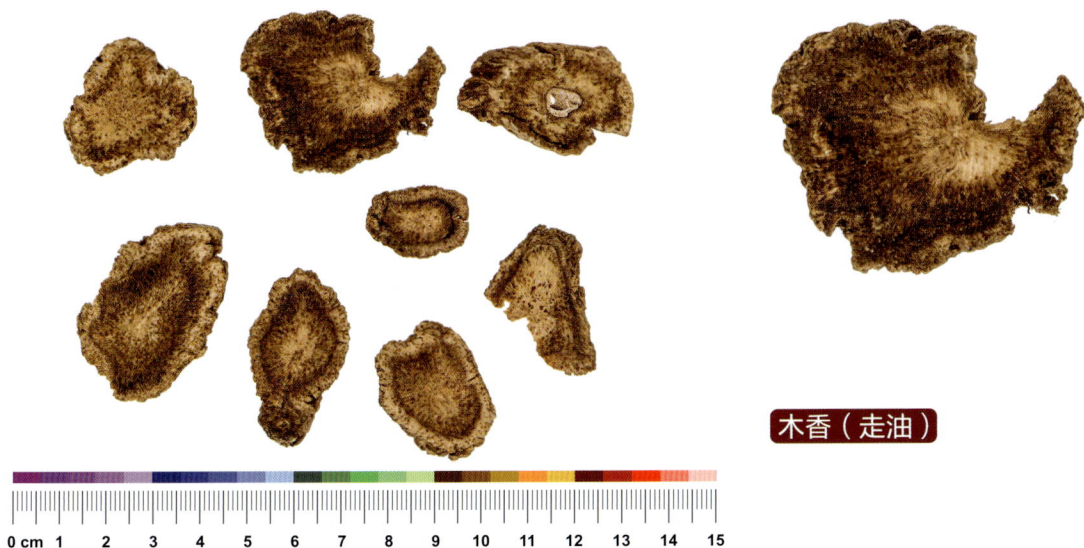

木香（走油）

南沙参

【基　　原】桔梗科植物轮叶沙参 *Adenophora tetraphylla*（Thunb.）Fisch. 或沙参 *Adenophora stricta* Miq. 的干燥根。

【采收加工】春、秋二季采挖，除去须根，洗后趁鲜刮去粗皮，洗净，干燥。

【主要产地】主产于江苏、安徽、湖南、湖北、广西、四川、贵州、云南、甘肃、陕西等地。

【炮制方法】除去根茎，洗净，润透，切厚片，干燥。

【饮片性状】本品为圆形、类圆形或不规则形厚片，直径 0.8～3cm，外表皮黄白色或淡棕黄色，凹陷处常有残留粗皮，可见多数深陷横纹、纵纹或纵沟。体轻，质松泡，易折断，断面不平坦，切面黄白色，有不规则裂隙。气微，味微甘。

【功能主治】养阴清肺，益胃生津，化痰，益气。用于肺热燥咳，阴虚劳嗽，干咳痰黏，胃阴不足，食少呕吐，气阴不足，烦热口干。

【用法用量】9～15g。

【使用注意】不宜与藜芦同用。

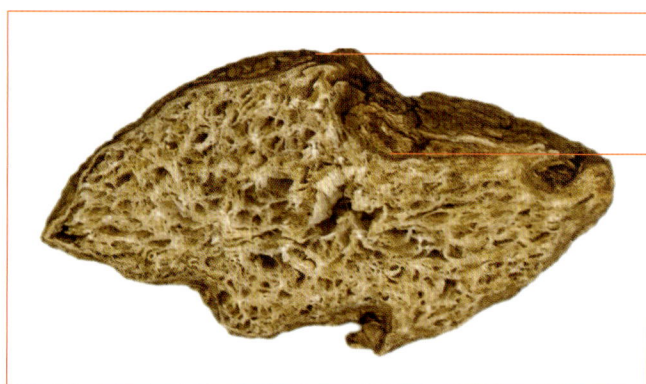

外表可见多数深陷横纹

顶端具 1 个或 2 个根茎

南沙参（外表面）

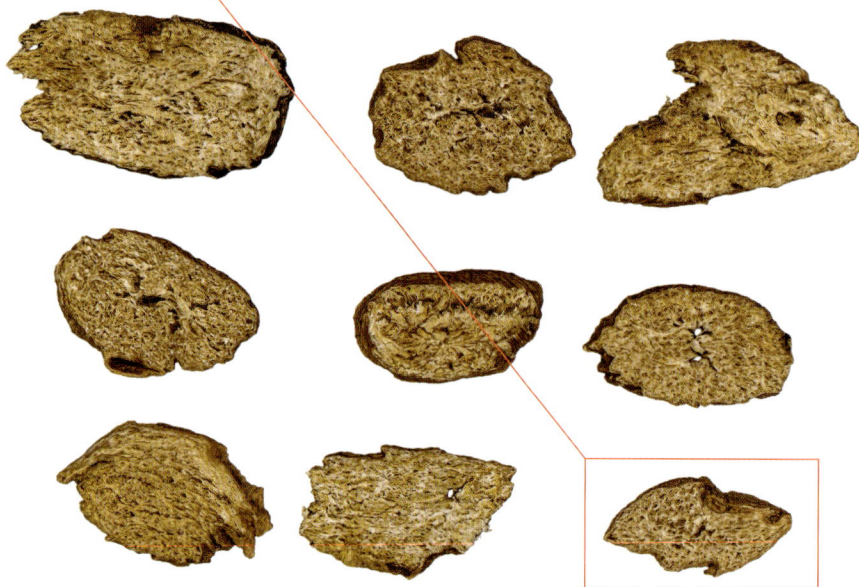

南沙参

产地：辽宁（栽培）

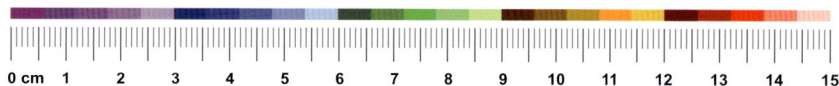

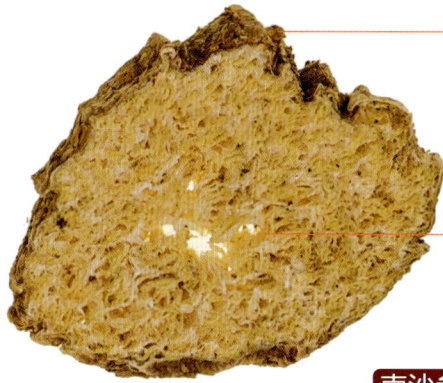

外表皮黄白色或淡棕黄色，凹陷处常有残留粗皮，可见多数深陷横纹、纵纹或纵沟

切面黄白色，有不规则裂隙

南沙参（切面）

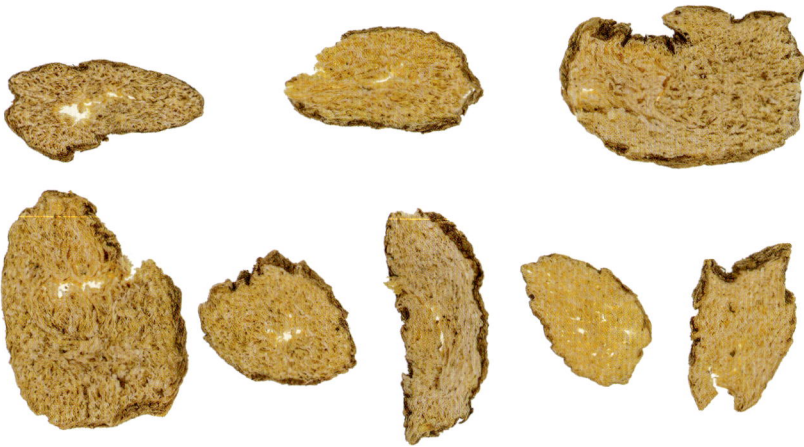

南沙参

产地：安徽（栽培）

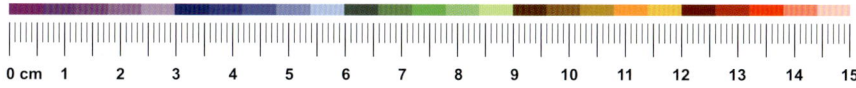

0 cm　1　2　3　4　5　6　7　8　9　10　11　12　13　14　15

南沙参虫蛀

南沙参含有丰富的多糖、淀粉等成分，储存不当极易发生虫蛀现象。

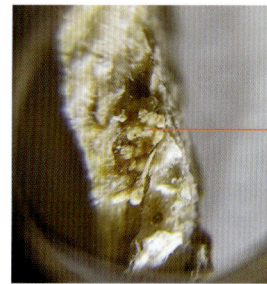

虫卵

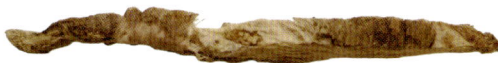

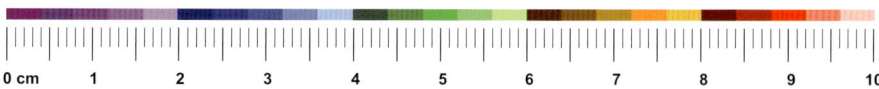

0 cm　1　2　3　4　5　6　7　8　9　10

南沙参（虫蛀）

产地：辽宁

南沙参发霉

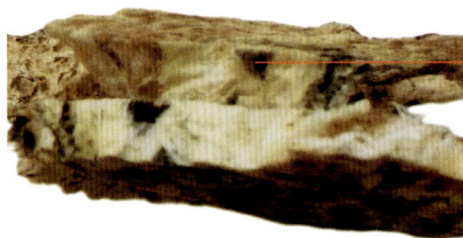

—— 南沙参黑绿色霉斑

荠苨（易混品）

荠苨来源于桔梗科植物荠苨 *Adenophora trachelioides* Maxim.［*A. remotifolora* auct non Miq.］的根。主产于辽宁、河北、山东、江苏、安徽等地。根呈圆锥形，多芦头，质松泡。表面白色至棕褐色，切面类白色，光滑细腻。味甘淡。

表面白色至棕褐色，光滑细腻

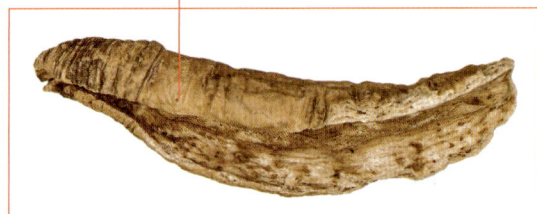

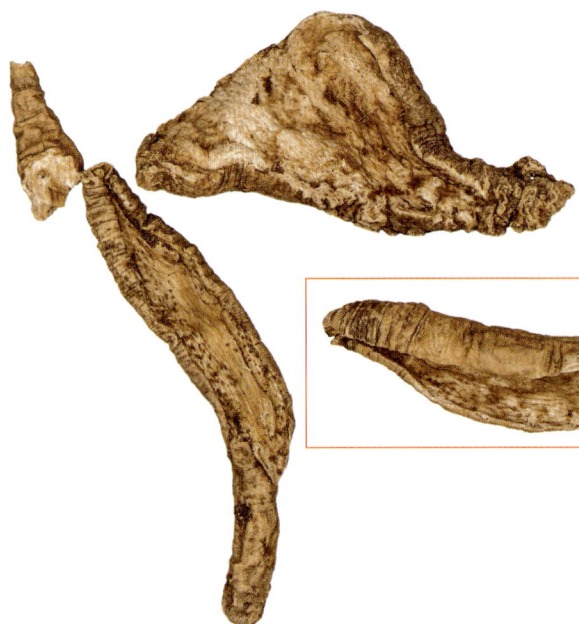

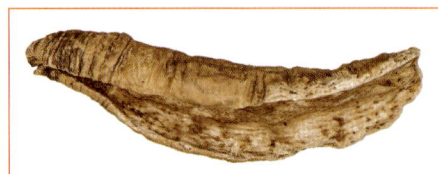

荠苨
产地：山东

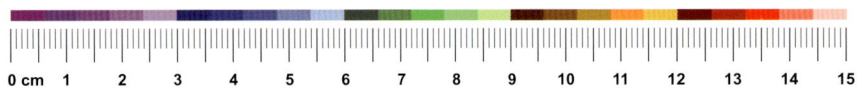

牛膝

【基　　原】苋科植物牛膝 *Achyranthes bidentata* Bl. 的干燥根。

【采收加工】冬季茎叶枯萎时采挖，除去须根和泥沙，捆成小把，晒至干皱后，将顶端切齐，晒干。

【主要产地】主产于河南、四川、贵州、云南、河北等地。其中河南出产的为道地药材，"四大怀药"之一。

【炮制方法】除去杂质，洗净，润透，除去残留芦头，切段，干燥。

【饮片性状】本品为圆柱形的段，直径 0.4～1cm，表面灰黄色或淡棕色，有微扭曲的细纵皱纹、排列稀疏的侧根痕和横长皮孔样突起。质硬脆，易折断，受潮后变软，切面平坦，淡棕色或棕色，略呈角质样而油润，中心维管束木部较大，黄白色，其外围散有多数黄白色点状维管束，断续排列成 2～4 轮。气微，味微甜而稍苦涩。

【功能主治】逐瘀通经，补肝肾，强筋骨，利尿通淋，引血下行。用于经闭，痛经，腰膝酸痛，筋骨无力，淋证，水肿，头痛，眩晕，牙痛，口疮，吐血，衄血。

【用法用量】5～12g。

【使用注意】孕妇慎用。

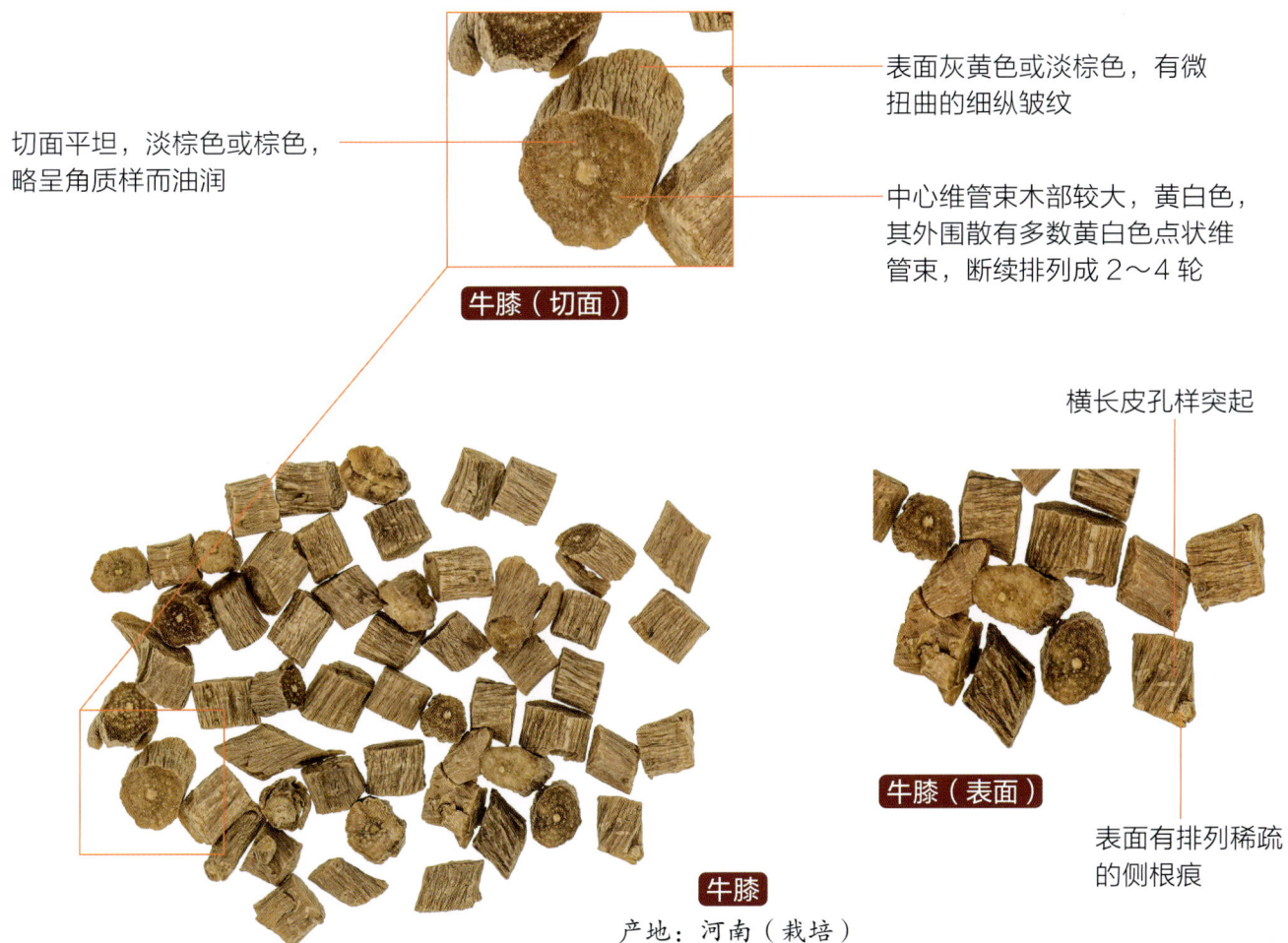

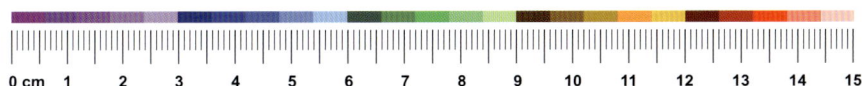

切面平坦，淡棕色或棕色，略呈角质样而油润

表面灰黄色或淡棕色，有微扭曲的细纵皱纹

中心维管束木部较大，黄白色，其外围散有多数黄白色点状维管束，断续排列成 2～4 轮

牛膝（切面）

横长皮孔样突起

牛膝

产地：河南（栽培）

牛膝（表面）

表面有排列稀疏的侧根痕

0 cm　1　2　3　4　5　6　7　8　9　10　11　12　13　14　15

牛膝（走油）

牛膝富含多糖类成分，贮藏不当时，受到温度、湿度的影响，极易发生"走油"现象，油样物质从药材内部泛出到药材表面，出现色泽从浅黄色经黄色、棕色，加深到黑色，质地变软、变黏腻等现象。

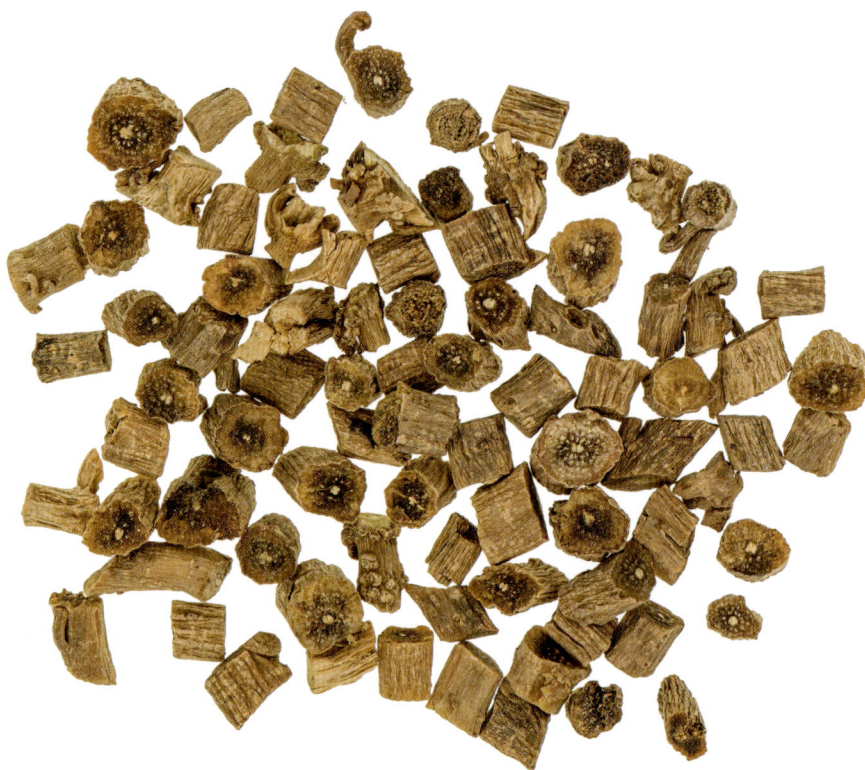

牛膝（走油）
产地：甘肃

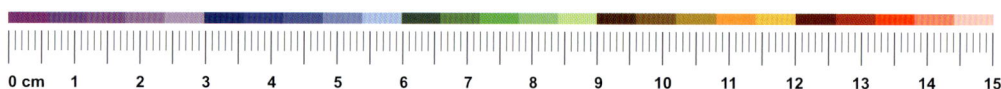

0 cm　1　2　3　4　5　6　7　8　9　10　11　12　13　14　15

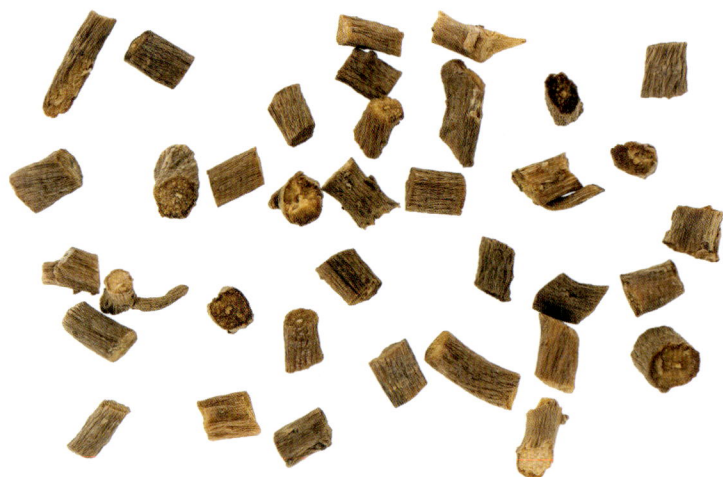

牛膝（走油）
产地：四川

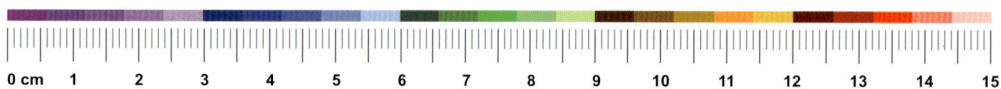

0 cm　1　2　3　4　5　6　7　8　9　10　11　12　13　14　15

糯稻根

【基　　原】禾本科植物糯稻 *Oryza sativa* L.var. *glutinosa* Matsum 的干燥根及根茎。

【采收加工】秋季采挖，除去残茎，洗净，晒干。

【主要产地】南方大部分地区均产。

【炮制方法】取原药材，除去杂质及残茎，洗净，干燥。

【饮片性状】本品常集结成疏松的团块，上端有多数茎残基，圆柱形，中空，长 2.5～6.5cm，外包数层灰白色或黄白色叶鞘，下端簇生多数细长而弯曲的须根，须根直径约 0.1cm，表面表皮脱落处黄白色至黄棕色，略具纵皱纹，体轻，质软。气微，味淡。

【功能主治】固表止汗，养阴除热，益胃生津。用于自汗盗汗，阴虚发热，咽干口渴。

【用法用量】15～30g。

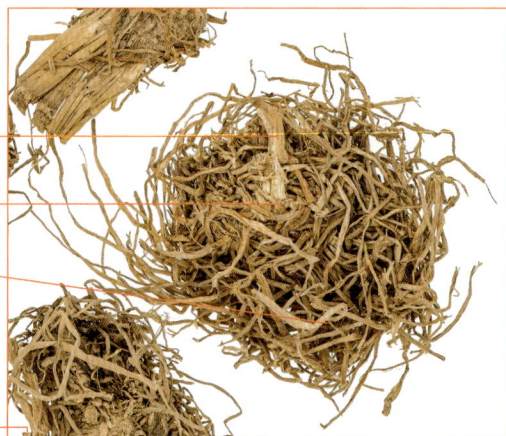

上端有多数圆柱形茎残基，中空

茎残基外包数层灰白色或黄白色叶鞘

根表面表皮脱落处黄白色至黄棕色，略具纵皱纹

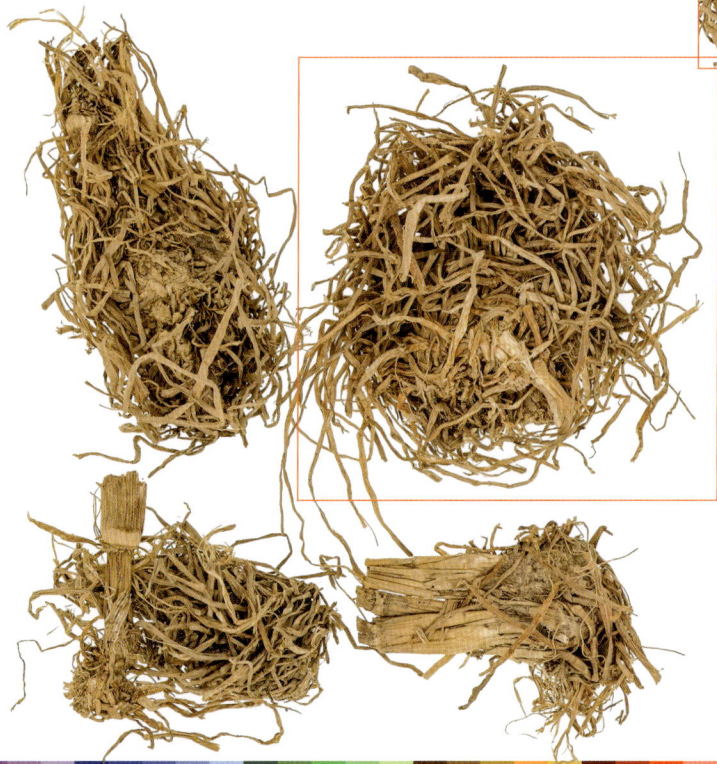

糯稻根
产地：河南（栽培）

【炮制标准】《北京市中药饮片炮制规范（2008 年版）》

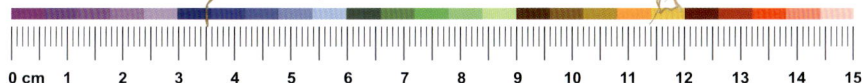

藕节

【基　原】睡莲科植物莲 *Nelumbo nucifera* Gaertn. 的干燥根茎节部。

【采收加工】秋、冬二季采挖根茎（藕），切取节部，洗净，晒干，除去须根。

【主要产地】主产于江苏、湖南、湖北、浙江、安徽等地。

【炮制方法】除去杂质，洗净，干燥。

【饮片性状】本品呈短圆柱形，中部稍膨大，长 2～4cm，直径约 2cm。表面灰黄色至灰棕色，有残存的须根和须根痕，偶见暗红棕色的鳞叶残基。两端有残留的藕，表面皱缩有纵纹。质硬，断面有多数类圆形的孔。气微，味微甘、涩。

【功能主治】收敛止血，化瘀。用于吐血，咯血，衄血，尿血，崩漏。

【用法用量】9～15g。

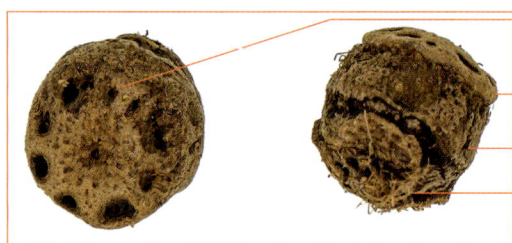

断面有多数类圆形的孔

两端有残留的藕，表面皱缩有纵纹

短圆柱形，中部稍膨大，表面灰黄色至灰棕色

有残存的须根和须根痕

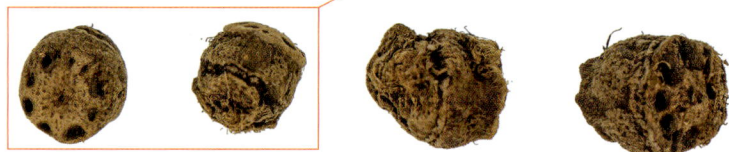

藕节
产地：湖南

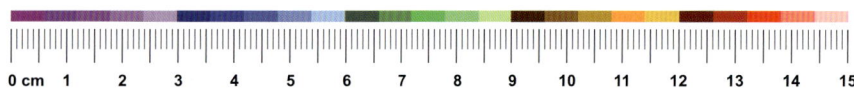

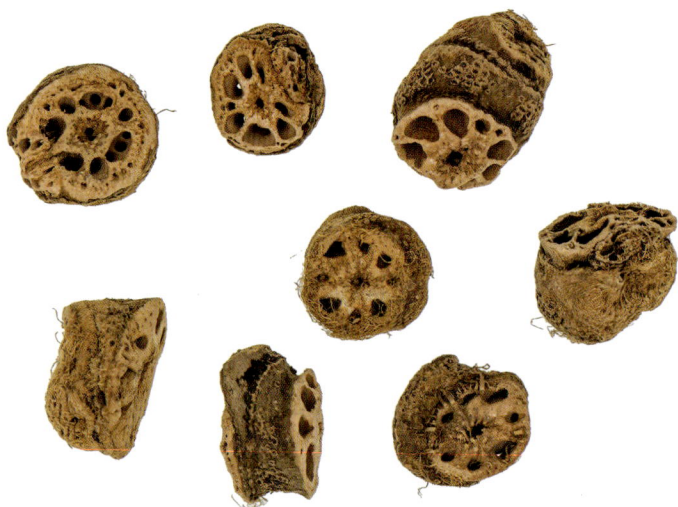

藕节
产地：湖北

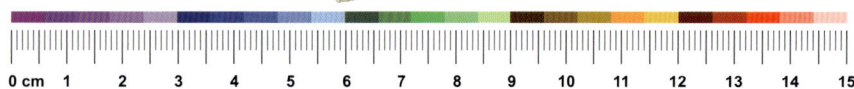

藕节炭

【基　原】睡莲科植物莲 *Nelumbo nucifera* Gaertn. 干燥根茎节部的炮制加工品。

【炮制方法】取净藕节，置热锅内，用武火加热，炒至表面焦黑色，内部黄褐色，喷淋少许清水，熄灭火星，取出，晾干。

【饮片性状】本品呈短圆柱形，中部稍膨大，长 2～4cm，直径约 2cm。表面焦黑色。两端有残留的藕，断面有多数类圆形的孔。具焦糊气。

【功能主治】止血。用于吐血，咯血，衄血，尿血，崩漏。

【用法用量】9～15g。

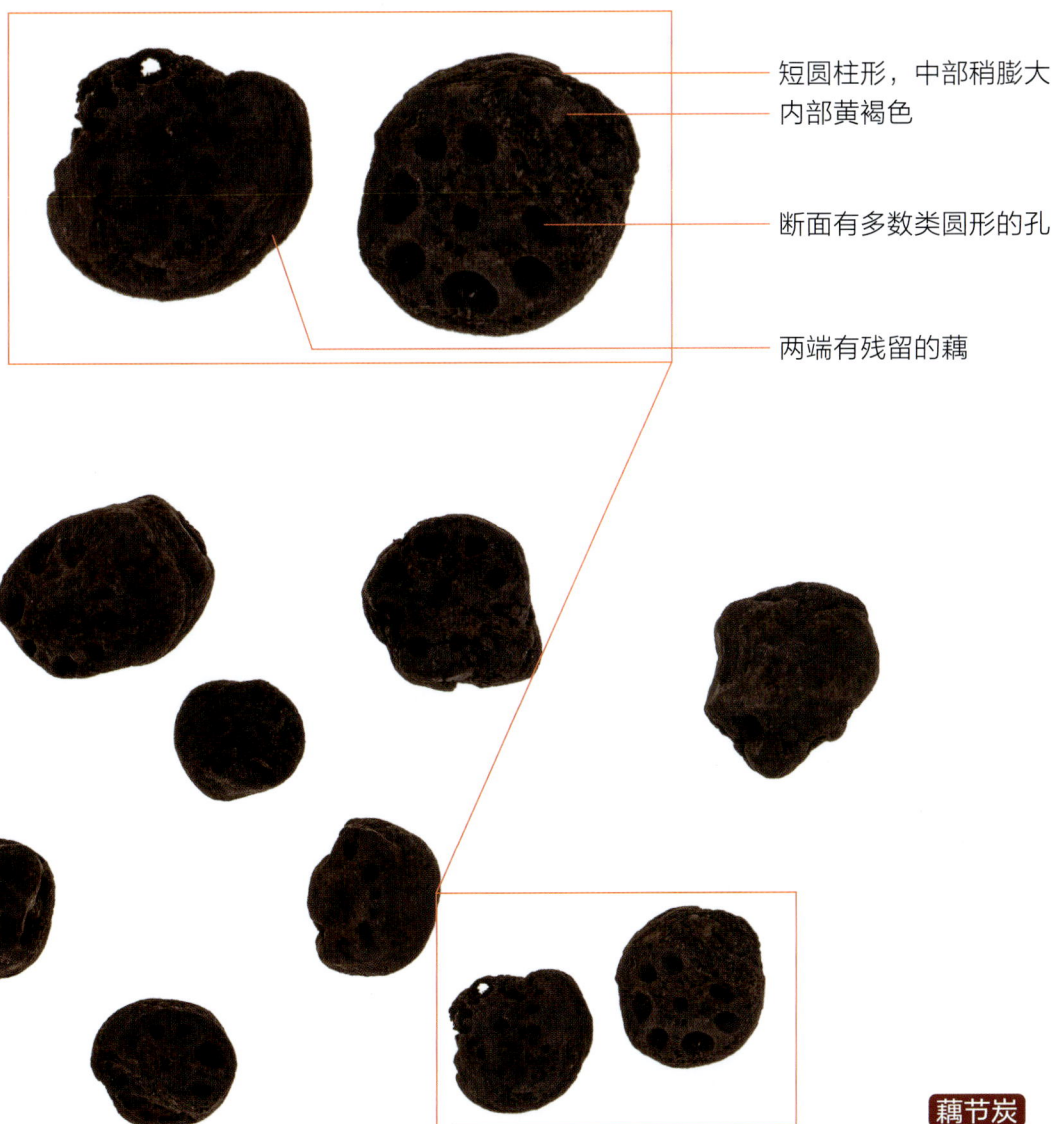

短圆柱形，中部稍膨大
内部黄褐色

断面有多数类圆形的孔

两端有残留的藕

藕节炭
产地：湖北

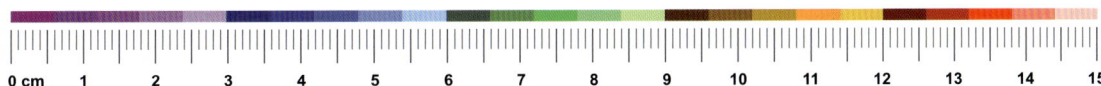

片姜黄

【基　原】姜科植物温郁金 *Curcuma wenyujin* Y.H.Chen et C.Ling 的干燥根茎。

【采收加工】冬季茎叶枯萎后采挖，洗净，除去须根，趁鲜纵切厚片，晒干。

【主要产地】主产于江苏、浙江、福建、广东、广西、四川、云南等地。

【炮制方法】除去杂质。

【饮片性状】本品呈长圆形或不规则的片状，大小不一，长3～6cm，宽1～3cm，厚0.1～0.4cm。外皮灰黄色，粗糙皱缩，有时可见环节及须根痕。质脆而坚实。切面灰白色至棕黄色，略呈粉质，有一圈环纹及多数筋脉小点。气香特异，味微苦而辛凉。

【功能主治】破血行气，通经止痛。用于胸胁刺痛，胸痹心痛，痛经经闭，癥瘕，风湿肩臂疼痛，跌扑肿痛。

【用法用量】3～9g。

【适用注意】孕妇慎用。

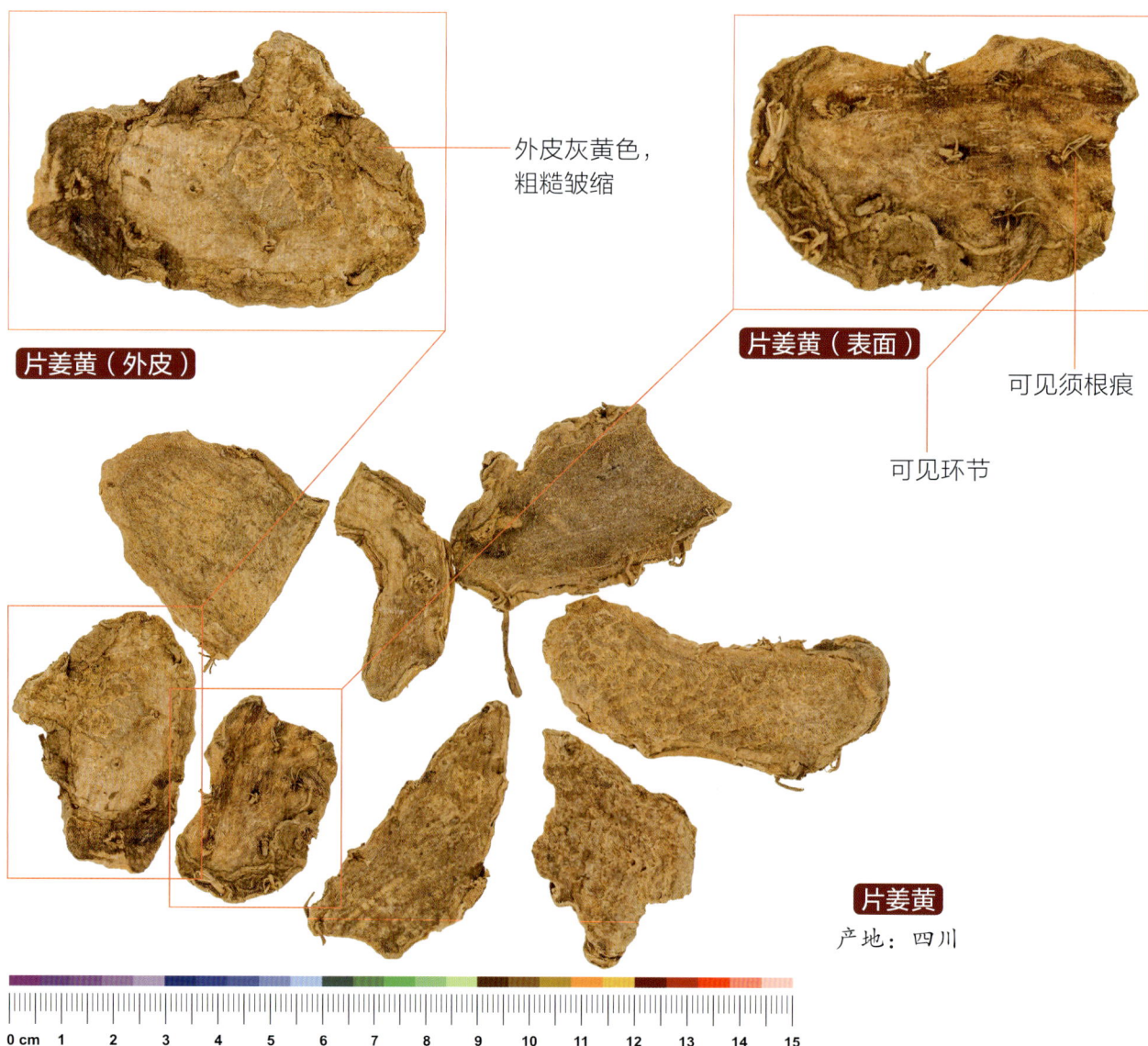

外皮灰黄色，粗糙皱缩

片姜黄（外皮）

片姜黄（表面）

可见须根痕

可见环节

片姜黄

产地：四川

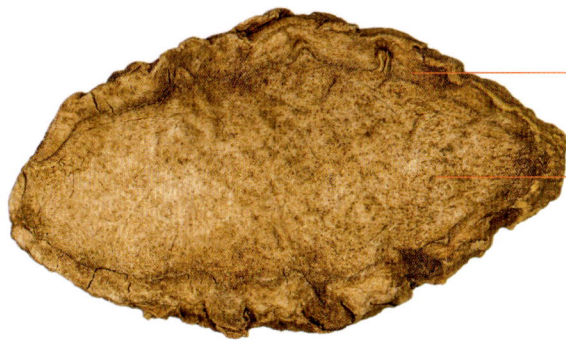

————— 切面有一圈环纹及多数筋脉小点

————— 切面灰白色至棕黄色

片姜黄（切面）

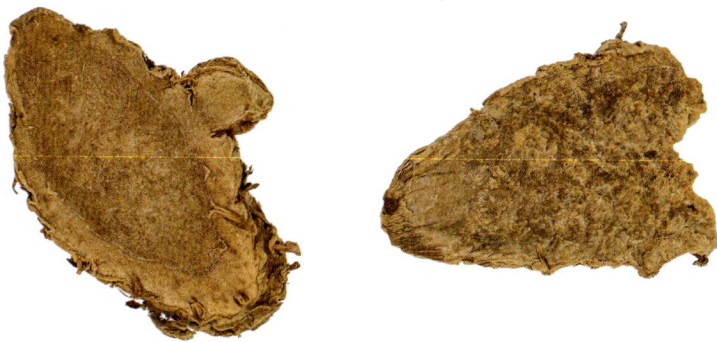

片姜黄

产地：四川

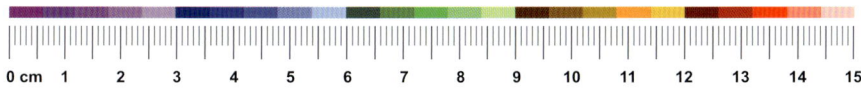

0 cm　1　2　3　4　5　6　7　8　9　10　11　12　13　14　15

千年健

【基　原】天南星科植物千年健 *Homalomena occulta*（Lour.）Schott 的干燥根茎。

【采收加工】春、秋二季采挖，洗净，除去外皮，晒干。

【主要产地】主产于广西、云南等地。

【炮制方法】除去杂质，洗净，润透，切片，干燥。

【饮片性状】呈类圆形或不规则形的片。外表皮黄棕色至红棕色，粗糙，有的可见圆形根痕，断面红褐色，黄色针状纤维束多而明显，参差不齐，外露如针，习称"一包针"；另有断面呈多数针眼状小孔及有少数黄色针状纤维束。气香，味辛、微苦。

【功能主治】祛风湿，壮筋骨。用于风寒湿痹，腰膝冷痛，拘挛麻木，筋骨痿软。

【用法用量】5～10g。

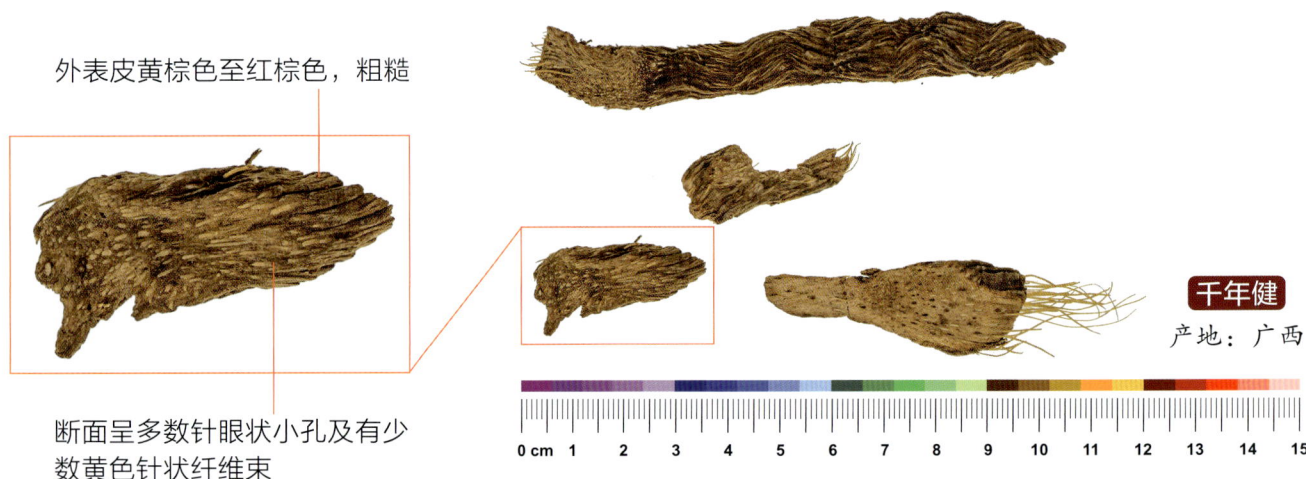

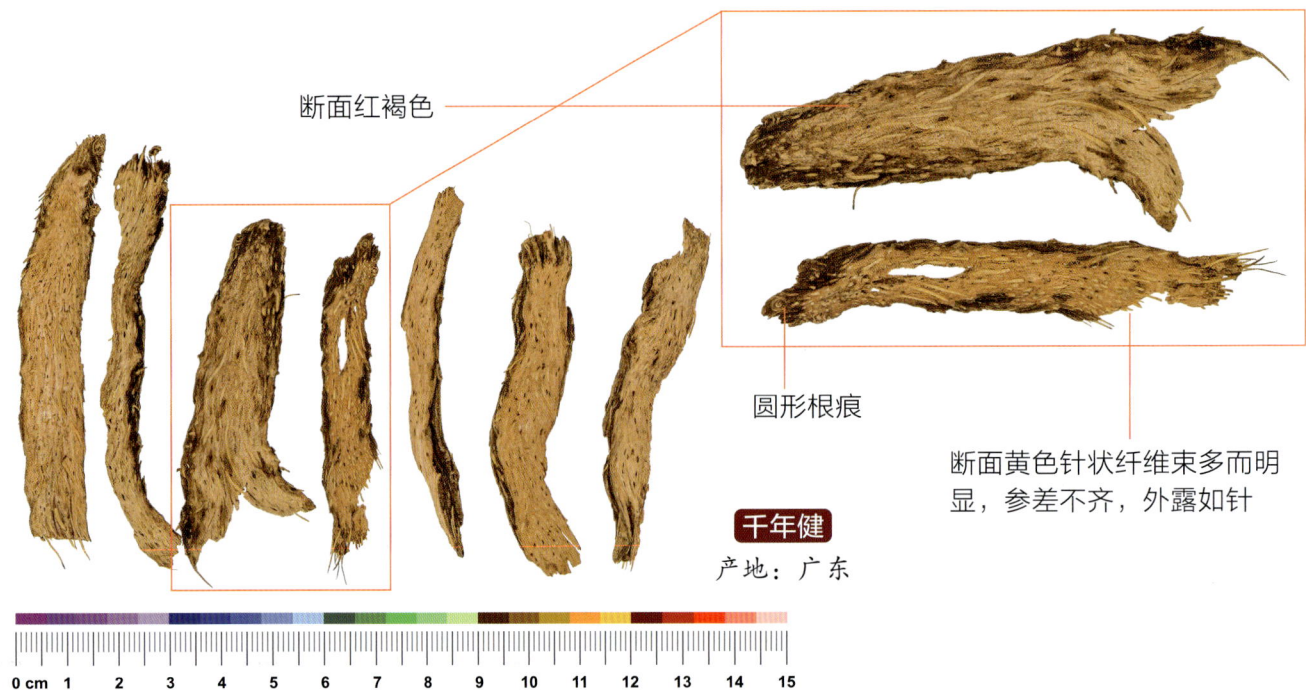

外表皮黄棕色至红棕色，粗糙

断面呈多数针眼状小孔及有少数黄色针状纤维束

千年健
产地：广西

0 cm　1　2　3　4　5　6　7　8　9　10　11　12　13　14　15

断面红褐色

圆形根痕

断面黄色针状纤维束多而明显，参差不齐，外露如针

千年健
产地：广东

0 cm　1　2　3　4　5　6　7　8　9　10　11　12　13　14　15

前胡

【基　　原】伞形科植物白花前胡 *Peucedanum praeruptorum* Dunn 的干燥根。

【采收加工】冬季至次春茎叶枯萎或未抽花茎时采挖，除去须根，洗净，晒干或低温干燥。

【主要产地】主产于甘肃、江苏、安徽、浙江、四川等地。

【炮制方法】**方法 1：** 除去杂质，洗净，润透，切薄片，晒干。[《中华人民共和国药典（2020年版）》]

方法 2： 取原药材，除去杂质及残茎，洗净，浸泡 1～2 小时，闷润 8～12 小时，至内外湿度一致，切厚片（2～4mm），晒干，筛去碎屑。

[《北京市中药饮片炮制规范（2020 年版）》]

【饮片性状】本品呈类圆形或不规则形的薄片或厚片，直径 1～2cm。外表皮深黄色，粗糙，有皱缩纹理，并有圆形分枝痕及须根痕，根头部可见茎痕和纤维状叶鞘残基，有时可见环节（细环纹）、纵沟、纵皱纹及横向皮孔样突起。质较柔软，干者质硬，可折断，断面不整齐。切面黄白色至淡黄色，皮部散有多数棕黄色油点，形成层环纹棕色，有放射状纹理。气芳香，味微苦、辛。

【功能主治】降气化痰，散风清热。用于痰热喘满，咯痰黄稠，风热咳嗽痰多。

【用法用量】3～10g。

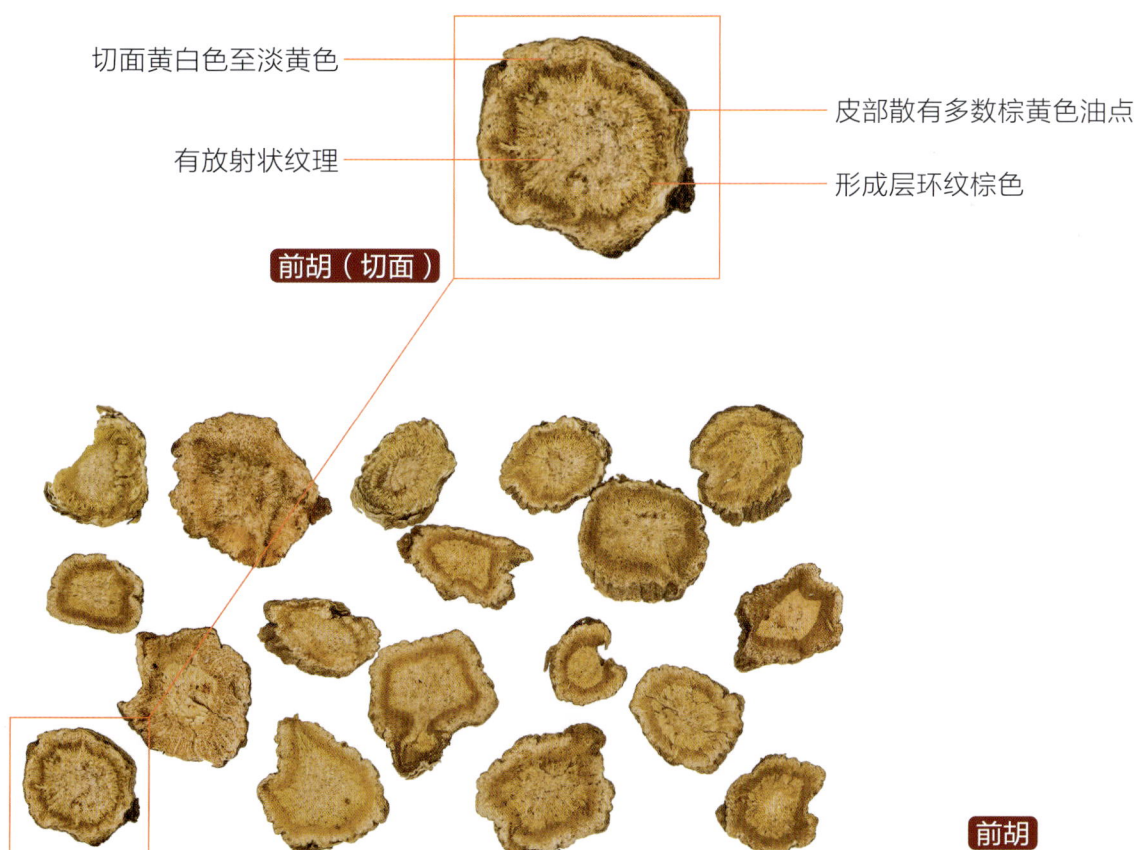

切面黄白色至淡黄色

有放射状纹理

皮部散有多数棕黄色油点

形成层环纹棕色

前胡（切面）

前胡

产地：安徽

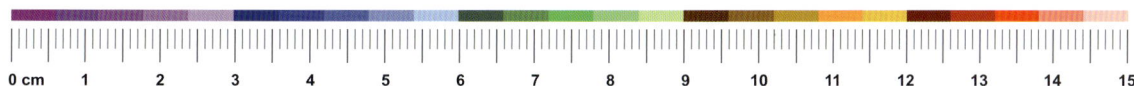

0 cm 　1　 2　 3　 4　 5　 6　 7　 8　 9　 10　 11　 12　 13　 14　 15

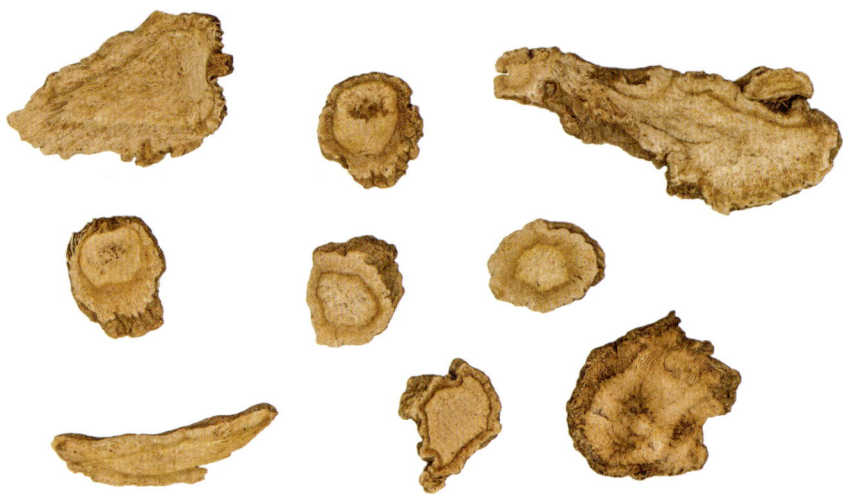

前胡

产地：浙江

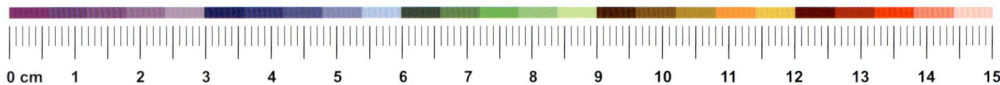

横向皮孔样突起

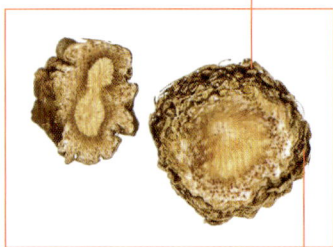

前胡（根头部）

根头部可见环节
（细环纹）

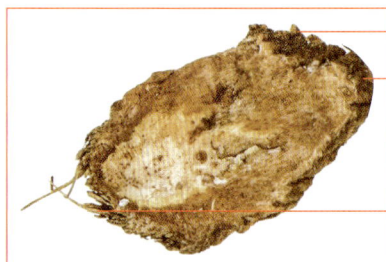

须根痕

外表皮深黄色，粗糙，
有皱缩纹理

根头部可见茎痕和纤维
状叶鞘残基

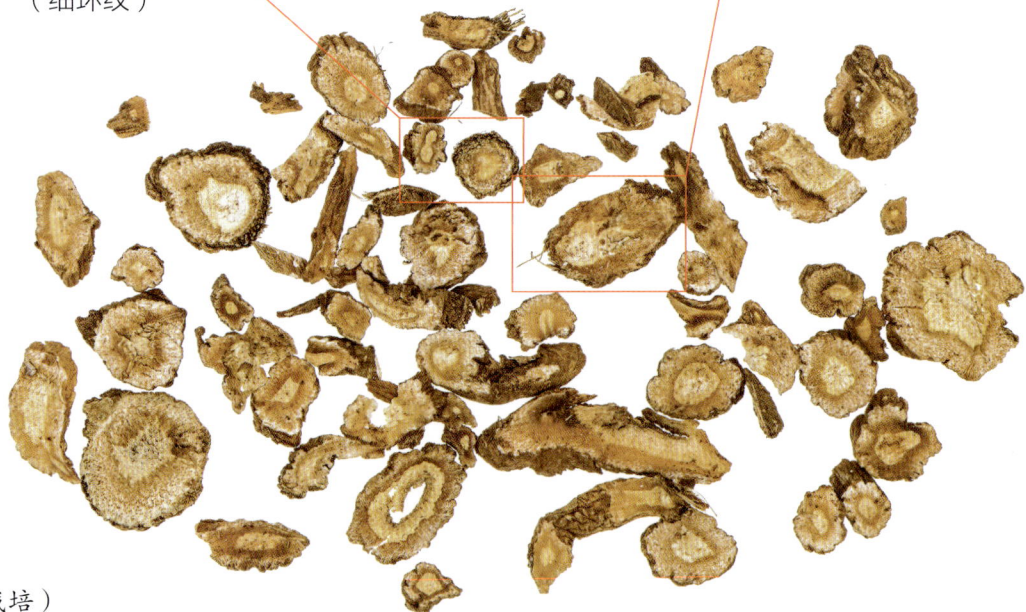

前胡

产地：云南（栽培）

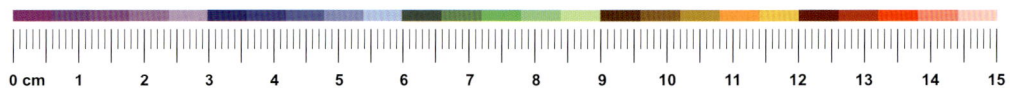

紫花前胡（易混品）

【基　　原】伞形科植物紫花前胡 *Peucedanum decursivum*（Miq.）Maxim. 的干燥根。

【主要产地】主产于河南、山东、江苏、安徽、浙江等地。

【炮制依据】《中华人民共和国药典（2020 年版）》。

【性状特征】本品呈类圆形或不规则形的薄片或厚片，直径 0.8～1.7cm。表面棕色至黑棕色，根头部偶有残留茎基和膜状叶鞘残基，有浅直细纵皱纹，可见灰白色横向皮孔样突起和点状须根痕。质硬，断面类白色，皮部较窄，散有少数黄色油点。气芳香，味微苦、辛。

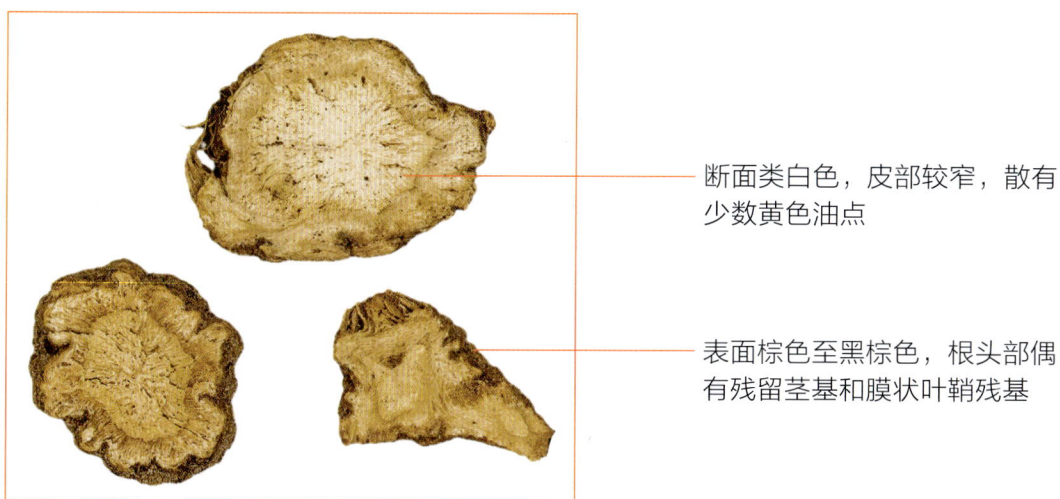

断面类白色，皮部较窄，散有少数黄色油点

表面棕色至黑棕色，根头部偶有残留茎基和膜状叶鞘残基

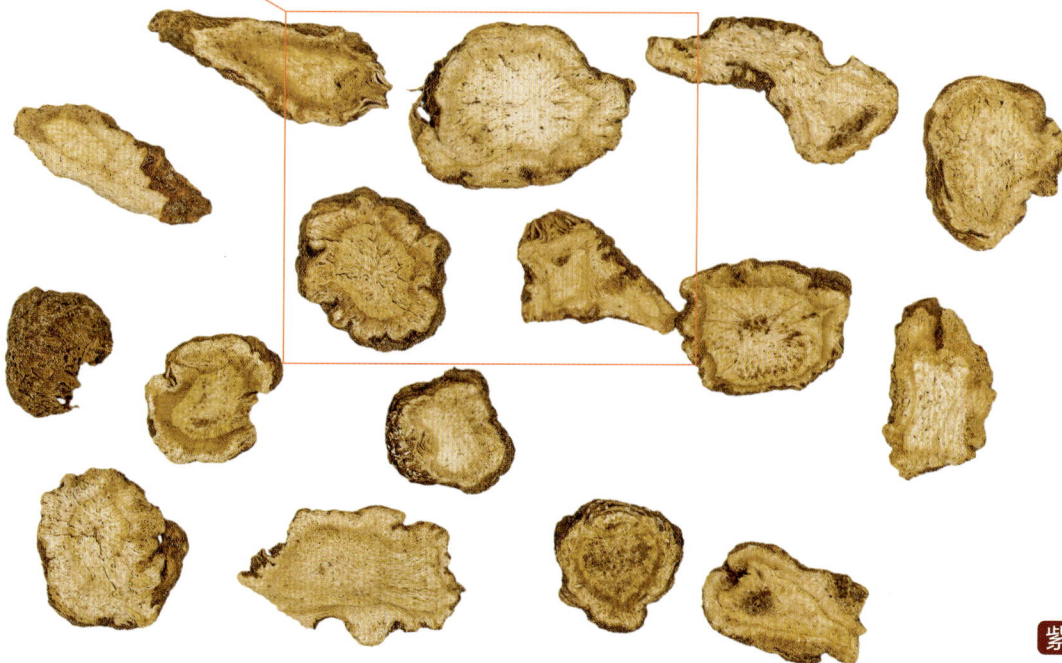

紫花前胡
产地：江苏

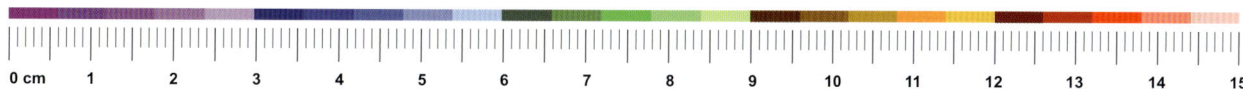

0 cm　1　2　3　4　5　6　7　8　9　10　11　12　13　14　15

毛前胡（易混品）

【基　原】毛前胡为伞形科藁本属短片藁本 *Ligusticum brachylobum* Franch. 的干燥根。

【主要产地】主产于甘肃、四川、湖北、湖南、贵州等地。

【炮制依据】《四川省中药材标准（2010年版）》《四川省中药饮片炮制规范（2015年版）》《重庆市中药饮片炮制规范（2006年版）》。

【性状特征】不规则圆形或椭圆形的薄片，表面灰色或棕褐色，有时可见残存的茎痕及粗硬的纤维状叶鞘残基。上端环纹不明显，下部具不规则的纵沟及横向皮孔。质硬，易折断。切面皮部黄白色或乳白色，分散有较多棕黄色的油点，木部淡黄色或黄色，中部有褐色环。气香，味微苦、辛。

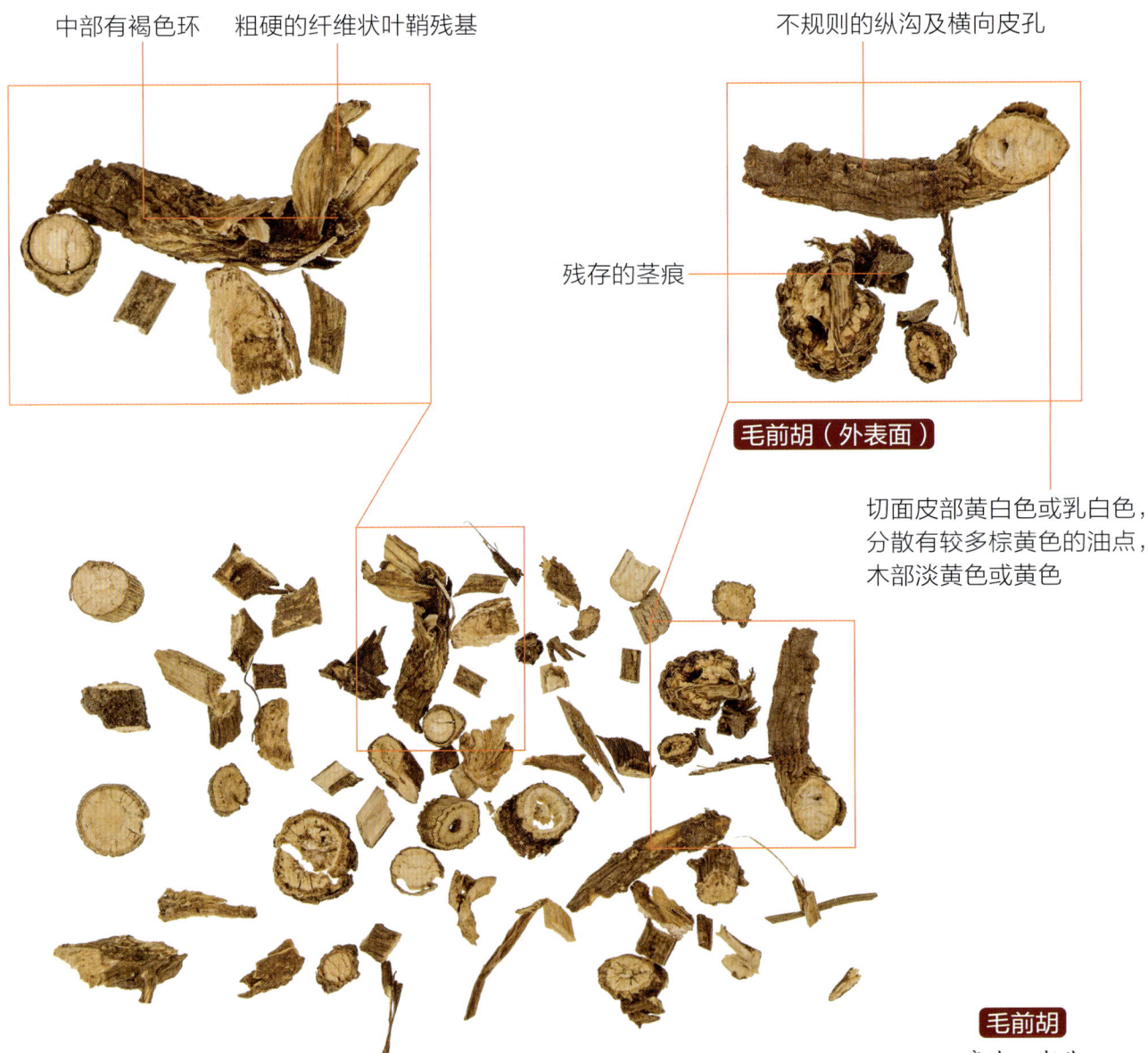

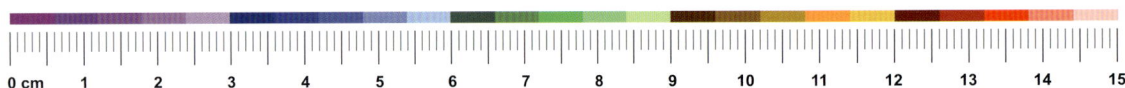

中部有褐色环　　粗硬的纤维状叶鞘残基

不规则的纵沟及横向皮孔

残存的茎痕

毛前胡（外表面）

切面皮部黄白色或乳白色，分散有较多棕黄色的油点，木部淡黄色或黄色

毛前胡

产地：湖北

蜜前胡

【基　原】伞形科植物白花前胡 *Peucedanum praeruptorum* Dunn 干燥根的炮制加工品。

【炮制方法】取炼蜜（嫩蜜），加适量沸水稀释后，淋入前胡片中，拌匀，闷润2～4小时，置热锅内，用文火（80～120℃）炒至表面深黄色，不粘手为度，取出，晾凉。每100kg前胡片，用炼蜜25kg。

【饮片性状】本品呈类圆形或不规则形的薄片，外表皮黑褐色或黄褐色，有时可见残留的纤维状叶鞘残基。表面黄褐色，略具光泽，滋润。皮部散有多数棕黄色油点，可见一棕色环纹及放射状纹理。气芳香，味微甜。

【功能主治】降气化痰，散风清热。用于痰热喘满，咯痰黄稠，风热咳嗽痰多。

【用法用量】3～10g。

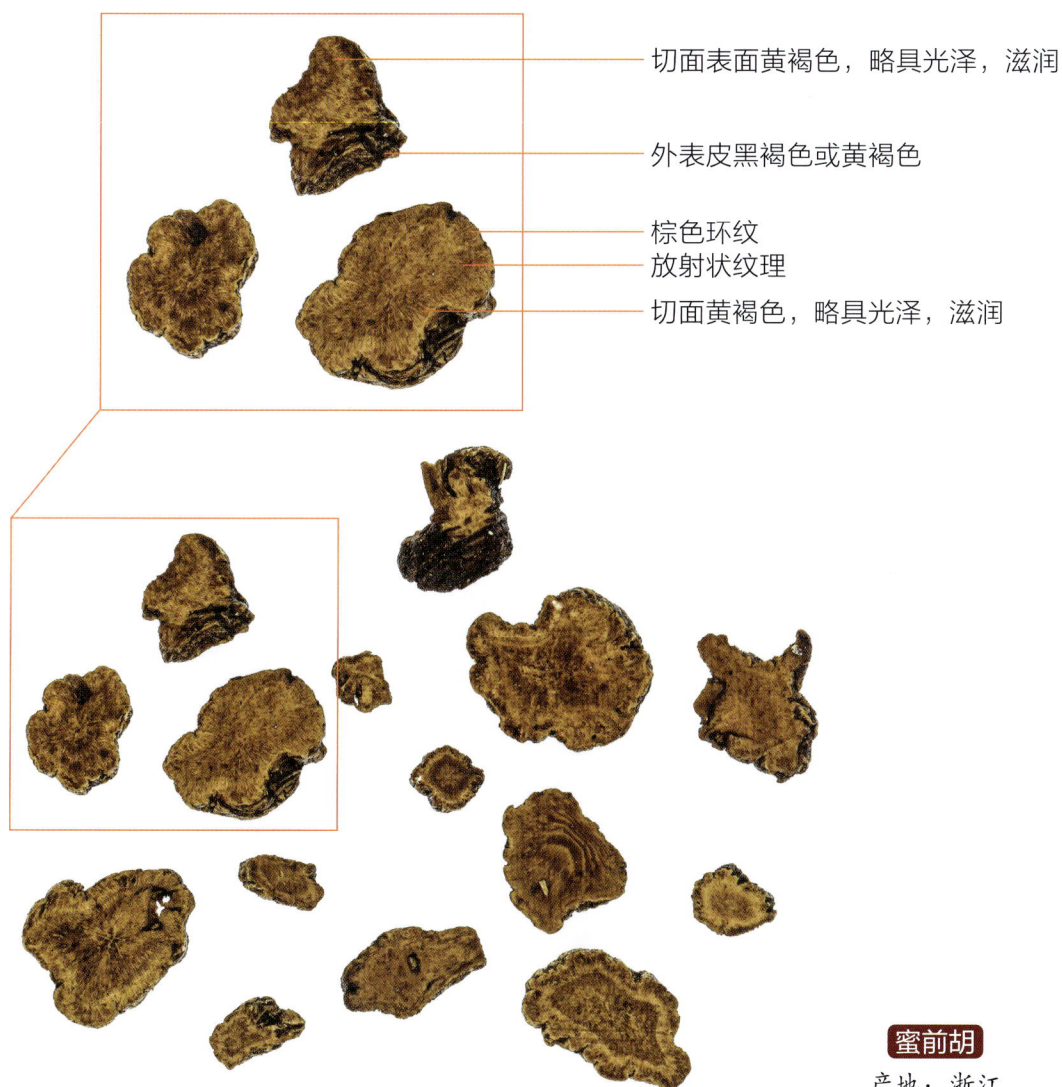

切面表面黄褐色，略具光泽，滋润

外表皮黑褐色或黄褐色

棕色环纹

放射状纹理

切面黄褐色，略具光泽，滋润

蜜前胡
产地：浙江

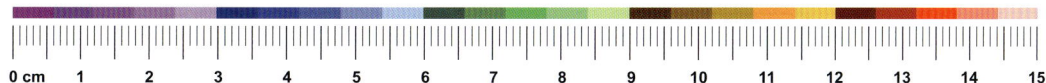

0 cm　1　2　3　4　5　6　7　8　9　10　11　12　13　14　15

茜草

【基　原】茜草科植物茜草 *Rubia cordifolia* L. 的干燥根和根茎。

【采收加工】春、秋二季采挖，除去泥沙，干燥。

【主要产地】全国各地均有分布。

【炮制方法】除去杂质，洗净，润透，切厚片或段，干燥。

【饮片性状】本品呈不规则的厚片或段，丛生粗细不等的根。根呈圆柱形，略弯曲，直径 0.2～1cm；表面红棕色或暗棕色，具细纵皱纹和少数细根痕；皮部脱落处呈黄红色。质脆，易折断，断面平坦，皮部狭，紫红色，木部宽广，浅黄红色，导管孔多数。气微，味微苦，久嚼刺舌。

【功能主治】凉血，祛瘀，止血，通经。用于吐血，衄血，崩漏，外伤出血，瘀阻经闭，关节痹痛，跌扑肿痛。

【用法用量】6～10g。

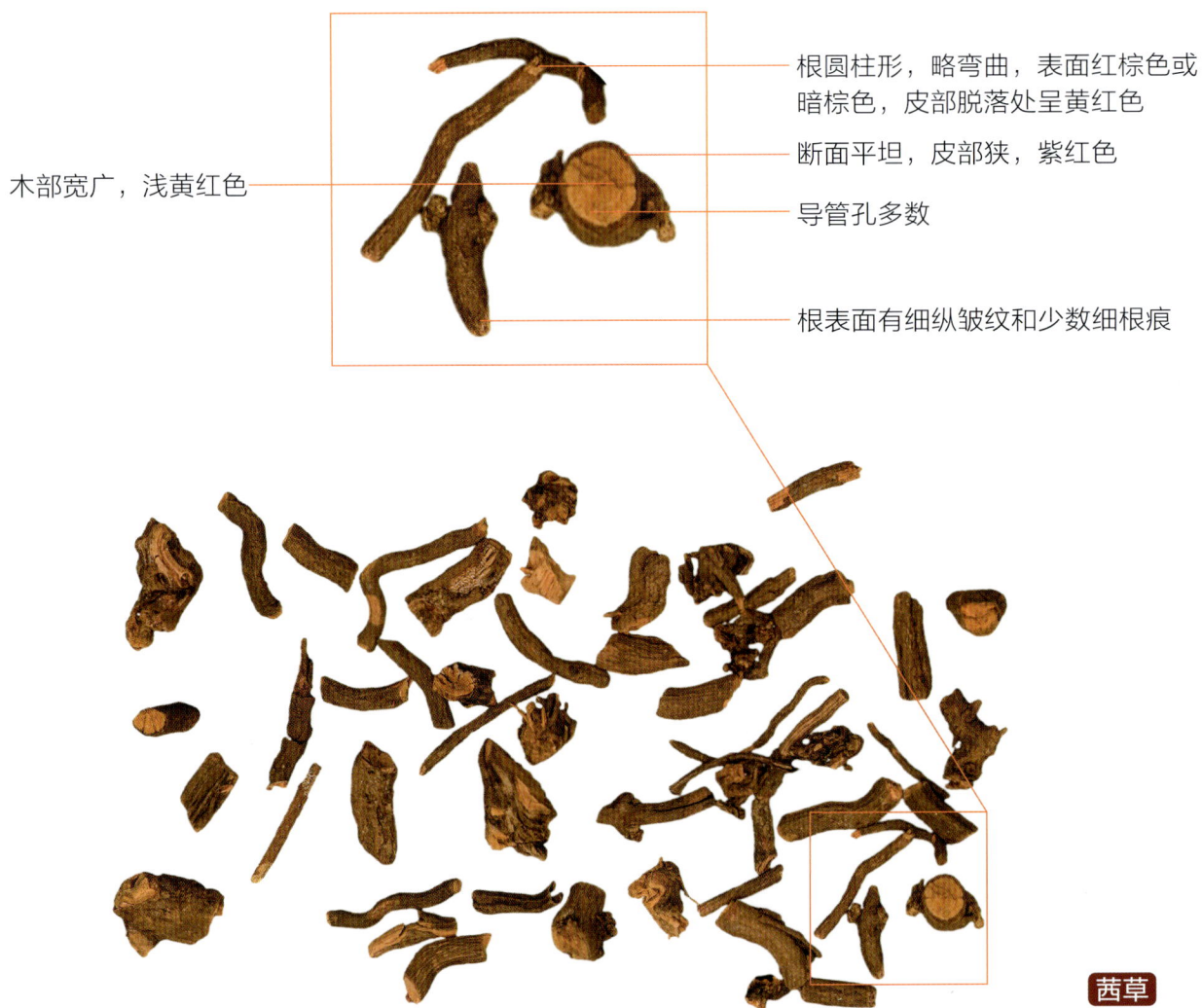

木部宽广，浅黄红色

根圆柱形，略弯曲，表面红棕色或暗棕色，皮部脱落处呈黄红色

断面平坦，皮部狭，紫红色

导管孔多数

根表面有细纵皱纹和少数细根痕

茜草

产地：河北

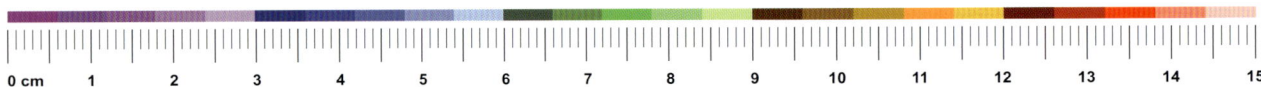

0 cm　1　2　3　4　5　6　7　8　9　10　11　12　13　14　15

大茜草（易混品）

【基　原】茜草科植物大茜草 *Rubia magna* Hsiao-lned 的干燥根及根茎。

【性状特征】根茎 0.4～1cm，表面红色至棕红色，较顺直，木栓层呈红色，常糟朽，有的脱落。细根少，断面木部颜色较浅，浅黄红色，常中空，断面有密集孔洞，略呈环形排列。

【主要产地】主产于四川、贵州、云南等地。

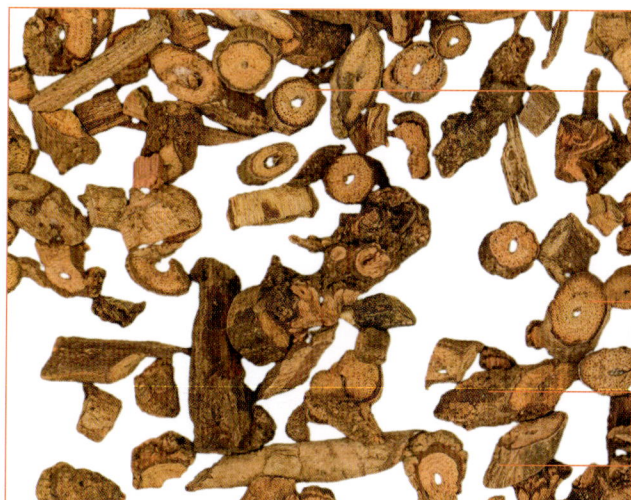

木部颜色较浅，浅黄红色，常中空

断面有密集孔洞，略呈环形排列

木栓层呈红色，常糟朽，有的脱落

根茎表面红色至棕红色，较顺直，细根少

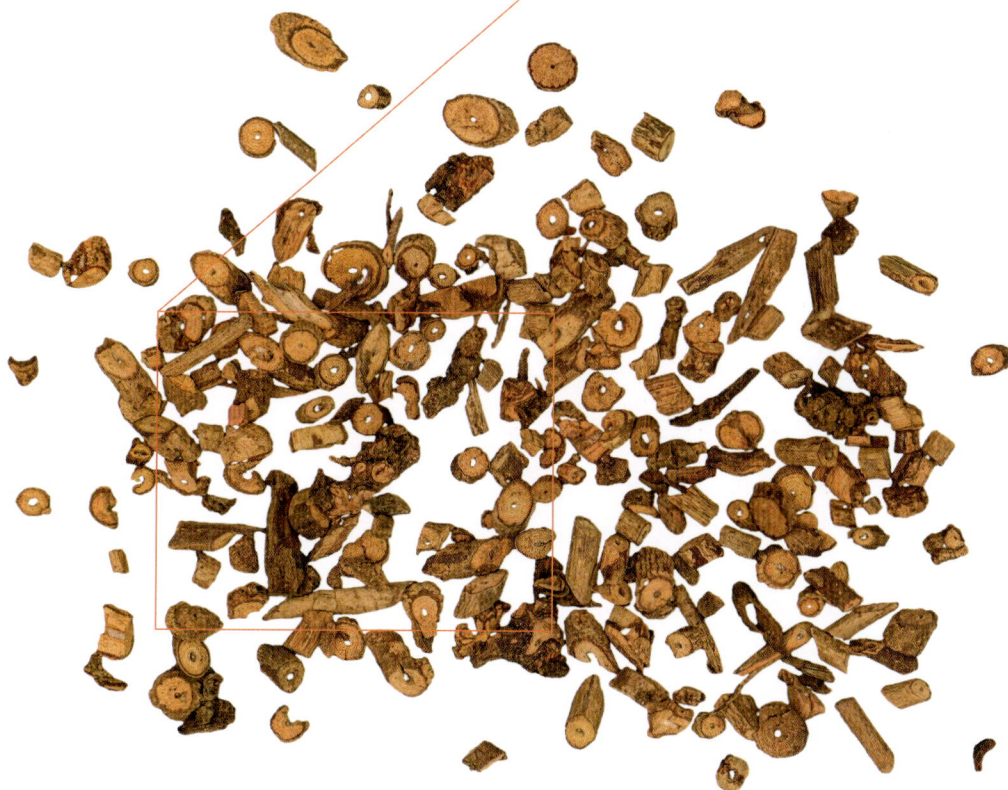

大茜草

产地：四川

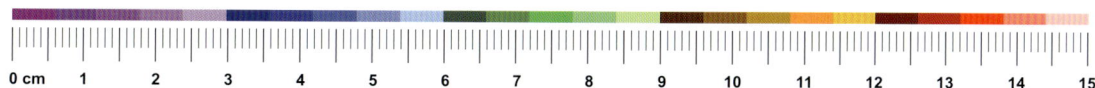

0 cm　1　2　3　4　5　6　7　8　9　10　11　12　13　14　15

茜草炭

【基　原】茜草科植物茜草 Rubia cordifolia L. 干燥根和根茎的炮制加工品。

【炮制方法】取茜草片或段，置热锅内，用武火（180～220℃）炒至表面焦黑色，内部棕褐色，喷淋少许清水，熄灭火星，取出，晾凉。

【饮片性状】本品根茎呈不规则的厚片或段，丛生粗细不等的根。根呈圆柱形，略弯曲，直径0.2～1cm；表面黑褐色，具细纵皱纹和少数细根痕。质脆，易折断，断面平坦，棕褐色。气微，味苦、涩。

【功能主治】凉血，祛瘀，止血，通经。用于吐血，衄血，崩漏，外伤出血，瘀阻经闭，关节痹痛，跌扑肿痛。茜草炭长于止血，用于吐血、衄血、崩漏。

【用法用量】6～10g。

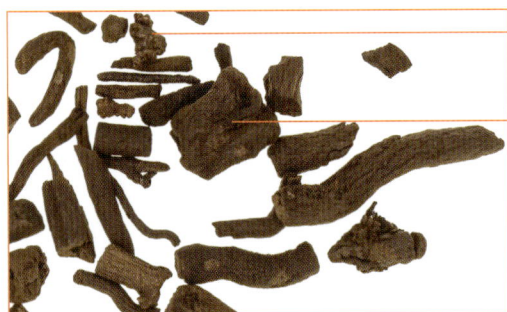

—— 根茎呈不规则的厚片或段，丛生粗细不等的根

—— 根表面黑褐色，具细纵皱纹和少数细根痕

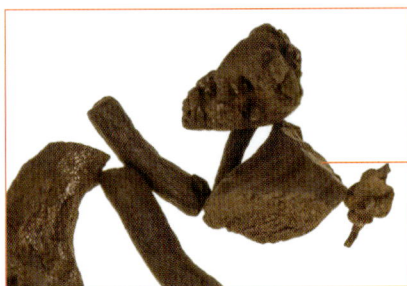

—— 断面平坦，棕褐色

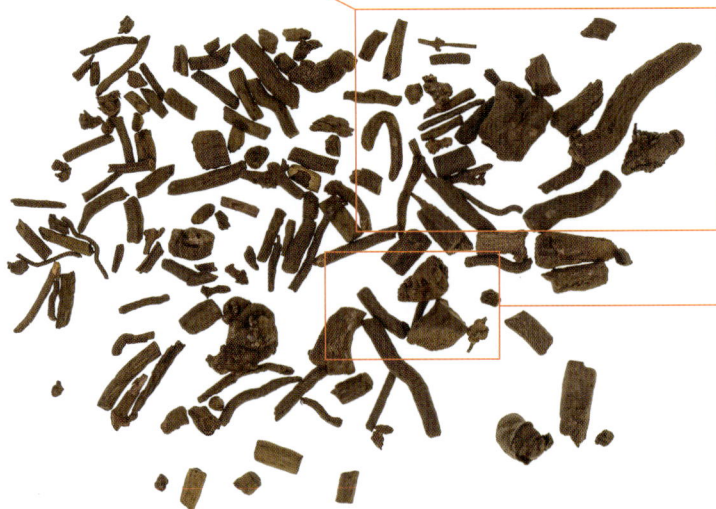

茜草炭
产地：河北

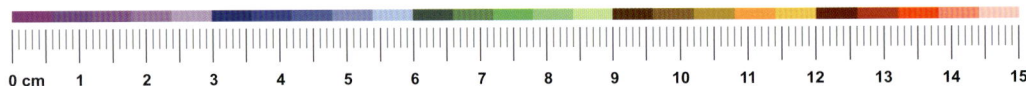

羌活

【基　原】伞形科植物羌活 Notopterygium incisum Ting ex H. T. Chang 或宽叶羌活 Notopterygium franchetii H. de Boiss. 的干燥根茎和根。

【采收加工】春、秋二季采挖，除去须根及泥沙，晒干。

【主要产地】羌活主产于陕西、四川、甘肃、青海、西藏等地；宽叶羌活主产于山西、陕西、湖北、四川、内蒙古、甘肃、青海等地。

【炮制方法】除去杂质，洗净，润透，切厚片，干燥。

【饮片性状】呈类圆形、不规则形横切或斜切片，直径 0.6～3cm。表面棕褐色至黑褐色，外皮脱落处呈黄色。节上有多数点状或瘤状突起的根痕及棕色破碎鳞片（羌活），有的表面可见纵皱纹和皮孔（宽叶羌活）。体轻，质脆，易折断。断面不平整，有多数裂隙，皮部棕褐色、黄棕色至暗棕色，油润，有棕色油点，木部黄白色，射线明显，髓部黄色至黄棕色。气香，味微苦而辛。

【功能主治】解表散寒，祛风除湿，止痛。用于风寒感冒，头痛项强，风湿痹痛，肩背酸痛。

【用法用量】3～10g。

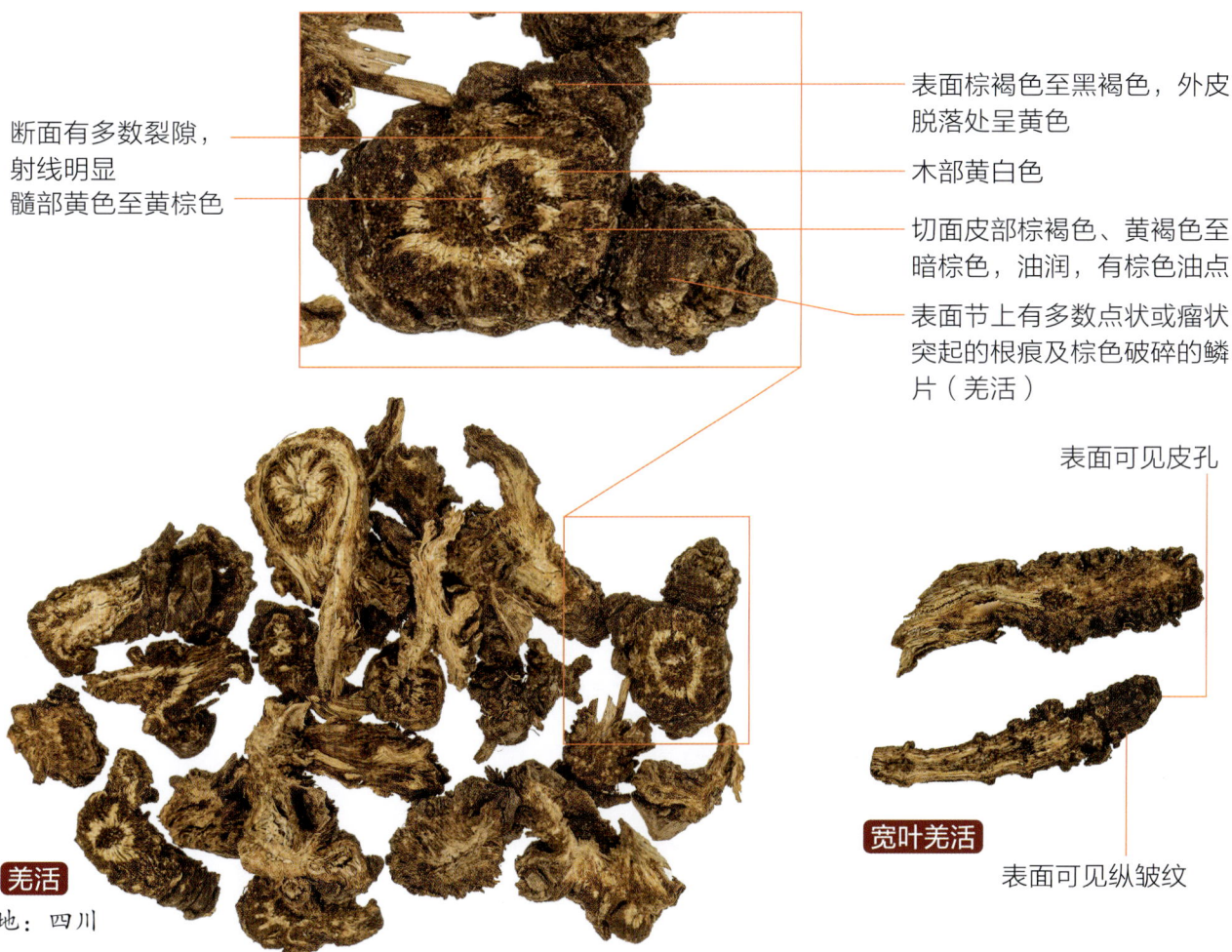

断面有多数裂隙，射线明显
髓部黄色至黄棕色

表面棕褐色至黑褐色，外皮脱落处呈黄色

木部黄白色

切面皮部棕褐色、黄褐色至暗棕色，油润，有棕色油点

表面节上有多数点状或瘤状突起的根痕及棕色破碎的鳞片（羌活）

羌活
产地：四川

表面可见皮孔

宽叶羌活

表面可见纵皱纹

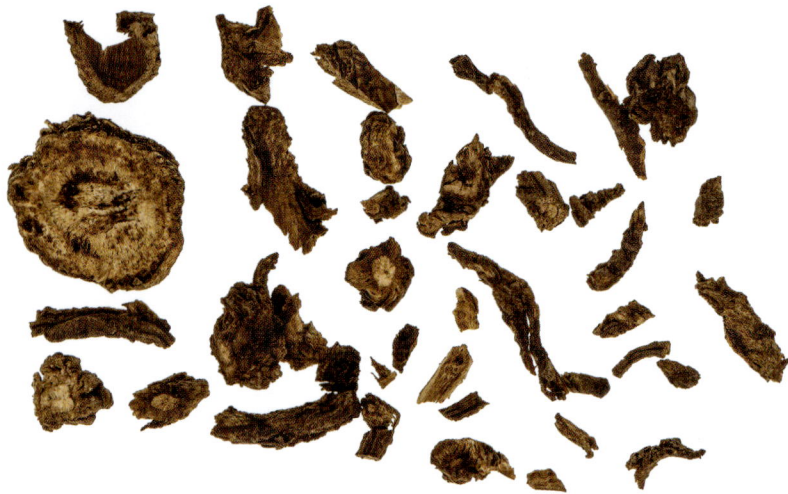

羌活
产地：甘肃

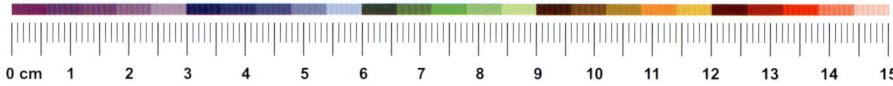

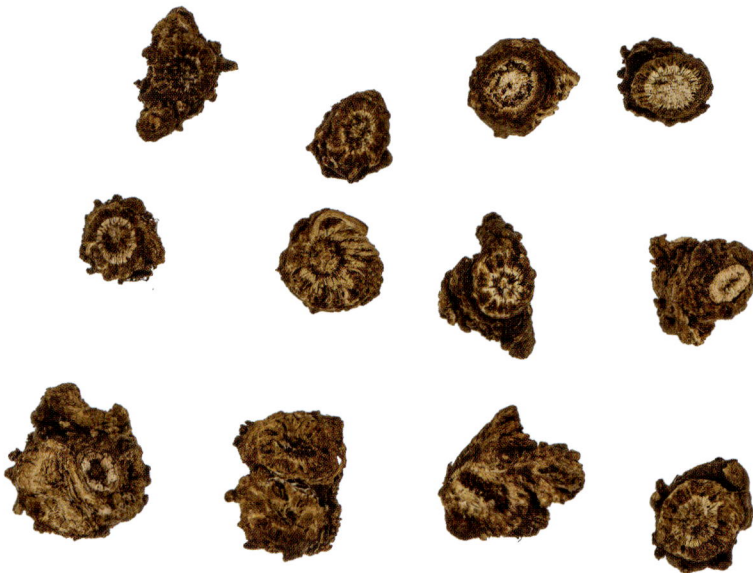

羌活
产地：陕西

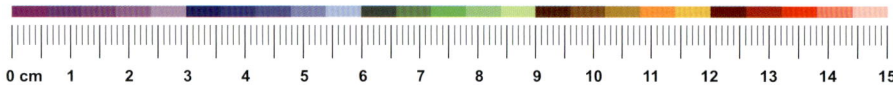

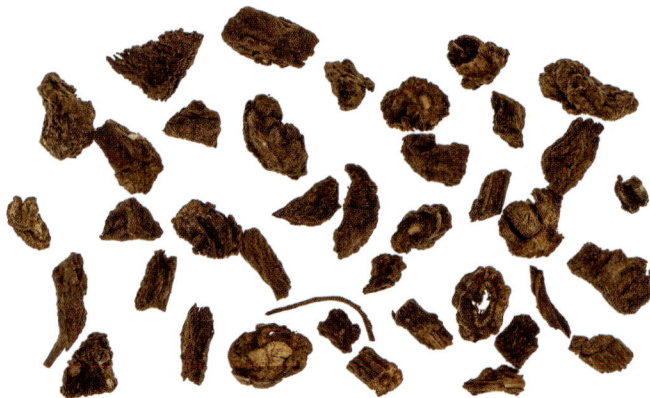

羌活
产地：河北（栽培）

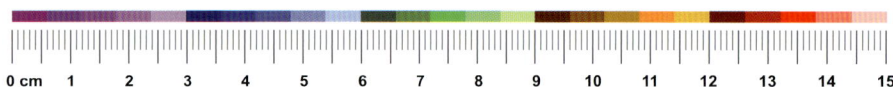

秦艽

【基　原】龙胆科植物秦艽 *Gentiana macrophylla* Pall.、麻花秦艽 *Gentiana straminea* Maxim.、粗茎秦艽 *Gentiana crassicaulis* Duthie ex Burk. 或小秦艽 *Gentiana dahurica* Fisch. 的干燥根。前三种按性状不同分别习称"秦艽"和"麻花艽"，后一种习称"小秦艽"。

【采收加工】春、秋二季采挖，除去泥沙；秦艽和麻花艽晒软，堆置"发汗"至表面呈红黄色或灰黄色时，摊开晒干，或不经"发汗"直接晒干；小秦艽趁鲜时搓去黑皮，晒干。

【主要产地】主产于内蒙古、宁夏、河北、陕西、新疆、东北、山西等地。

【炮制方法】除去杂质，洗净，润透，切厚片，干燥。

【饮片性状】**秦艽**｜本品呈类圆形的厚片，直径 1～3cm。外表皮黄棕色、灰黄色或棕褐色，粗糙，有扭曲纵纹或网状孔纹。顶端可见残存茎基及纤维状叶鞘。质硬而脆，易折断，断面略显油性，皮部黄色或棕黄色，木部黄色，有的中心呈枯朽状。气特异，味苦、微涩。

麻花艽｜多由数个小根纠聚而膨大，直径可达 7cm。表面棕褐色，粗糙，有裂隙，呈网状孔纹。质松脆，易折断，断面多呈枯朽状。

小秦艽｜直径 0.2～1cm，表面棕黄色。主根通常 1 个，残存的茎基有纤维状叶鞘，断面黄白色。

【功能主治】祛风湿，清湿热，止痹痛，退虚热。用于风湿痹痛，中风半身不遂，筋脉拘挛，骨节酸痛，湿热黄疸，骨蒸潮热，小儿疳积发热。

【用法用量】3～10g。

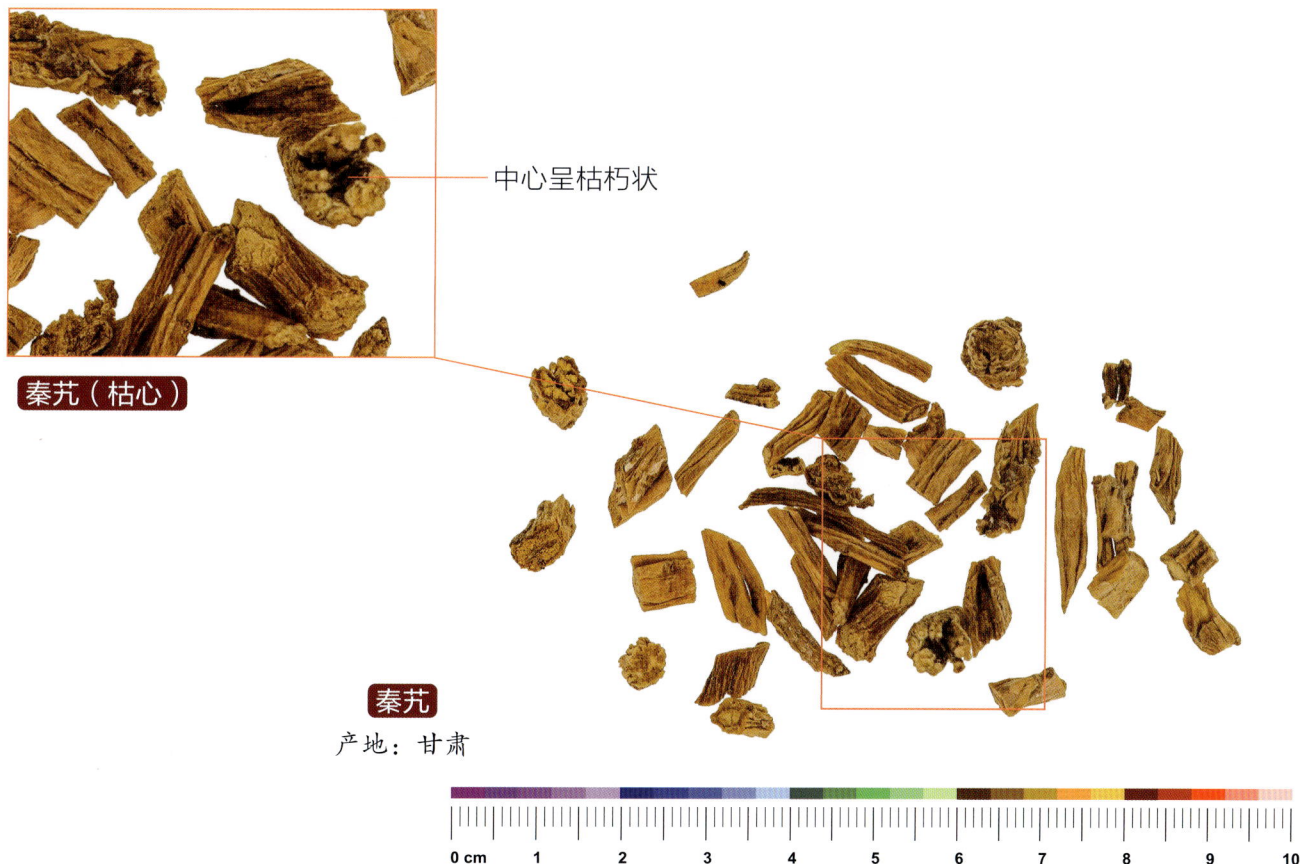

中心呈枯朽状

秦艽（枯心）

秦艽

产地：甘肃

0 cm 1 2 3 4 5 6 7 8 9 10

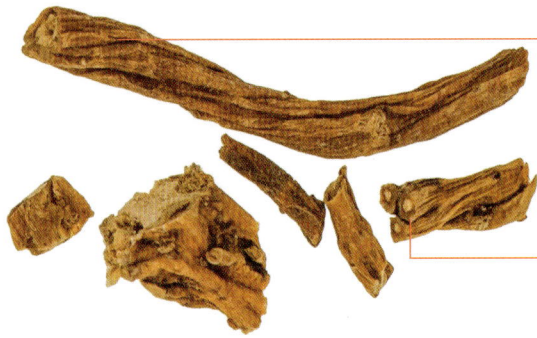

外表皮黄棕色、灰黄色或棕褐色，粗糙，有扭曲纵纹

断面略显油性，皮部黄色或棕黄色，木部黄色

秦艽

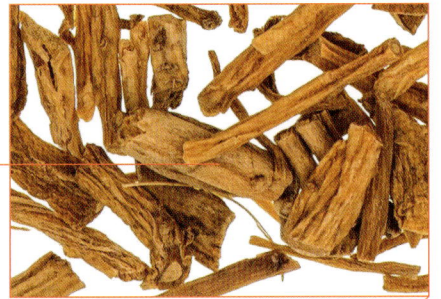

秦艽（顶部）

顶端可见残存茎基及纤维状叶鞘

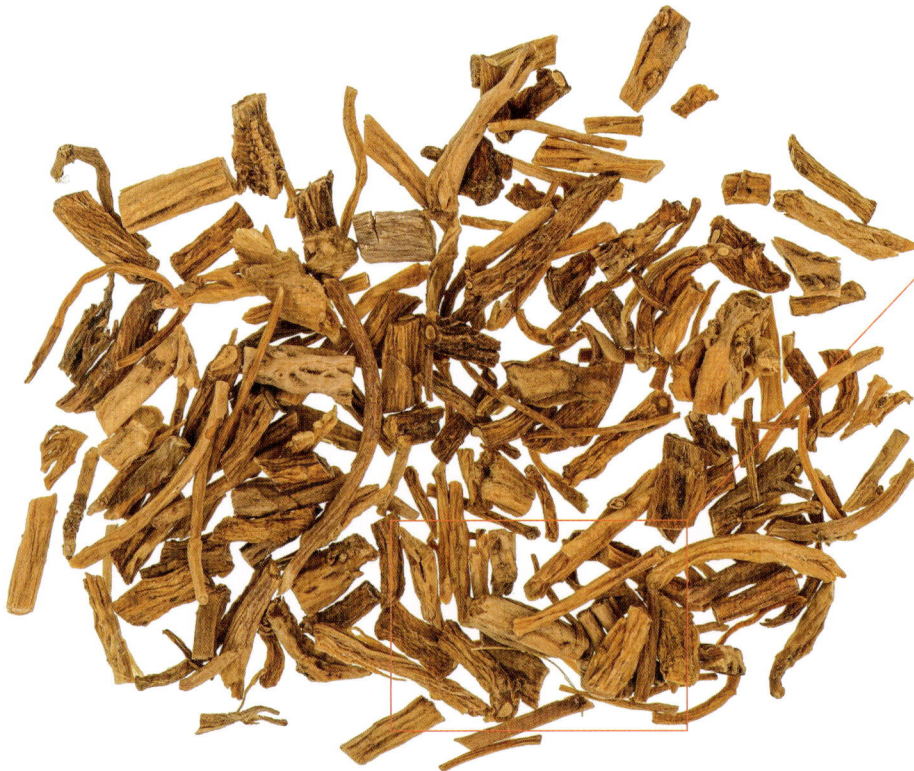

秦艽

产地：内蒙古

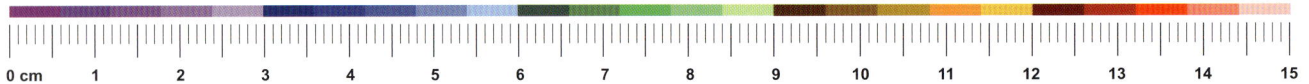

0 cm　1　2　3　4　5　6　7　8　9　10　11　12　13　14　15

拳参

【基　　原】蓼科植物拳参 *Polygonum bistorta* L. 的干燥根茎。

【采收加工】春初发芽时或秋季茎叶将枯萎时采挖，除去泥沙，晒干，去须根。

【主要产地】主产于黑龙江、吉林、辽宁、陕西、宁夏、甘肃、山东、河南、江苏、浙江、江西、湖南、湖北、安徽等地。

【炮制方法】除去杂质，洗净，略泡，润透，切薄片，干燥。

【饮片性状】本品呈类圆形或近肾形的薄片，弯曲，直径 1～2.5cm。表面紫褐色或紫黑色，粗糙，隆起或稍平坦或略具凹槽，全体密具粗环纹，有残留须根或根痕。质硬，断面浅棕红色或棕红色，近边缘有一圈黄白色小点（维管束），排列成环。气微，味苦、涩。

【功能主治】清热解毒，消肿，止血。用于赤痢热泻，肺热咳嗽，痈肿瘰疬，口舌生疮，血热吐衄，痔疮出血，蛇虫咬伤。

【用法用量】5～10g。外用适量。

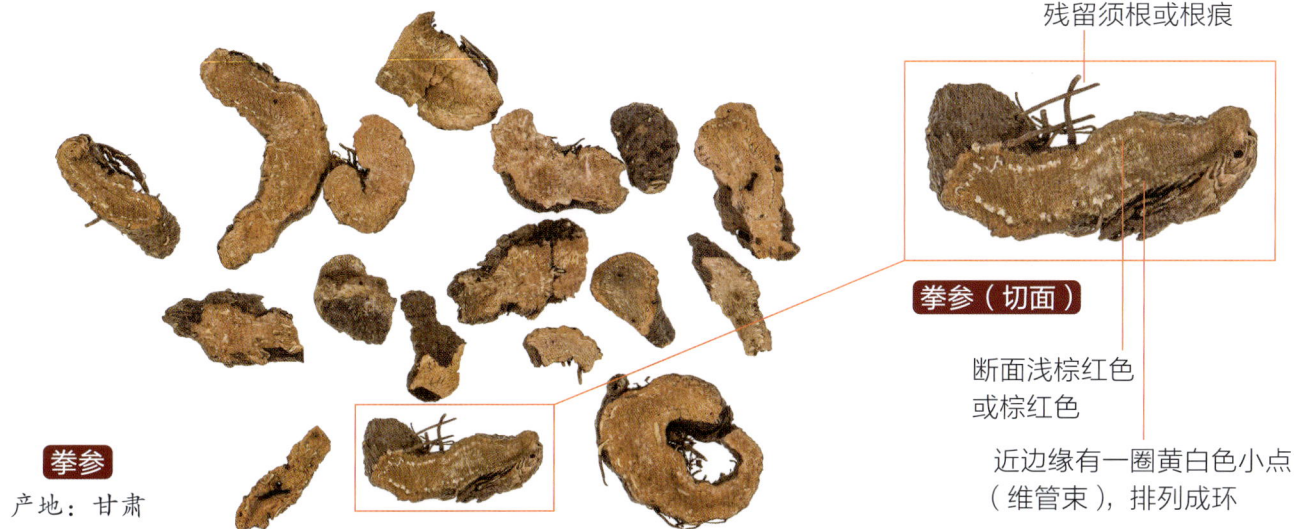

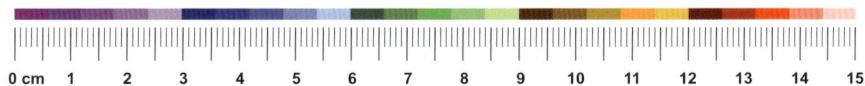

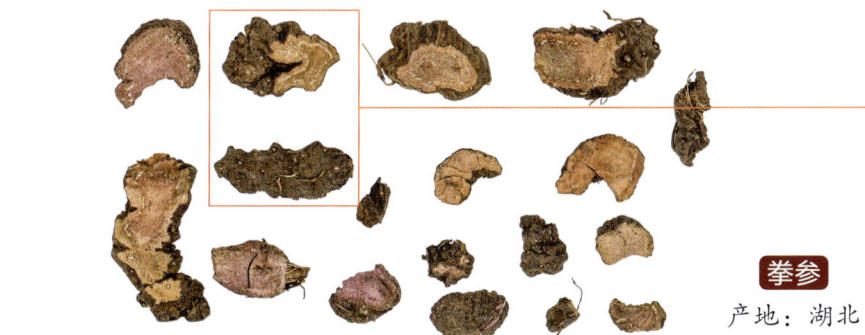

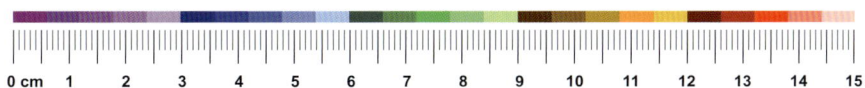

残留须根或根痕

拳参（切面）

断面浅棕红色
或棕红色

近边缘有一圈黄白色小点
（维管束），排列成环

拳参
产地：甘肃

拳参
产地：湖北

拳参（外表面）

全体密具粗环纹

表面紫褐色或紫黑色，
粗糙，隆起

人参片

【基　　原】五加科植物人参 *Panax ginseng* C. A. Mey. 的干燥根和根茎。

【采收加工】多于秋季采挖，洗净，晒干或烘干。栽培的俗称"园参"；播种在山林野生状态下自然生长的称"林下山参"，习称"籽海"。

【主要产地】主产于黑龙江、吉林、辽宁等地。

【炮制方法】润透，切薄片，干燥，或用时粉碎、捣碎。

【饮片性状】本品为圆形或类圆形薄片，外表皮灰黄色，切面淡黄白色或类白色，显粉性，形成层环纹棕黄色，皮部有黄棕色的点状树脂道及放射性裂隙。体轻，质脆。香气特异，味微苦、甘。

【功能主治】大补元气，复脉固脱，补脾益肺，生津养血，安神益智。用于体虚欲脱，肢冷脉微，脾虚食少，肺虚喘咳，津伤口渴，内热消渴，气血亏虚，久病虚羸，惊悸失眠，阳痿宫冷。

【用法用量】3～9g，另煎兑服；也可研粉吞服，每次 2g，每日 2 次。

【使用注意】不宜与藜芦、五灵脂同用。

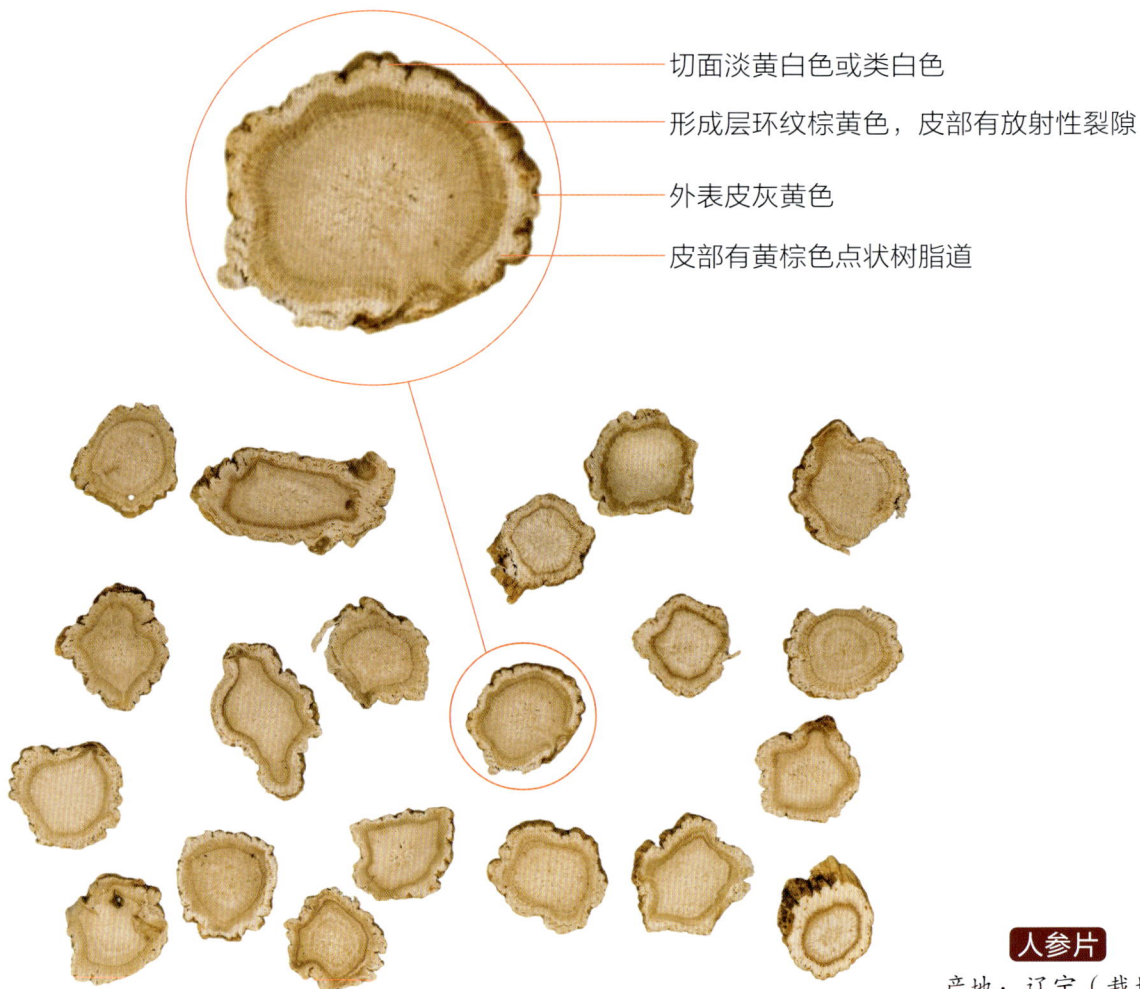

切面淡黄白色或类白色

形成层环纹棕黄色，皮部有放射性裂隙

外表皮灰黄色

皮部有黄棕色点状树脂道

人参片

产地：辽宁（栽培）

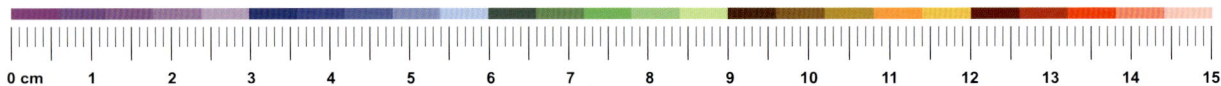

三七

【基　　原】五加科植物三七 *Panax notoginseng*（Burk.）F. H. Chen 的干燥根和根茎。

【采收加工】秋季花开前采挖，洗净，分开主根、支根及根茎，干燥。支根习称"筋条"，根茎习称"剪口"。

【主要产地】主产于云南和广西，另外，贵州、四川、湖北、江西等地亦有产出。

【炮制方法】**三七粉**｜取三七，洗净，干燥，碾成细粉。[《中华人民共和国药典（2020 年版）》]

三七｜取原药材，除去杂质。[《北京市中药饮片炮制规范（2008 年版）》]

三七片｜取原药材，洗净，润透，切薄片或置适宜容器内，蒸至中心润软时，取出，趁热切薄片，干燥，筛去灰屑。[《安徽省中药饮片炮制规范（2019 年版）》]

【饮片性状】**三七粉**｜本品为灰黄色的粉末。气微，味苦回甜。

三七｜主根呈类圆锥形或圆柱形，长 1～6cm，直径 1～4cm。表面灰褐色或灰黄色，有断续的纵皱纹和支根痕。顶端有茎痕，周围有瘤状突起。体重，质坚实，断面灰绿色、黄绿色或灰白色，木部微呈放射状排列。气微，味苦回甜。筋条呈圆柱形或圆锥形，长 2～6cm，上端直径约 0.8cm，下端直径约 0.3cm。剪口呈不规则的皱缩块状或条状，表面有数个明显的茎痕及环纹，断面中心灰绿色或白色，边缘深绿色或灰色。

三七片｜本品呈圆形或不规则形的薄片，外表皮灰褐色或灰黄色，切面灰绿色、黄绿色或灰白色，部分有白心，质硬，易折断，木部具放射状纹理，气微，味苦而回甜。

【功能主治】散瘀止血，消肿定痛。用于咯血，吐血，衄血，便血，崩漏，外伤出血，胸腹刺痛，跌扑肿痛。

【用法用量】3～9g；研粉吞服，每次 1～3g；外用适量。

【使用注意】孕妇慎用。

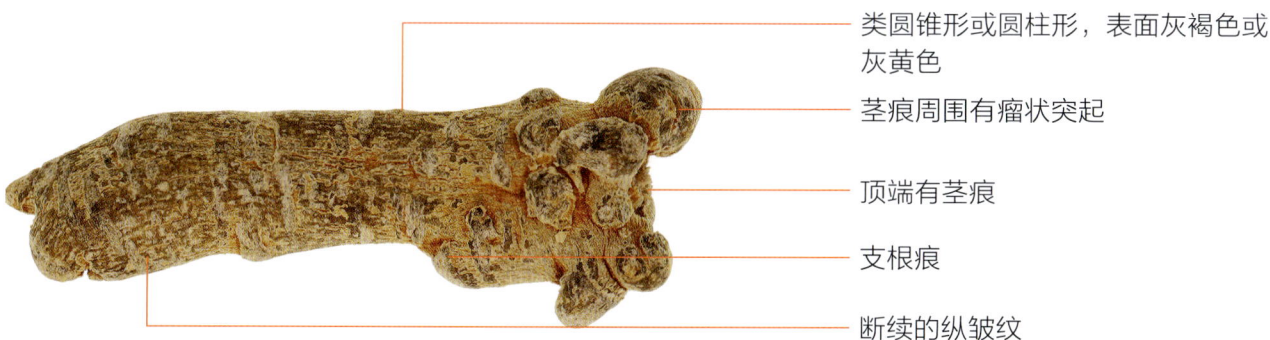

类圆锥形或圆柱形，表面灰褐色或灰黄色

茎痕周围有瘤状突起

顶端有茎痕

支根痕

断续的纵皱纹

三七（表面）

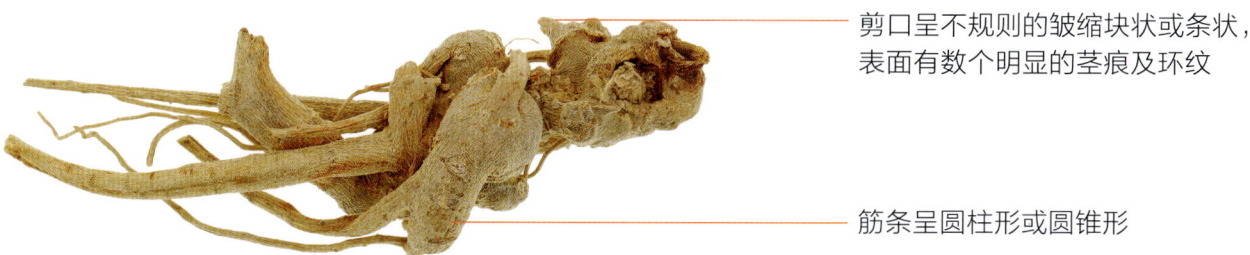

剪口呈不规则的皱缩块状或条状，表面有数个明显的茎痕及环纹

筋条呈圆柱形或圆锥形

三七（剪口、筋条）

灰黄色的粉末

三七粉
产地：云南（栽培）

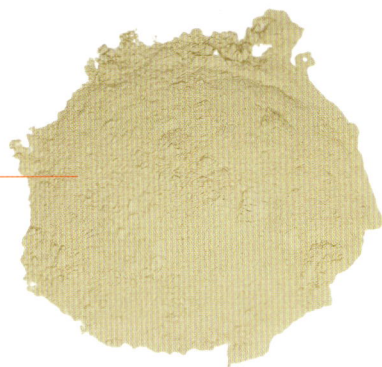

三七粉

0 cm 1 2 3 4 5 6 7 8 9 10 11 12 13 14 15

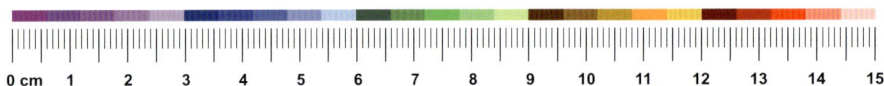

切面灰绿色、黄绿色
或灰白色

木部微呈放射状排列

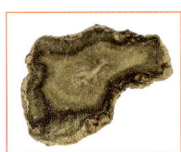

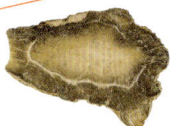

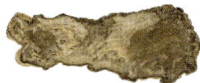

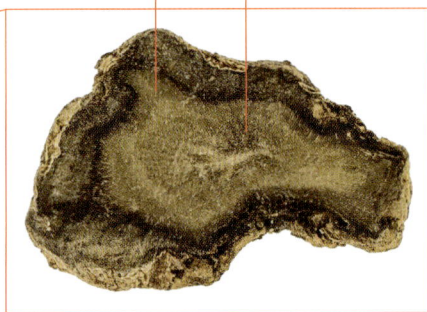

三七（切面）

三七片
产地：云南（栽培）

【炮制依据】《安徽省
中药饮片炮制规范
（2019 年版）》

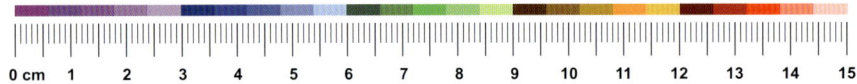

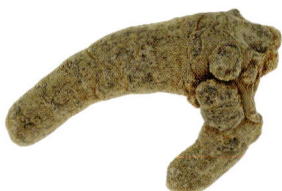

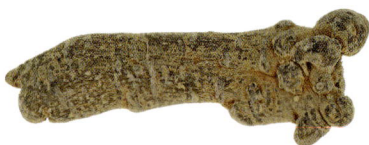

0 cm 1 2 3 4 5 6 7 8 9 10 11 12 13 14 15

三七
产地：云南（栽培）

【炮制依据】《北京市
中药饮片炮制规范
（2008 年版）》

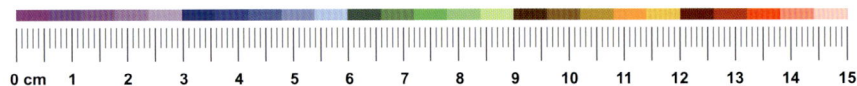

0 cm 1 2 3 4 5 6 7 8 9 10 11 12 13 14 15

三七子秧（三七子条、三七籽秧）

三七子秧，也称"三七苗""三七子条""三七籽秧"，是未移植的一年生三七。三七通常的生长周期为3年，用种籽点播，幼苗一年后移栽，再种植两年，第三年采挖。移栽时会筛选出一部分过剩的或者生长不良的幼苗，即"子秧"，子秧也有一定的疗效，但是其有效成分含量较低，达不到药典标准，不宜作为三七使用。

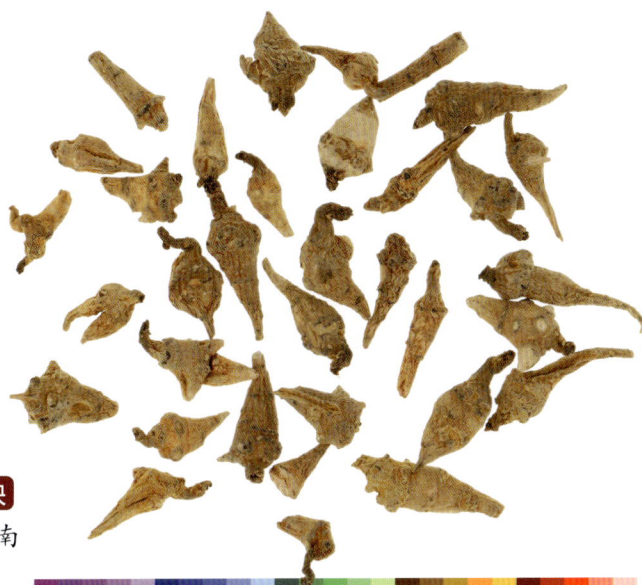

三七子秧
产地：云南

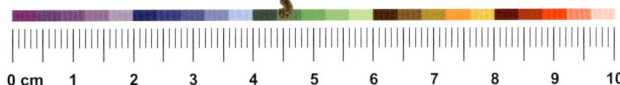

整三七（充野生品）

三七是五加科植物三七的干燥根和根茎。秋季花开前采挖，洗净，分开主根、支根及根茎，干燥。支根习称"筋条"，根茎习称"剪口"。近年来市场上有人以整三七充当野生三七售卖。

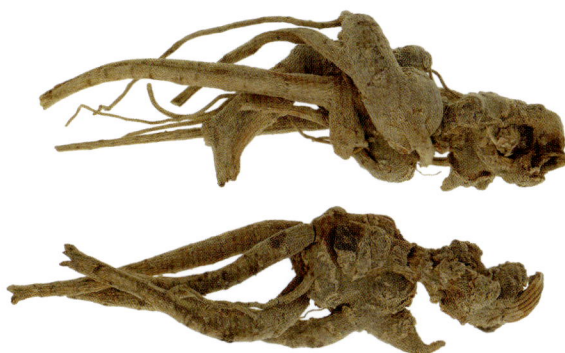

整三七
产地：云南

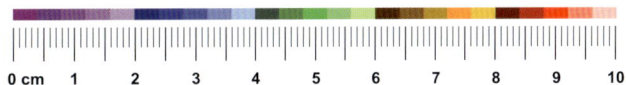

三七（虫蛀）

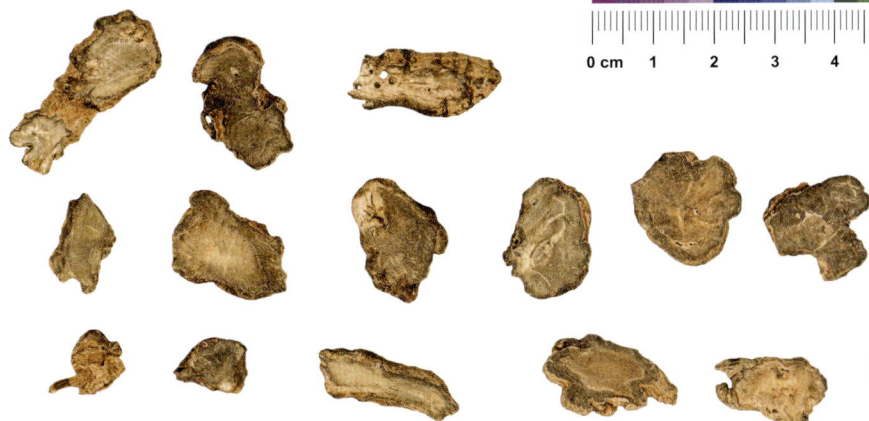

三七片（虫蛀）
产地：云南

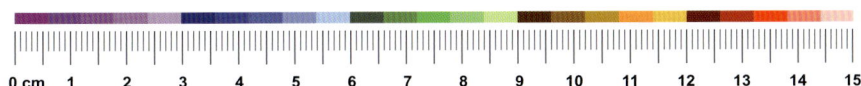

土茯苓

【基　　原】百合科植物光叶菝葜 *Smilax glabra* Roxb. 的干燥根茎。

【采收加工】夏、秋二季采挖，除去须根，洗净，干燥；或趁鲜切成薄片，干燥。

【主要产地】主产于广东、湖南、湖北、浙江、江苏、四川等地。

【炮制方法】未切片者，浸泡，洗净，润透，切薄片，干燥。

【饮片性状】本品呈长圆形或不规则的薄片，直径2～5cm，边缘不整齐。外皮黄棕色或灰褐色，凹凸不平，有坚硬的须根残基，有的外皮现不规则裂纹，并有残留的鳞叶。质坚硬，切面黄白色或红棕色，粉性，可见点状维管束及多数小亮点；用水湿润后有黏滑感。气微，味微甘、涩。

【功能主治】解毒，除湿，通利关节。用于梅毒及汞中毒所致的肢体拘挛，筋骨疼痛；用于湿热淋浊，带下，痈肿，瘰疬，疥癣。

【用法用量】15～60g。

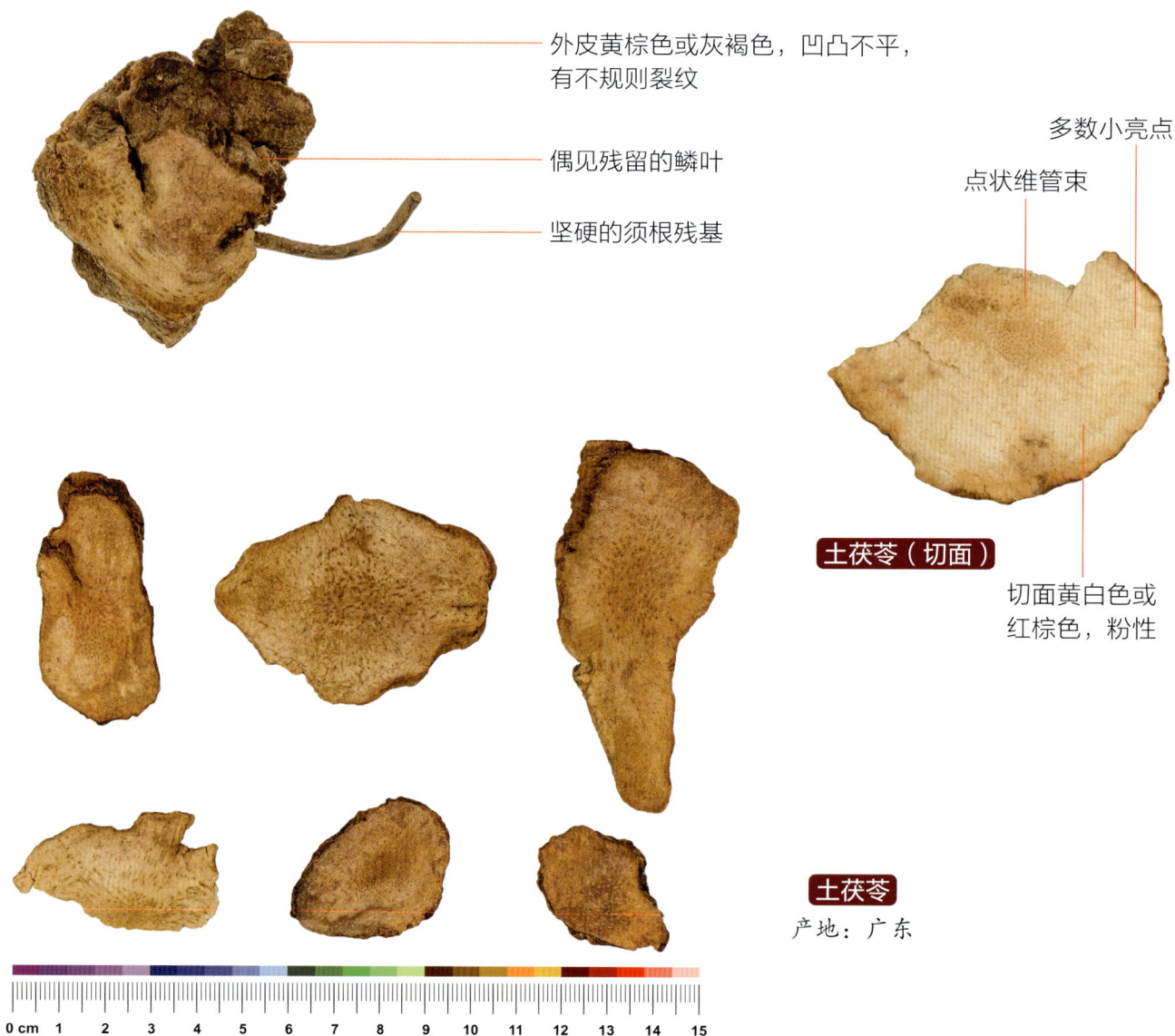

外皮黄棕色或灰褐色，凹凸不平，有不规则裂纹

偶见残留的鳞叶

坚硬的须根残基

多数小亮点

点状维管束

土茯苓（切面）

切面黄白色或红棕色，粉性

土茯苓

产地：广东

0 cm 1 2 3 4 5 6 7 8 9 10 11 12 13 14 15

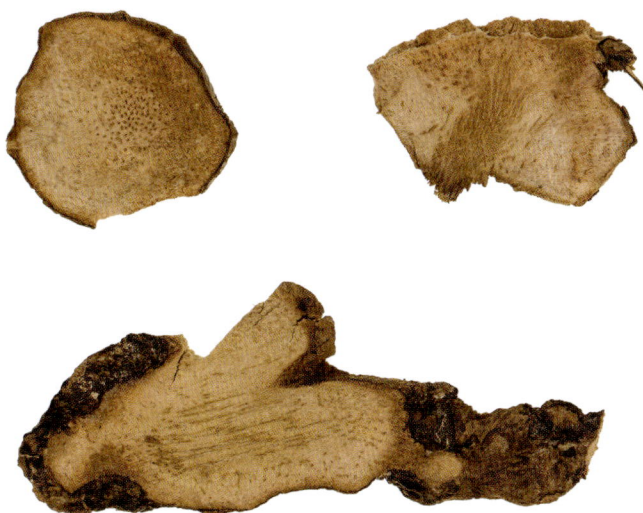

土茯苓

产地：湖南

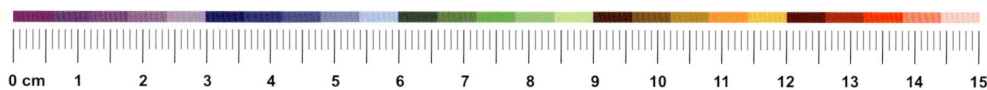

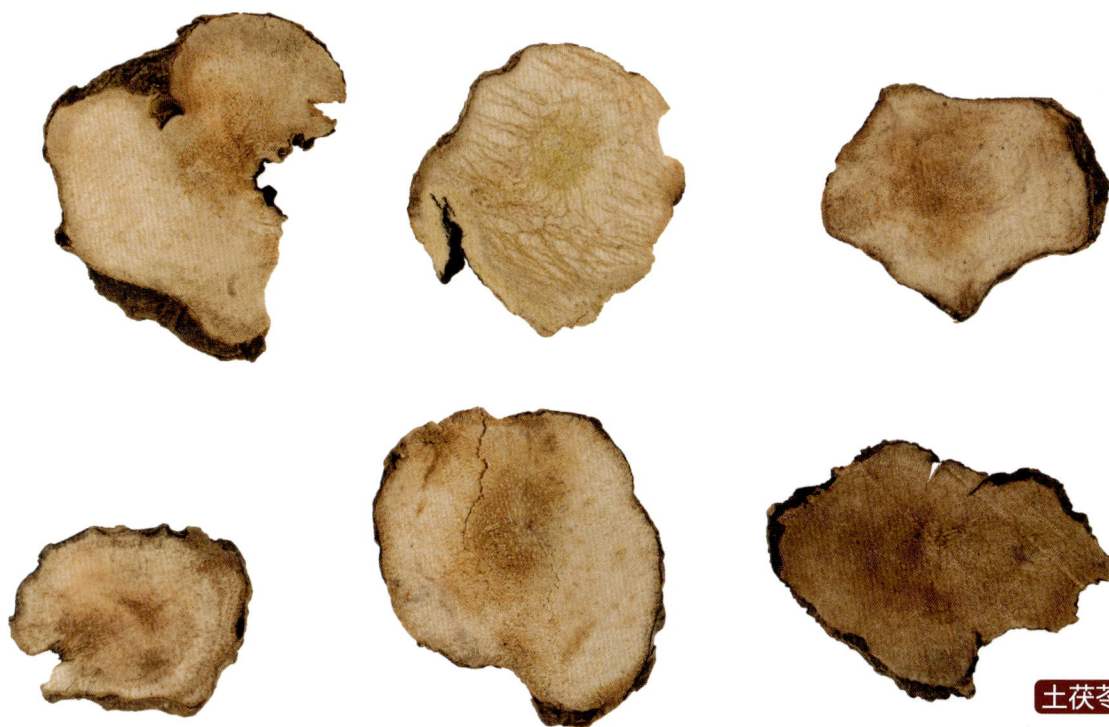

土茯苓

产地：湖北

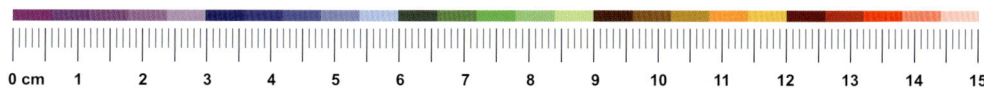

生姜

【基　　原】姜科植物姜 *Zingiber officinale* Rosc. 的新鲜根茎。

【采收加工】秋、冬二季采挖，除去须根和泥沙。

【主要产地】主产于四川、贵州等地。

【炮制方法】除去杂质，洗净。用时切厚片。

【饮片性状】本品呈不规则块状，略扁，具指状分枝，长4～18cm，厚1～3cm。表面黄褐色或灰棕色，有环节，分枝顶端有茎痕或芽。质脆，易折断，断面浅黄色，内皮层环纹明显，维管束散在。气香特异，味辛。

【功能主治】解表散寒，温中止呕，化痰止咳，解鱼蟹毒。用于风寒感冒，胃寒呕吐，寒痰咳嗽，鱼蟹中毒。

【用法用量】3～10g。

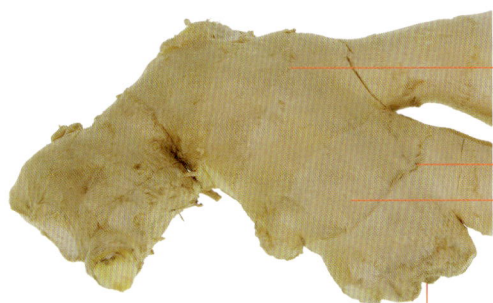

表面黄褐色或灰棕色

环节明显

不规则块状，略扁，具指状分枝

分枝顶端有茎痕或芽

生姜（表面）

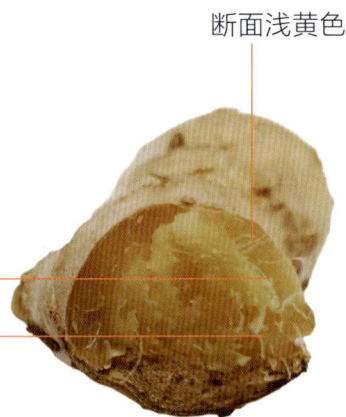

断面浅黄色

内皮层环纹明显

维管束散在

生姜（切面）

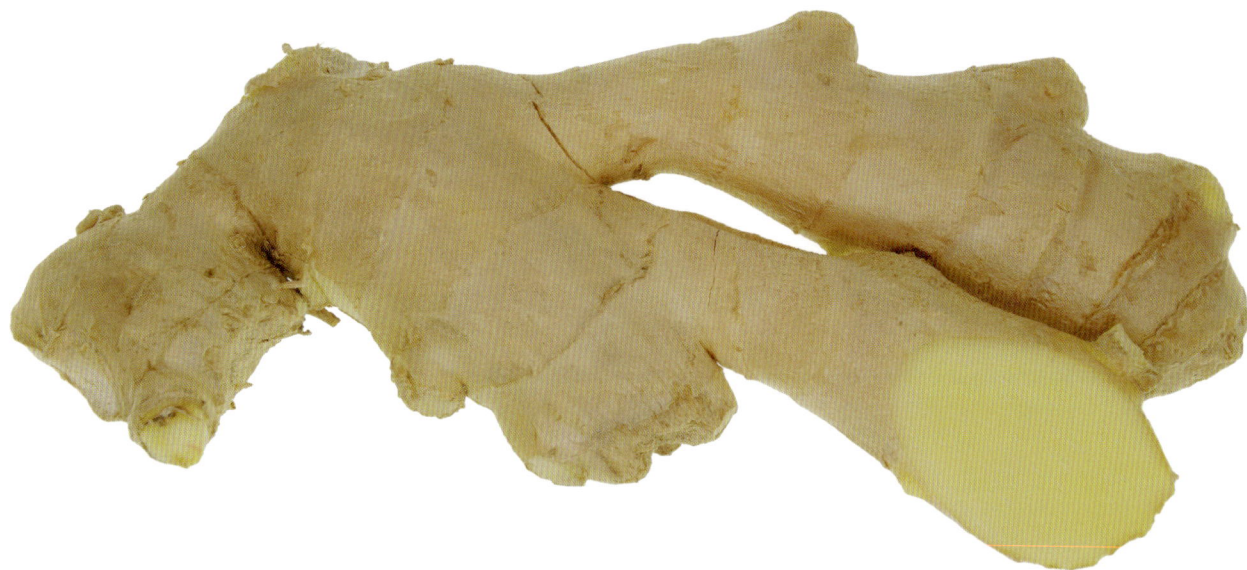

生姜

产地：四川

生姜（发霉）

生姜对储存环境要求比较高，若温度、湿度不当，极易发生霉变现象。

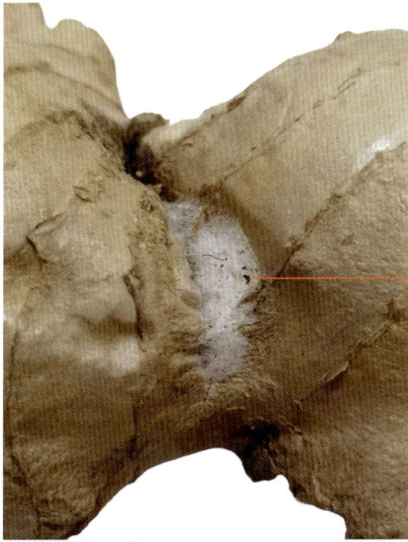

霉斑

生姜（发霉）

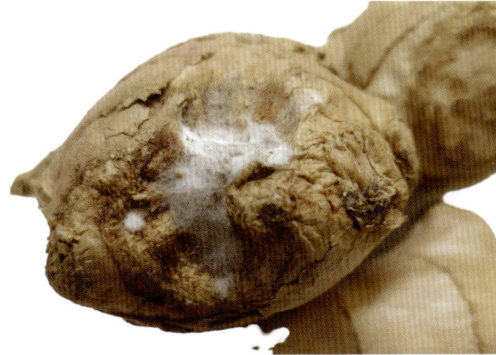

生姜（发霉）

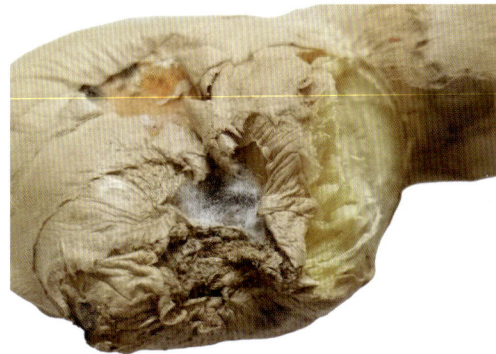

生姜（发霉）

干姜

【基　原】姜科植物姜 *Zingiber officinale* Rosc. 的干燥根茎。

【采收加工】冬季采挖，除去须根和泥沙，晒干或低温干燥。趁鲜切片晒干或低温干燥者称为"干姜片"。

【炮制方法】未切片者，除去细根，大小分开，浸透，切薄片，干燥。

【饮片性状】本品呈不规则纵切片或斜切厚片，具指状分枝，分枝处常有鳞叶残存，分枝顶端有茎痕或芽。长1～6cm，宽1～2cm，厚0.2～0.4cm。外皮灰黄色或浅黄棕色，粗糙，具纵皱纹和明显的环节。切面灰黄色或灰白色，略显粉性或颗粒感，可见较多的纵向纤维，有的呈毛状，内皮层环纹明显，维管束及黄色油点散在。质坚实，断面纤维性。气香、特异，味辛。

【功能主治】温中散寒，回阳通脉，温肺化饮。用于脘腹冷痛，呕吐泄泻，肢冷脉微，寒饮喘咳。

【用法用量】3～10g。

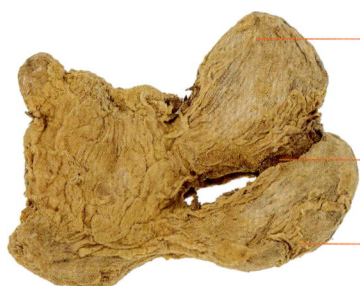

外皮灰黄色或浅黄棕色，粗糙，具指状分枝

分枝处常有鳞叶残存

表面具纵皱纹

干姜

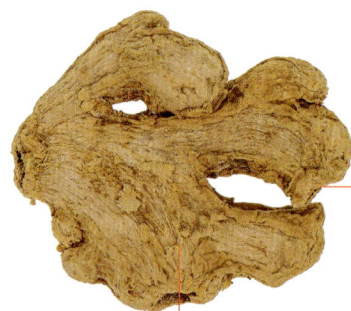

分枝顶端有茎痕或芽

干姜（分枝）

切面可见较多的纵向纤维，有的呈毛状

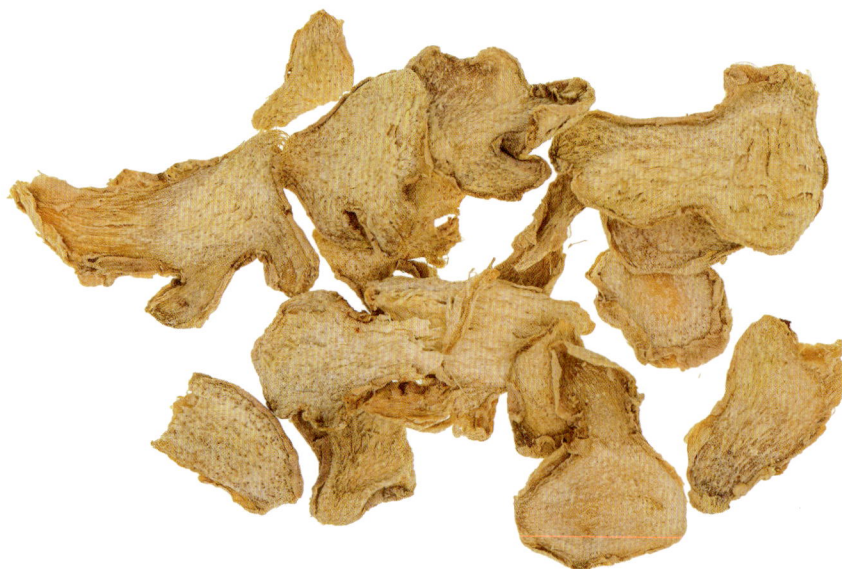

干姜

产地：四川

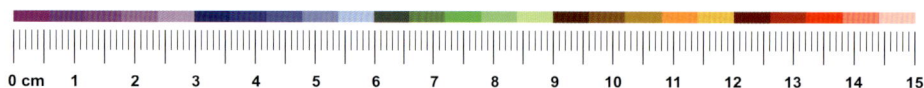

0 cm　1　2　3　4　5　6　7　8　9　10　11　12　13　14　15

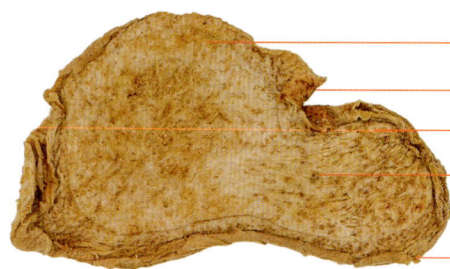

内皮层环纹明显

分枝处常有鳞叶残存

维管束及黄色油点散在

切面灰黄色或灰白色，略显
粉性或颗粒感

表面具明显的环节

干姜（切面）

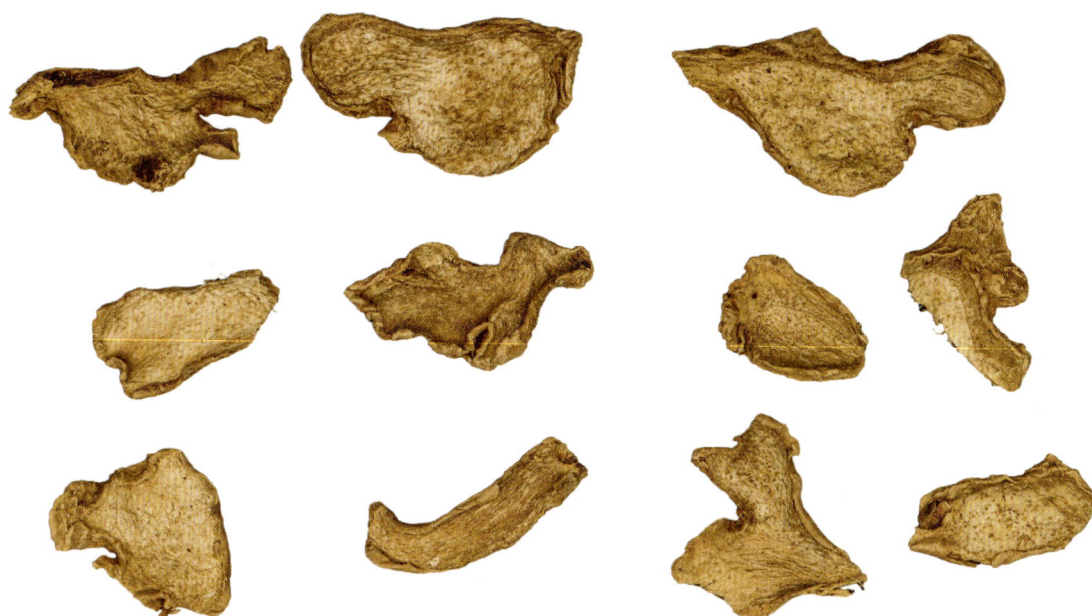

干姜（无硫）

产地：四川

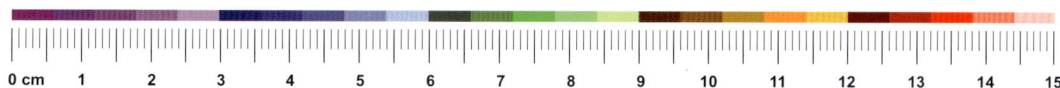

0 cm　1　2　3　4　5　6　7　8　9　10　11　12　13　14　15

炮姜

【基　原】姜科植物姜 Zingiber officinale Rosc. 干燥根茎的炮制加工品。

【炮制方法】方法1：取干姜，照炒法用砂烫至鼓起，表面棕褐色。[《中华人民共和国药典（2020年版）》]

方法2：取河砂，置热锅内，用武火（180～220℃）炒至疏松时，加入大小分开的净干姜，不断翻动，烫至表面鼓起，取出，筛去砂子，晾凉。[《北京市中药饮片炮制规范（2008年版）》]

【饮片性状】性状1：本品呈不规则膨胀的块状，具指状分枝。分枝处常有鳞叶残存，分枝顶端有茎痕或芽。表面棕黑色或棕褐色，具纵皱纹。质轻泡，断面边缘处显棕黑色，中心棕黄色，细颗粒性，维管束散在。气香、特异，味微辛。[《中华人民共和国药典（2020年版）》]

性状2：本品呈不规则膨胀的块状，具指状分枝，分枝处常有鳞叶残存，分枝顶端有茎痕或芽。表面棕黄色或棕褐色。质轻泡，断面棕黄色，细颗粒性，维管束散在。气香、特异，味微辛。[《北京市中药饮片炮制规范（2008年版）》]

【功能主治】温经止血，温中止痛。用于阳虚失血，吐衄崩漏，脾胃虚寒，腹痛吐泻。

【用法用量】3～9g。

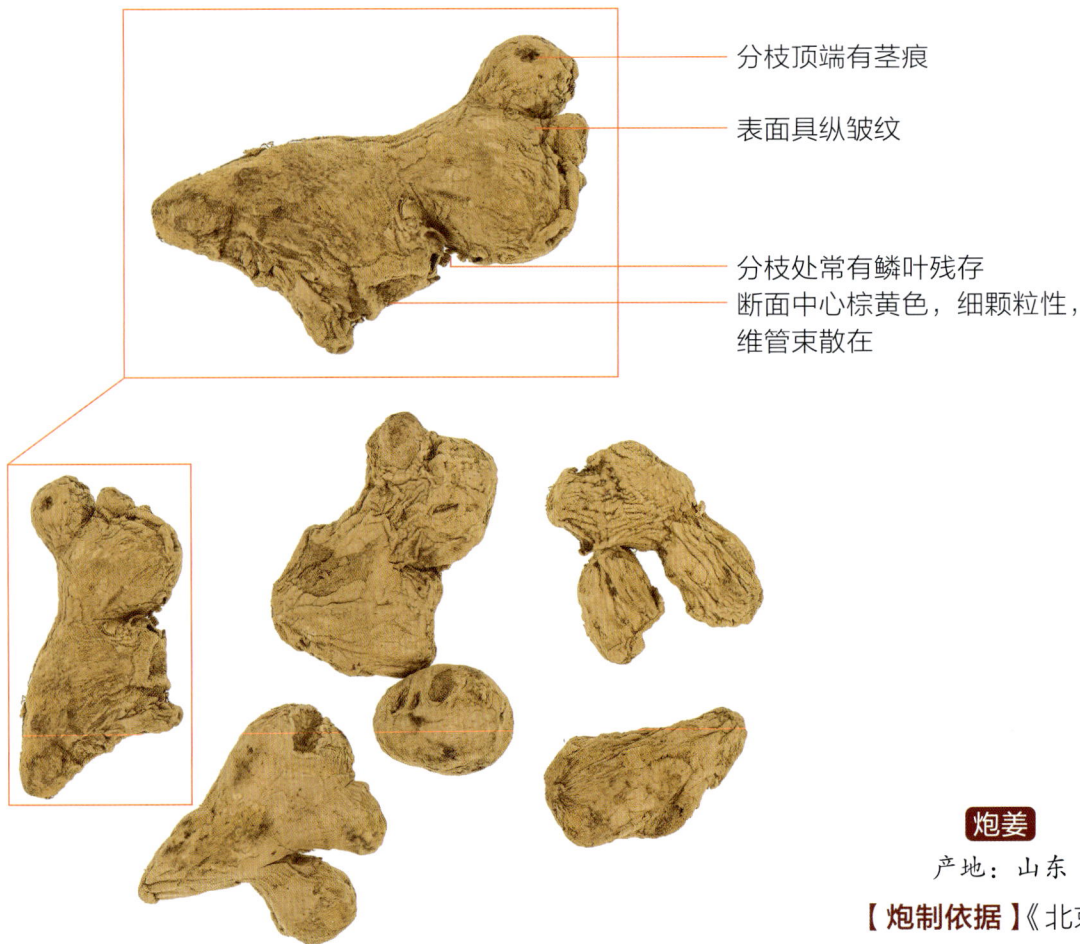

分枝顶端有茎痕

表面具纵皱纹

分枝处常有鳞叶残存
断面中心棕黄色，细颗粒性，维管束散在

炮姜
产地：山东

【炮制依据】《北京市中药饮片炮制规范（2008年版）》

姜炭

【基　原】姜科植物姜 *Zingiber officinale* Rosc. 干燥根茎的炮制加工品。

【炮制方法】取干姜块，照炒炭法炒至表面黑色、内部棕褐色。

【饮片性状】本品呈不规则膨胀的块状，具指状分枝。分枝顶端有茎痕或芽。表面棕黑色或棕褐色，具纵皱纹。体轻，质松泡。断面棕褐色，纤维性。味微苦、微辛。

【功能主治】温经止血。用于各种虚寒性出血，且出血较急、出血量较多者。

【用法用量】3～9g。

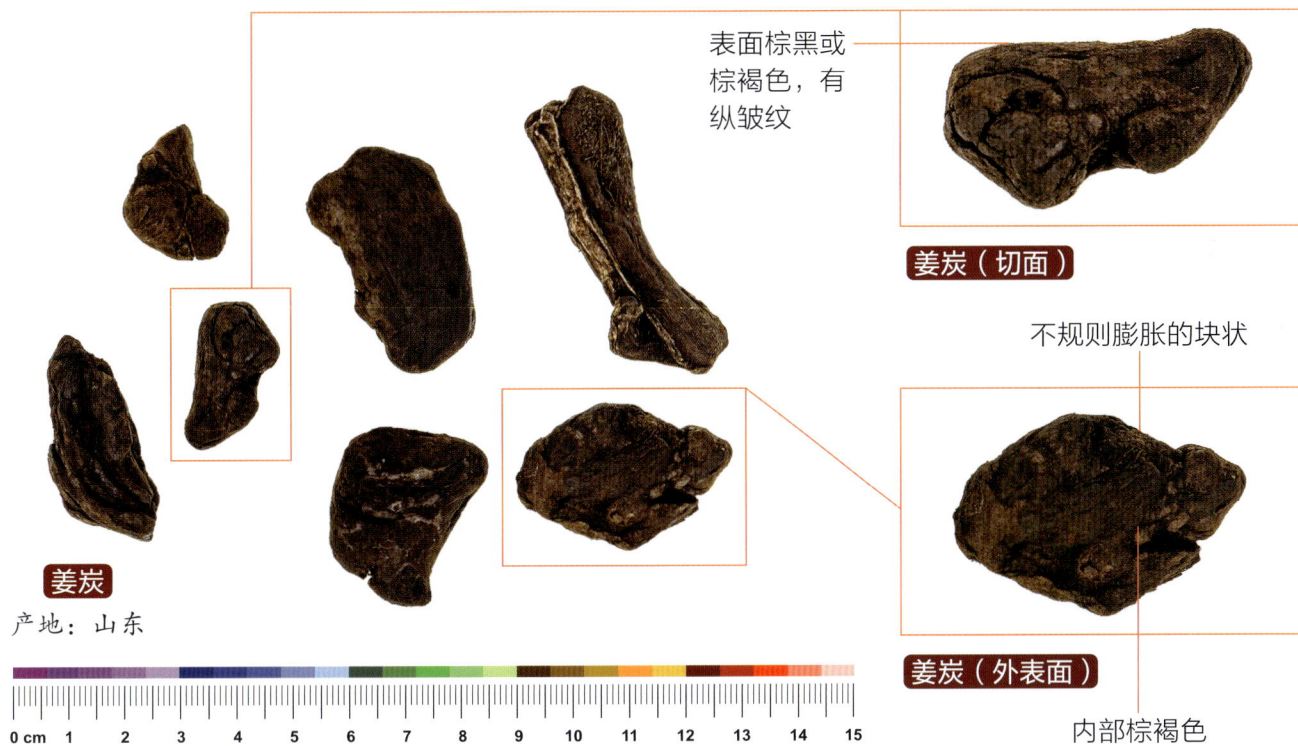

表面棕黑或棕褐色，有纵皱纹

姜炭（切面）

不规则膨胀的块状

姜炭（外表面）

内部棕褐色

姜炭
产地：山东

0 cm 1 2 3 4 5 6 7 8 9 10 11 12 13 14 15

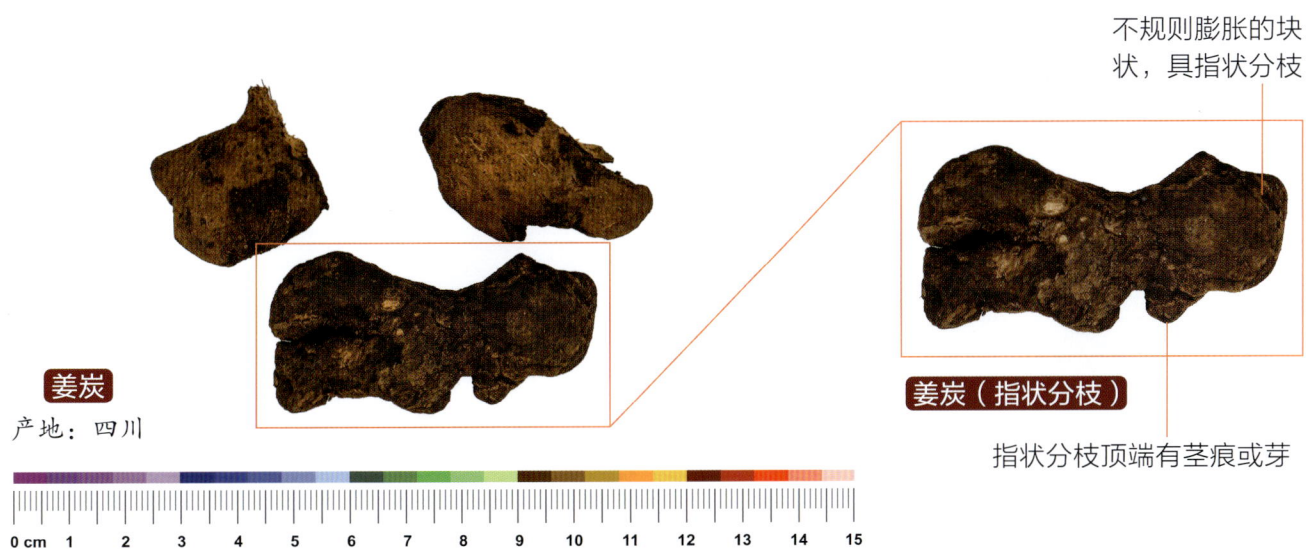

不规则膨胀的块状，具指状分枝

姜炭（指状分枝）

指状分枝顶端有茎痕或芽

姜炭
产地：四川

0 cm 1 2 3 4 5 6 7 8 9 10 11 12 13 14 15

土贝母

【基　原】葫芦科植物土贝母 *Bolbostemma paniculatum*（Maxim.）Franquet 的干燥块茎。

【采收加工】秋季采挖，洗净，掰开，煮至无白心，取出，晒干。

【主要产地】主产于河北、山西、陕西、甘肃、山东、河南、湖北、湖南、四川等地。

【炮制方法】取原药材，除去杂质。

【饮片性状】本品呈类球形或类长圆形，或不规则的块状，大小不等。表面淡红棕色或暗棕色，有的半透明，凹凸不平，有不规则皱纹，粗糙。背面多隆起，具黄棕色花斑，腹面常凹入，中下部具残留鳞茎轴。质坚硬，不易折断，断面角质样，平滑光亮。气微，味微苦。

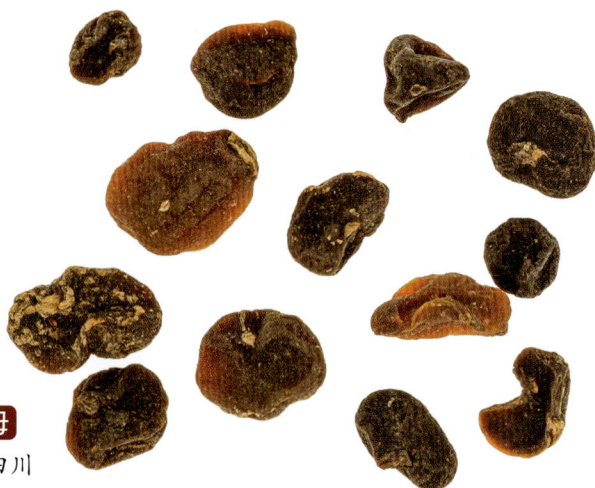

【功能主治】解毒，散结，消肿。用于乳痈，瘰疬，痰核。

【用法用量】5～10g。

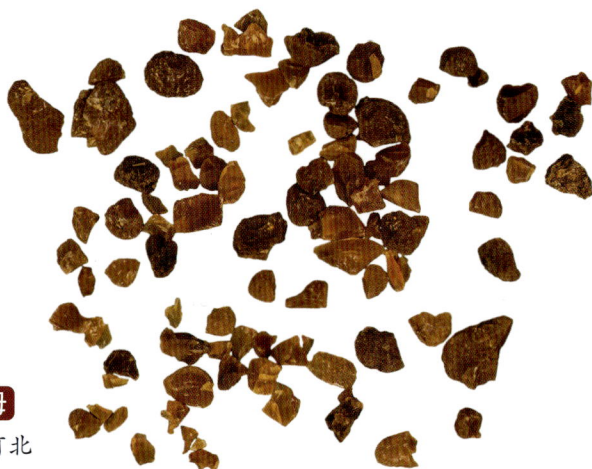

土贝母
产地：河北

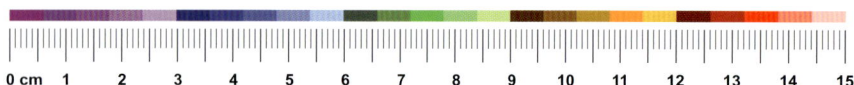

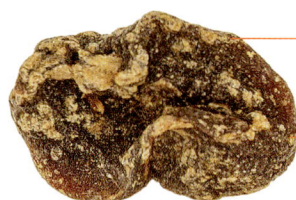

背面多隆起，具黄棕色花斑

表面有不规则皱纹，粗糙

土贝母

表面淡红棕色或暗棕色，有的呈半透明

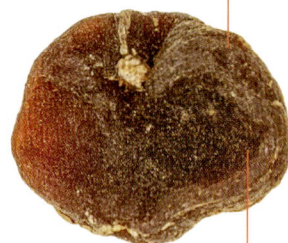

土贝母（断面）

断面角质样，平滑光亮

土贝母
产地：四川

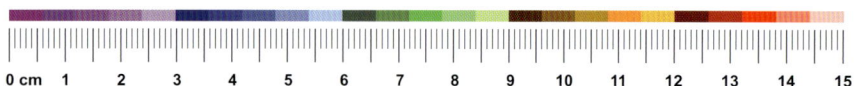

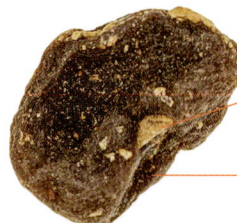

中下部具残留鳞茎轴

腹面常凹入

土贝母（鳞茎轴）

土大黄

【基　　原】蓼科植物巴天酸模 *Rumex patientia* L. 或皱叶酸模 *Rumex crispus* L. 的干燥根。

【采收加工】春季采挖，除去茎叶及须根，洗净，干燥；或趁鲜切厚片，晒干。

【主要产地】主产于江苏、安徽、浙江、江西、河南、湖南、广西、广东、四川、云南等地。

【炮制方法】取原药材，除去杂质，大小分开，洗净，浸泡 48 小时，取出，闷润 12～24 小时，至内外湿度一致，切厚片，干燥，筛去碎屑。若为产地片，除去杂质。

【饮片性状】不规则的厚片。表面棕灰色，具纵皱纹及横向突起的皮孔样疤痕，根头部有茎基残余及支根痕。质坚硬，易折断。切面黄灰色，颗粒性，具放射状纹理，习称"菊花心"，具特殊香气，味微苦涩。

巴天酸模｜横切面呈现同心环，皮层为黄棕色，木质部黄白色。

皱叶酸模｜横切面呈明显的放射状纹理，木质部与韧皮部之间的形成层环为棕褐色，界限分明。

【功能主治】凉血止血，杀虫治癣。用于衄血，咯血，便血，子宫出血，疥癣。

【用法用量】9～15g。

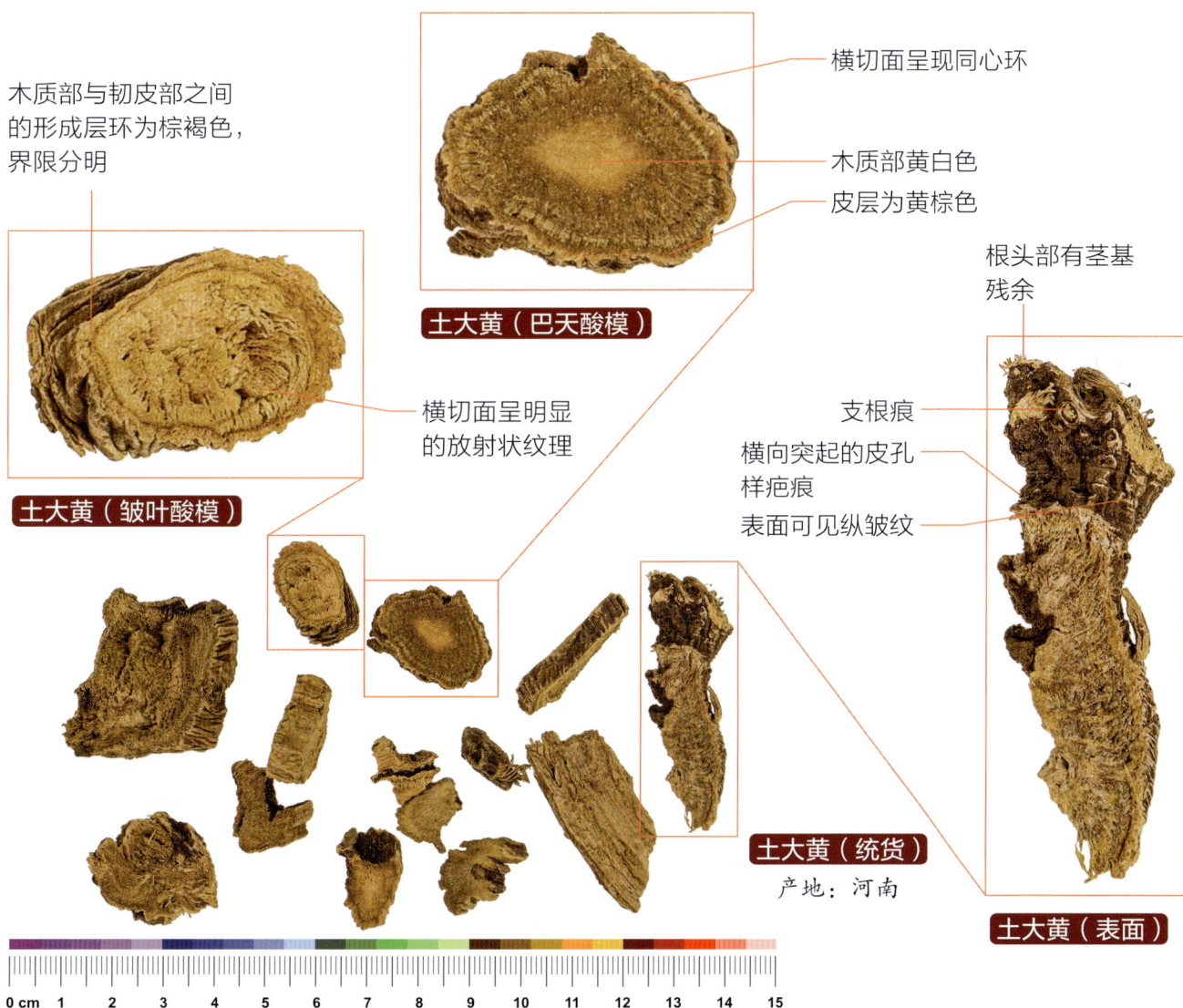

木质部与韧皮部之间的形成层环为棕褐色，界限分明

土大黄（皱叶酸模）

横切面呈现同心环

木质部黄白色

皮层为黄棕色

土大黄（巴天酸模）

横切面呈明显的放射状纹理

根头部有茎基残余

支根痕

横向突起的皮孔样疤痕

表面可见纵皱纹

土大黄（统货）
产地：河南

土大黄（表面）

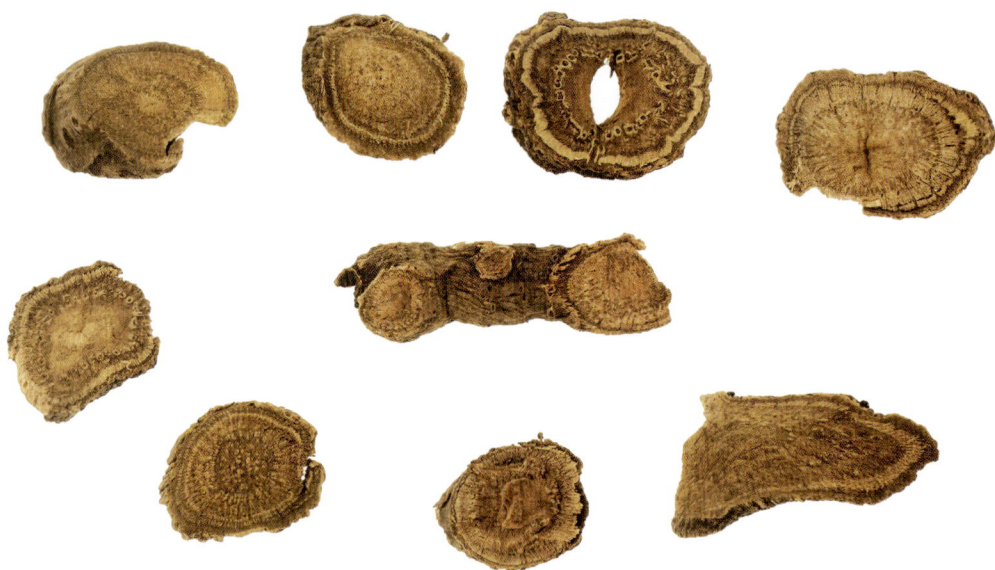

土大黄

产地：安徽

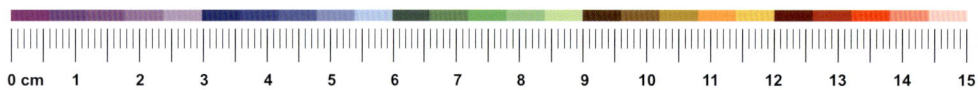

土大黄（虫蛀）

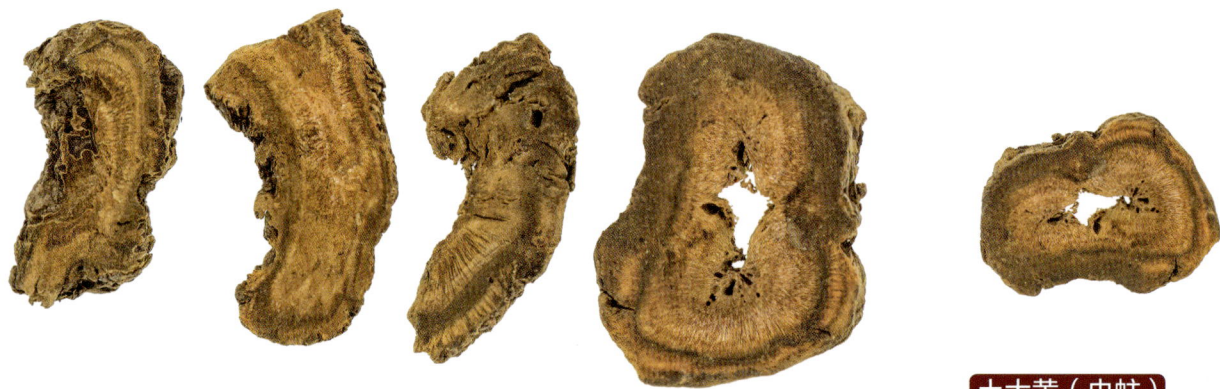

土大黄（虫蛀）

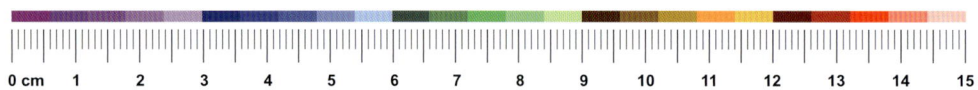

三颗针

【基　原】小檗科植物拟猭猪刺 *Berberis soulieana* Schneid.、小黄连刺 *Berberis wilsonae* Hemsl.、细叶小檗 *Berberis poiretii* Schneid. 或匙叶小檗 *Berberis vernae* Schneid. 等同属数种植物的干燥根。

【采收加工】春、秋二季采挖，除去泥沙和须根，晒干或切片晒干。

【主要产地】主产于四川、甘肃、贵州、湖北等地。

【炮制方法】除去杂质；未切片者，喷淋清水，润透，切片，干燥。

【饮片性状】本品呈不规则的片，直径 1～3cm。表面灰棕色至棕褐色，有细纵皱纹，栓皮易脱落。质坚硬，切面不平坦，鲜黄色，稍显放射状纹理。气微，味苦。

【功能主治】清热燥湿，泻火解毒。用于湿热泻痢，黄疸，湿疹，咽痛目赤，聤耳流脓，痈肿疮毒。

【用法用量】9～15g。

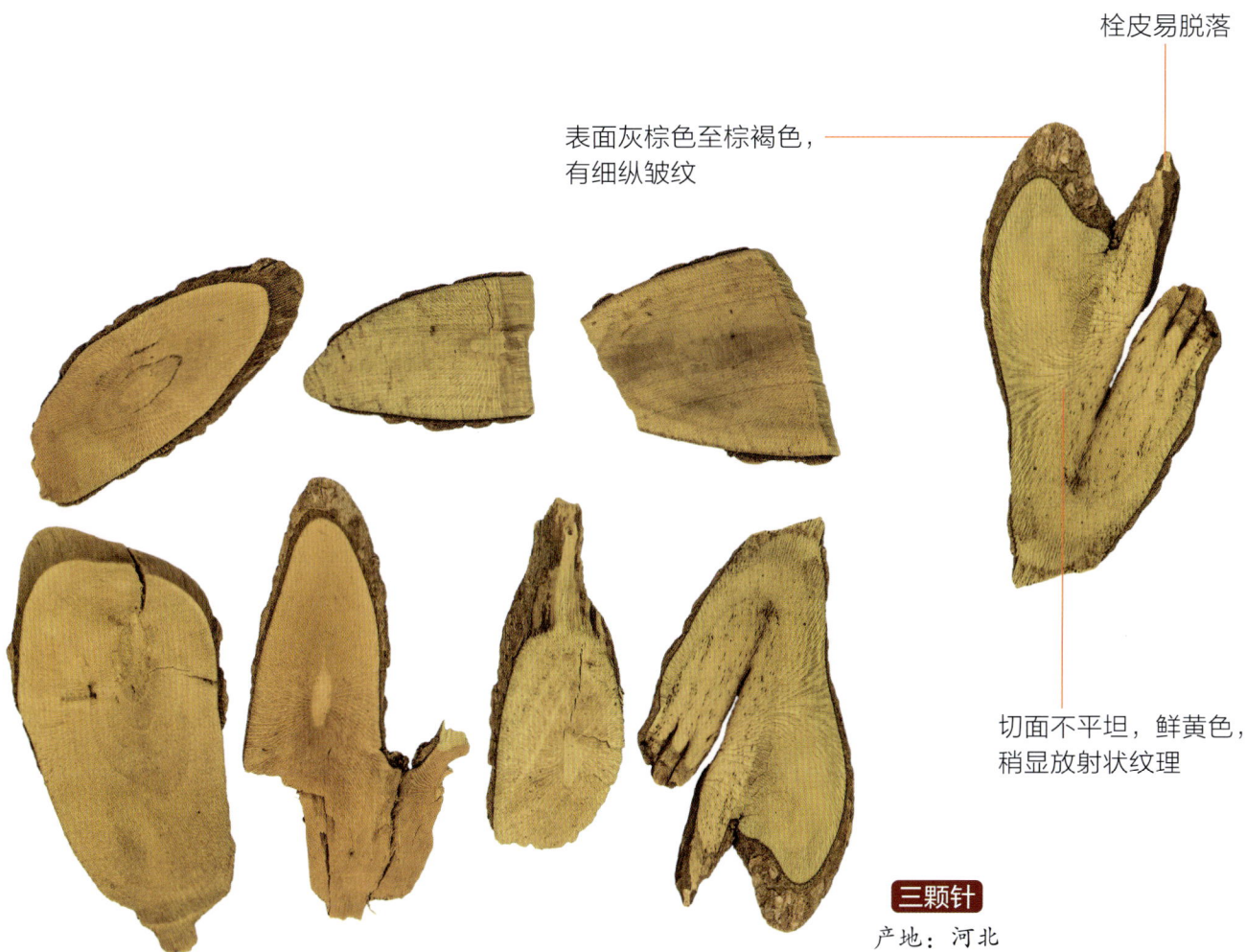

栓皮易脱落

表面灰棕色至棕褐色，有细纵皱纹

切面不平坦，鲜黄色，稍显放射状纹理

三颗针
产地：河北

山奈

【基　　原】姜科植物山奈 *Kaempferia galanga* L. 的干燥根茎。

【采收加工】冬季采挖，洗净，除去须根，切片，晒干。

【主要产地】主产于广东、广西、云南、台湾等地，南亚至东南亚地区亦有出产。

【炮制方法】取原药材，除去杂质。

【饮片性状】本品多为圆形或近圆形的厚片，直径 1～2cm，厚 0.3～0.5cm。外皮浅褐色或黄褐色，皱缩，有的有根痕或残存须根；切面类白色，富于粉质，光滑而细腻，常鼓凸，外皮皱缩，习称"缩皮凸肉"。质脆，易折断。气香特异，味辛。

【功能主治】行气温中，消食，止痛。用于胸膈胀满，脘腹冷痛，饮食不消。

【用法用量】6～9g。

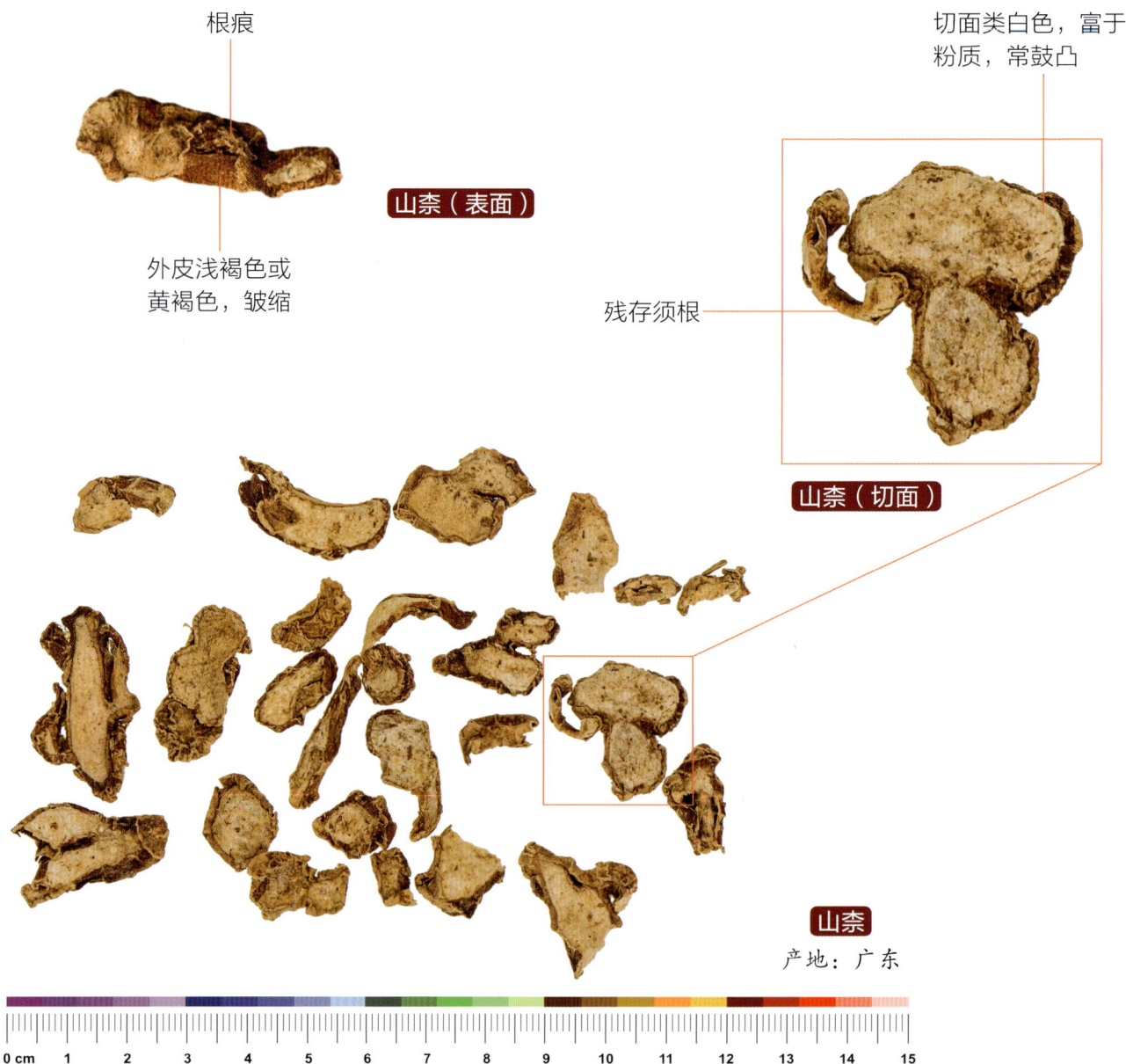

根痕

外皮浅褐色或黄褐色，皱缩

山奈（表面）

切面类白色，富于粉质，常鼓凸

残存须根

山奈（切面）

山奈

产地：广东

0 cm　1　2　3　4　5　6　7　8　9　10　11　12　13　14　15

山药

【基　原】薯蓣科植物薯蓣 *Dioscorea opposita* Thunb. 的干燥根茎。

【产地加工】冬季茎叶枯萎后采挖，切去根头，洗净，除去外皮和须根，干燥，习称"毛山药"；或除去外皮，趁鲜切厚片，干燥，称为"山药片"；也可选择肥大顺直的干燥山药，置清水中，浸至无干心，闷透，切齐两端，用木板搓成圆柱状，晒干，打光，习称"光山药"。

【主要产地】河南温县、武陟县、博爱县，东北、华北大部分地区均有出产，以河南产的质量好、产量大，为道地产地，"四大怀药"之一。

【炮制方法】取原药材，除去杂质，大小分开，用水浸泡24～48小时，至约七成透时，取出，闷润2～4小时，至内外湿度一致，切2～4mm片，干燥。

【饮片性状】山药丨本品为类圆形、椭圆形或不规则的厚片，直径1.5～6cm。表面黄白色或淡黄色，有纵沟、纵皱纹及须根痕，偶有浅棕色外皮残留。质脆，易折断，切面类白色，富粉性。气微，味淡、微酸，嚼之发黏。

山药片丨本品为不规则的厚片，皱缩不平，切面白色或黄白色，质坚脆，粉性。气微，味淡、微酸。

【功能主治】补脾养胃，生津益肺，补肾涩精。用于脾虚食少，久泻不止，肺虚喘咳，肾虚遗精，带下，尿频，虚热消渴。

【用法用量】15～30g。

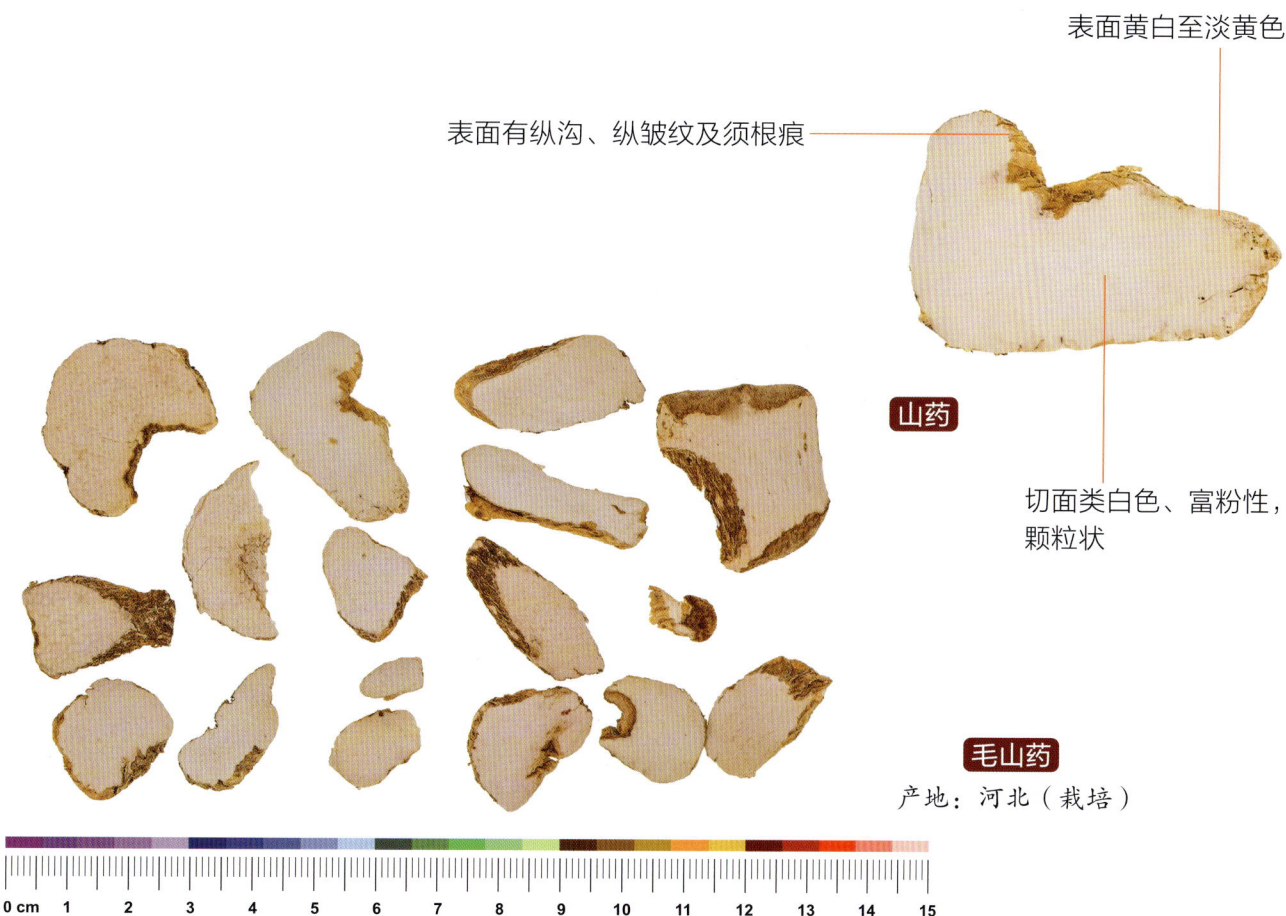

表面有纵沟、纵皱纹及须根痕

表面黄白至淡黄色

山药

切面类白色、富粉性，颗粒状

毛山药

产地：河北（栽培）

表面皱缩不平

切面白色或黄
白色，粉性

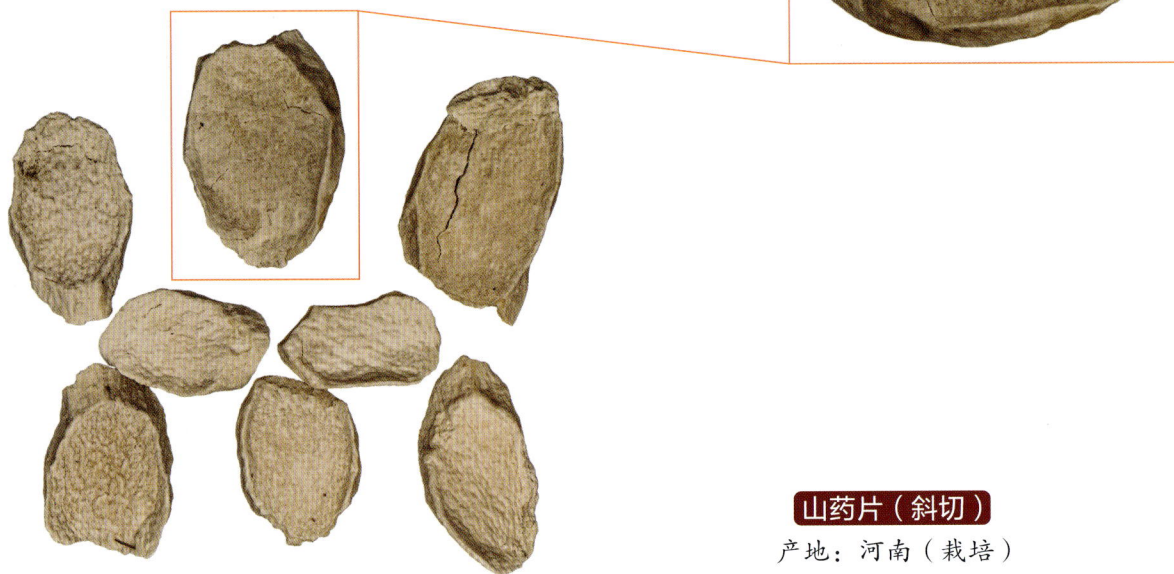

山药片（斜切）
产地：河南（栽培）

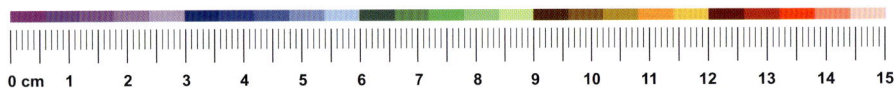

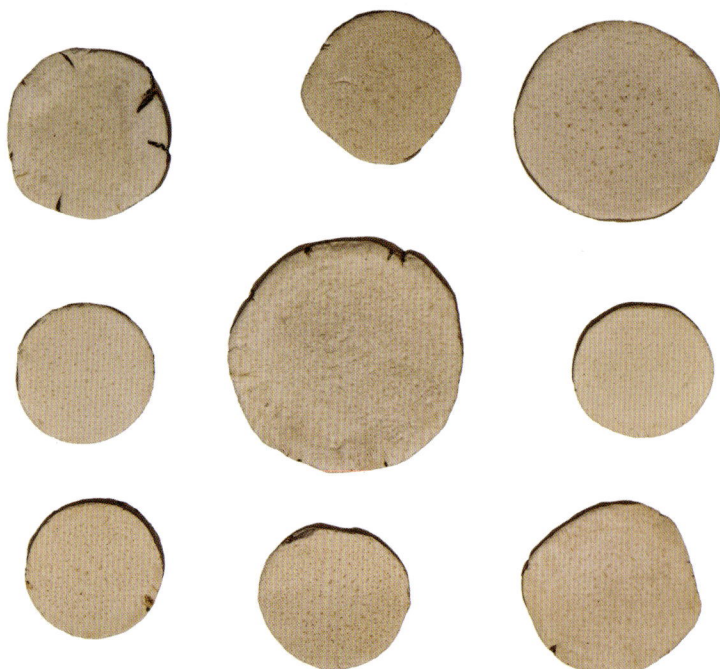

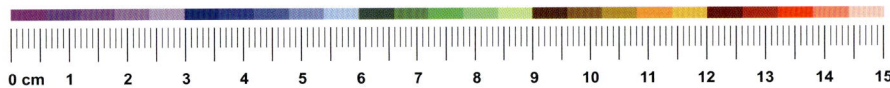

0 cm 1 2 3 4 5 6 7 8 9 10 11 12 13 14 15

山药
产地：河南（栽培）

0 cm 1 2 3 4 5 6 7 8 9 10 11 12 13 14 15

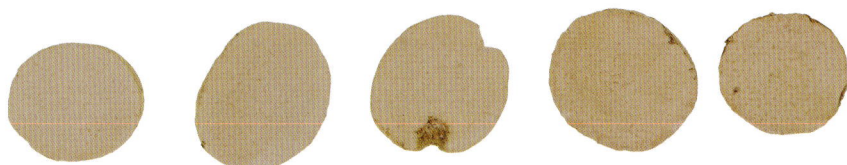

山药（横切）

产地：河南（栽培）

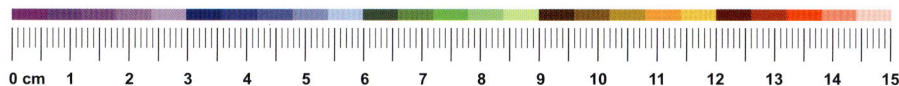

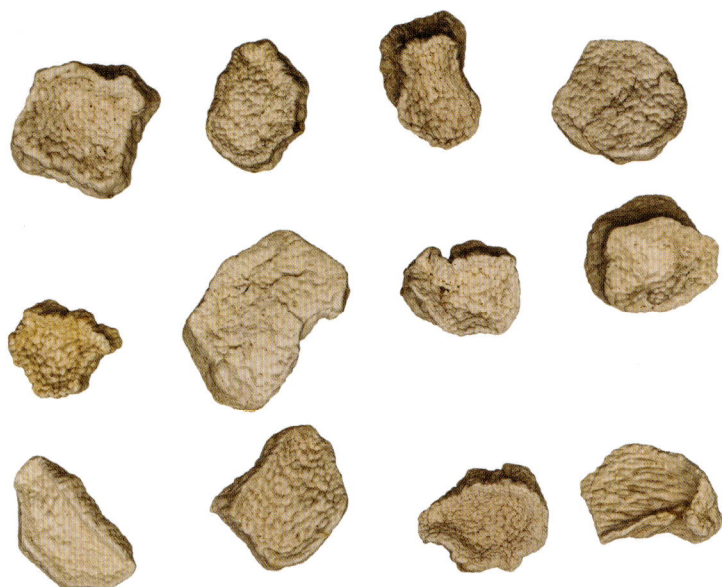

山药片（横切）

产地：河南（栽培）

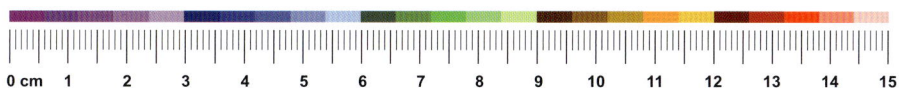

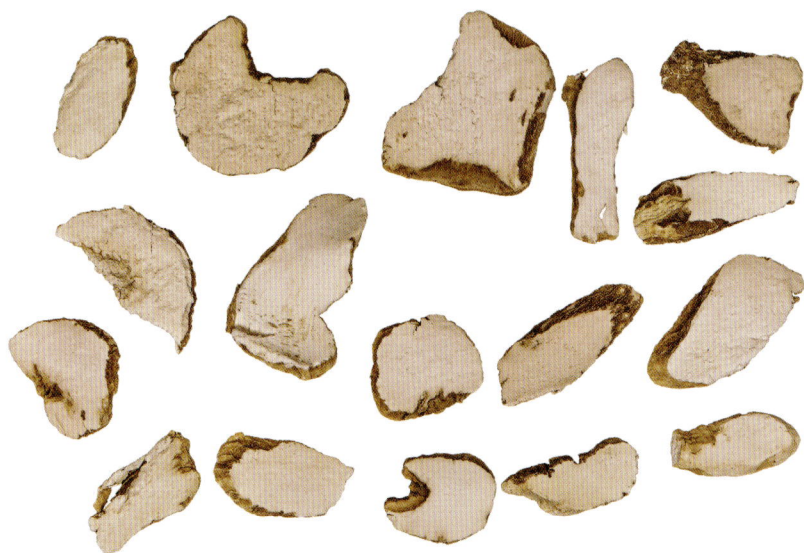

山药毛条片

产地：四川

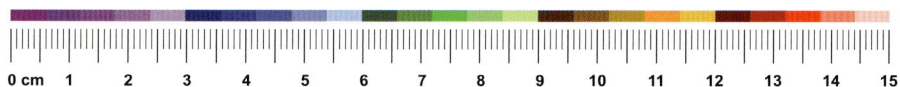

番薯（易混品）

【基　原】旋花科番薯属植物番薯 *Ipomoea batatas*（L.）Lam.［Convolvulus batatas L.］ 的干燥块根。河北、河南、山西、山东及全国其他地区均有栽培。

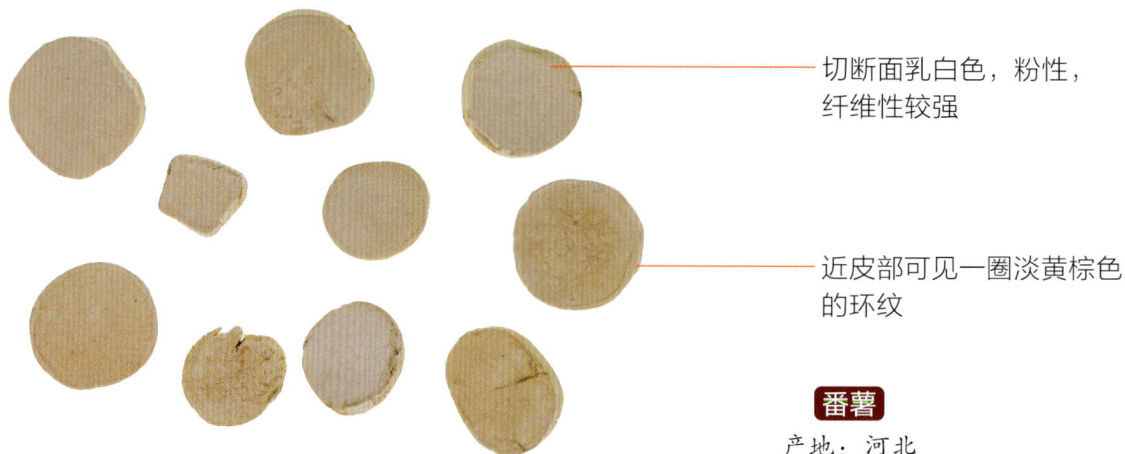

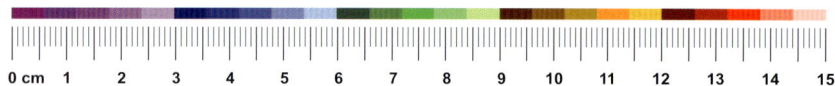

切断面乳白色，粉性，纤维性较强

近皮部可见一圈淡黄棕色的环纹

番薯

产地：河北

0 cm　1　2　3　4　5　6　7　8　9　10　11　12　13　14　15

木薯（易混品）

【基　原】大戟科植物木薯 *Manihot eseulenta* Crantz 的干燥块根。原产于巴西，在福建、台湾、广东、海南、贵州、云南等省区及广西壮族自治区有栽培。

毒性：木薯块根含氰酸毒素，其氰苷经水解酶水解后，放出氢氰酸，被人体黏膜吸收进入血液会引起中毒。木薯中毒的主要临床表现包括头晕头痛、恶心呕吐、四肢无力、昏迷甚至死亡，具有发病急、病死率较高的特点。

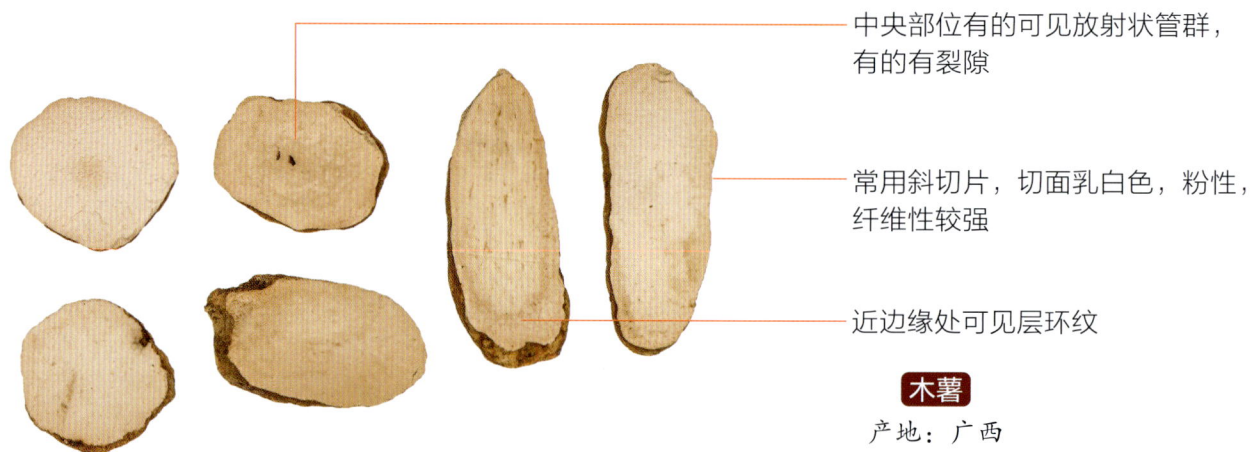

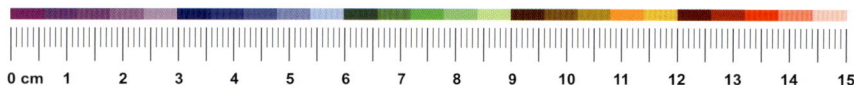

中央部位有的可见放射状管群，有的有裂隙

常用斜切片，切面乳白色，粉性，纤维性较强

近边缘处可见层环纹

木薯

产地：广西

0 cm　1　2　3　4　5　6　7　8　9　10　11　12　13　14　15

麸炒山药

【基　原】薯蓣科植物薯蓣 *Dioscorea opposita* Thunb. 干燥根茎的炮制加工品。

【炮制方法】取毛山药片或光山药片，麸炒法炒至黄色。

【饮片性状】本品为类圆形、椭圆形或不规则的厚片，直径 1.5～6cm。表面黄白色或微黄色，有纵沟、纵皱纹及须根痕，偶有浅棕色外皮残留。质脆，粉性，易折断，切面平坦或皱缩不平，黄白色或微黄色，偶见焦斑。略有焦香气，味淡、微酸，嚼之发黏。

【功能主治】补脾健胃。用于脾虚食少，大便溏泄，白带过多。

【用法用量】15～30g。

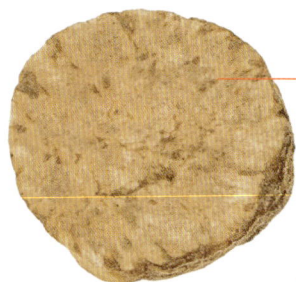

————表面黄白色或微黄色，偶见焦斑

麸炒山药

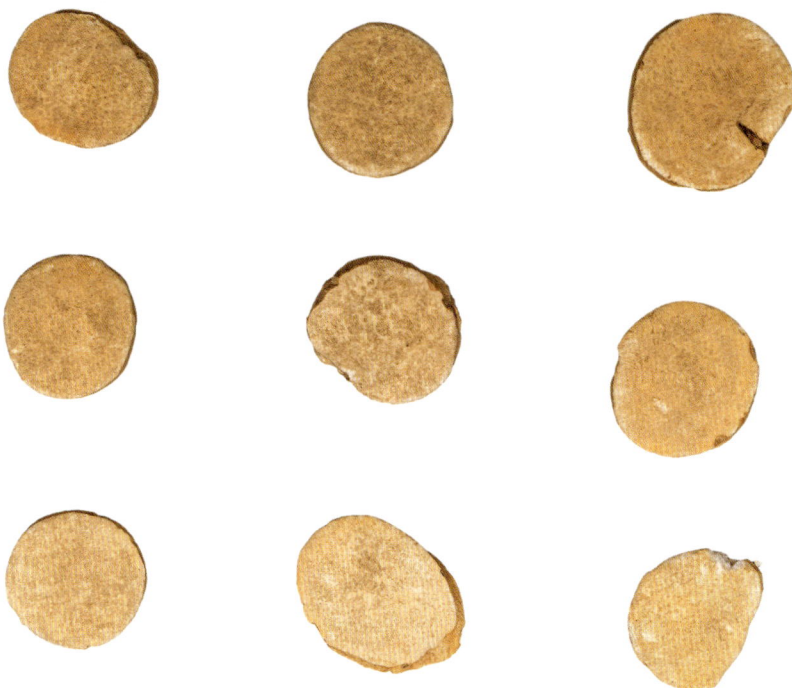

麸炒山药

产地：河南（栽培）

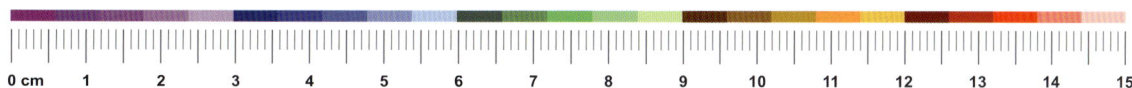

山慈菇

【基　原】 兰科植物杜鹃兰 *Cremastra appen-diculata*（D.Don）Makino、独蒜兰 *Pleione bul-bocodioides*（Franch.）Rolfe 或云南独蒜兰 *Pleione yunnanensis* Rolfe 的干燥假鳞茎。前者习称"毛慈菇"，后二者习称"冰球子"。

【采收加工】 夏、秋二季采挖，除去地上部分及泥沙，分开大小置沸水锅中蒸煮至透心，干燥。

【主要产地】 杜鹃兰分布于长江流域以南地区及山西、陕西等地；独蒜兰分布于华东、中南、西南等地；云南独蒜兰分布于四川、贵州、云南和西藏等地。

【炮制方法】 除去杂质，水浸约 1 小时，润透、切薄片、干燥或洗净干燥，用时捣碎。

【饮片性状】毛慈菇 | 呈不规则扁球形或圆锥形，顶端渐突起，基部有须根痕。长 1.8～3cm，膨大部直径 1～2cm。表面黄棕色或棕褐色，有纵皱纹或纵沟，中部有 2～3 条微突起的环节，形似腰间玉带，习称"玉带缠腰"或者"玉带腰箍"。节上有鳞片叶干枯腐烂后留下的丝状纤维。质坚硬，难折断，断面灰白色或黄白色，略呈角质。气微，味淡，带黏性。

冰球子 | 呈圆锥形，瓶颈状或不规则团块，直径 1～2cm，高 1.5～2.5cm。顶端渐尖，尖端断头处呈盘状，基部膨大且圆平，中央凹入，有 1～2 条环节，多偏向一侧。撞去外皮者表面黄白色，带表皮者浅棕色，光滑，有不规则皱纹。断面浅黄色，角质半透明。

【功能主治】 清热解毒，化痰散结，用于痈肿疔毒，瘰疬痰核，蛇虫咬伤，癥瘕痞块。

【用法用量】 3～9g。外用适量。

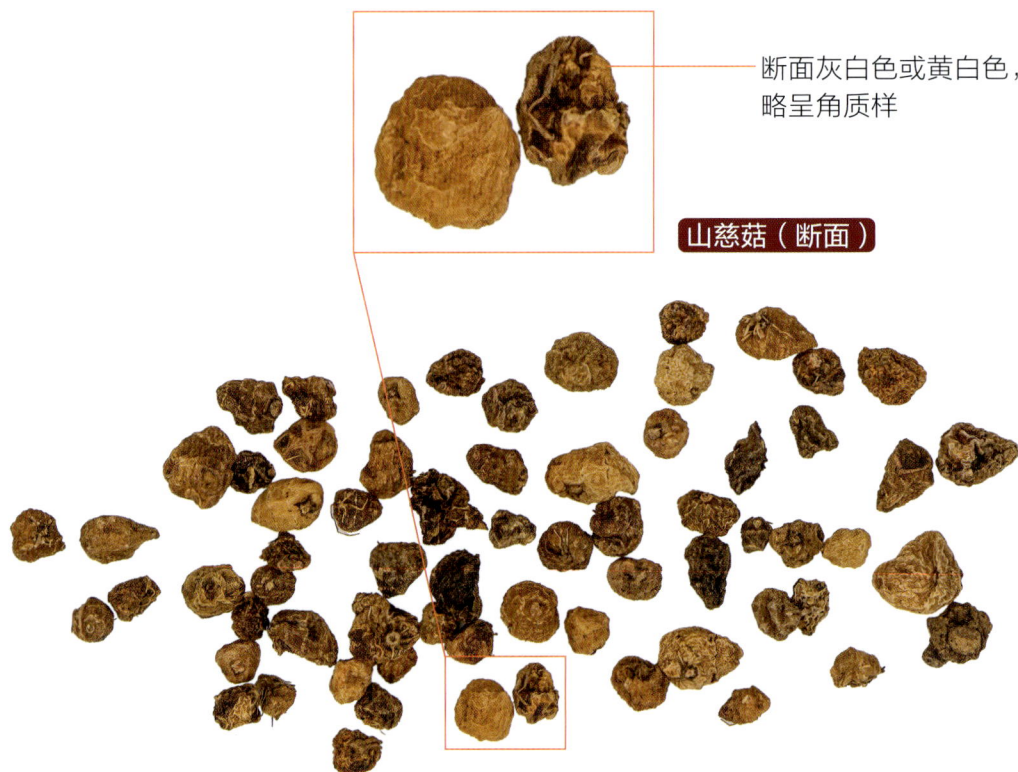

断面灰白色或黄白色，略呈角质样

山慈菇（断面）

山慈菇

产地：四川（栽培）

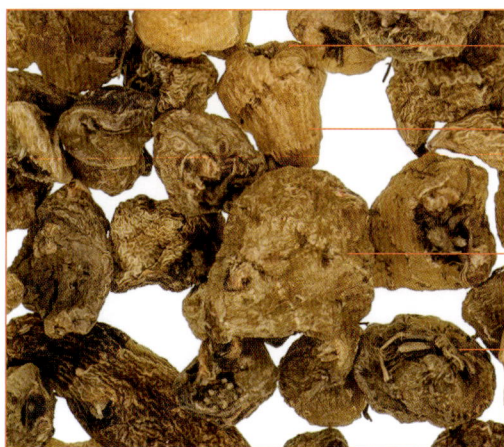

呈不规则扁球形或圆锥形，顶端渐突起，基部有须根痕

表面黄棕色或棕褐色，有纵皱纹或纵沟

中部有 2～3 条微突起的环节，习称"玉带缠腰"

节上有鳞片叶干枯腐烂后留下的丝状纤维

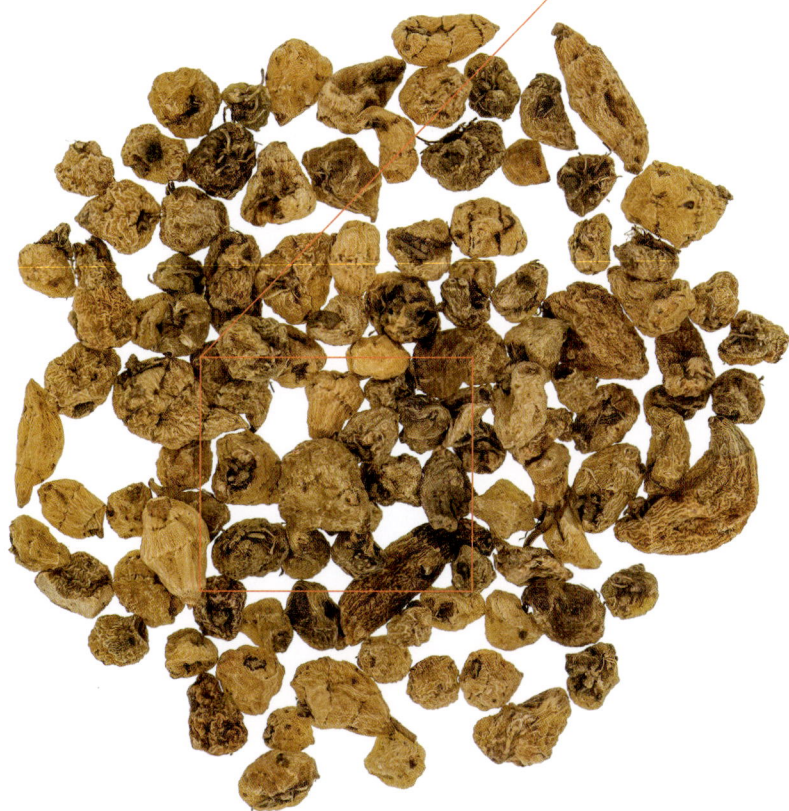

山慈菇

产地：贵州（栽培）

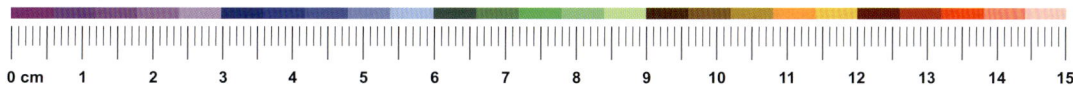

射干

【基　　原】鸢尾科植物射干 *Belamcanda chinensis*（L.）DC. 的干燥根茎。

【采收加工】春初刚发芽或秋末茎叶枯萎时采挖，除去须根和泥沙，干燥。

【主要产地】主产于吉林、辽宁、河北、安徽、湖北、湖南、江西、甘肃、四川、贵州、云南、西藏等地。

【炮制方法】除去杂质，洗净，润透，切薄片，干燥。

【饮片性状】本品呈不规则形或长条形的薄片，直径 1～2cm。表面黄褐色、棕褐色或黑褐色，皱缩，有较密的环纹。上面有数个圆盘状凹陷的茎痕，偶有茎基残存；下面有残留细根及根痕。质硬，切面淡黄色或鲜黄色，具散在筋脉小点或筋脉纹，有的可见环纹。气微，味苦、微辛。

【功能主治】清热解毒，消痰，利咽。用于热毒痰火郁结，咽喉肿痛，痰涎壅盛，咳嗽气喘。

【用法用量】3～10g。

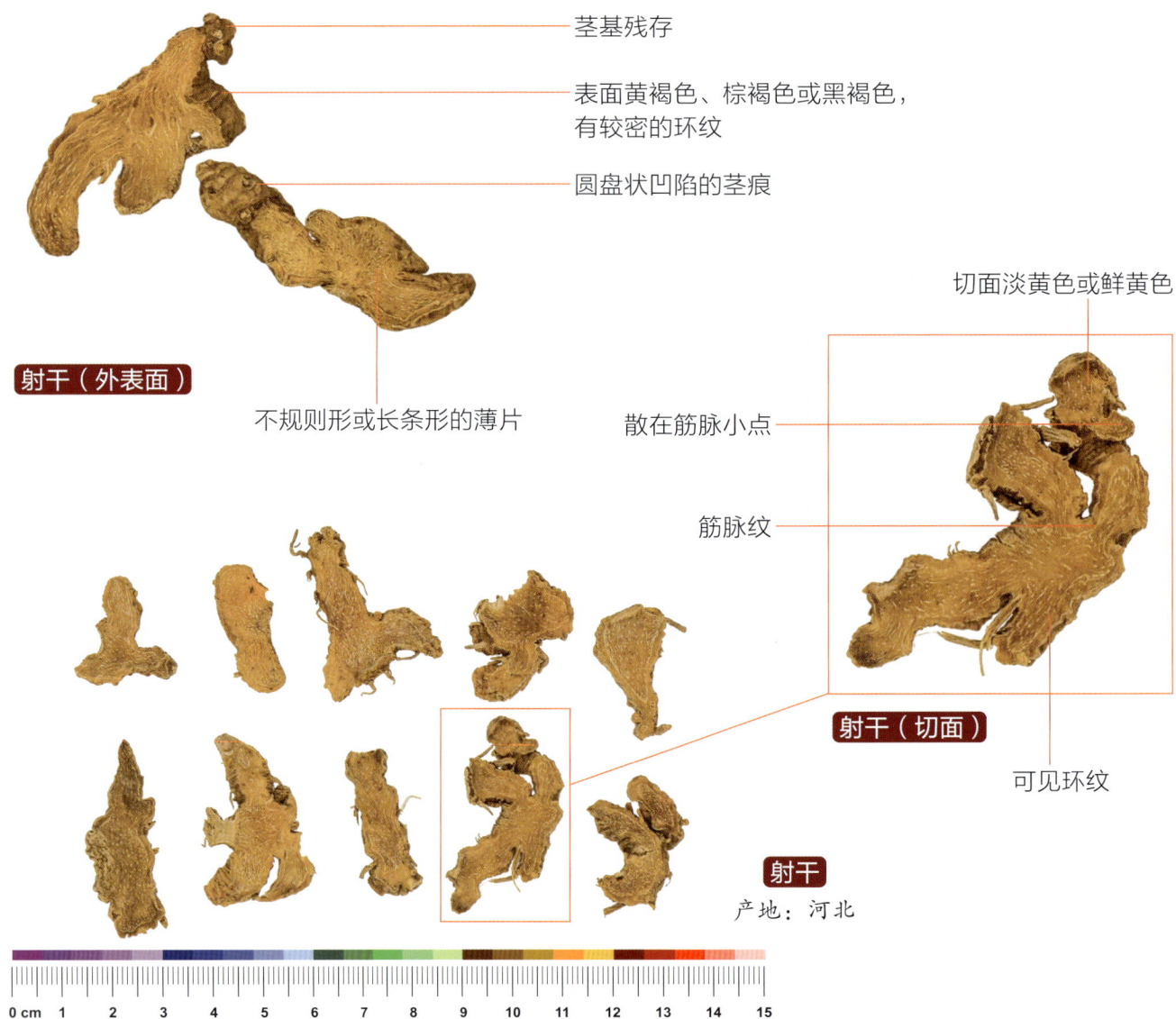

茎基残存

表面黄褐色、棕褐色或黑褐色，有较密的环纹

圆盘状凹陷的茎痕

射干（外表面）

不规则形或长条形的薄片

切面淡黄色或鲜黄色

散在筋脉小点

筋脉纹

射干（切面）

可见环纹

射干

产地：河北

0 cm 1 2 3 4 5 6 7 8 9 10 11 12 13 14 15

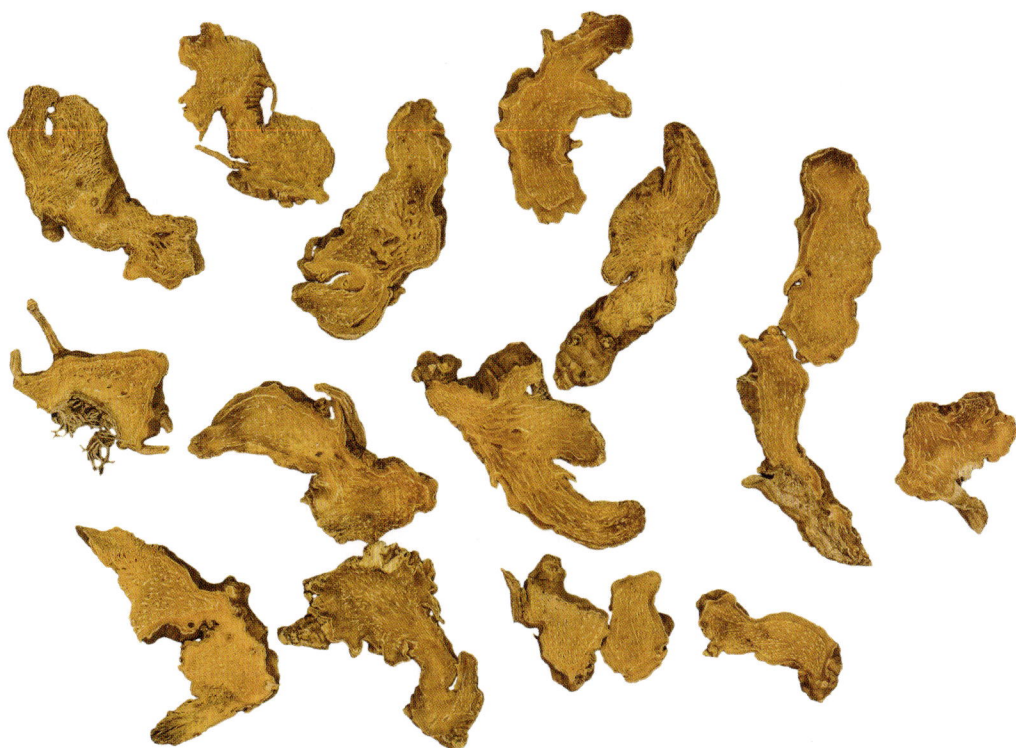

射干

产地：甘肃

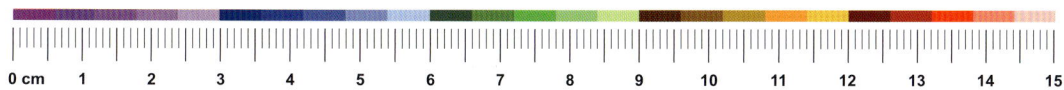

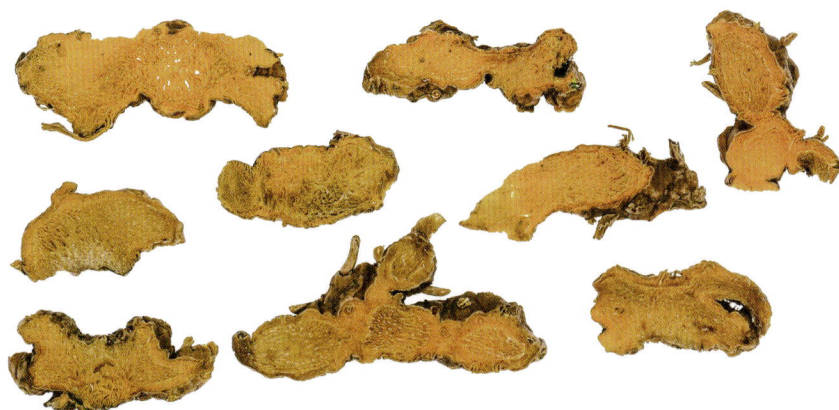

射干

产地：湖北

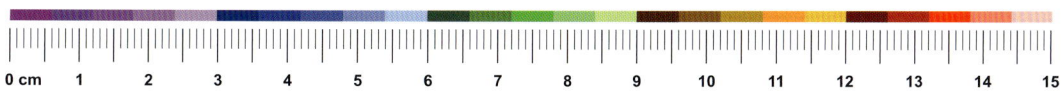

升麻

【基　原】毛茛科植物大三叶升麻 *Cimicifuga heracleifolia* Kom.、兴安升麻 *Cimicifuga dahurica*（Turcz.）Maxim. 或升麻 *Cimicifuga foetida* L. 的干燥根茎。

【采收加工】秋季采挖，除去泥沙，晒至须根干时，燎去或除去须根，晒干。

【主要产地】主产于辽宁、吉林、黑龙江，河北、山西、陕西、四川、青海等省亦产。

【炮制方法】除去杂质，略泡，洗净，润透，切厚片，干燥。

【饮片性状】本品为不规则的厚片，直径2～4cm，外表面黑褐色或棕褐色，粗糙不平，有的可见须根痕或坚硬的细须根残留，上面有数个圆形空洞的茎基痕，洞内壁显网状沟纹；下面凹凸不平，具须根痕。体轻，质硬，不易折断，切面纤维性，有裂隙，黄绿色或淡黄白色，具有网状或放射状纹理，气微，味微苦而涩。

【功能主治】发表透疹，清热解毒，升举阳气。用于风热头痛，齿痛，口疮，咽喉肿痛，麻疹不透，阳毒发斑，脱肛，子宫脱垂。

【用法用量】3～10g。

【使用注意】孕妇慎用。

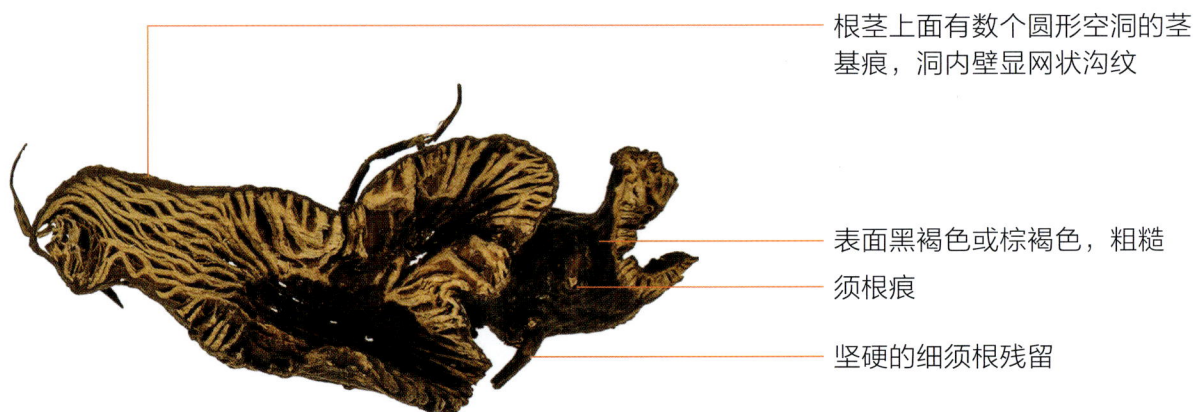

根茎上面有数个圆形空洞的茎基痕，洞内壁显网状沟纹

表面黑褐色或棕褐色，粗糙

须根痕

坚硬的细须根残留

升麻（表面）

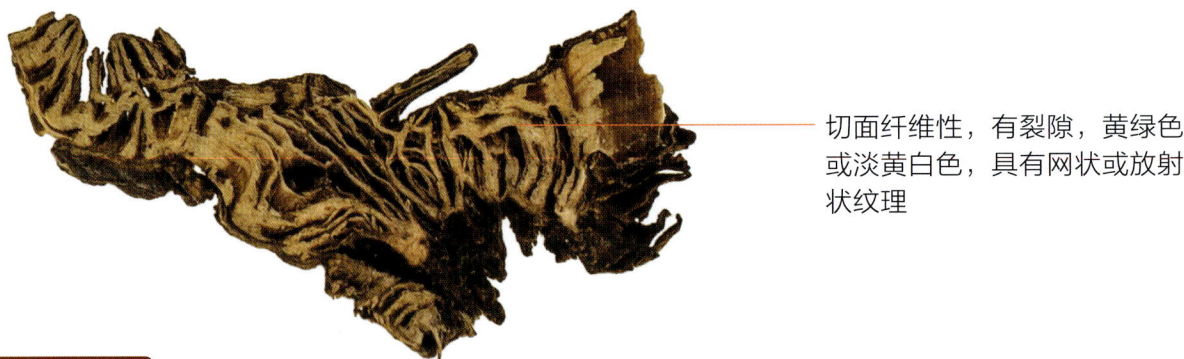

切面纤维性，有裂隙，黄绿色或淡黄白色，具有网状或放射状纹理

升麻（切面）

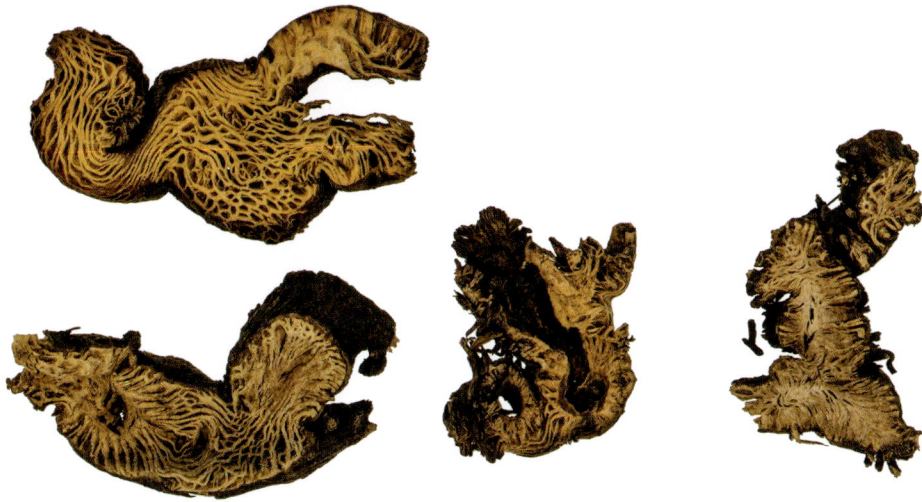

升麻

产地：吉林

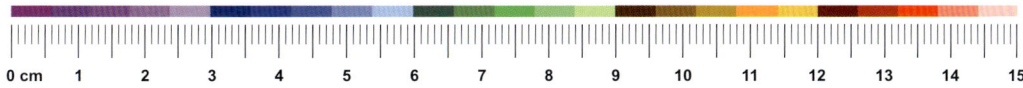

0 cm　1　2　3　4　5　6　7　8　9　10　11　12　13　14　15

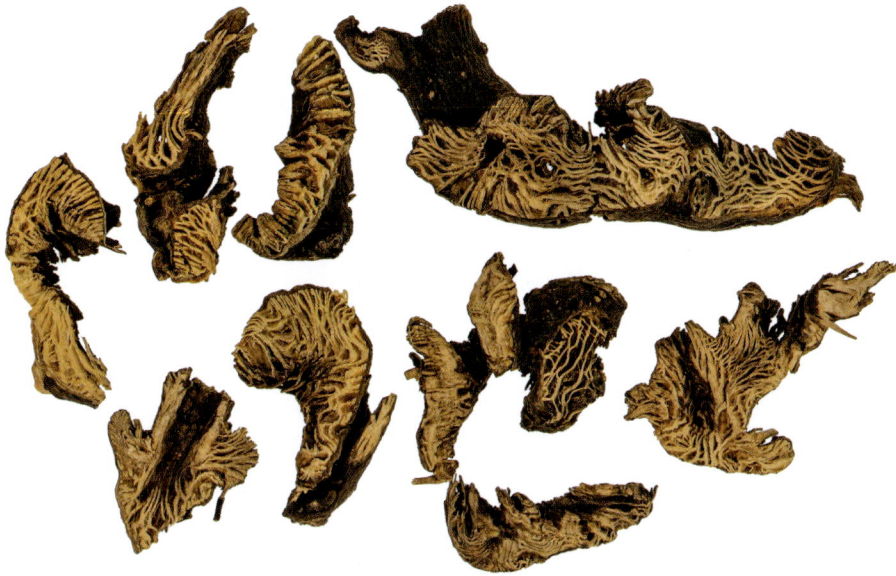

升麻

产地：河北

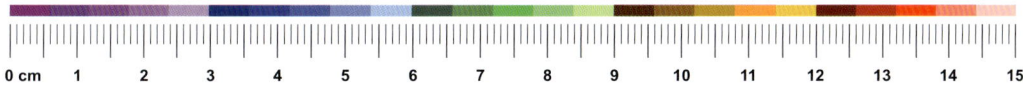

0 cm　1　2　3　4　5　6　7　8　9　10　11　12　13　14　15

石菖蒲

【基　原】天南星科植物石菖蒲 *Acorus tatarinowii* Schott 的干燥根茎。

【采收加工】秋、冬二季采挖，除去须根和泥沙，晒干。

【主要产地】主产于江苏、浙江、湖北、安徽等地。

【炮制方法】除去杂质，洗净，润透，切厚片，干燥。

【饮片性状】本品为扁圆形或长条形的厚片，直径0.3～1cm。外表皮棕褐色或灰棕色，粗糙，有疏密不匀的环节，节间长 0.2～0.8cm，有的可见细纵纹、残留的须根或圆点状根痕，叶痕呈三角形，左右交互排列，偶见毛鳞状的叶基残余，质硬，断面纤维性，切面类白色或微红色，内皮层环明显，有多数维管束小点及棕色油细胞。气芳香，味苦、微辛。

【功能主治】开窍豁痰，醒神益智，化湿开胃。用于神昏癫痫，健忘失眠，耳鸣耳聋，脘痞不饥，噤口下痢。

【用法用量】3～10g。

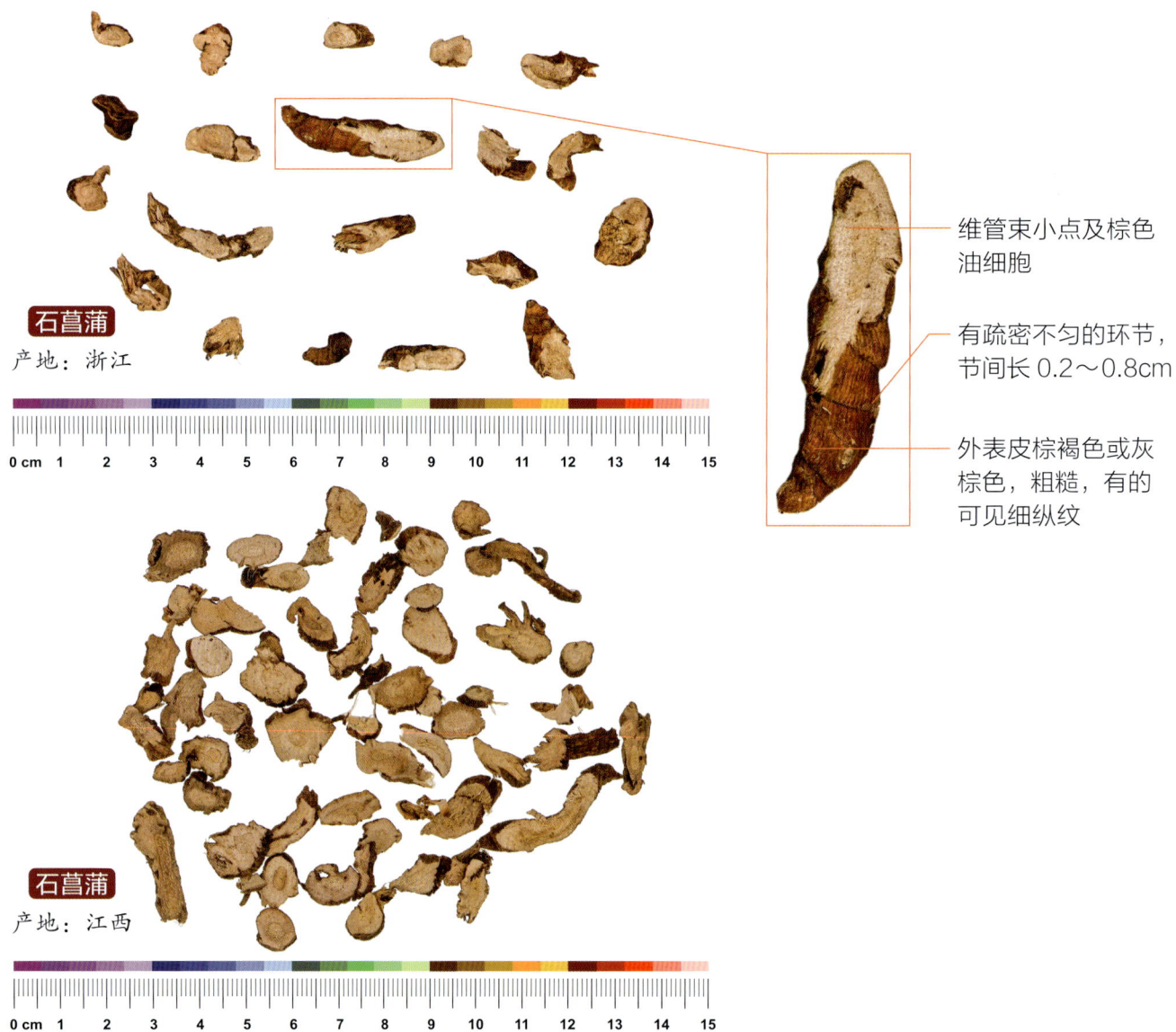

石菖蒲
产地：浙江

维管束小点及棕色油细胞

有疏密不匀的环节，节间长 0.2～0.8cm

外表皮棕褐色或灰棕色，粗糙，有的可见细纵纹

石菖蒲
产地：江西

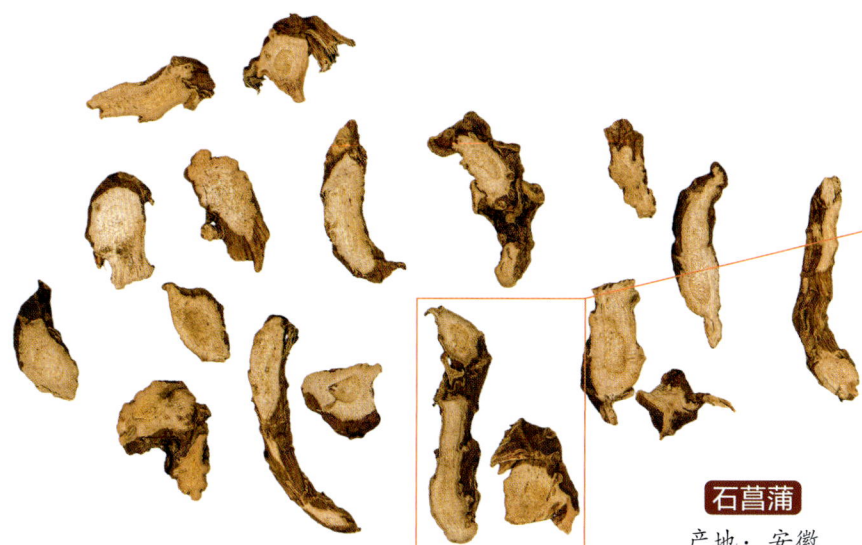

石菖蒲
产地：安徽

叶痕呈三角形，
左右交互排列

毛鳞状的
叶基残余

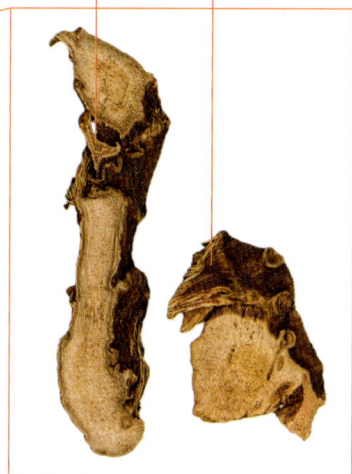

石菖蒲（叶痕）

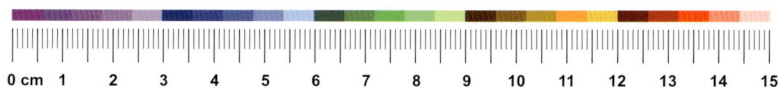

0 cm 1 2 3 4 5 6 7 8 9 10 11 12 13 14 15

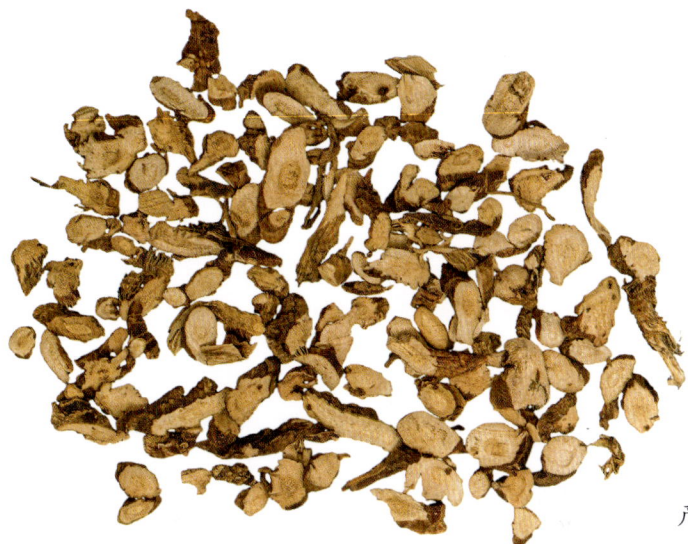

石菖蒲
产地：吉林

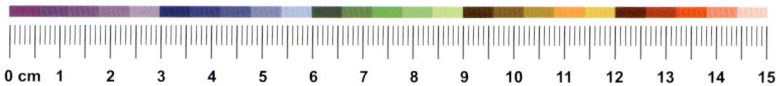

0 cm 1 2 3 4 5 6 7 8 9 10 11 12 13 14 15

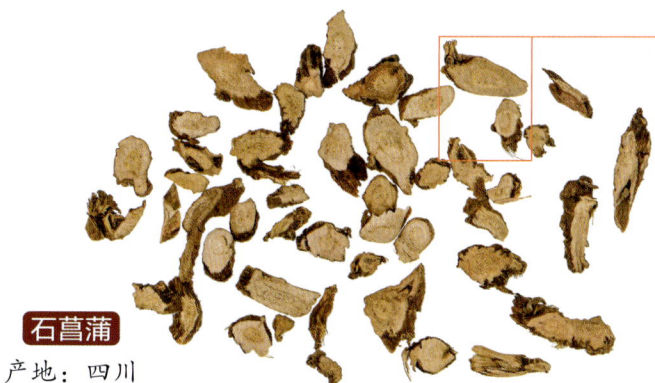

石菖蒲
产地：四川

石菖蒲（切面）

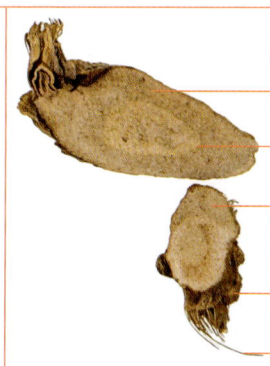

断面纤维性

内皮层环明显

切面类白色或微红色

圆点状根痕

残留的须根

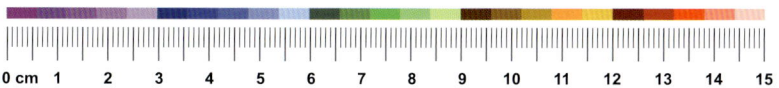

0 cm 1 2 3 4 5 6 7 8 9 10 11 12 13 14 15

锁阳

【基　　原】锁阳科植物锁阳 *Cynomorium songaricum* Rupr. 的干燥肉质茎。

【采收加工】春季采挖，除去花序，切段，晒干。

【主要产地】主产于新疆、甘肃、青海、内蒙古、宁夏等地。

【炮制方法】洗净，润透，切薄片，干燥。

【饮片性状】本品为不规则形或类圆形的厚片或薄片，直径 1.5～5cm。表面棕色或棕褐色，粗糙，具明显纵沟和不规则凹陷，有的残存三角形黑棕色鳞片。体重，质硬，难折断，断面浅棕色或棕褐色，散在黄色三角状维管束。气微，味甘而涩。

【功能主治】补肾阳，益精血，润肠通便。用于肾阳不足，精血亏虚，腰膝痿软，阳痿滑精，肠燥便秘。

【用法用量】5～10g。

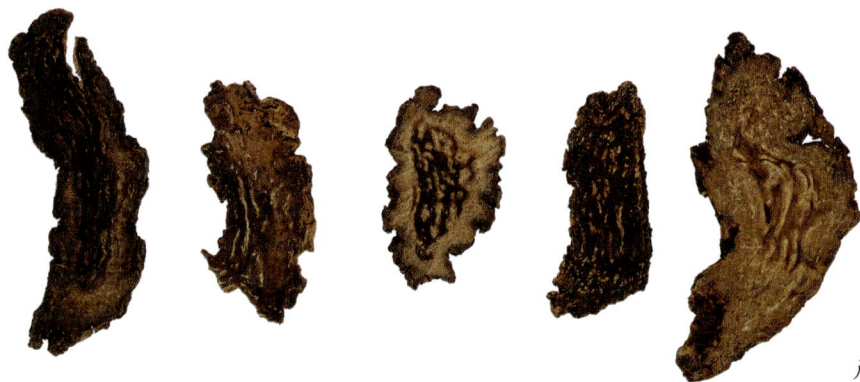

锁阳

产地：甘肃

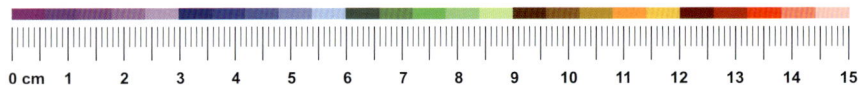

0 cm 1 2 3 4 5 6 7 8 9 10 11 12 13 14 15

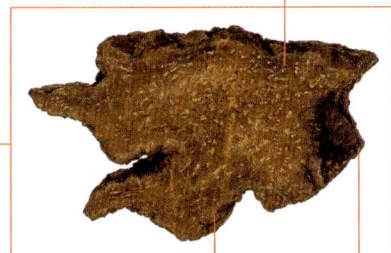

散在黄色三角状维管束

断面浅棕色或棕褐色

表面棕色或棕褐色，粗糙，具明显纵沟和不规则凹陷

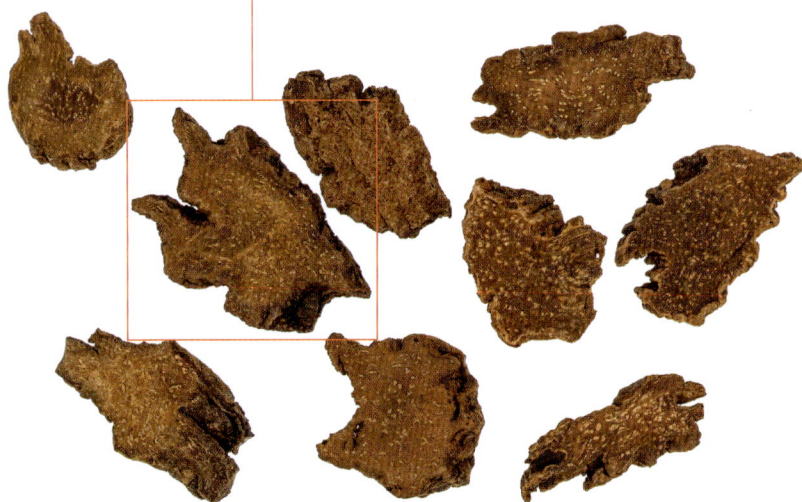

锁阳

产地：内蒙古

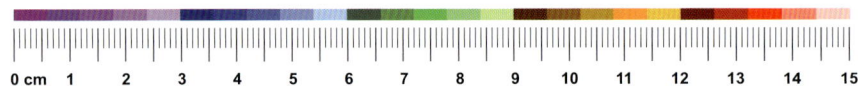

0 cm 1 2 3 4 5 6 7 8 9 10 11 12 13 14 15

太子参

【基　　原】石竹科植物孩儿参 *Pseudostellaria heterophylla*（Miq.）Pax ex Pax et Hoffm. 的干燥块根。

【采收加工】夏季茎叶大部分枯萎时采挖，洗净，除去须根，置沸水中略烫后晒干或直接晒干。

【主要产地】主产于福建、贵州、安徽等地。

【炮制方法】除去杂质，洗净，干燥。

【饮片性状】本品呈细长纺锤形或细长条形，稍弯曲，长 3～10cm，直径 0.2～0.6cm。顶端残留极短的茎基或芽痕，下部渐细呈尾状。表面灰黄色至黄棕色，较光滑，微有不规则的细纵皱纹。质硬而脆，易折断。断面较平坦，周边淡黄棕色，中心淡黄白色，角质样。气微，味微甘。

【功能主治】益气健脾，生津润肺。用于脾虚体倦，食欲不振，病后虚弱，气阴不足，自汗口渴，肺燥干咳。

【用法用量】9～30g。

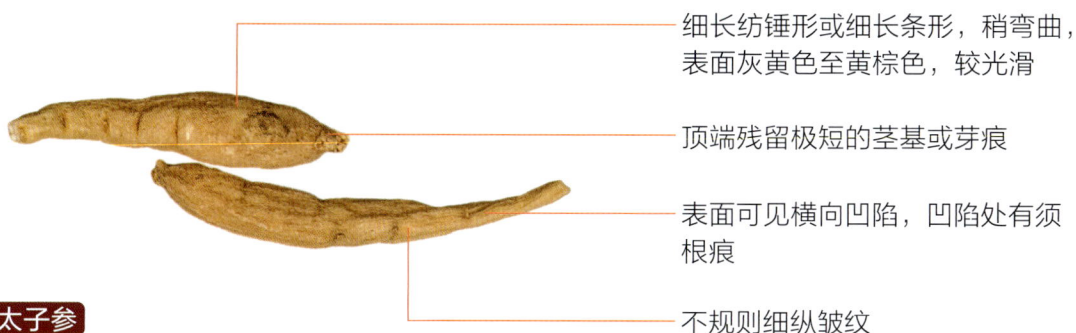

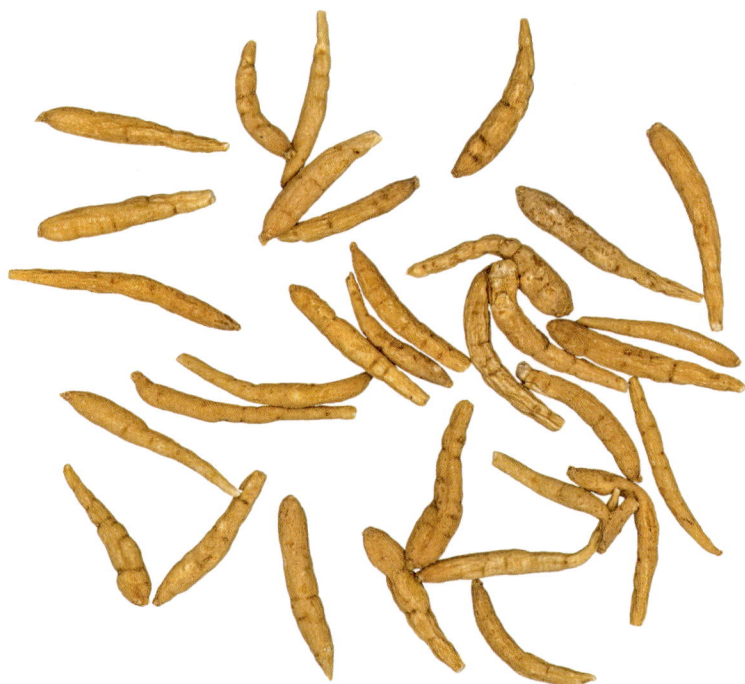

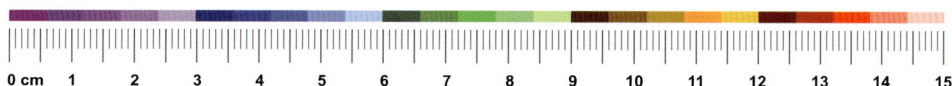

细长纺锤形或细长条形，稍弯曲，表面灰黄色至黄棕色，较光滑

顶端残留极短的茎基或芽痕

表面可见横向凹陷，凹陷处有须根痕

不规则细纵皱纹

太子参

中心淡黄白色

断面较平坦，角质样，周边淡黄棕色

太子参（断面）

太子参

产地：贵州

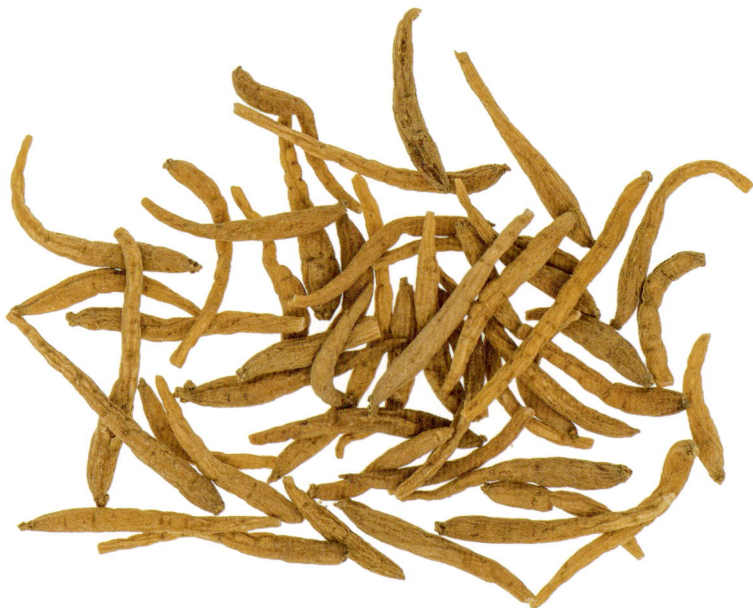

太子参

产地：江苏

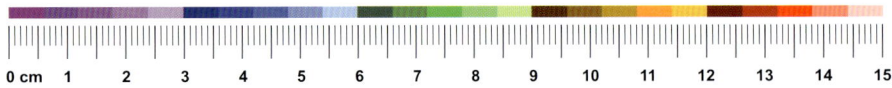

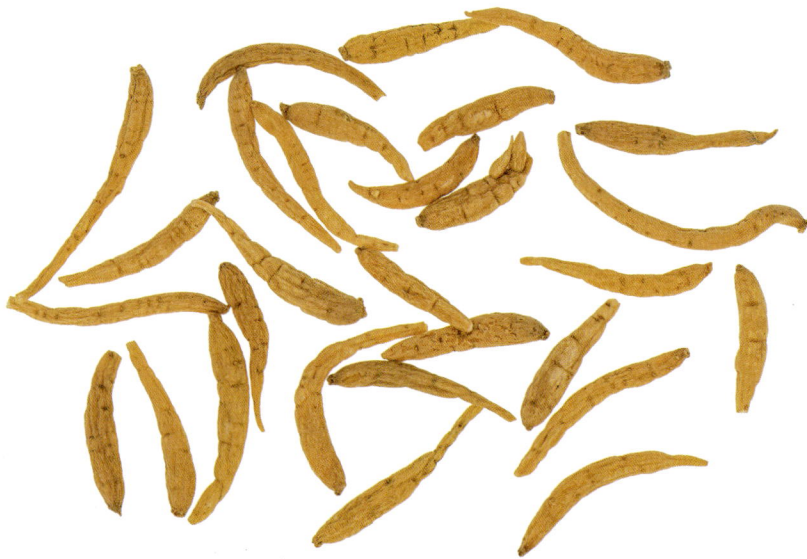

太子参

产地：福建

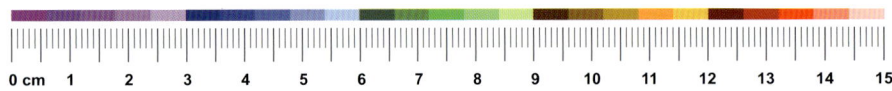

烫狗脊

【基　　原】蚌壳蕨科植物金毛狗脊 Cibotium barometz（L.）J. Sm. 干燥根茎的炮制加工品。

【采收加工】秋、冬二季采挖，除去泥沙，干燥；或去硬根、叶柄及金黄色绒毛，切厚片，干燥，为"生狗脊片"；蒸后晒至六七成干，切厚片，干燥，为"熟狗脊片"。

【主要产地】主产于福建、四川等地。

【炮制方法】取原药材，除去杂质；未切片者，洗净，浸泡 0.5～1 小时，取出，闷润 4～8 小时，至内外湿度一致，切厚片（2～4mm），干燥，筛去碎屑。取河砂，置锅内，用武火（180～220℃）炒至疏松时，加入生狗脊片，烫至鼓起呈棕色时，取出，筛去砂，晾凉后除去残存绒毛。

【饮片性状】本品呈不规则长条形或圆形的厚片，直径 2～10cm。表面略鼓起，棕褐色，偶见残留金黄色绒毛；上面有数个红棕色的木质叶柄，下面残存黑色细根。质坚硬，不易折断。切面浅棕色，较平滑，近边缘 1～4mm 处有 1 条棕黄色隆起的木质部环纹或条纹，边缘不整齐，偶有金黄色绒毛残留；质脆，易折断，有粉性。无臭，味淡、微涩。

【功能主治】祛风湿，补肝肾，强腰膝。用于风湿痹痛，腰膝酸软，下肢无力。

【用法用量】6～12g。

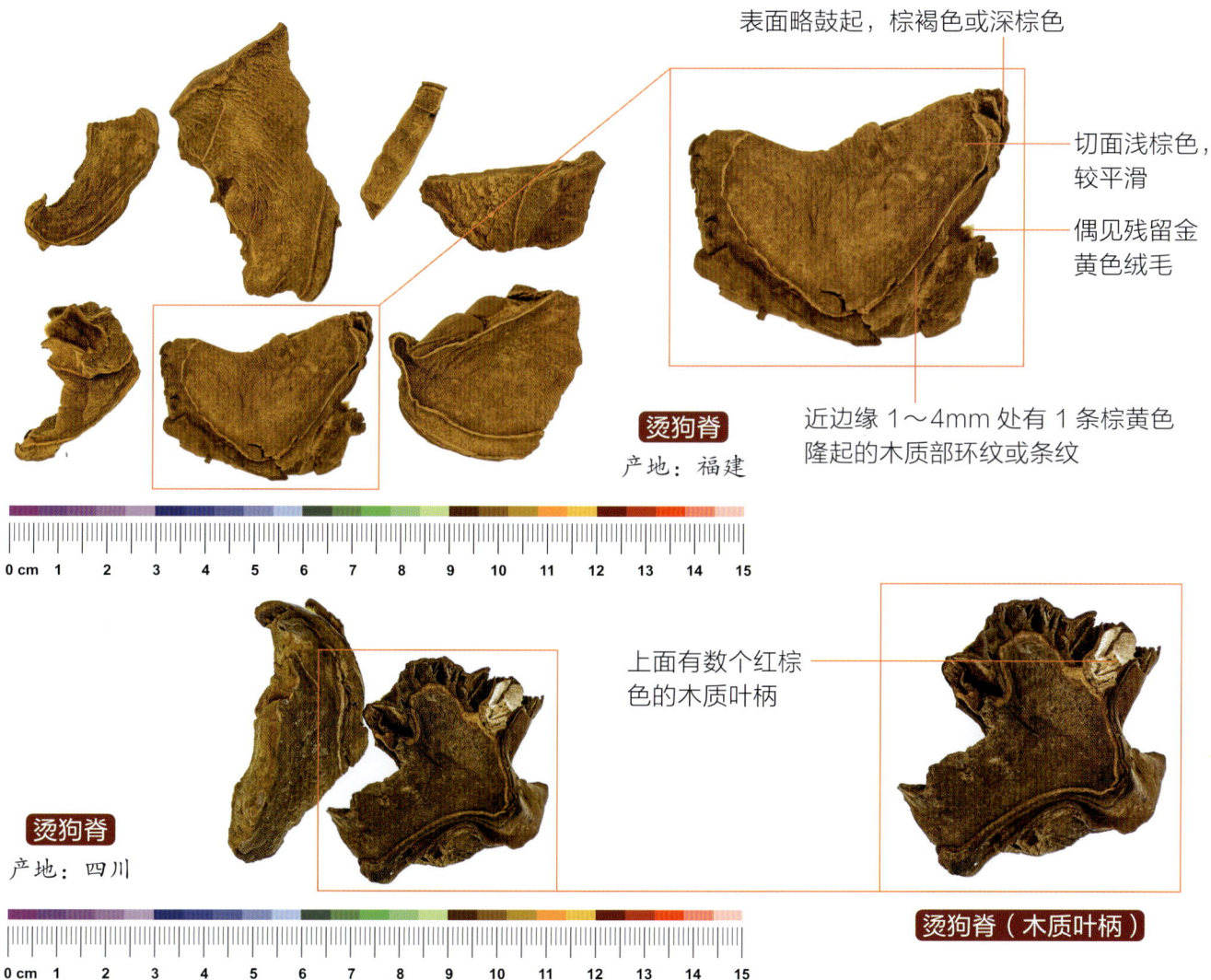

表面略鼓起，棕褐色或深棕色

切面浅棕色，较平滑

偶见残留金黄色绒毛

烫狗脊
产地：福建

近边缘 1～4mm 处有 1 条棕黄色隆起的木质部环纹或条纹

上面有数个红棕色的木质叶柄

烫狗脊
产地：四川

烫狗脊（木质叶柄）

藤梨根

【基　原】猕猴桃科植物中华猕猴桃 Actinidia chinensis Planch. 的干燥根。

【采收加工】秋季采挖，除去泥土，切成厚片，晒干。

【主要产地】主产于湖北、湖南、四川、陕西、河南、安徽、江苏、浙江、福建等地。

【炮制方法】取原药材，除去杂质，筛去灰屑。

【饮片性状】本品为不规则或类圆形厚片。外表皮黄棕色或棕褐色，有纵沟纹。切面不平坦，皮部棕褐色，木部宽，黄棕色，有环状纹理，并可见众多圆形小孔。质坚硬。气微，味淡。

【功能主治】清热解毒，活血散结，祛风利湿。用于风湿性关节炎，淋巴结结核，跌扑损伤，痈疖。

【用法用量】30～60g。

外表皮黄棕色或棕褐色，有纵沟纹

皮部棕褐色
木部黄棕色
有环状纹理
可见众多圆形小孔

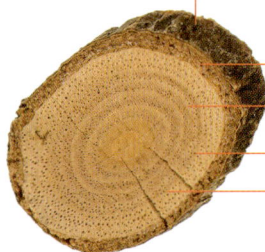

藤梨根

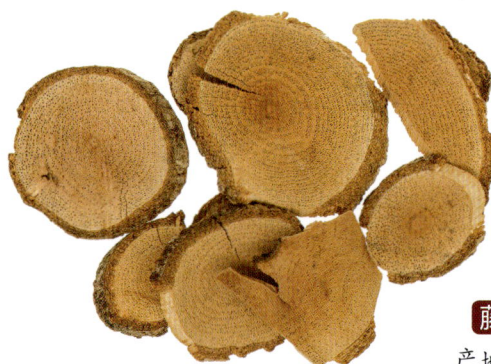

藤梨根
产地：四川

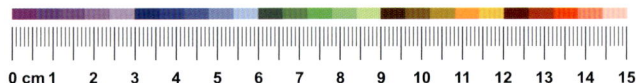

藤梨根
产地：江苏

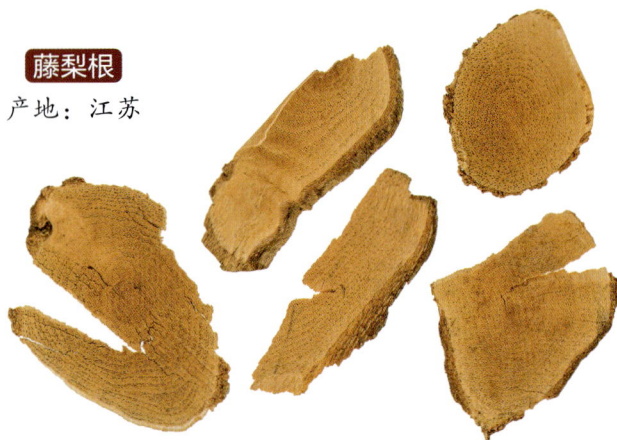

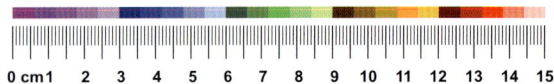

藤梨根
产地：浙江

【炮制依据】《北京市中药饮片炮制规范（2008 年版）》

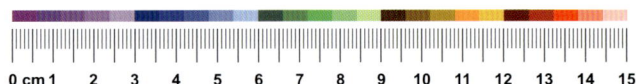

天冬

【基　原】百合科植物天冬 *Asparagus cochin-chinensis*（Lour.）Merr. 的干燥块根。

【采收加工】秋、冬二季采挖，洗净，除去茎基和须根，置沸水中煮或蒸至透心，趁热除去外皮，洗净，干燥。

【主要产地】主产于河北、山西、陕西、甘肃等地。

【炮制方法】除去杂质，迅速洗净，切薄片，干燥。

【饮片性状】本品呈类圆形或不规则形的片，直径 0.5～2cm。外表面黄白色至淡黄棕色，半透明，光滑或具深浅不等的纵皱纹，偶有残存的灰棕色外皮。质硬或柔润，有黏性，断面角质样，中柱黄白色。气微，味甜、微苦。

【功能主治】养阴润燥，清肺生津。用于肺燥干咳，顿咳痰黏，腰膝酸痛，骨蒸潮热，内热消渴，热病津伤，咽干口渴，肠燥便秘。

【用法用量】6～12g。

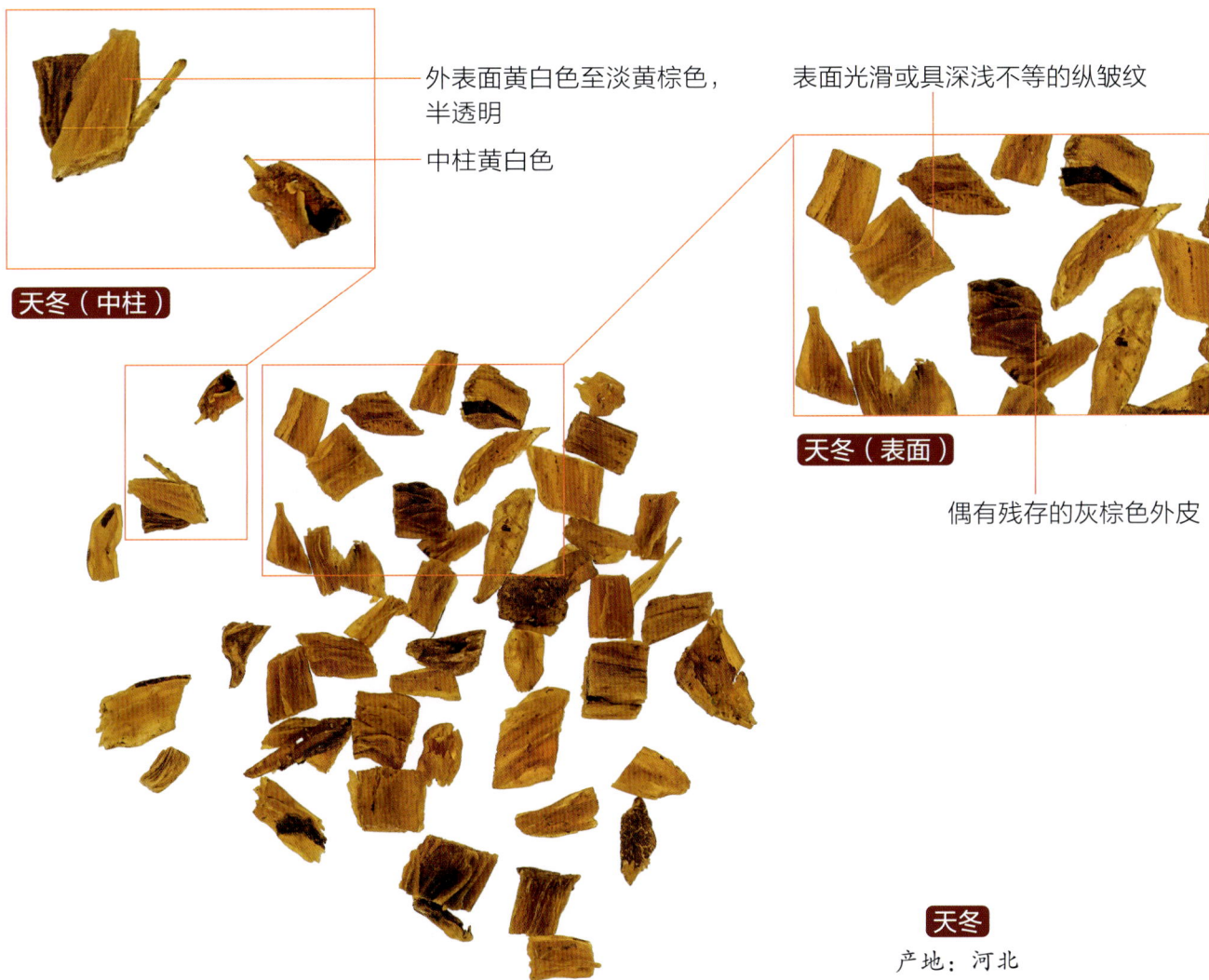

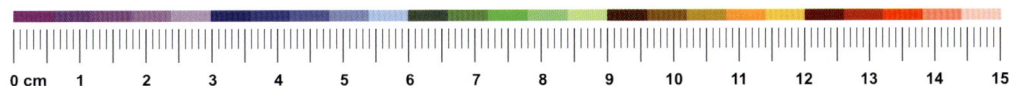

外表面黄白色至淡黄棕色，半透明

中柱黄白色

天冬（中柱）

表面光滑或具深浅不等的纵皱纹

天冬（表面）

偶有残存的灰棕色外皮

天冬

产地：河北

0 cm 1 2 3 4 5 6 7 8 9 10 11 12 13 14 15

天冬 | 257

切面黄白色至淡黄棕色，
角质样

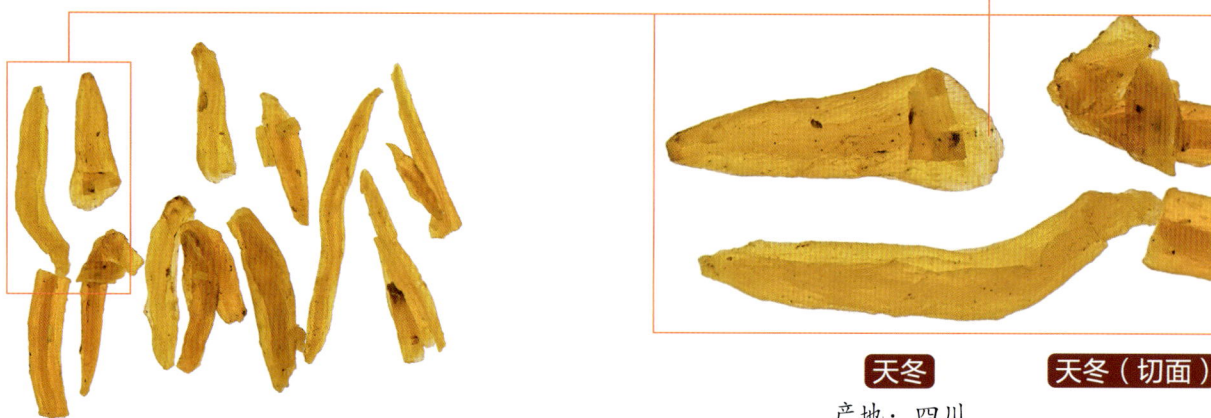

天冬　　　　　天冬（切面）

产地：四川

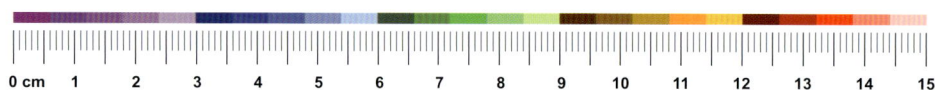

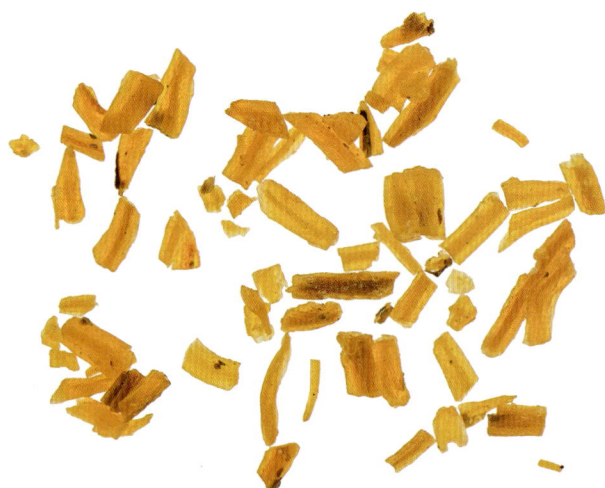

天冬

产地：浙江

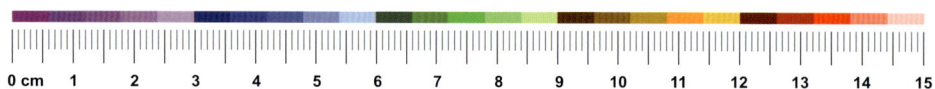

天麻

【基　　原】兰科植物天麻 *Gastrodia elata* Bl. 的干燥块茎。

【采收加工】立冬后至次年清明前采挖，立即洗净，蒸透，敞开低温干燥。

【主要产地】主产于四川、贵州、云南、陕西等地，东北、华北各地亦产。

【炮制方法】洗净，润透或蒸软，切薄片，干燥。

【饮片性状】本品为不规则的薄片，长 3～15cm，宽 1.5～6cm，外表皮淡黄色至黄棕色，有纵皱纹，有时可见点状略突起的潜伏芽排成的横环纹（或称"点状环节"）。冬天采挖者习称"冬麻"，顶端可见红棕色至深棕色鹦嘴状的芽，习称"鹦哥嘴"；春季采挖者习称"春麻"，顶端可见残留茎基，习称"红小辫"；底端有自母核脱落的圆脐形疤痕，习称"肚脐眼"。质坚硬，不易折断，切面较平坦，黄白色至淡棕色。角质样，有光泽，半透明。气微，味甘。

【功能主治】息风止痉，平抑肝阳，祛风通络。用于小儿惊风，癫痫抽搐，破伤风，头痛眩晕，手足不遂，肢体麻木，风湿痹痛。

【用法用量】3～10g。

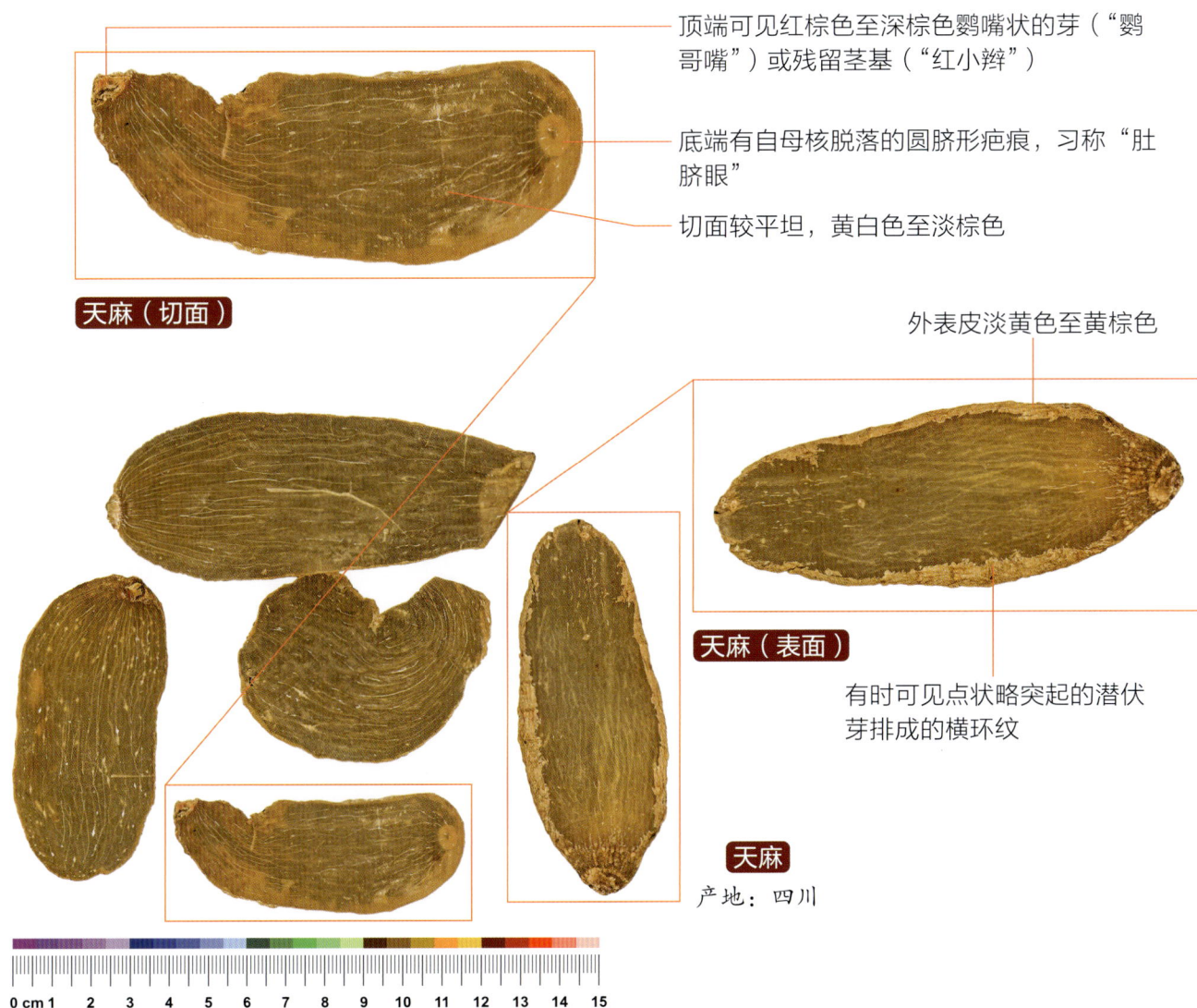

顶端可见红棕色至深棕色鹦嘴状的芽（"鹦哥嘴"）或残留茎基（"红小辫"）

底端有自母核脱落的圆脐形疤痕，习称"肚脐眼"

切面较平坦，黄白色至淡棕色

天麻（切面）

外表皮淡黄色至黄棕色

天麻（表面）

有时可见点状略突起的潜伏芽排成的横环纹

天麻

产地：四川

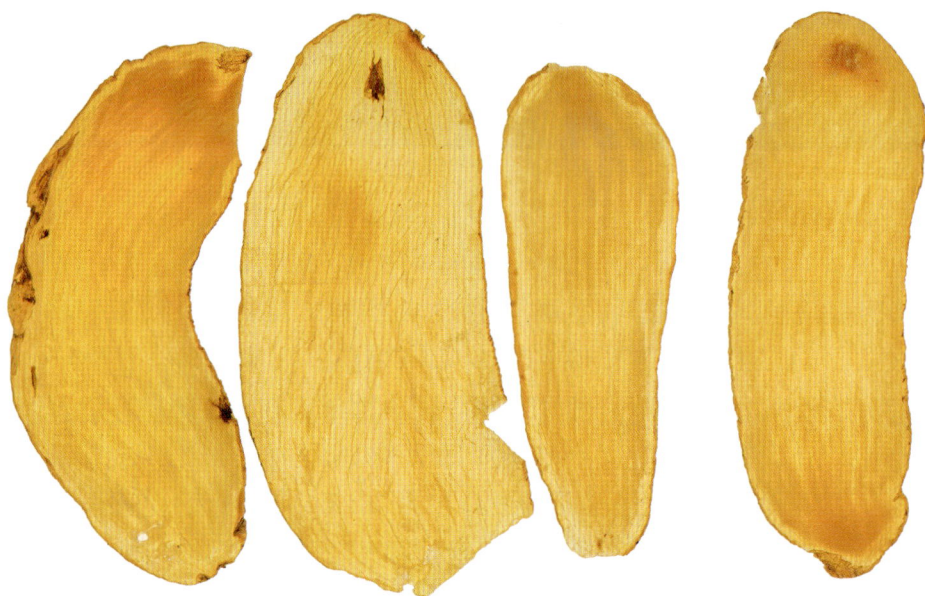

天麻
产地：贵州

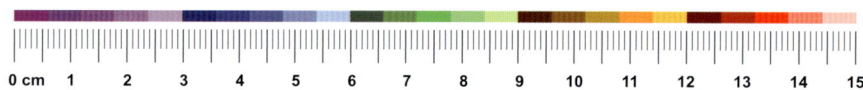

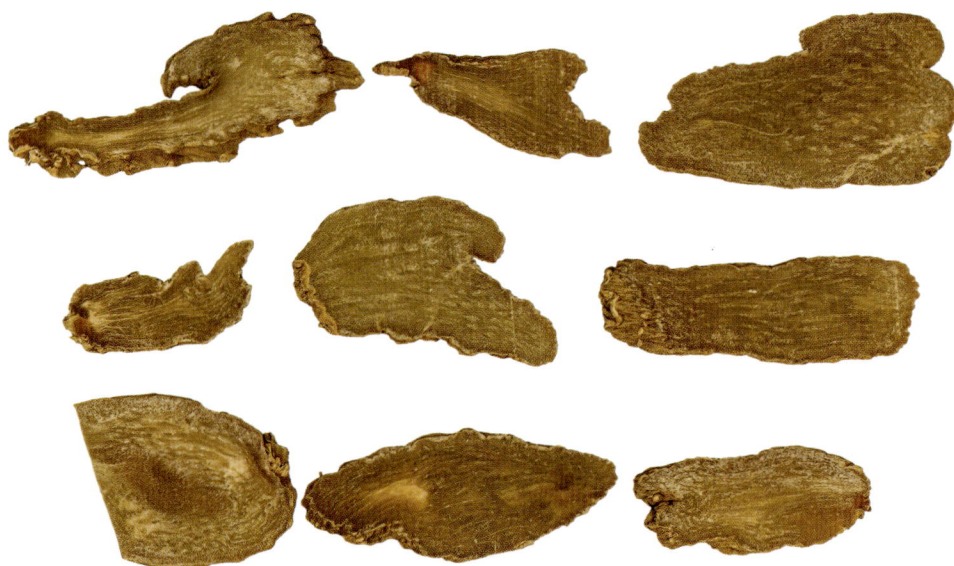

天麻
产地：陕西

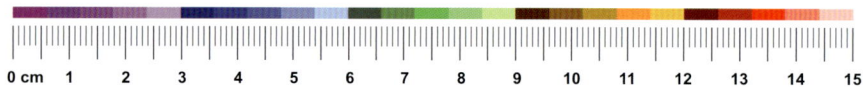

芭蕉芋（易混品）

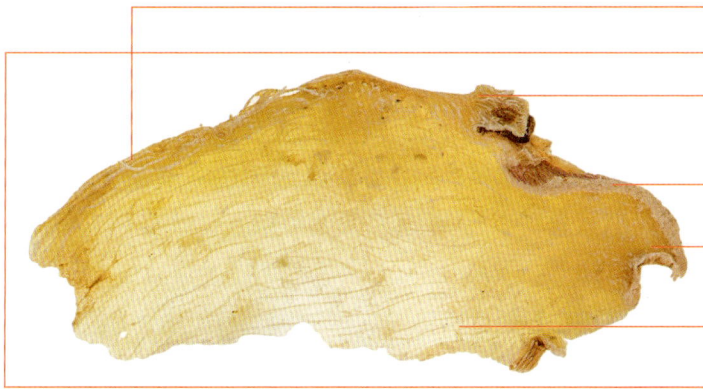

去表皮后，表面环带不明显，露出纤维样纹，纵向散乱排列，有的纤维一端游离

表面浅黄白色至黄棕色，具纵皱及沟纹，节不明显

常见白色粉霜

断面久置后起白霜

断面不平坦，角质样，可见白色点状或条状纤维束

芭蕉芋（切面）

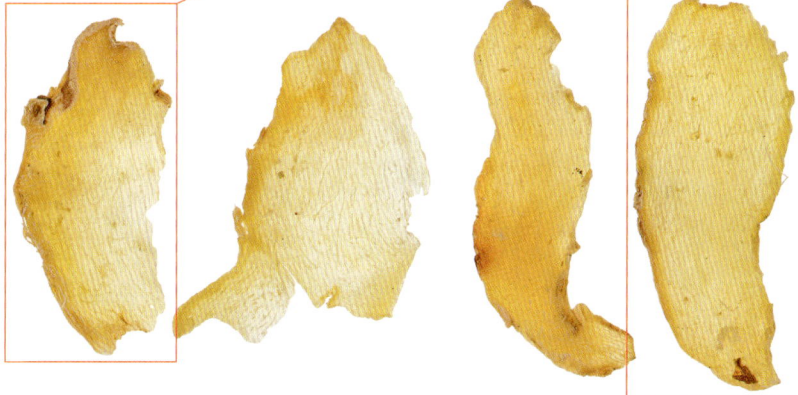

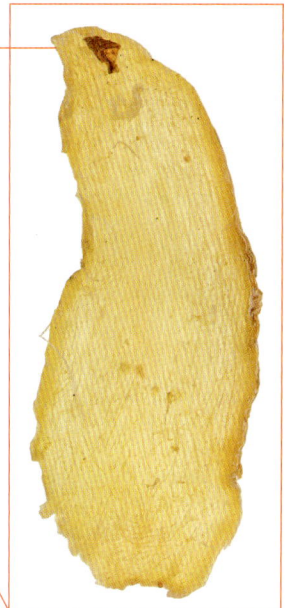

顶端留有茎基，有时烧焦糊冒充"鹦哥嘴"或将残茎自基部除去

芭蕉芋
产地：四川

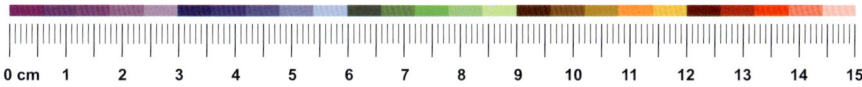

0 cm 1 2 3 4 5 6 7 8 9 10 11 12 13 14 15

天花粉

【基　　原】葫芦科植物栝楼 *Trichosanthes kirilowii* Maxim. 或双边栝楼 *Trichosanthes rosthornii* Harms 的干燥根。

【采收加工】秋、冬二季采挖，洗净，除去外皮，切段或纵剖成瓣，干燥。

【主要产地】主产于河南、山东、江苏、安徽等地。

【炮制方法】略泡，润透，切厚片，干燥。

【饮片性状】本品为类圆形、半圆形或不规则形的厚片，直径 1.5～5.5cm。外表皮黄白色或淡棕黄色，有纵皱纹、细根痕及略凹陷的横长皮孔，有的有黄棕色外皮残留。质坚实，断面白色或淡黄色，富粉性，横切面可见黄色木质部，略呈放射状排列，纵切面可见黄色条纹状木质部。气微，味微苦。

【功能主治】清热泻火，生津止渴，消肿排脓。用于热病烦渴，肺热燥咳，内热消渴，疮疡肿毒。

【用法用量】10～15g。

【使用注意】孕妇慎用；不宜与川乌、制川乌、草乌、制草乌、附子同用。

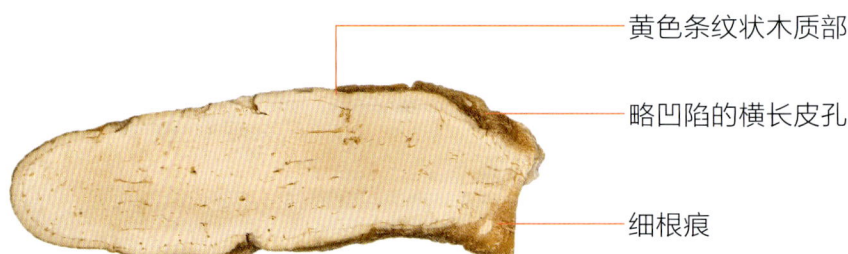

黄色条纹状木质部

略凹陷的横长皮孔

细根痕

天花粉

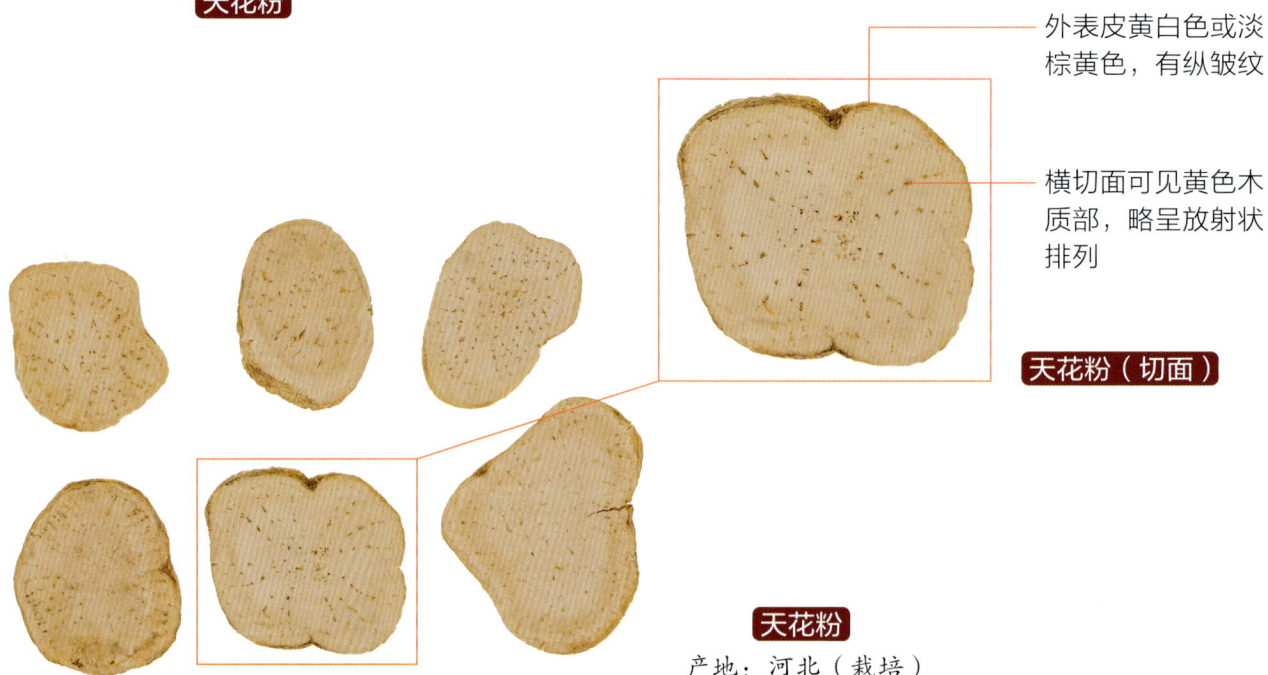

外表皮黄白色或淡棕黄色，有纵皱纹

横切面可见黄色木质部，略呈放射状排列

天花粉（切面）

天花粉

产地：河北（栽培）

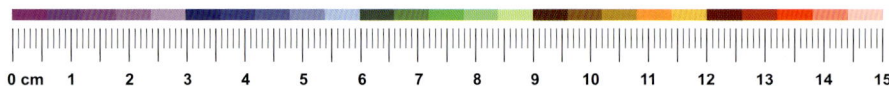

0 cm　1　2　3　4　5　6　7　8　9　10　11　12　13　14　15

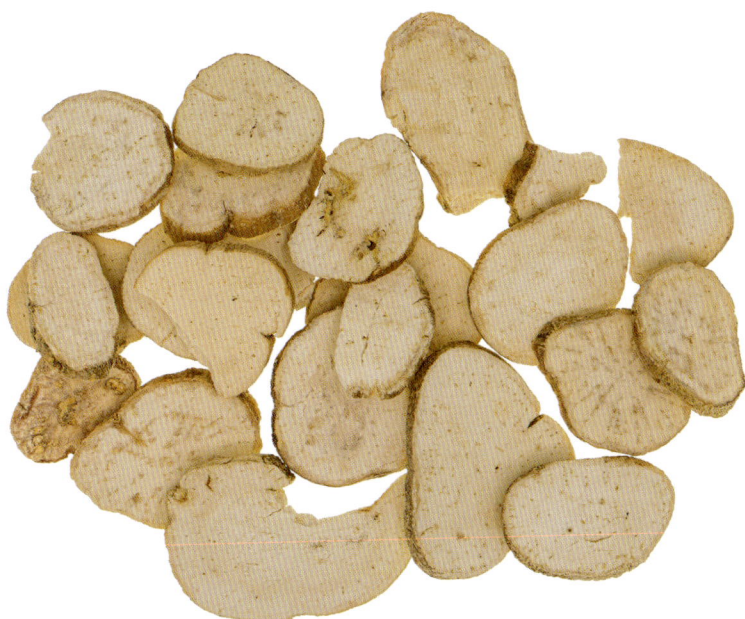

天花粉
产地：河南（栽培）

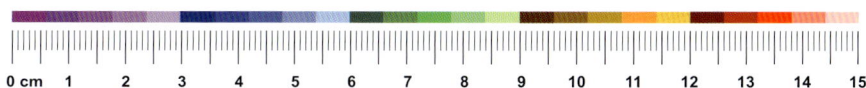

天花粉（虫蛀）

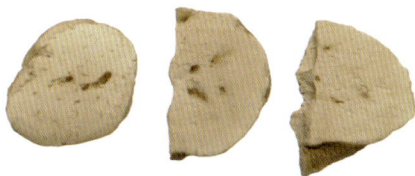

天花粉含有大量淀粉和皂苷，并含有蛋白质、多糖、氨基酸等多种成分，保存不当时极易出现虫蛀现象。

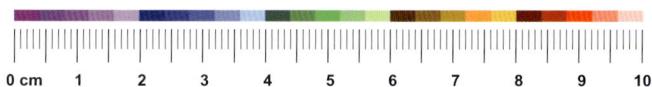

番薯（混淆品）

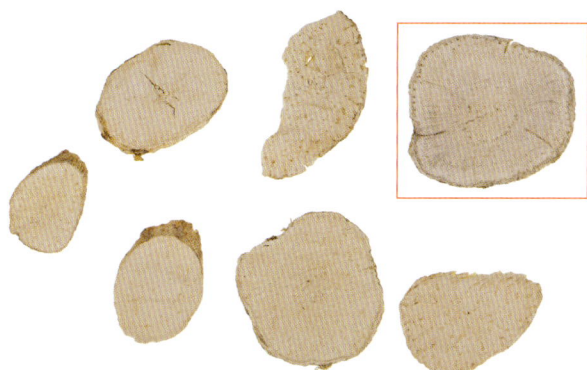

【基　原】旋花科番薯属植物番薯 *Ipomoea batatas*（L.）Lam.［Convolvulus batatas L.］的块根。

断面乳白色，粉性，纤维性较强，近皮部可见一圈淡黄棕色的环纹

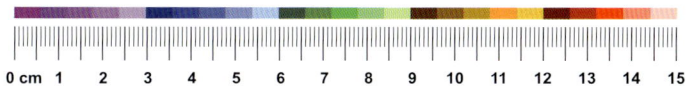

番薯
产地：河北

长萼瓜蒌（易混品）

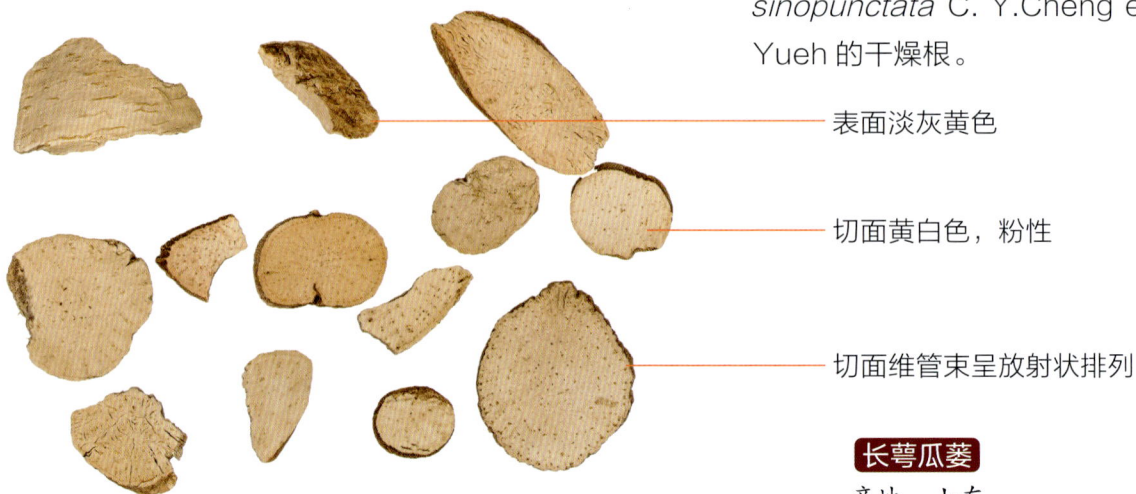

【基　原】长萼栝楼 *Trichosanthes sinopunctata* C. Y.Cheng et C. H. Yueh 的干燥根。

—— 表面淡灰黄色

—— 切面黄白色，粉性

—— 切面维管束呈放射状排列

长萼瓜蒌
产地：山东

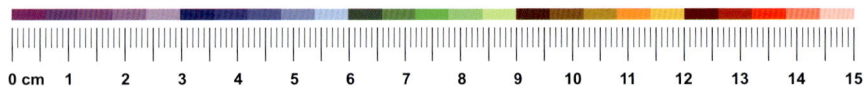

木薯（易混品）

【基　原】大戟科植物木薯 *Manihot eseulenta* Crantz 的干燥块根。原产于巴西，在福建、台湾、广东、海南、贵州、云南等省区及广西壮族自治区有栽培。

毒　性： 木薯块根含氰酸毒素，其氰苷经水解酶水解后，放出氢氰酸，被人体黏膜吸收进入血液会引起中毒。木薯中毒的主要临床表现包括头晕头痛、恶心呕吐、四肢无力、昏迷甚至死亡，具有发病急、病死率较高的特点。

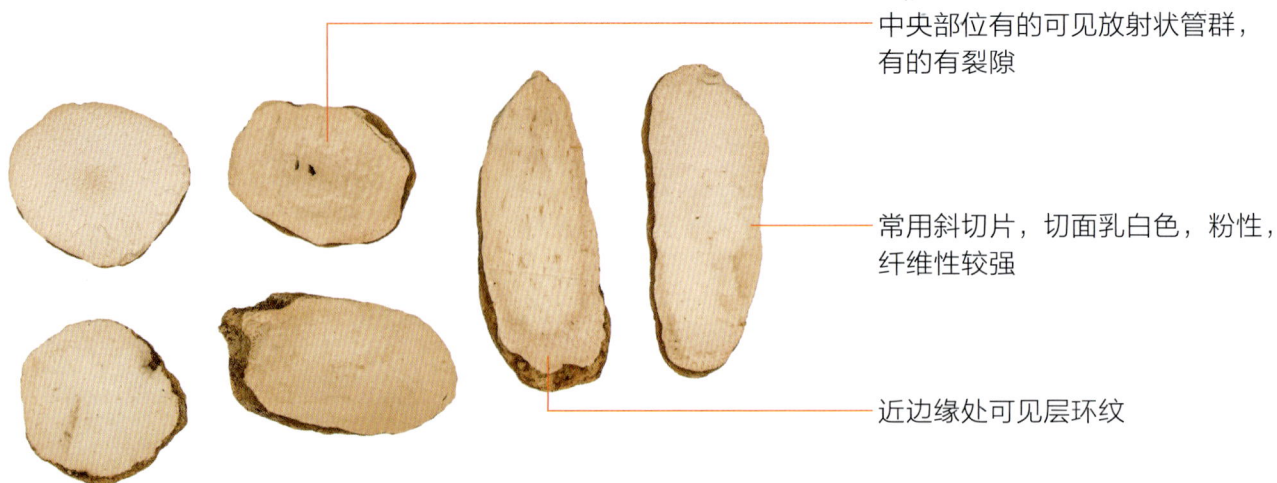

—— 中央部位有的可见放射状管群，有的有裂隙

—— 常用斜切片，切面乳白色，粉性，纤维性较强

—— 近边缘处可见层环纹

木薯
产地：贵州

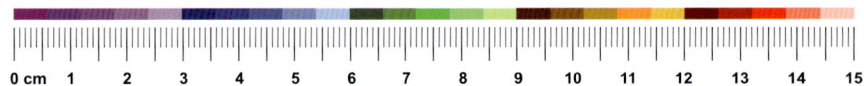

天葵子

【基　　原】毛茛科植物天葵 *Semiaquilegia adox-oides*（DC.）Makino 的干燥块根。

【采收加工】夏初采挖，洗净，干燥，除去须根。

【主要产地】主产于四川、贵州、浙江、湖北、湖南、广西、江西、安徽、陕西等地。

【炮制方法】洗净，润透或蒸软，切薄片，干燥。

【饮片性状】本品呈不规则短柱状、纺锤状或块状，略弯曲，长 1～3cm，直径 0.5～1cm。表面暗褐色至灰黑色，具不规则的皱纹及须根或须根痕。顶端常有茎叶残基，外被数层黄褐色鞘状鳞片。质较软，易折断，断面皮部类白色，木部黄白色或黄棕色，略呈放射状。气微，味甘、微苦辛。

【功能主治】清热解毒，消肿散结。用于痈肿疔疮，乳痈，瘰疬，蛇虫咬伤。

【用法用量】9～15g。

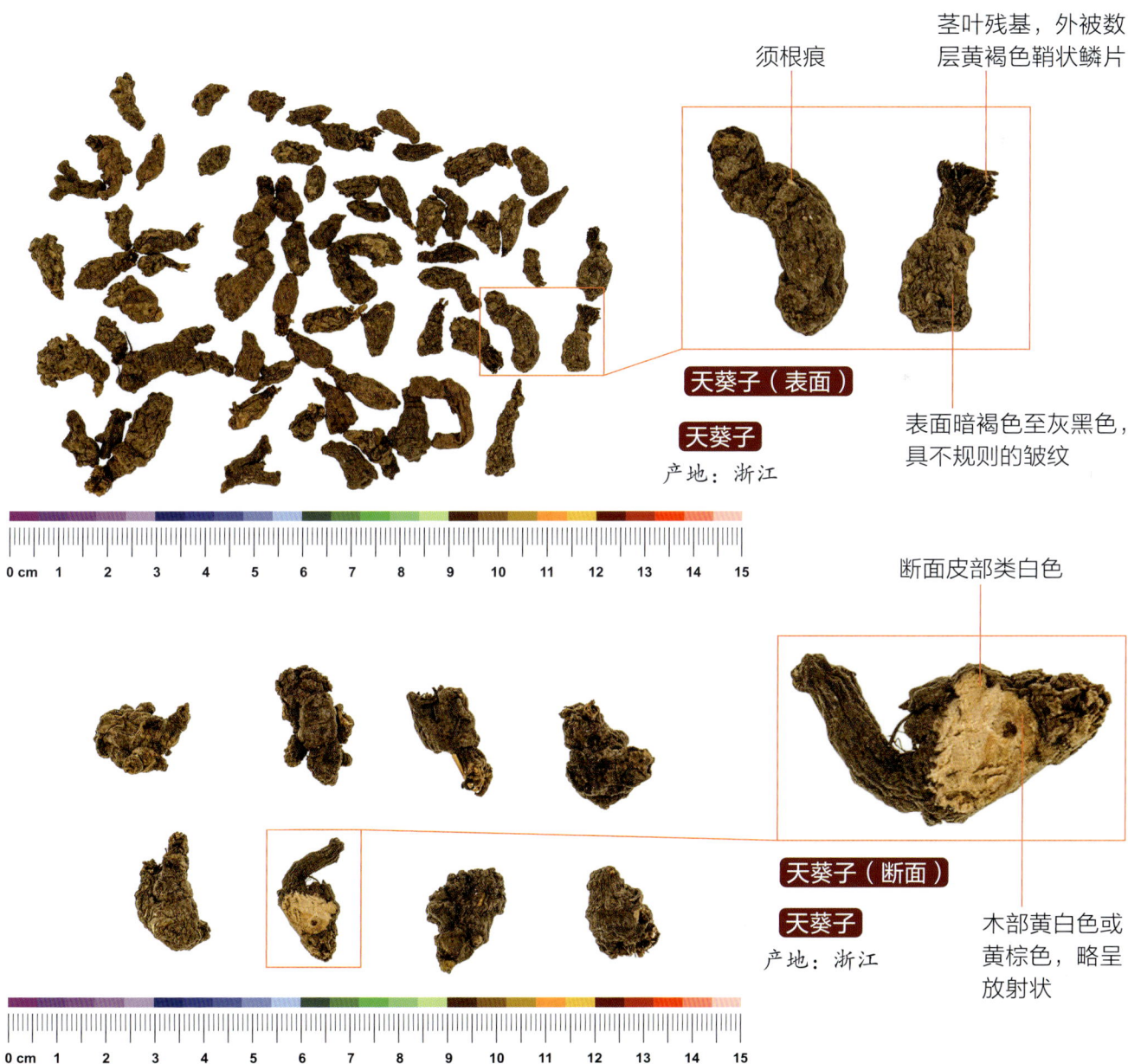

须根痕

茎叶残基，外被数层黄褐色鞘状鳞片

天葵子（表面）

天葵子
产地：浙江

表面暗褐色至灰黑色，具不规则的皱纹

断面皮部类白色

天葵子（断面）

天葵子
产地：浙江

木部黄白色或黄棕色，略呈放射状

威灵仙

【基　原】毛茛科植物威灵仙 *Clematis chinensis* Osbeck、棉团铁线莲 *Clematis hexapetala* Pall. 或东北铁线莲 *Clematis manshurica* Rupr. 的干燥根和根茎。

【采收加工】秋季采挖，除去泥沙，晒干。

【主要产地】主产于江苏、安徽、浙江、山东、四川、广东、福建等地。

【炮制方法】除去杂质，洗净，润透，切段，干燥。

【饮片性状】本品为不规则的段。根茎直径 0.3～1.5cm，表面黑褐色、棕褐色或棕黑色，顶端残留茎基；根直径 0.1～0.4cm，表面棕褐色至黑褐色，有细纵纹，有的皮部脱落，露出黄白色木部。质硬脆，易折断，切面皮部较广，木部淡黄色，略呈方形或近圆形，皮部与木部间常有裂隙。气微，味淡（威灵仙）、味咸（棉团铁线莲）或味辛（东北铁线莲）。

【功能主治】祛风湿，通经络。用于风湿痹痛，肢体麻木，筋脉拘挛，屈伸不利。

【用法用量】6～10g。

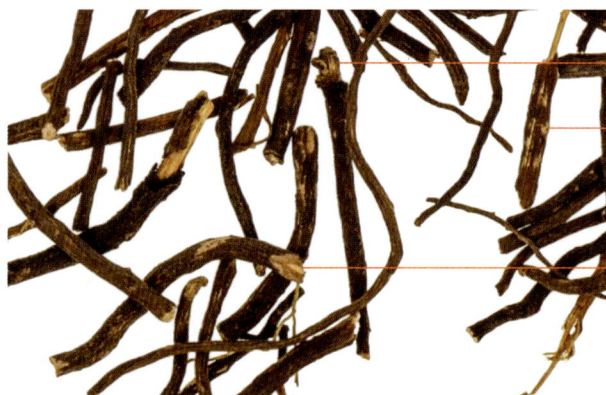

根茎顶端残留茎基

根直径 0.1～0.4cm，表面棕褐色至黑褐色，有细纵纹

切面皮部较广，木部淡黄色，略呈方形或近圆形，皮部与木部间常有裂隙

威灵仙

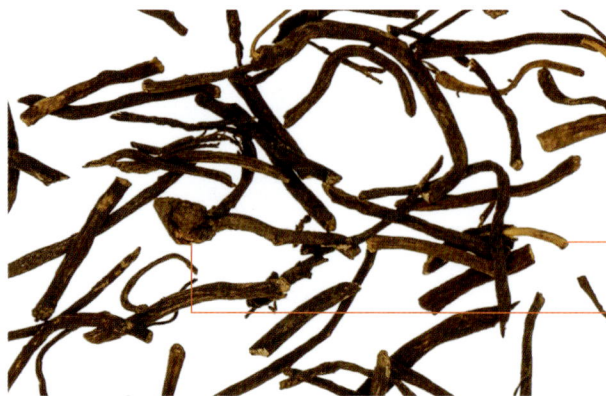

根表面有的皮部脱落，露出黄白色木部

根茎直径 0.3～1.5cm，表面黑褐色、棕褐色或棕黑色

威灵仙（外表面）

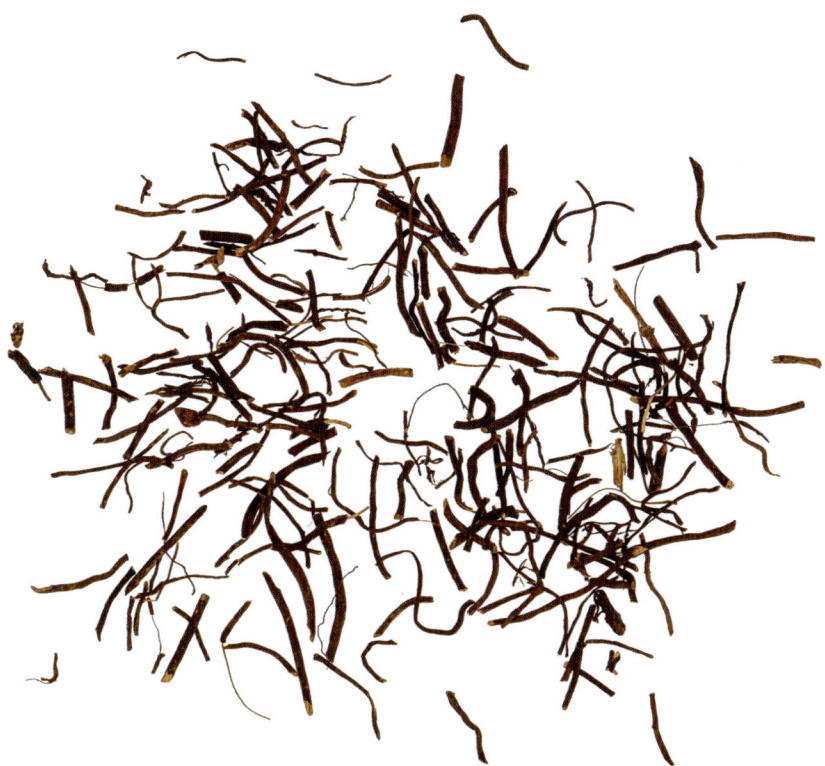

威灵仙

产地：河南

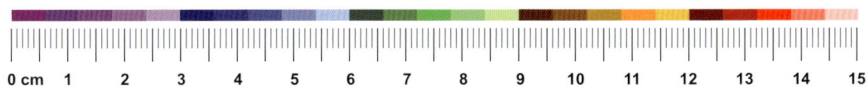

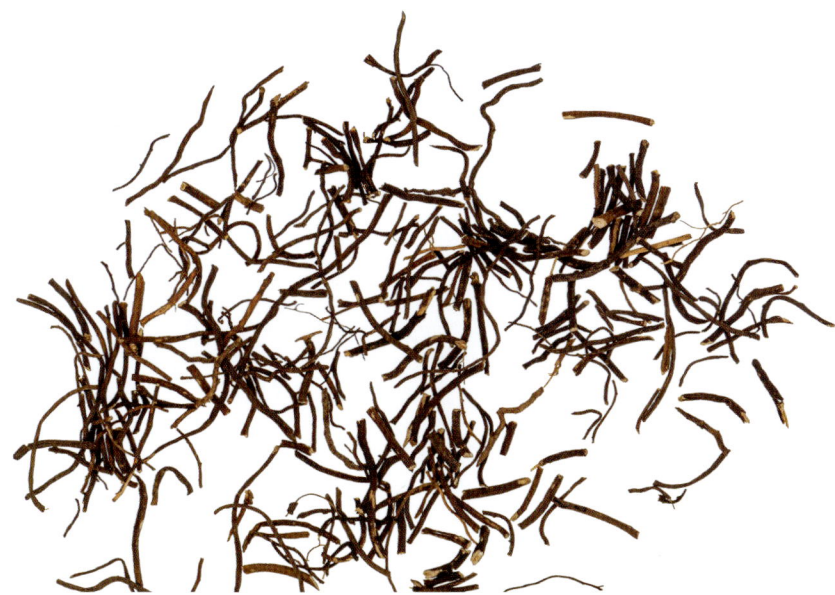

威灵仙

产地：辽宁

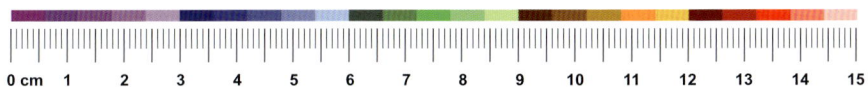

铁丝威灵仙（易混品）

【基　　原】百合科植物短梗菝葜 *Smilax scobinicaulis* C.H.Wright、鞘柄菝葜 *Smilax stans* Maxim. 或华东菝葜 *Smilax sieboldii* miq. 的干燥根及根茎。主产于山西、陕西、甘肃等地。

【炮制依据】《天津市中药饮片炮制规范（2012年版）》《北京市中药材标准（1998年版）》。

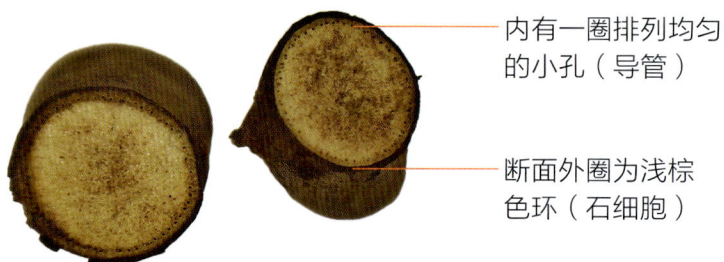

内有一圈排列均匀的小孔（导管）

断面外圈为浅棕色环（石细胞）

铁丝威灵仙（切面）

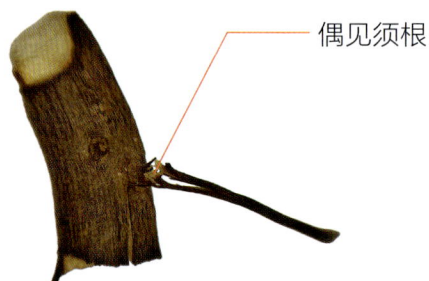

偶见须根

铁丝威灵仙（须根）

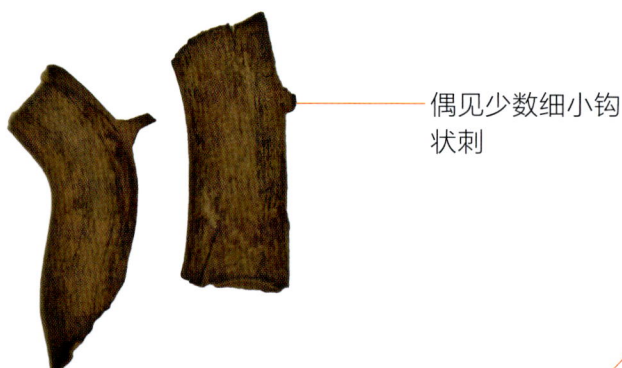

偶见少数细小钩状刺

铁丝威灵仙（外表面）

表面灰褐色或灰棕色，平滑

根直径 0.1～0.2cm

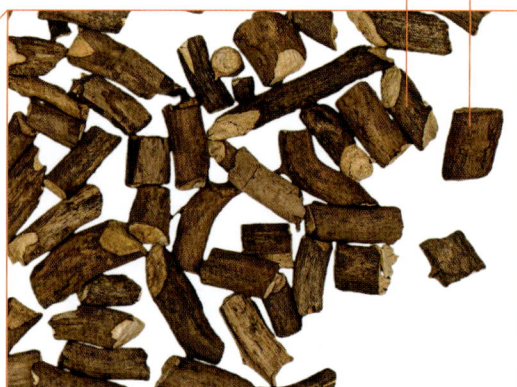

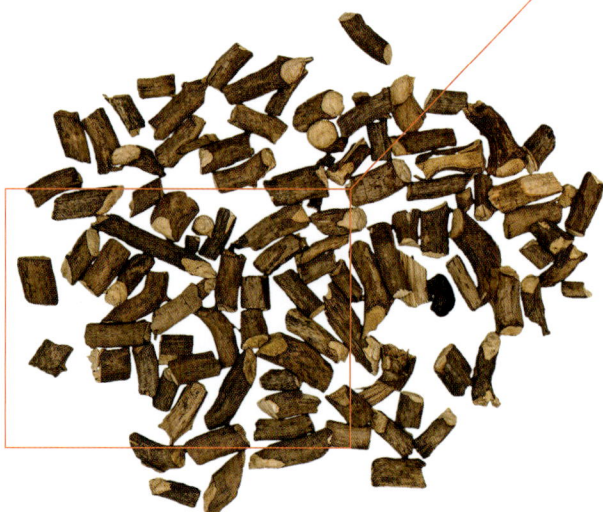

铁丝威灵仙

产地：陕西

【炮制依据】《天津市中药饮片炮制规范（2012年版）》

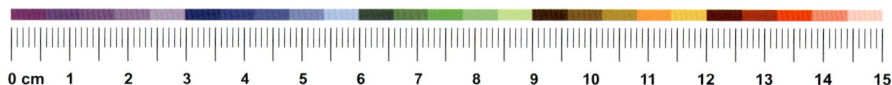

乌药

【基　原】樟科植物乌药 *Lindera aggregata*（Sims）Kos term. 的干燥块根。

【采收加工】全年均可采挖，除去细根，洗净，趁鲜切片，晒干，或直接晒干。

【主要产地】主产于浙江、湖南、安徽、广东、广西等地。

【炮制方法】未切片者，除去细根，大小分开，浸透，切薄片，干燥。

【饮片性状】本品为类圆形的薄片，直径 1～3cm，外表皮黄棕色或黄褐色，可见纵皱纹及稀疏的细根痕。切面黄白色或淡黄棕色，射线放射状，可见年轮环纹，中心颜色较深。质脆，气香，味微苦、辛，有清凉感。

【功能主治】行气止痛，温肾散寒。用于寒凝气滞，胸腹胀痛，气逆喘急，膀胱虚冷，遗尿尿频，疝气疼痛，经寒腹痛。

【用法用量】6～10g。

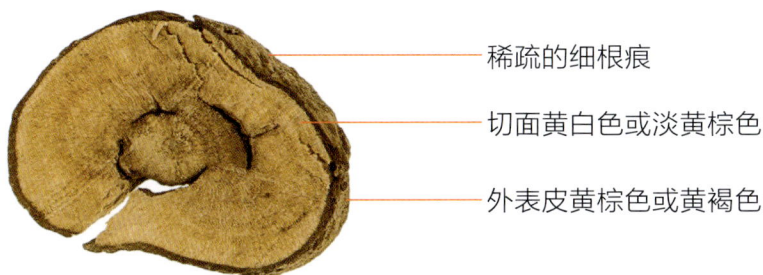

稀疏的细根痕
切面黄白色或淡黄棕色
外表皮黄棕色或黄褐色

乌药（表面）

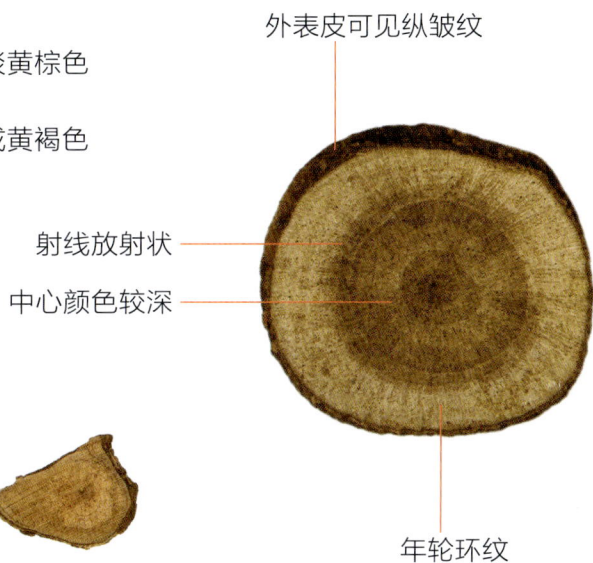

外表皮可见纵皱纹
射线放射状
中心颜色较深
年轮环纹

乌药

产地：浙江

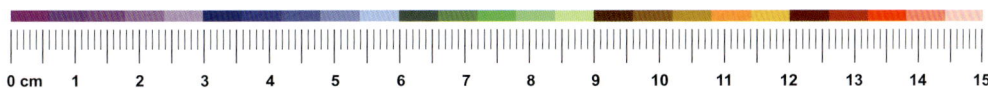

0 cm　1　2　3　4　5　6　7　8　9　10　11　12　13　14　15

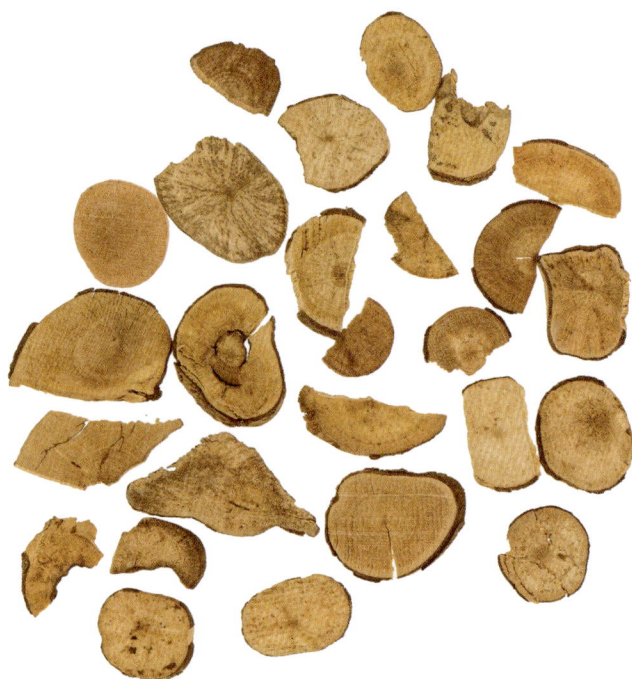

乌药

产地：湖南

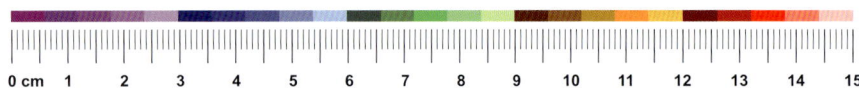

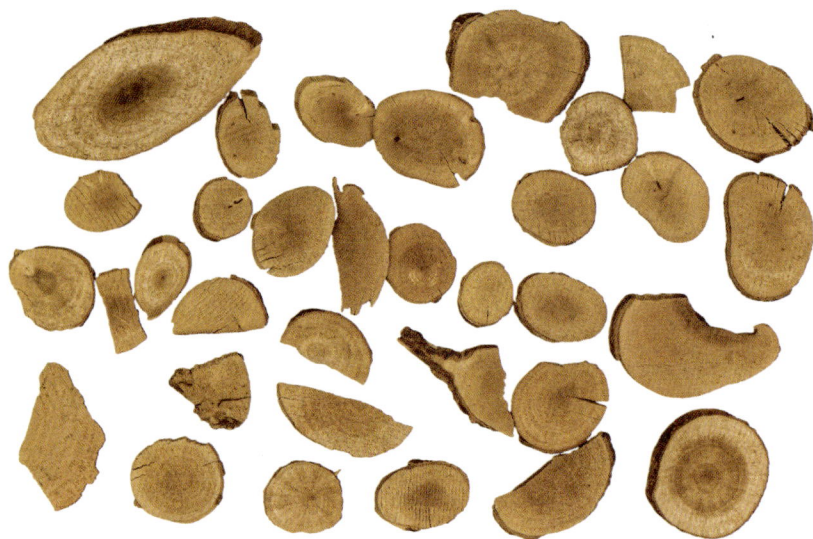

乌药

产地：陕西

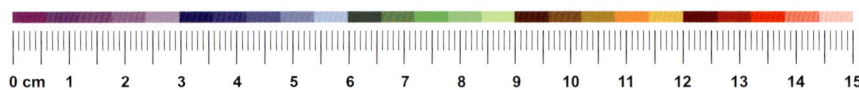

乌药地上部分（易混品）

类圆形薄片，切面稍粗糙或成
层状裂隙，纤维性，易折断

切面黄白色，中心有髓，圆形，
色较浅

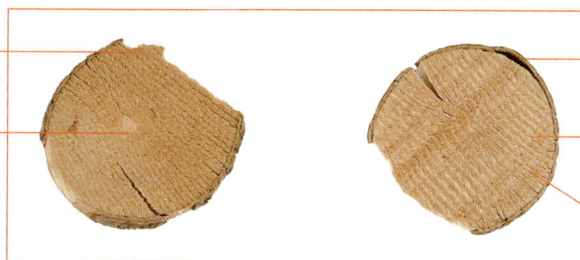

皮部薄，灰棕色，
易与木部分离

木部年轮环纹较密
而明显

射线纹理不甚明显，
放射状

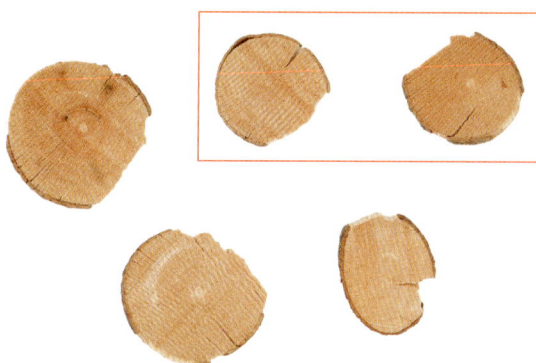

乌药地上部分
产地：山西

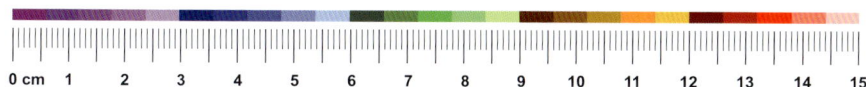

0 cm　1　2　3　4　5　6　7　8　9　10　11　12　13　14　15

桃树枝（易混品）

【植物基源】蔷薇科植物桃 *Prunus persica*（L.）Batsch 的树枝，具特异香气。

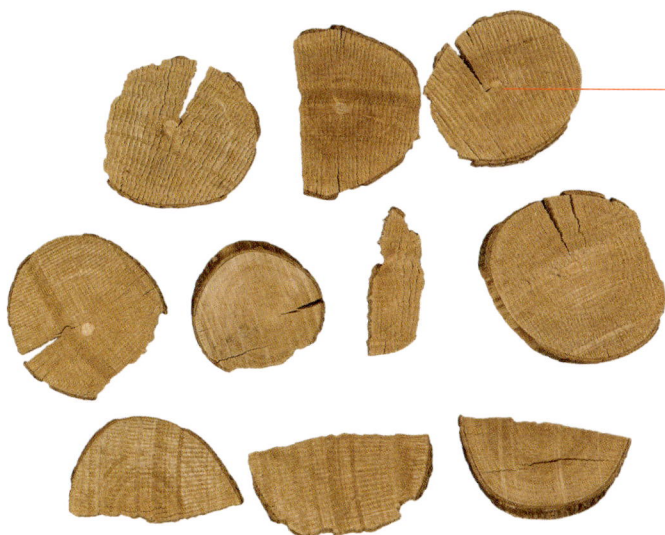

中心有髓，圆形，类白色

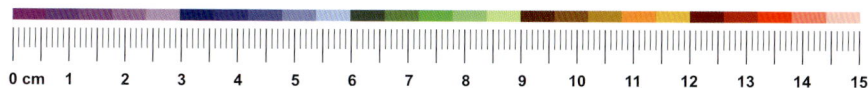

0 cm　1　2　3　4　5　6　7　8　9　10　11　12　13　14　15

西洋参

【基　原】五加科植物西洋参 *Panax quinque-folium* L. 的干燥根。

【采收加工】秋季采挖，洗净，晒干或低温干燥。

【主要产地】主产于吉林、辽宁、黑龙江、陕西、江西、贵州、云南、河北、山东、安徽及福建等地，国外主产于加拿大南部和美国北部地区，为西洋参的原产地。

【炮制方法】去芦，润透，切薄片，干燥；或用时捣碎。

【饮片性状】**西洋参**｜本品呈纺锤形、圆柱形或圆锥形，长 3～12cm，直径 0.8～2cm。表面浅黄褐色或黄白色，可见横向环纹和线形皮孔状突起，并有细密浅纵皱纹和须根痕。主根中下部有一至数条侧根，多已折断。有的上端有根茎（芦头），环节明显，茎痕（芦碗）圆形或半圆形，具不定根（芋）或已折断。体重，质坚实，不易折断。断面平坦，浅黄白色，略显粉性，皮部可见黄棕色点状树脂道，形成层环纹棕黄色，木部略呈放射状纹理。气微而特异，味微苦、甘。

西洋参片｜本品呈长圆形或类圆形薄片。外表皮浅黄褐色。切面淡黄白色至黄白色，形成层环棕黄色，皮部有黄棕色点状树脂道，近形成层环处较多而明显，木部略呈放射状纹理。气微而特异，味微苦、甘。

进口参｜主根呈圆形或纺锤形，芦头残存或已除去，残存者，略偏向一侧。表面浅黄色或黄白色，皮纹细腻，有突起的横长皮孔。

【功能主治】补气养阴，清热生津。用于气阴亏虚，虚热烦倦，咳喘痰血，内热消渴，口燥咽干。

【用法用量】3～6g，另煎兑服。

【使用注意】不宜与藜芦同用。

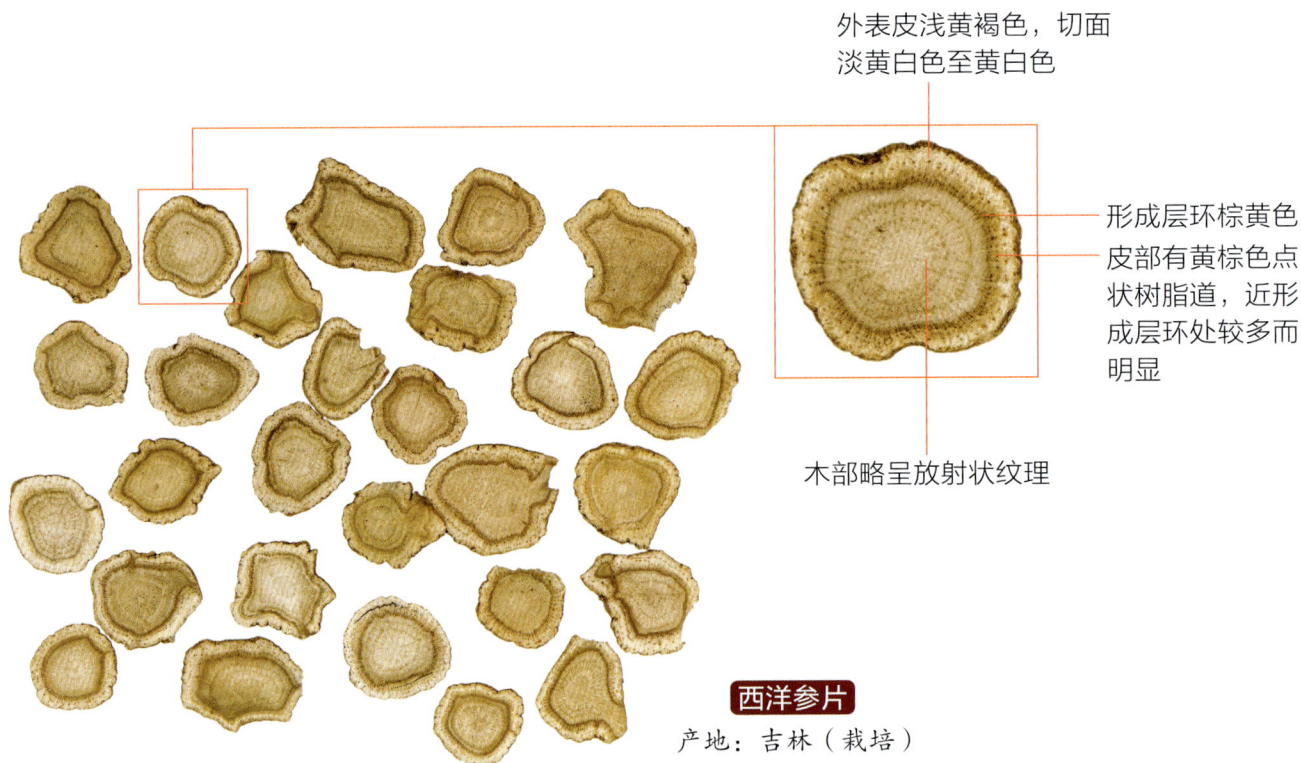

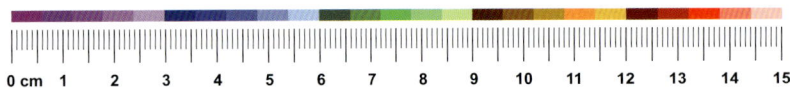

外表皮浅黄褐色，切面淡黄白色至黄白色

形成层环棕黄色

皮部有黄棕色点状树脂道，近形成层环处较多而明显

木部略呈放射状纹理

西洋参片

产地：吉林（栽培）

0 cm 1 2 3 4 5 6 7 8 9 10 11 12 13 14 15

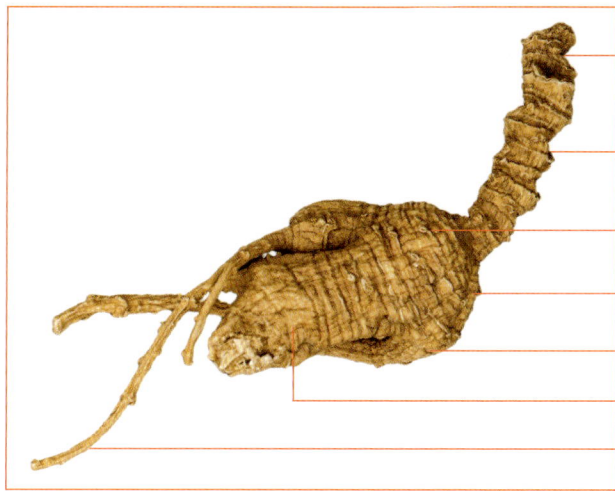

根茎（芦头），环节明显

茎痕（芦碗）圆形或半圆形

线形皮孔状突起

横向环纹

表面浅黄褐色或黄白色

细密浅纵皱纹

主根中下部有一至数条侧根

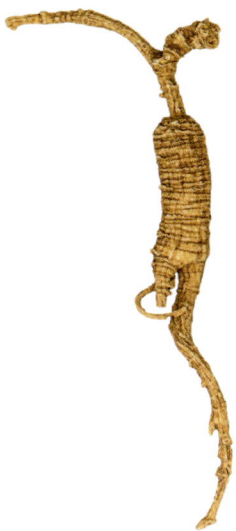
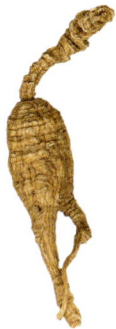
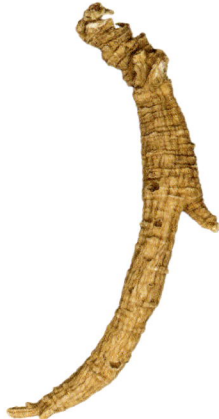
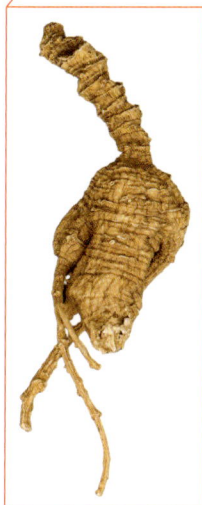
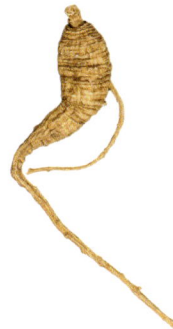

西洋参

产地：美国（野生）

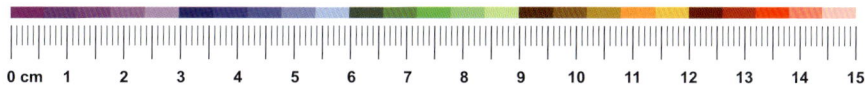

0 cm   1   2   3   4   5   6   7   8   9   10   11   12   13   14   15

细辛

【基　　原】马兜铃科植物北细辛 *Asarum hete-rotropoides* Fr. Schmidt var. mandshuricum（Maxim.）Kitag.、汉城细辛 *Asarum sieboldii* Miq. var.seoulense Nakai 或华细辛 *Asarumsieboldii* Miq. 的干燥根和根茎。前二种习称"辽细辛"。

【采收加工】夏季果熟期或初秋采挖，除净地上部分和泥沙，阴干。

【主要产地】北细辛｜主产于辽宁、吉林、黑龙江。

汉城细辛｜主产于辽宁、吉林东部地区。

华细辛｜主产于陕西、河南等地区。

【炮制方法】除去杂质，喷淋清水，稍润，切段，阴干。

【饮片性状】本品呈不规则的段。根茎横生呈不规则圆柱状，直径0.2～0.4cm；表面灰棕色，粗糙，有时可见环形的节，节间长0.2～0.3cm，分枝顶端有碗状的茎痕。根细长，密生节上，长10～20cm，直径0.1cm；表面灰黄色，平滑或具纵皱纹；有须根和须根痕；质脆，易折断，断面平坦，黄白色或白色。气辛香，味辛、麻舌。

【功能主治】解表散寒，祛风止痛，通窍，温肺化饮。用于风寒感冒，头痛，牙痛，鼻塞流涕，鼻鼽，鼻渊，风湿痹痛，痰饮喘咳。

【用法用量】1～3g；散剂每次服0.5～1g，外用适量。

【使用注意】不宜与藜芦同用。

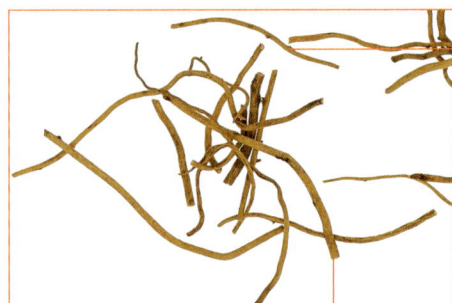

有须根和须根痕

细辛

表面灰黄色，平滑
或具纵皱纹

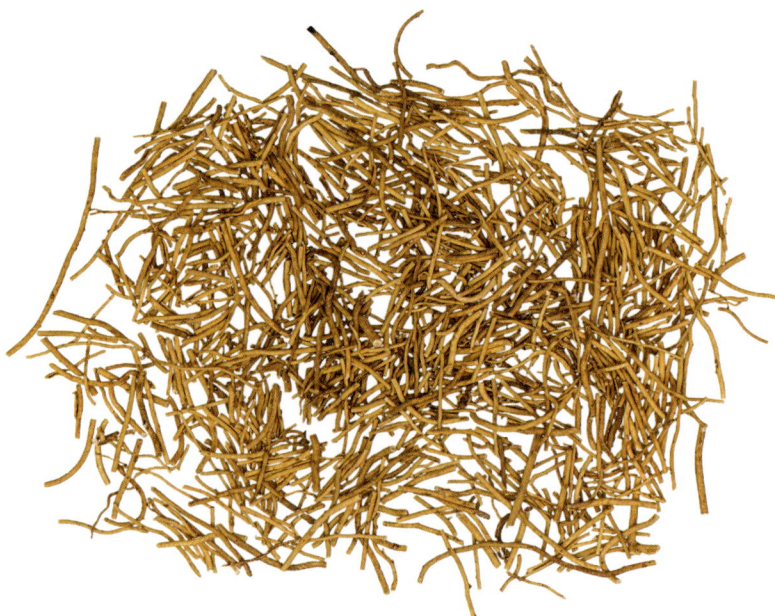

细辛

产地：辽宁

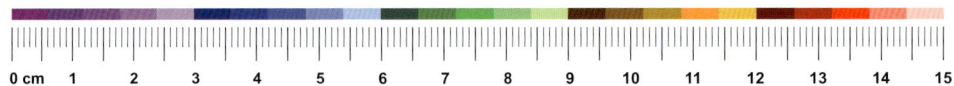

0 cm　1　2　3　4　5　6　7　8　9　10　11　12　13　14　15

夏天无

【基　　原】罂粟科植物伏生紫堇 *Corydalis decumbens*（Thunb.）Pers. 的干燥块茎。

【采收加工】春季或初夏出苗后采挖，除去茎、叶及须根，洗净，干燥。

【主要产地】主产于江西、江苏、安徽、浙江、福建、台湾、河南、湖北、湖南等地。

【炮制方法】除去杂质，洗净，干燥。

【饮片性状】本品为类球形、长圆形或不规则块状，长 0.5～3cm，直径 0.5～2.5cm。表面灰黄色、暗绿色或黑褐色，有瘤状突起和不明显的细皱纹，顶端钝圆，可见茎痕，四周有淡黄色点状叶痕及须根痕。质硬，断面黄白色或黄色，颗粒状或角质样，有的略带粉性。气微，味苦。

【功能主治】活血止痛，舒筋活络，祛风除湿。用于中风偏瘫，头痛，跌扑损伤，风湿痹痛，腰腿疼痛。

【用法用量】6～12g，研末，分 3 次服。

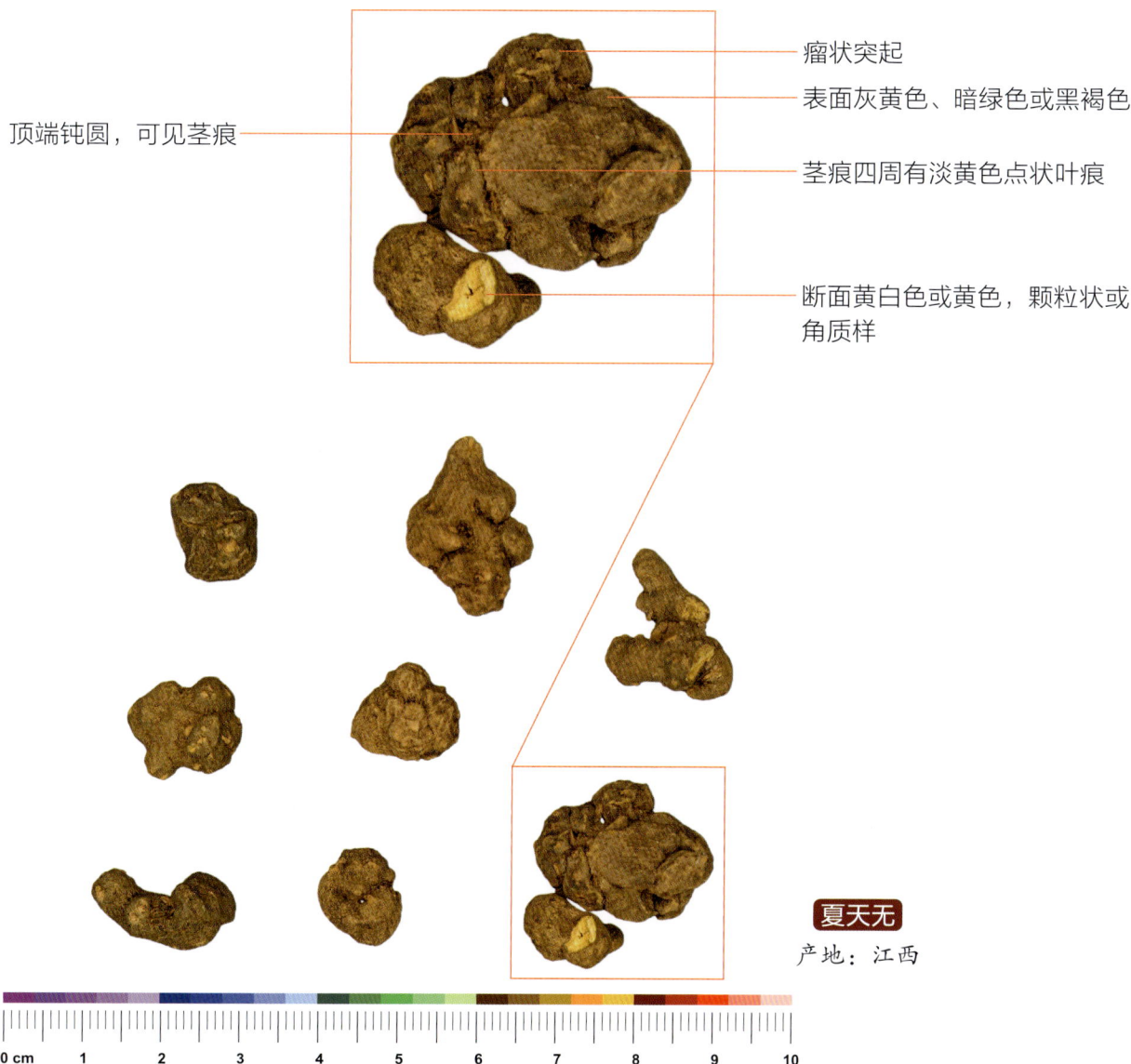

顶端钝圆，可见茎痕

瘤状突起

表面灰黄色、暗绿色或黑褐色

茎痕四周有淡黄色点状叶痕

断面黄白色或黄色，颗粒状或角质样

夏天无
产地：江西

0 cm　1　2　3　4　5　6　7　8　9　10

夏天无 | 275

仙茅

【基　　原】石蒜科植物仙茅 *Curculigo orchioides* Gaertn. 的干燥根茎。

【采收加工】秋、冬二季采挖，除去根头和须根，洗净，干燥。

【主要产地】主产于浙江、江西、福建、广东、广西、四川等地。

【炮制方法】方法1：除去杂质，洗净，切段，干燥。[《中华人民共和国药典（2020年版）》]

方法2：取原药材，除去杂质，洗净，干燥。[《北京市中药饮片炮制规范（2008年版）》]

【饮片性状】本品呈类圆形或不规则形的厚片、段，或圆柱形，直径0.4～1.2cm。外表皮棕色至褐色，粗糙，有的可见纵、横皱纹和细孔状的须根痕。质硬而脆，易折断，切面灰白色至棕褐色，有多数棕色小点，中间有深色环纹。气微香，味微苦、辛。

【功能主治】补肾阳，强筋骨，祛寒湿。用于阳痿精冷，筋骨痿软，腰膝冷痛，阳虚冷泻。

【用法用量】3～10g。

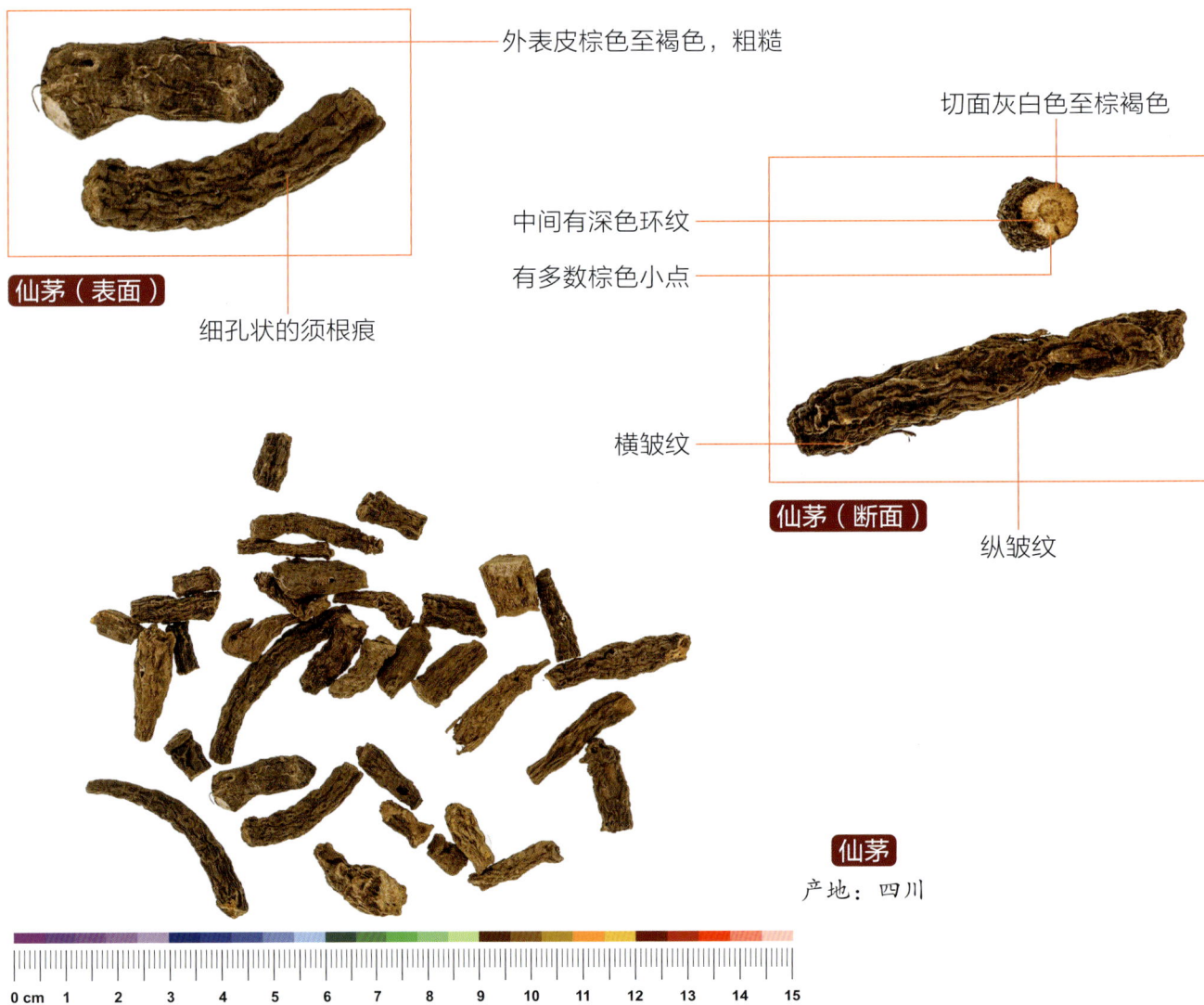

外表皮棕色至褐色，粗糙

仙茅（表面）

细孔状的须根痕

切面灰白色至棕褐色

中间有深色环纹

有多数棕色小点

横皱纹

仙茅（断面）

纵皱纹

仙茅

产地：四川

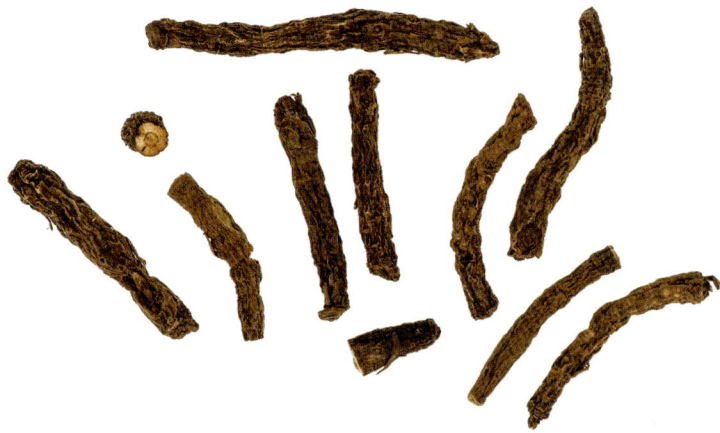

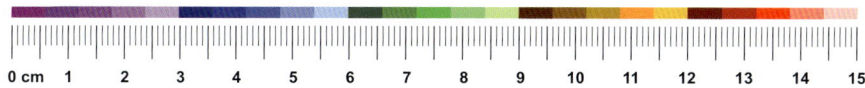

仙茅

产地：四川

【炮制依据】《北京市
中药饮片炮制规范
（2008 年版）》

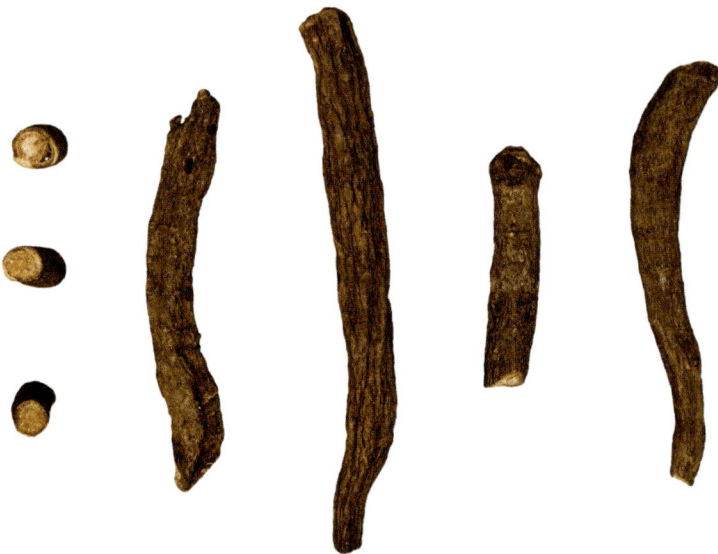

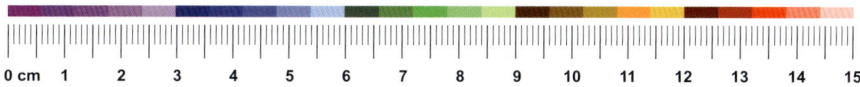

仙茅

产地：河北

【炮制依据】《北京市
中药饮片炮制规范
（2008 年版）》

芍药侧根（非正品）

【基　　原】毛茛科植物芍药 *Paeonia lactiflora* Pall. 的侧根。

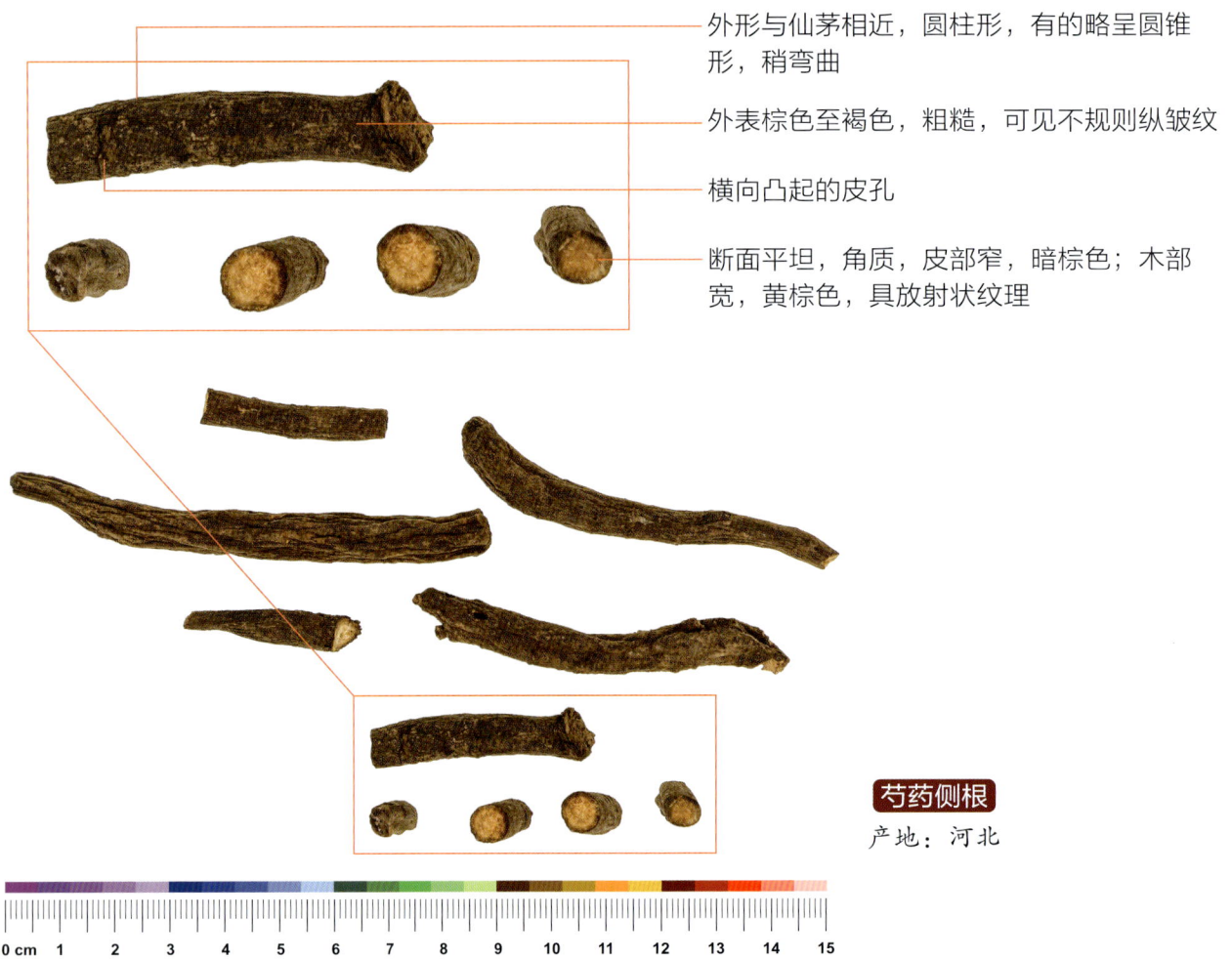

外形与仙茅相近，圆柱形，有的略呈圆锥形，稍弯曲

外表棕色至褐色，粗糙，可见不规则纵皱纹

横向凸起的皮孔

断面平坦，角质，皮部窄，暗棕色；木部宽，黄棕色，具放射状纹理

芍药侧根
产地：河北

0 cm　1　2　3　4　5　6　7　8　9　10　11　12　13　14　15

薤白

【基　　原】百合科植物小根蒜 *Allium macrostemon* Bge. 或薤 *Allium chinense* G. Don 的干燥鳞茎。

【采收加工】夏、秋二季采挖，洗净，除去须根，蒸透或置沸水中烫透，晒干。

【主要产地】主产于江西、福建、浙江等地。

【炮制方法】取原药材，除去杂质及须根、皮膜。

【饮片性状】小根蒜┃呈不规则卵圆形，高 0.5～1.5cm，直径 0.5～1.8cm。表面黄白色或淡黄棕色，皱缩，半透明，有类白色膜质鳞片包被，底部有突起的鳞茎盘。质硬，角质样。有蒜臭，味微辣。

薤┃呈略扁的长卵形，高 1～3cm，直径 0.3～1.2cm。表面淡黄棕色或棕褐色，具浅纵皱纹。质较软，断面可见鳞叶 2～3 层。嚼之黏牙。

【功能主治】通阳散结，行气导滞。用于胸痹心痛，脘腹痞满胀痛，泻痢后重。

【用法用量】5～10g。

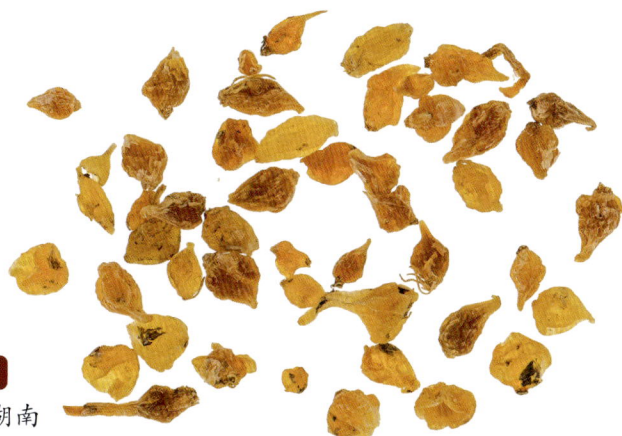

薤白
产地：湖南

0 cm 1 2 3 4 5 6 7 8 9 10 11 12 13 14 15

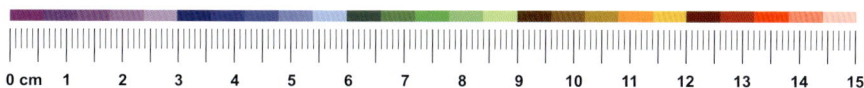

底部有突起的鳞茎盘

表面有类白色膜质鳞片包被

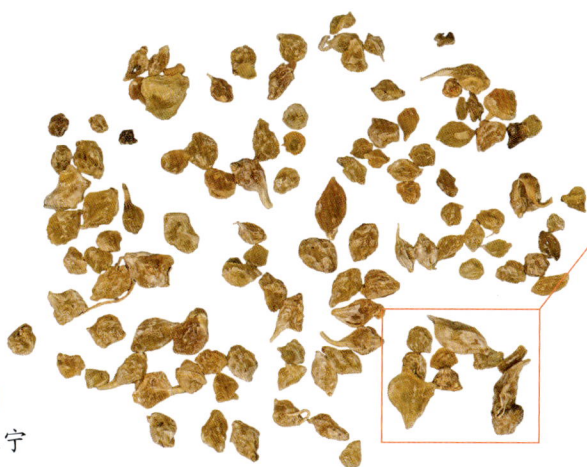

薤白
产地：辽宁

0 cm 1 2 3 4 5 6 7 8 9 10 11 12 13 14 15

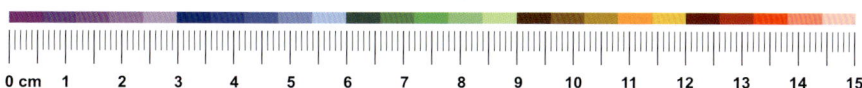

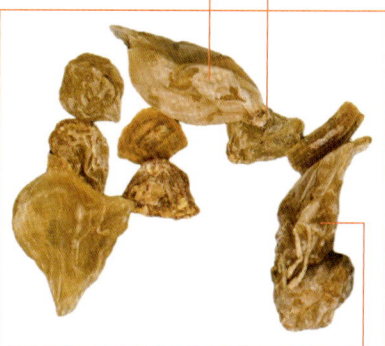

表面黄白色或淡黄棕色，皱缩，半透明，角质样

徐长卿

【基　原】萝藦科植物徐长卿 *Cynanchum paniculatum*（Bge.）Kitag. 的干燥根和根茎。

【采收加工】秋季采挖，除去杂质，阴干。

【主要产地】主产于黑龙江、吉林、辽宁、河北、河南、山东、内蒙古、江苏、浙江、江西、福建、湖北、湖南、广东、广西、陕西、甘肃、四川、贵州、云南等地。

【炮制方法】除去杂质，迅速洗净，切段，阴干。

【饮片性状】本品呈不规则的段，根茎有盘节，直径 2～4mm，节处周围着生多数根，有的顶端带有残茎，细圆柱形，直径 1～2mm，断面中空；根呈细长圆柱形，弯曲，直径 1～1.5mm。表面淡黄白色至淡棕黄色或棕色，具微细的纵皱纹，并有纤细的须根。质脆，易折断，断面粉性，皮部类白色或黄白色，形成层环淡棕色，木部细小。气香，味微辛凉。

【功能主治】祛风，化湿，止痛，止痒。用于风湿痹痛，胃痛胀满，牙痛，腰痛，跌扑伤痛，风疹、湿疹。

【用法用量】3～12g，后下。

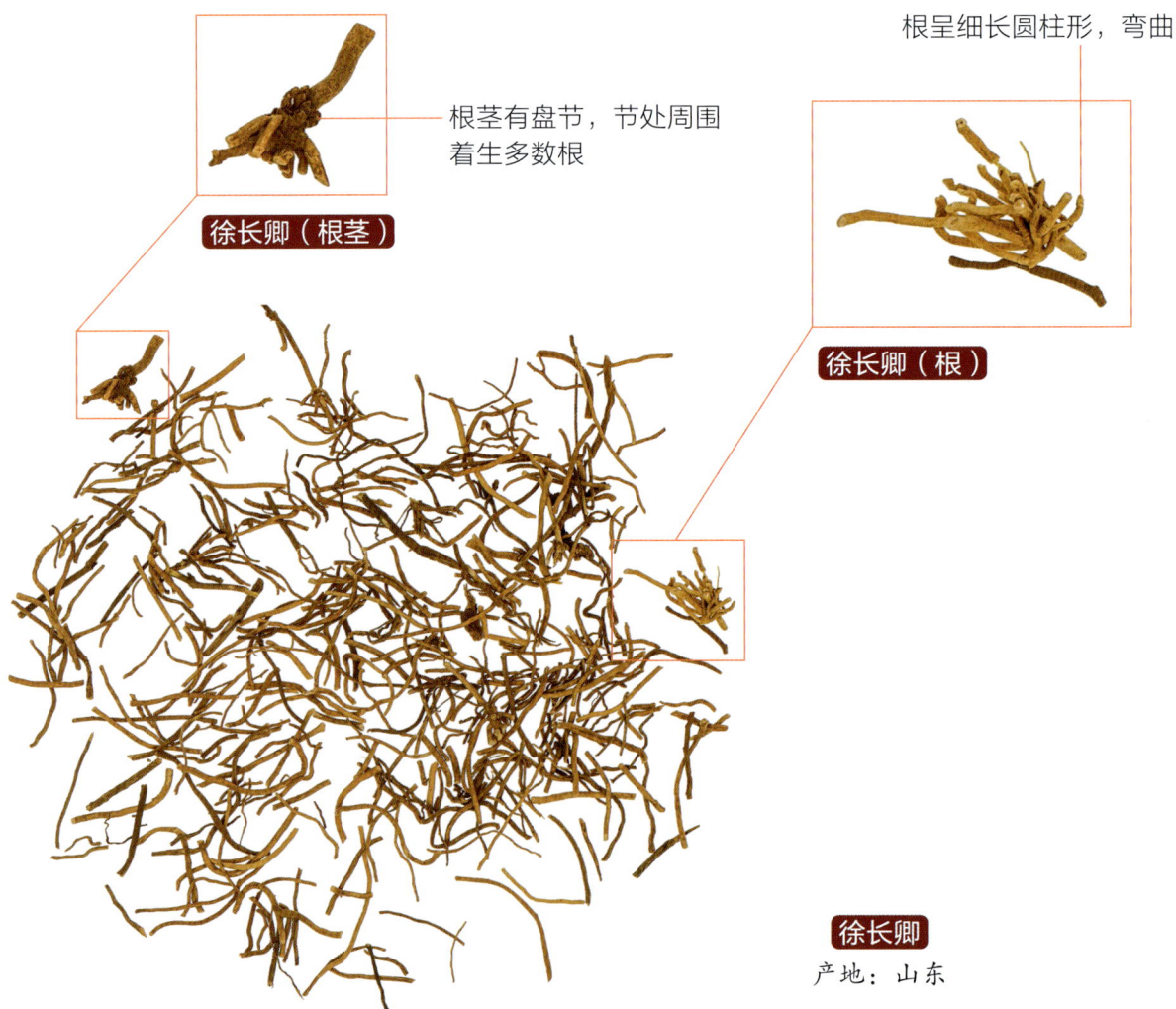

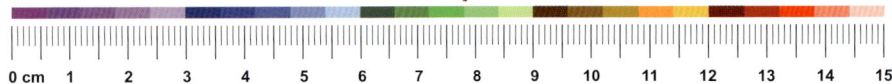

根茎有盘节，节处周围着生多数根

徐长卿（根茎）

根呈细长圆柱形，弯曲

徐长卿（根）

徐长卿

产地：山东

续断

【基　　原】川续断科植物川续断 *Dipsacus asper* Wall. ex Henry 的干燥根。

【采收加工】秋季采挖，除去根头和须根，用微火烘至半干，堆置"发汗"至内部变绿色时，再烘干。

【主要产地】主产于四川、贵州、云南等地。

【炮制方法】洗净，润透，切厚片，干燥。

【饮片性状】本品呈类圆形或椭圆形的厚片，直径0.5～2cm。外表皮灰褐色至黄褐色，有稍扭曲或明显扭曲的纵皱及沟纹，可见横列的皮孔样斑痕和少数须根痕。质硬，易折断。切面皮部墨绿色或棕褐色，外缘褐色或淡褐色，木部灰黄色或黄褐色，可见放射状排列的导管束纹，形成层部位多有深色环。气微，味苦、微甜而涩。

【功能主治】补肝肾，强筋骨，续折伤，止崩漏。用于肝肾不足，腰膝酸软，风湿痹痛，跌扑损伤，筋伤骨折，崩漏，胎漏。

【用法用量】9～15g。

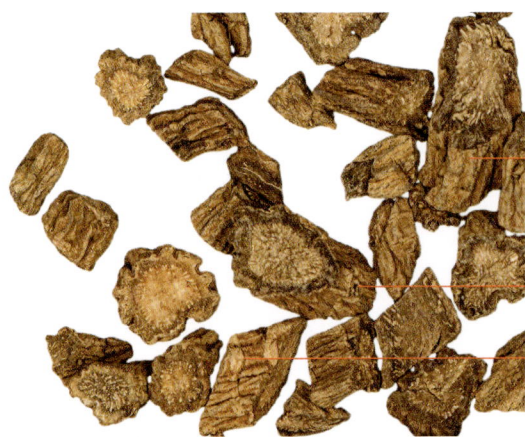

外表皮灰褐色至黄褐色，有稍扭曲的纵皱及沟纹

须根痕

横列的皮孔样斑痕

续断（外表面）

皮部墨绿色或棕褐色，外缘褐色或淡褐色

木部灰黄色或黄褐色

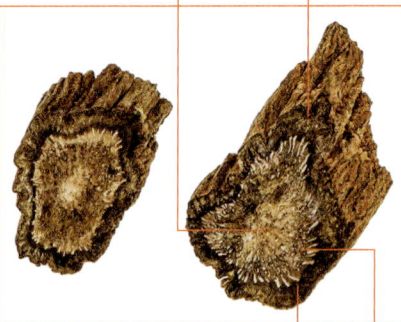

续断（切面）

形成层部位多有深色环

放射状排列的导管束纹

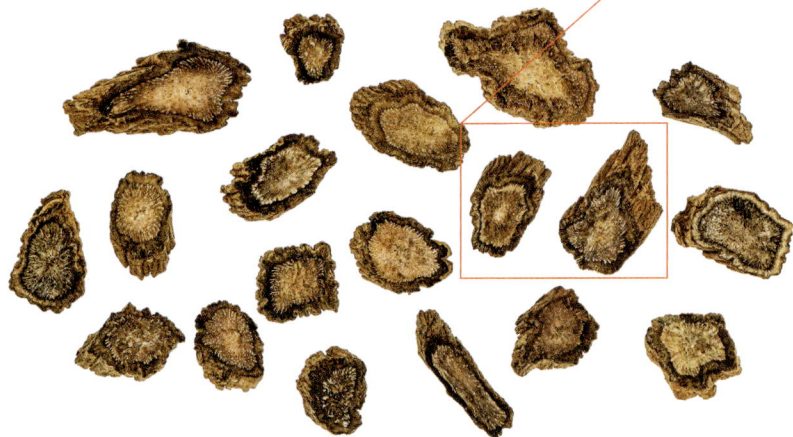

续断

产地：四川（栽培）

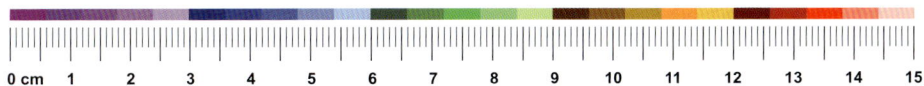

萱草根

【基　原】百合科植物萱草 *Hemerocallis fulva* L.、金针菜 *Hemerocallis citrina* Baroni 或小萱草 *Hemerocallis minor* Mill. 的干燥根及根茎。

【采收加工】春、秋二季采挖，洗净，略烫，晒干。

【主要产地】全国各地均产。

【炮制方法】取原药材，除去杂质及残茎，洗净，闷润 4～6 小时，至内外湿度一致，切中段，干燥，筛去碎屑。

【饮片性状】本品为不规则中段。根茎短圆柱形，顶端常残留叶基及毛鳞状物；根簇生，干瘪皱缩，表面灰黄或淡灰棕色，有多数横纹及纵皱纹，末端残留细须根。体轻，质松软，不易折断。切面灰褐色或灰棕色，有放射状裂纹，中间有淡黄色圆心。质疏松，气微香，味淡。

【功能主治】利尿消肿，清热凉血。用于水肿，小便不利，淋浊，带下，黄疸，乳痈，热衄，便血，崩漏。

【用法用量】3～6g。

【使用注意】多服会导致视力损伤、小便失禁。

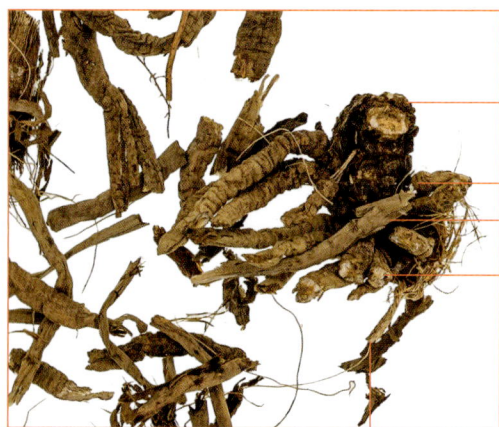

根茎短圆柱形，顶端常残留叶基及毛鳞状物

根簇生，干瘪皱缩
灰黄或淡灰棕色，有多数横纹及纵皱纹

切面灰褐色或灰棕色，有放射状裂纹，中间有淡黄色圆心

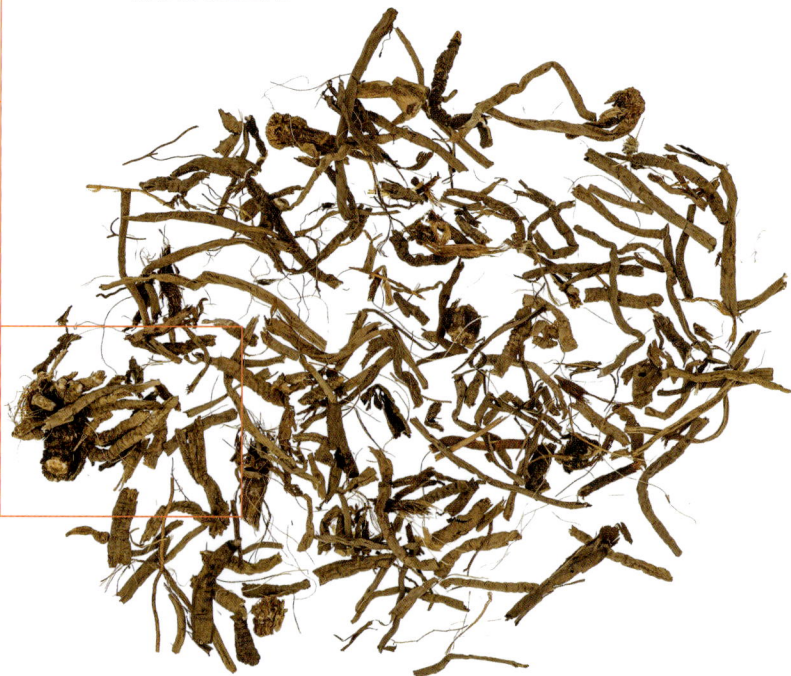

末端残留细须根

萱草根

产地：河北

【炮制依据】《北京市中药饮片炮制规范（2008 年版）》

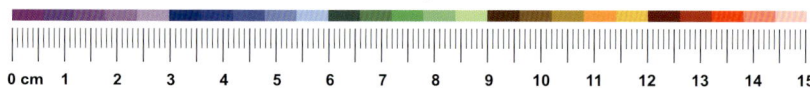

玄参

【基　　原】玄参科植物玄参 *Scrophularia ning-poensis* Hemsl. 的干燥根。

【采收加工】冬季茎叶枯萎时采挖，除去根茎、幼芽、须根及泥沙，晒或烘至半干，堆放 3～6 天，反复数次至干燥。

【主要产地】主产于河北、河南、山西、陕西等地。

【炮制方法】除去残留根茎和杂质，洗净，润透，切薄片，干燥；或微泡，蒸透，稍晾，切薄片，干燥。

【饮片性状】本品为类圆形或椭圆形的薄片，直径 1～3cm。外表皮灰黄色或灰褐色，有不规则的纵沟、横长皮孔样突起、稀疏的横裂纹和须根痕。质坚实，切面黑色，微有光泽，有的具裂隙。气特异似焦糖，味甘、微苦。

【功能主治】清热凉血，滋阴降火，解毒散结。用于热入营血，温毒发斑，热病伤阴，舌绛烦渴，津伤便秘，骨蒸劳嗽，目赤，咽痛，白喉，瘰疬，痈肿疮毒。

【用法用量】9～15g。

【注意事项】不宜与藜芦同用。

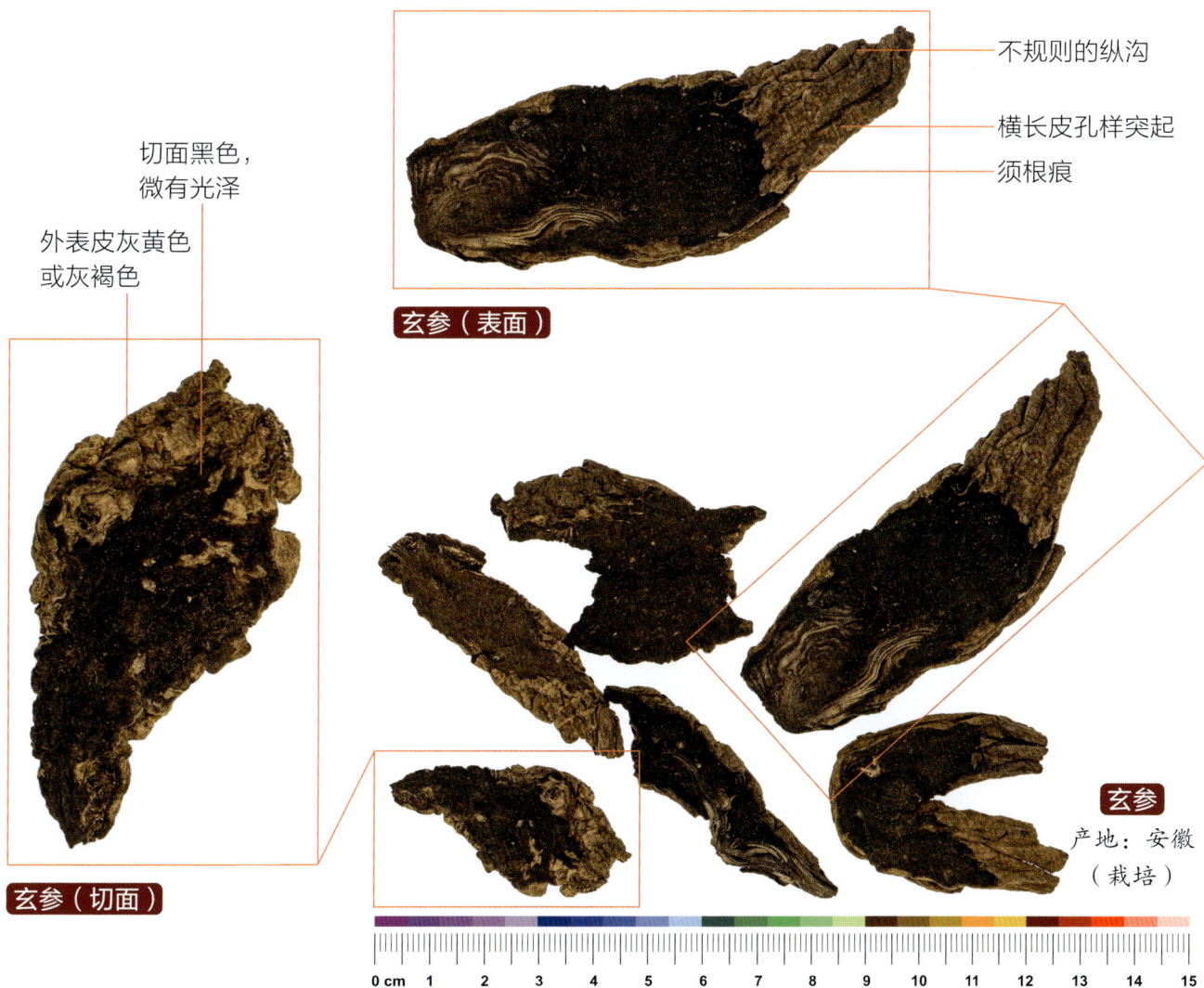

不规则的纵沟

横长皮孔样突起

须根痕

玄参（表面）

切面黑色，微有光泽

外表皮灰黄色或灰褐色

玄参（切面）

玄参

产地：安徽（栽培）

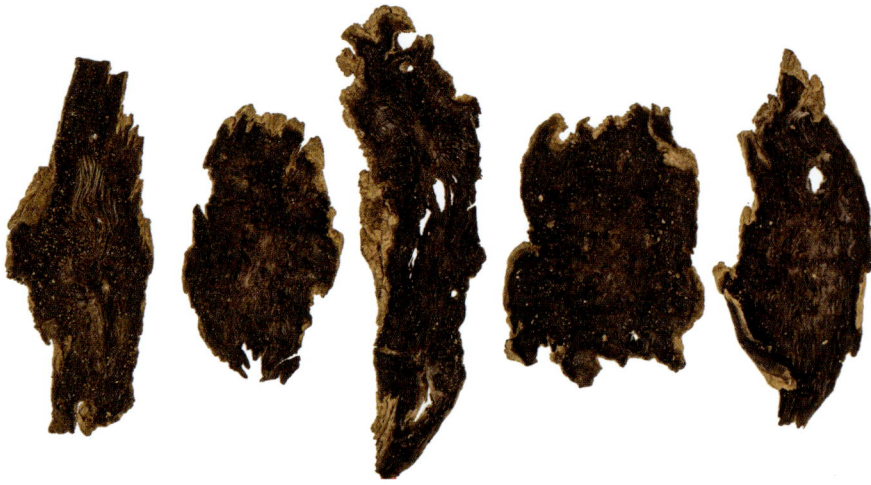

玄参

产地：浙江（栽培）

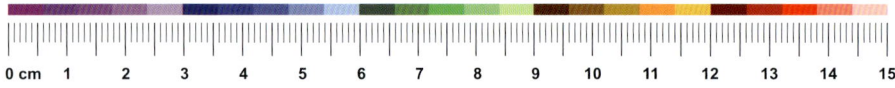

玄参（虫蛀）

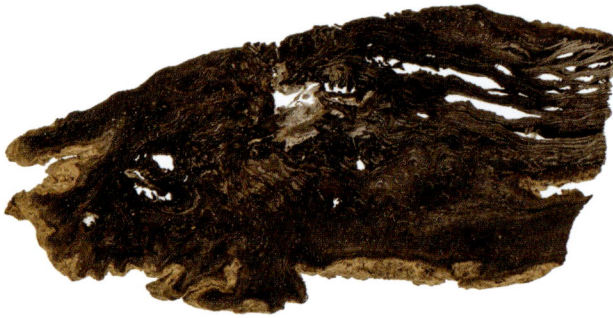

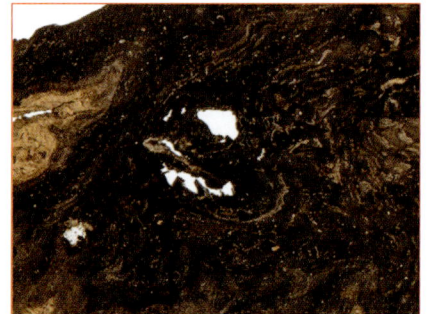

玄参（虫蛀）

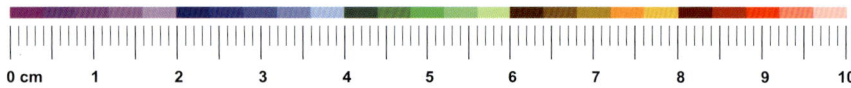

伊贝母

【基　　原】百合科植物新疆贝母 *Fritillaria walujewii* Regel 或伊犁贝母 *Fritillaria pallidiflora* Schrenk 的干燥鳞茎。

【采收加工】5～7月间采挖，除去泥沙，晒干，再去除须根和外皮。

【主要产地】主产于新疆等地。

【炮制方法】取原药材，去净杂质。

【饮片性状】**新疆贝母** ┃ 呈扁球形，高 0.5～1.5cm。表面类白色，光滑。外层鳞叶 2 瓣，月牙形，肥厚，大小相近而紧靠。顶端平展而开裂，基部圆钝，内有较大的鳞片和残茎、心芽各 1 枚。

质硬而脆，断面白色，富粉性。气微，味微苦。

伊犁贝母 ┃ 呈圆锥形，较大。表面稍粗糙，淡黄白色。外层鳞叶两瓣，心脏形，肥大，一片较大或近等大，抱合。顶端稍尖，少有开裂，基部微凹陷。

【功能主治】清热润肺，化痰止咳。用于肺热燥咳，干咳少痰，阴虚劳嗽，咳痰带血。

【用法用量】3～9g。

【使用注意】不宜与川乌、制川乌、草乌、制草乌、附子同用。

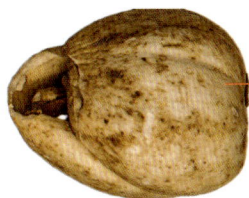

外层鳞叶 2 瓣，月牙形，肥厚，大小相近而紧靠

伊贝母（鳞叶）

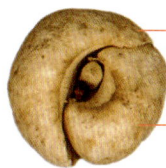

表面类白色，光滑

外层鳞叶 2 瓣，月牙形，肥厚，顶端平展而开裂

伊贝母（顶端）

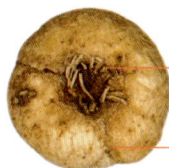

底部偶见少量须根

基部圆钝

伊贝母（底部）

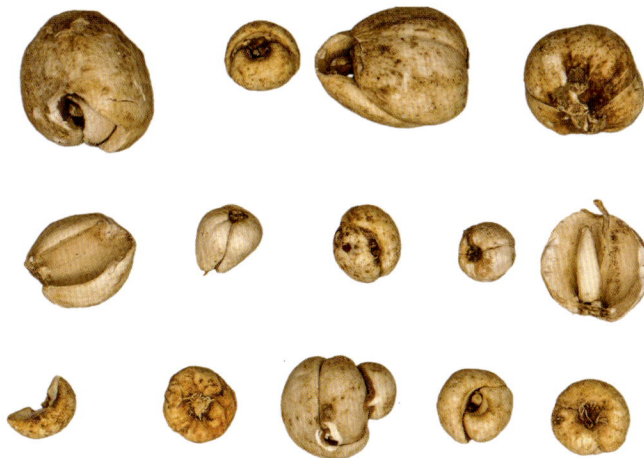

伊贝母

产地：新疆

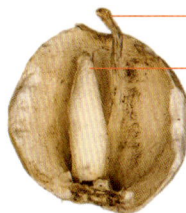

残茎 1 枚

心芽 1 枚

断面白色，富粉性

伊贝母（断面）

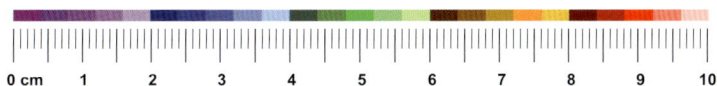

0 cm　1　2　3　4　5　6　7　8　9　10

银柴胡

【基　原】石竹科植物银柴胡 *Stellaria dichotoma* L. var. *lanceolata* Bge. 的干燥根。

【采收加工】春、夏间植株萌发或秋后茎叶枯萎时采挖。栽培品于种植后第三年9月中旬或第四年4月中旬采挖，除去残茎、须根及泥沙，晒干。

【主要产地】主产于宁夏、内蒙古、河北、青海等地。

【炮制方法】除去杂质，洗净，润透，切厚片，干燥。

【饮片性状】呈类圆形厚片，偶有分枝，直径0.5～2.5cm。表面浅棕黄色至浅棕色，有扭曲的纵皱纹和支根痕，多具孔穴状或盘状凹陷，习称"砂眼"，从砂眼处折断可见棕色裂隙中有细砂散出。根头部略膨大，有密集的呈疣状突起的芽苞、茎或根茎的残基，习称"珍珠盘"。质硬而脆，易折断，断面不平坦，较疏松，有裂隙，皮部甚薄，木部有黄、白色相间的放射状纹理。气微，味甘。

【功能主治】清虚热，除疳热。用于阴虚发热，骨蒸劳热，小儿疳热。

【用法用量】3～10g。

断面不平坦，较疏松，有裂隙

表面有孔穴状或盘状凹陷，习称"砂眼"

切面皮部甚薄，木部有黄、白色相间的放射状纹理

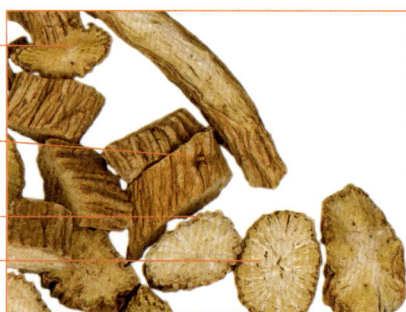

银柴胡（切面）

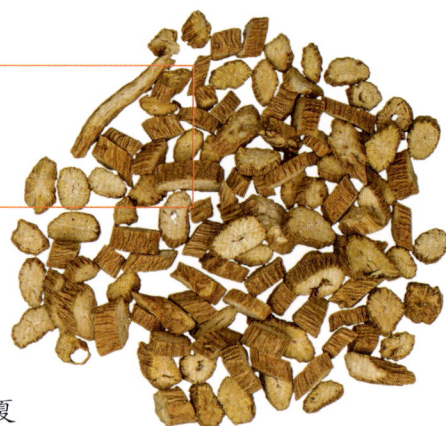

银柴胡
产地：宁夏

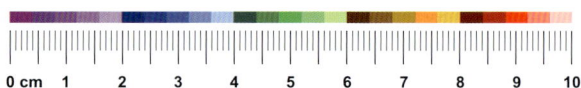

0 cm　1　2　3　4　5　6　7　8　9　10

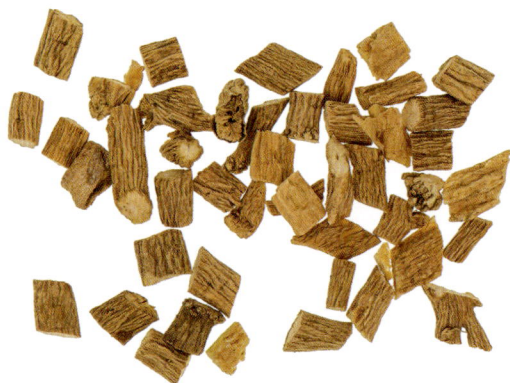

银柴胡
产地：陕西

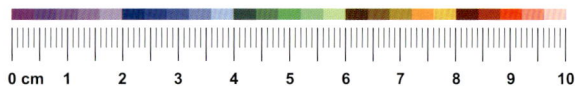

0 cm　1　2　3　4　5　6　7　8　9　10

表面浅棕黄色至浅棕色，有扭曲的纵皱纹

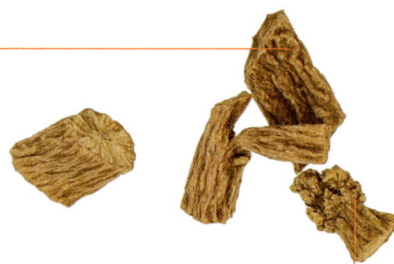

银柴胡（外表面）

根头部略膨大，有密集的呈疣状突起的芽苞、茎或根茎的残基，习称"珍珠盘"

玉竹

【基　　原】百合科植物玉竹 *Polygonatum odoratum*（Mill.）Druce 的干燥根茎。

【采收加工】秋季采挖，除去须根，洗净，晒至柔软后，反复揉搓、晾晒至无硬心，晒干；或蒸透后，揉至半透明，晒干。

【主要产地】全国大部分地区均产。

【炮制方法】除去杂质，洗净，润透，切厚片或段，干燥。

【饮片性状】本品为不规则厚片或段，外表皮黄白色至淡黄棕色，半透明，具有微隆起的环节，有时可见白色圆点状的须根痕或圆盘状茎痕。质硬而脆或稍软，易折断，切面角质样或显颗粒性。气微，味甘，嚼之发黏。

【功能主治】养阴润燥，生津止渴。用于肺胃阴伤，燥热咳嗽，咽干口渴，内热消渴。

【用法用量】6～12g。

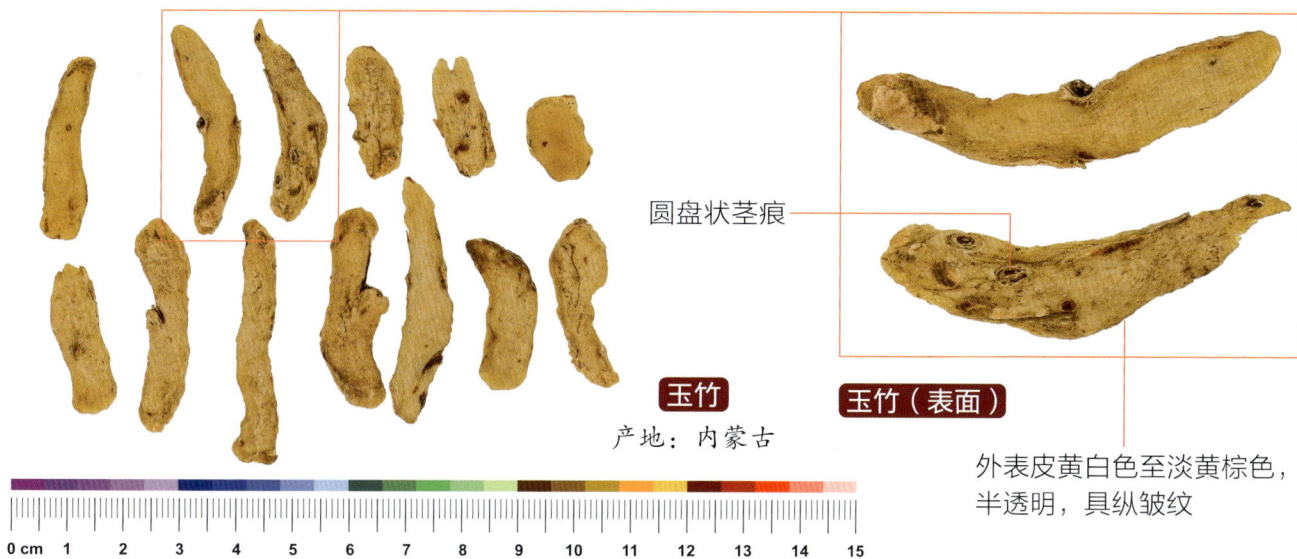

玉竹
产地：内蒙古

圆盘状茎痕

玉竹（表面）

外表皮黄白色至淡黄棕色，半透明，具纵皱纹

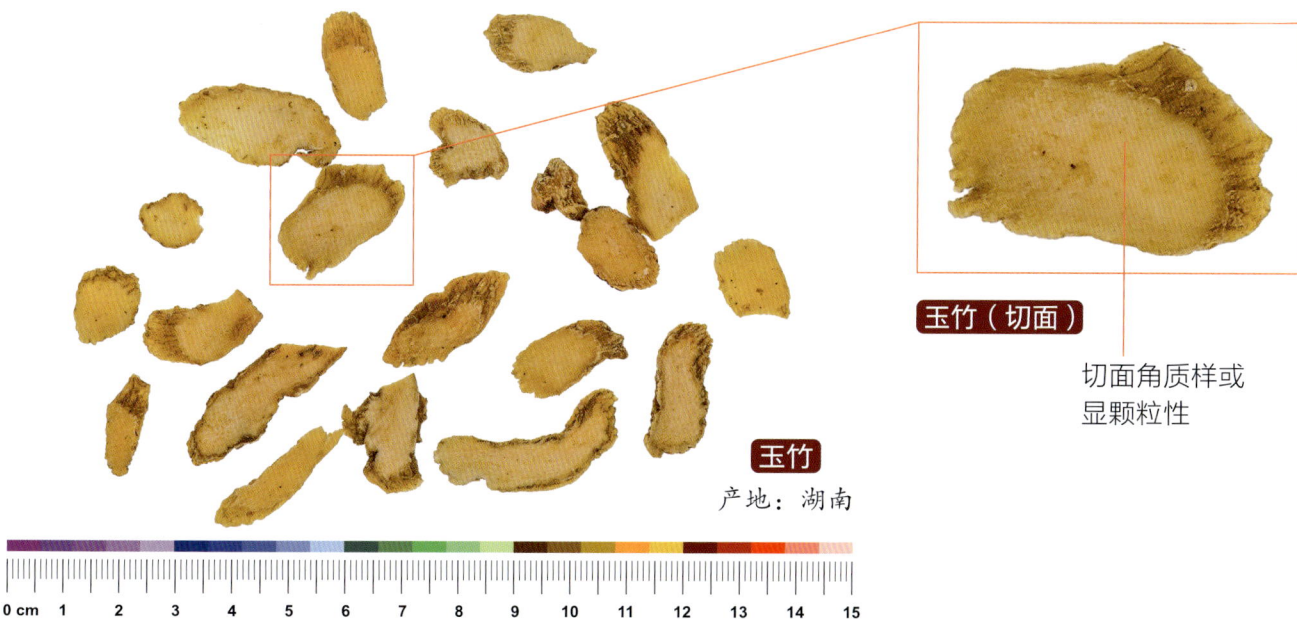

0 cm 1 2 3 4 5 6 7 8 9 10 11 12 13 14 15

玉竹
产地：湖南

玉竹（切面）

切面角质样或显颗粒性

0 cm 1 2 3 4 5 6 7 8 9 10 11 12 13 14 15

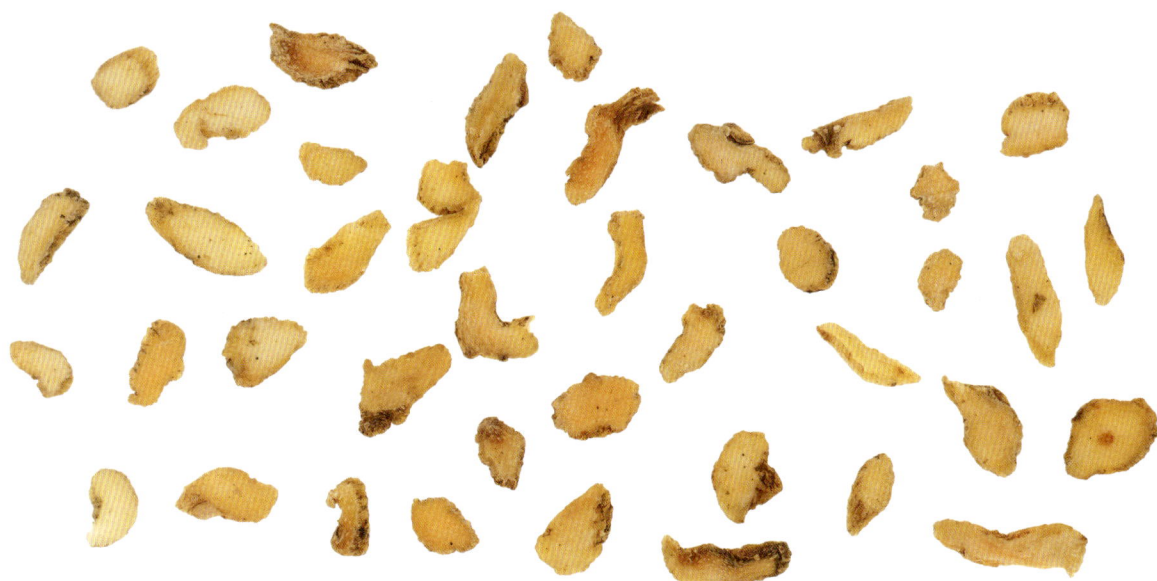

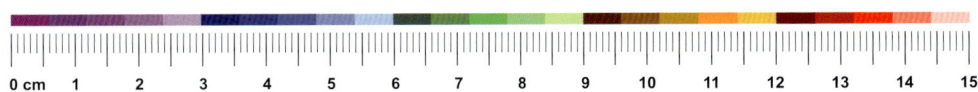

玉竹

产地：河北

玉竹（发霉）

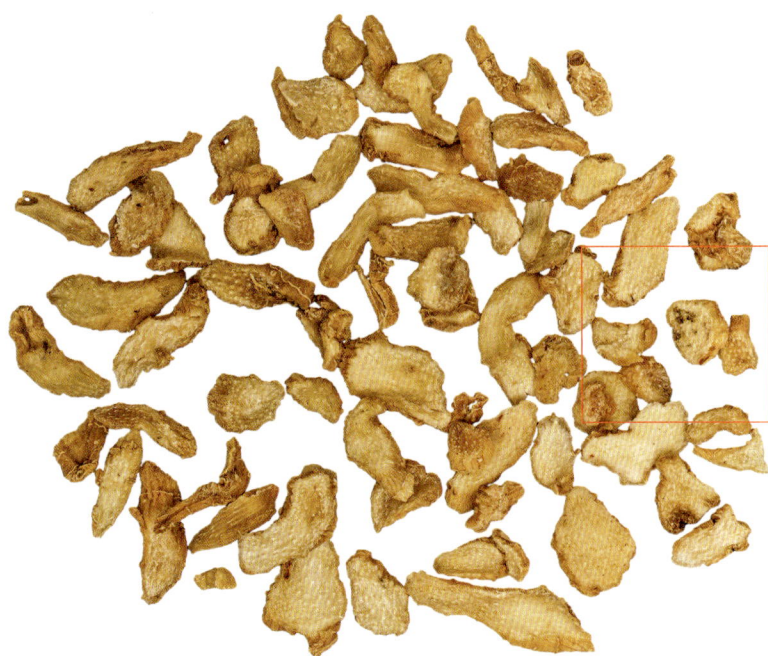

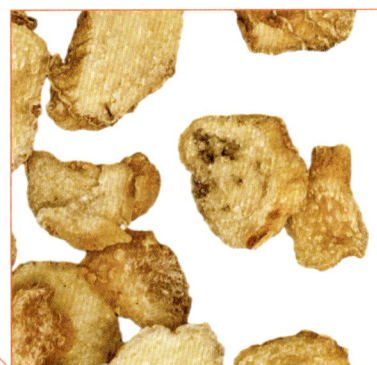

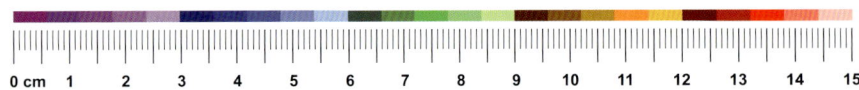

郁金

【基　　原】姜科植物温郁金 *Curcuma wenyujin* Y. H. Chen et C. Ling、姜黄 *Curcuma Longa* L.、广西莪术 *Curcuma kwangsiensis* S.G.Lee et C. F. Liang 或蓬莪术 *Curcuma phaeocaulis* Val. 的干燥块根。前两者分别习称"温郁金"和"黄丝郁金"，其余按性状不同习称"桂郁金"或"绿丝郁金"。

【采收加工】冬季茎叶枯萎后采挖，除去泥沙和细根，蒸或煮至透心，干燥。

【主要产地】温郁金主产于浙江，以温州地区最有名，为道地药材；黄郁金（植物郁金）及绿丝郁金（蓬莪术）主产于四川；广西莪术主产于广西。

【炮制方法】洗净，润透，切薄片，干燥。

【饮片性状】本品呈椭圆形或长条形薄片，两端渐尖，表面灰褐色或灰棕色，具不规则的纵皱纹，纵纹隆起处色较浅。质坚实，断面灰棕色，角质样。内皮层环明显，气微香，味微苦。

【功能主治】活血止痛，行气解郁，清心凉血，利胆退黄。用于胸胁刺痛，胸痹心痛，经闭痛经，乳房胀痛，热病神昏，癫痫发狂，血热吐衄，黄疸尿赤。

【用法用量】9～27g。

【使用注意】不宜与丁香、母丁香同用。

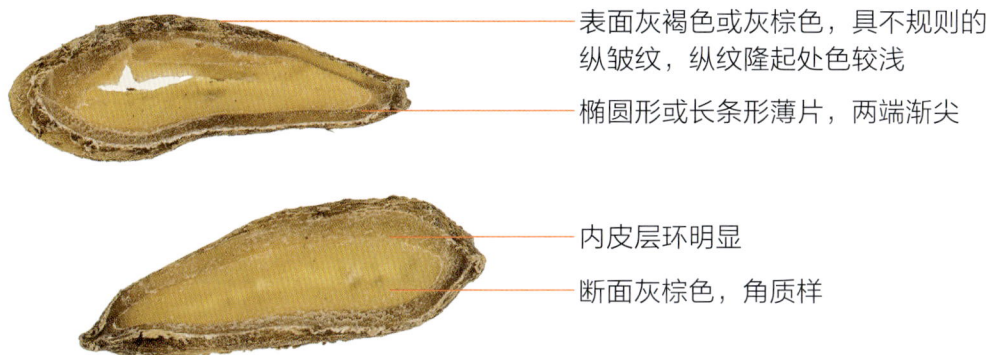

表面灰褐色或灰棕色，具不规则的纵皱纹，纵纹隆起处色较浅

椭圆形或长条形薄片，两端渐尖

内皮层环明显

断面灰棕色，角质样

郁金

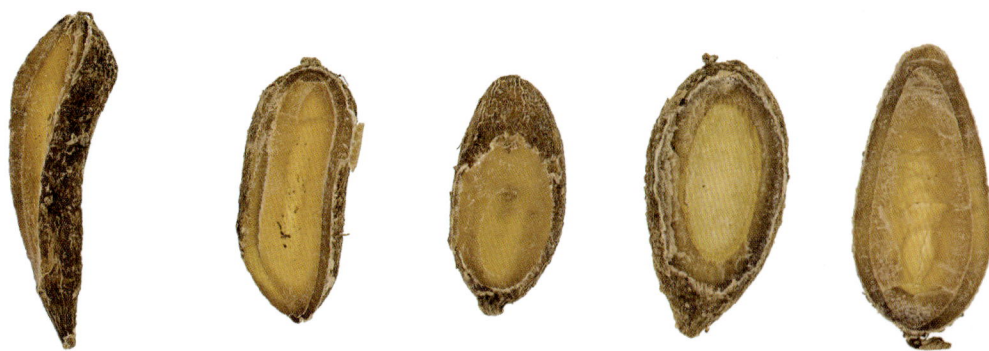

郁金（温玉金）

产地：广西

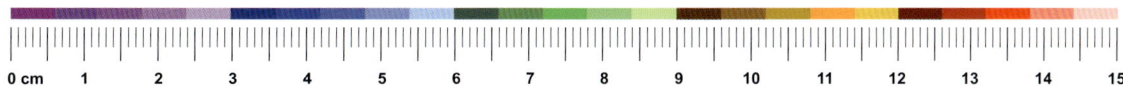

0 cm　1　2　3　4　5　6　7　8　9　10　11　12　13　14　15

泽泻

【基　　原】泽泻科植物东方泽泻 Alisma orientale (Sam.) Juzep. 或泽泻 Alisma plantago-aquatica Linn. 的干燥块茎。

【采收加工】冬季茎叶开始枯萎时采挖，洗净，干燥，除去须根和粗皮。

【主要产地】主产于四川的习称"川泽泻"；广西出产的习称"广泽泻"；福建出产的习称"建泽泻"。

【炮制方法】取原药材，除去杂质，大小分开，洗净，浸泡6～8小时，至约七成透时，取出，闷润12～24小时，至内外湿度一致，切厚片，干燥，筛去碎屑。

【饮片性状】本品呈圆形或椭圆形厚片，直径2～6cm。外表皮淡黄色至淡黄棕色，有不规则的横向环状浅沟纹和多数细小突起的须根痕，底部有的有瘤状芽痕。质坚实，切面黄白色，粉性，有多数细孔。气微，味微苦。

【功能主治】利水渗湿，泄热，化浊降脂。用于小便不利，水肿胀满，泄泻尿少，痰饮眩晕，热淋涩痛，高脂血症。

【用法用量】6～10g。

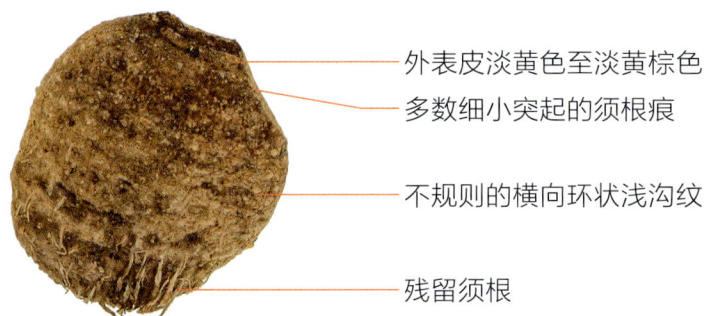

外表皮淡黄色至淡黄棕色
多数细小突起的须根痕
不规则的横向环状浅沟纹
残留须根

泽泻（外表面）

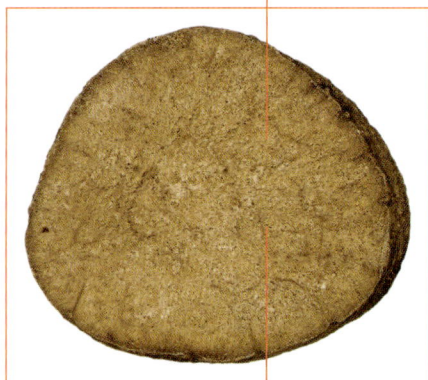

切面黄白色，粉性

泽泻（切面）

有多数细孔

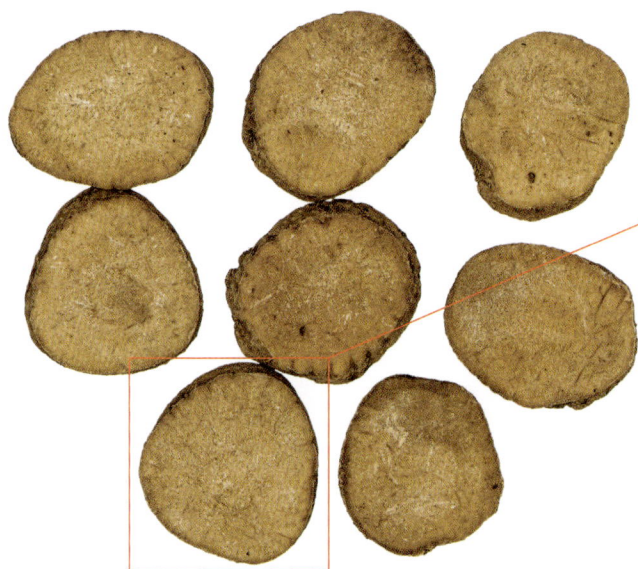

泽泻

产地：福建

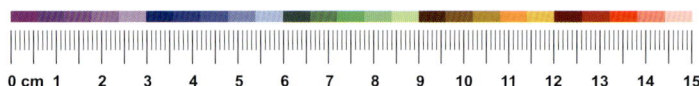

0 cm 1　2　3　4　5　6　7　8　9　10　11　12　13　14　15

泽泻（发霉）

泽泻主要含有三萜及倍半萜类成分，还含有二萜、植物甾醇、挥发油、生物碱、天门冬素、甾醇苷、脂肪酸、蛋白质及淀粉等化学成分，保存不当时会发生发霉现象。

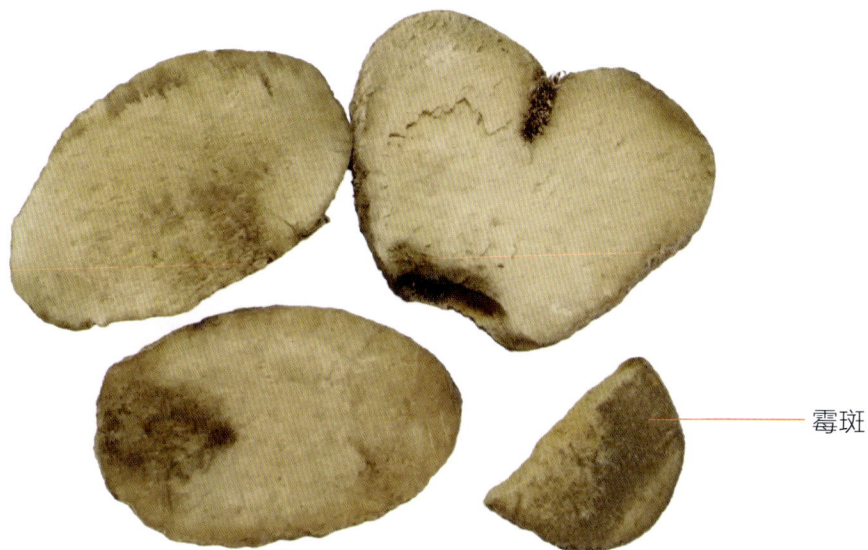

霉斑

浙贝母

【基　原】百合科植物浙贝母 *Fritillaria thunbergii* Miq. 的干燥鳞茎。

【采收加工】初夏植株枯萎时采挖，洗净。大小分开，大者除去芯芽，习称"大贝"；小者不去芯芽，习称"珠贝"。分别撞擦，除去外皮，拌以煅过的贝壳粉，吸去擦出的浆汁，干燥；或取鳞茎，大小分开，洗净，除去芯芽，趁鲜切成厚片，洗净，干燥，习称"浙贝片"。

【主要产地】主产于浙江、江苏、安徽、湖南等地，为传统的"浙八味"之一。

【炮制方法】除去杂质。未切片者，洗净，润透，切厚片，干燥；或打成碎块。

【饮片性状】**大贝** | 为鳞茎外层的单瓣鳞叶，略呈新月形，高 1～2cm，直径 2～3.5cm。外表面类白色至淡黄色，内表面白色或淡棕色，被有白色粉末。质硬而脆，易折断，断面白色至黄白色，富粉性。气微，味微苦。

浙贝母片 | 为类圆形的厚片或碎块，有的可见心芽。外皮黄褐色或灰褐色，皱缩；或淡黄白色，较光滑或被有白色粉末。切面微鼓起或平坦，灰白色或粉白色，略呈角质状或富粉性。质坚硬，易折断。断面灰白色、白色或浅黄棕色。气微，味苦。

珠贝 | 为完整的鳞茎，呈扁圆形，高 1～1.5cm，直径 1～2.5cm。表面黄棕色至黄褐色，有不规则的皱纹；或表面类白色至淡黄色，较光滑或被有白色粉末。质硬，不易折断，断面淡黄色或类白色，略带角质状或粉性；外层鳞叶 2 瓣，肥厚，略似肾形，互相抱合，内有小鳞叶 2～3 枚和干缩的残茎。

【功能主治】清热化痰止咳，解毒散结消痈。用于风热咳嗽，痰火咳嗽，肺痈，乳痈，瘰疬，疮毒。

【用法用量】5～10g。

【使用注意】不宜与川乌、制川乌、草乌、制草乌、附子同用。

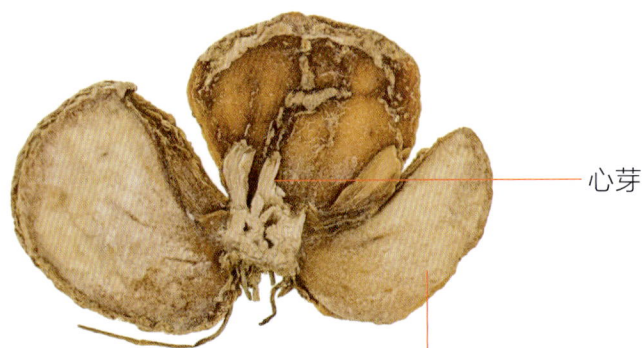

浙贝母片

心芽

切面微鼓起，灰白色至浅黄棕色，略呈角质状

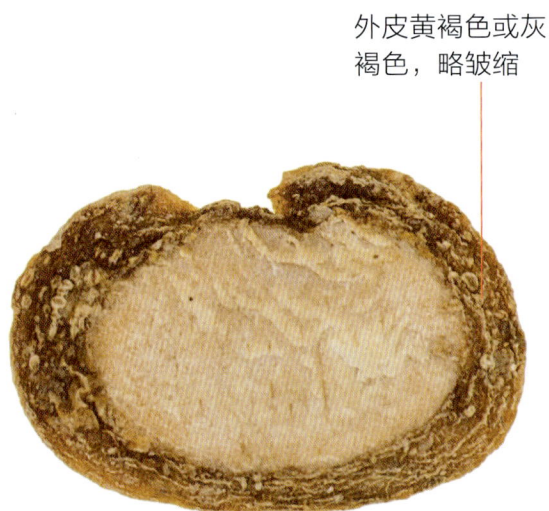

外皮黄褐色或灰褐色，略皱缩

浙贝母片（外皮）

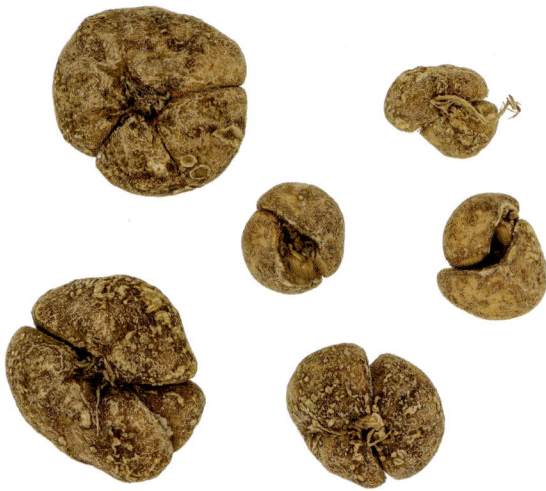

浙贝母（无硫）
产地：浙江

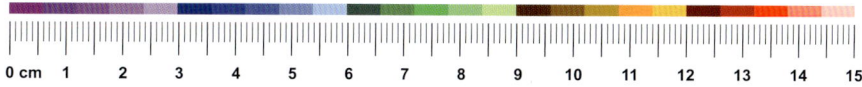

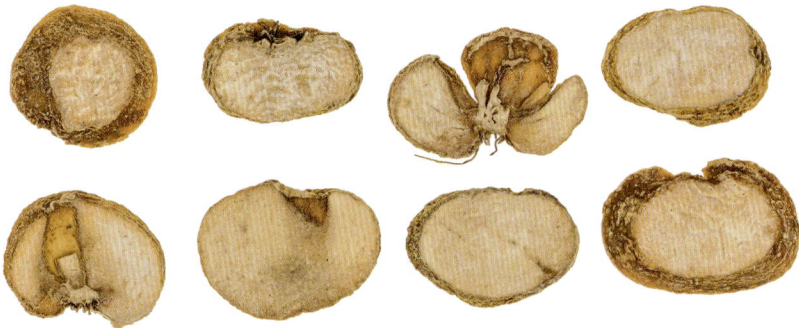

浙贝母（无硫）
产地：浙江

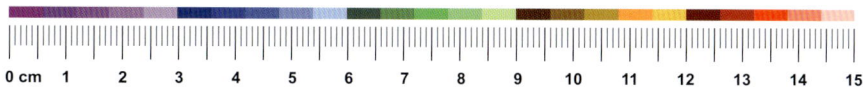

珠贝外层鳞叶 2 瓣，肥厚，
略似肾形，互相抱合

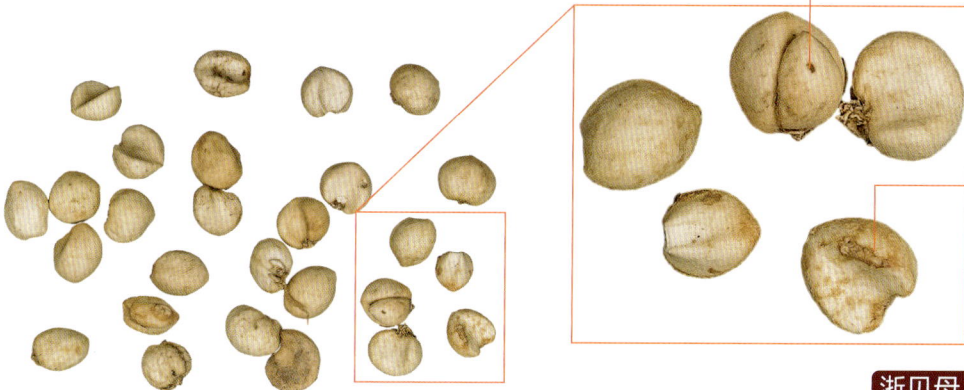

完整的鳞茎，呈扁
圆形，表面黄棕色
至黄褐色，有不规
则的皱纹

浙贝母（珠贝）
产地：浙江

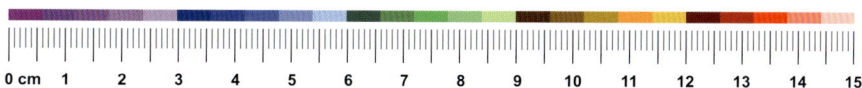

知母

【基　　原】百合科植物知母 *Anemarrhena asphodeloides* Bge. 的干燥根茎。

【采收加工】春、秋二季采挖，除去须根和泥沙，晒干，习称"毛知母"；或除去外皮，晒干。

【主要产地】全国大部分地区均有出产。

【炮制方法】除去杂质，洗净，润透，切厚片，干燥。

【饮片性状】本品呈不规则类圆形的厚片，偶有分枝，直径 0.8～1.5cm，一端可见少量残存的黄棕色叶基纤维和凹陷或突起的点状根痕。外表面黄棕色至棕色，具紧密排列的环状节，节上密生黄棕色的残存叶基，下面隆起而略皱缩，并有凹陷或突起的点状根痕。质硬，易折断，切面黄白色。气微，味微甜、略苦，嚼之带黏性。

【功能主治】清热泻火，滋阴润燥。用于外感热病，高热烦渴，肺热燥咳，骨蒸潮热，内热消渴，肠燥便秘。

【用法用量】6～12g。

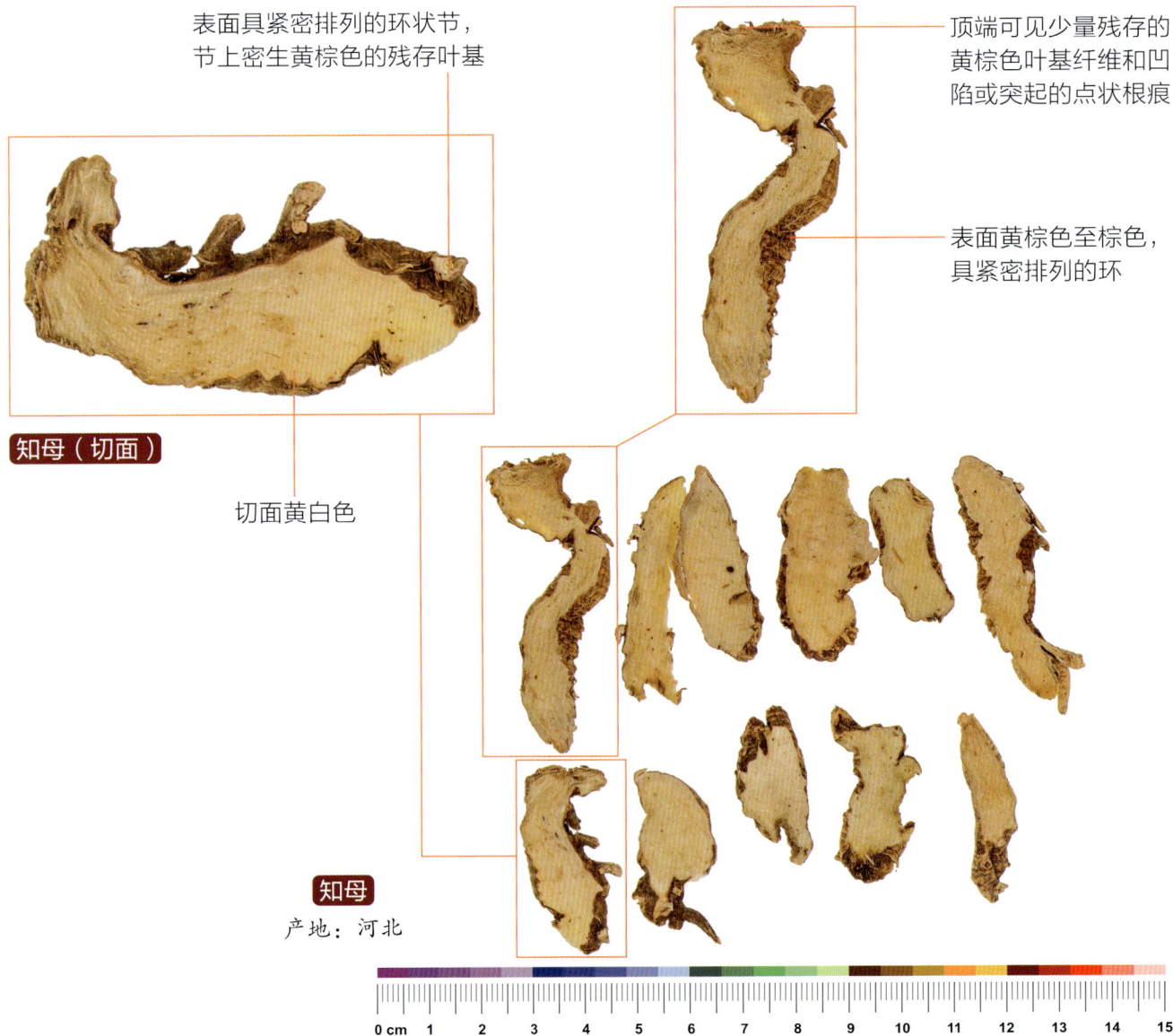

表面具紧密排列的环状节，节上密生黄棕色的残存叶基

顶端可见少量残存的黄棕色叶基纤维和凹陷或突起的点状根痕

表面黄棕色至棕色，具紧密排列的环

知母（切面）

切面黄白色

知母

产地：河北

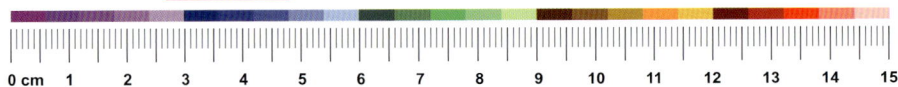

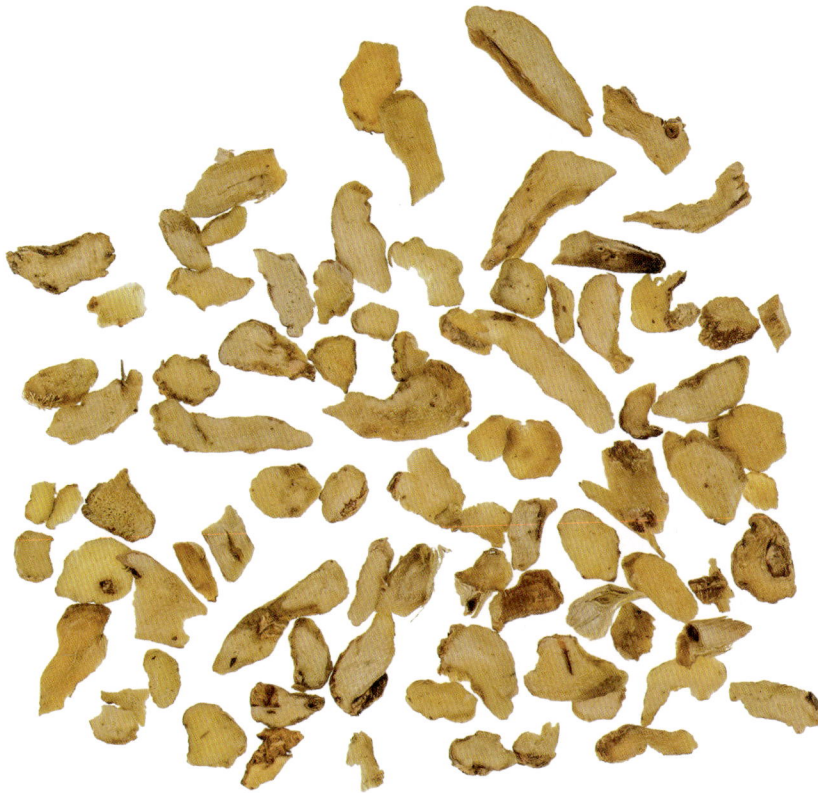

知母

产地：内蒙古

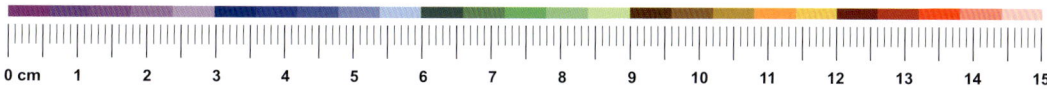

0 cm　　1　　2　　3　　4　　5　　6　　7　　8　　9　　10　　11　　12　　13　　14　　15

盐知母

【基　　原】百合科植物知母 *Anemarrhena asphodeloides* Bge. 干燥根茎的炮制加工品。

【炮制方法】取知母片，置热锅内，用文火（80～120℃）炒至微变色时，喷洒盐水，炒干，取出，晾凉。每 100kg 知母片，用食盐 2kg。

【饮片性状】本品呈不规则类圆形的厚片，偶有分枝，直径 0.8～1.5cm，一端可见少量残存的黄棕色叶基纤维和凹陷或突起的点状根痕。外表面黄棕色至棕色，微带焦斑。具紧密排列的环状节，下面隆起而略皱缩，并有凹陷或突起的点状根痕。

质硬，易折断，断面棕黄色至浅棕色，略带火色或焦斑。气微，味微咸。

【功能主治】清热泻火，滋阴润燥。用于外感热病，高热烦渴，肺热燥咳，骨蒸潮热，内热消渴，肠燥便秘。盐炙后引药下行，专入肾经，增强滋阴降火的作用，善清虚热。长于益肾滋阴。用于肝肾阴虚所致虚火上炎、骨蒸潮热、盗汗遗精、腰膝酸痛及阴虚尿闭。

【用法用量】6～12g。

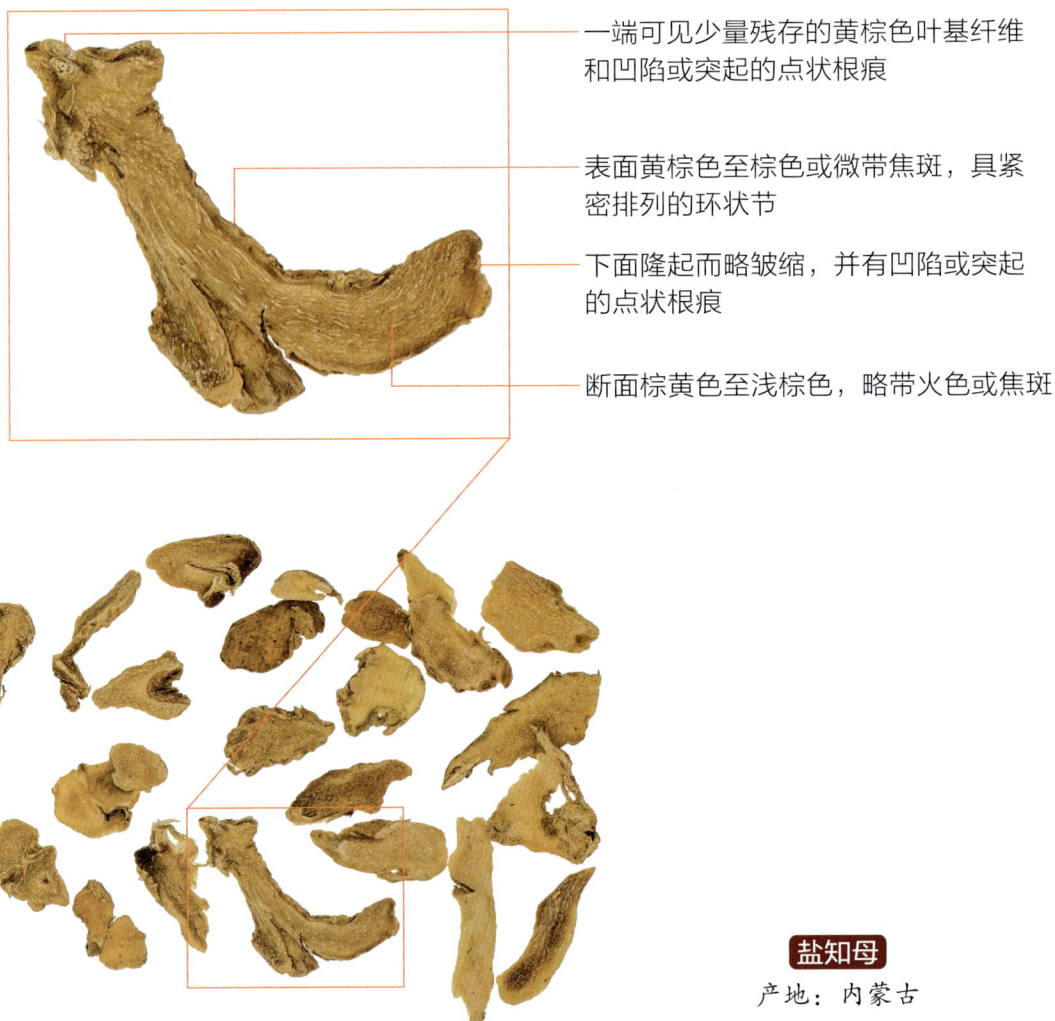

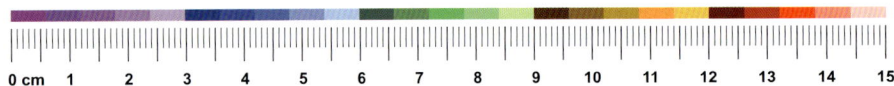

一端可见少量残存的黄棕色叶基纤维和凹陷或突起的点状根痕

表面黄棕色至棕色或微带焦斑，具紧密排列的环状节

下面隆起而略皱缩，并有凹陷或突起的点状根痕

断面棕黄色至浅棕色，略带火色或焦斑

盐知母
产地：内蒙古

0 cm　1　2　3　4　5　6　7　8　9　10　11　12　13　14　15

制巴戟天

【基　　原】茜草科植物巴戟天 *Morinda offici-nalis* How 干燥根的炮制加工品。

【采收加工】全年均可采挖，洗净，除去须根，晒至六七成干，轻轻捶扁，晒干。

【主要产地】主产于福建、广东、海南、广西等地，为"十大广药"之一。

【炮制方法】取原药材，除去杂质，与甘草煎液同置锅内，不时翻搅，煮至煎液被吸尽，取出，未去木心者趁热抽去木心，干燥。每 100kg 净巴戟天，用甘草 6kg。

甘草煎液制法：取甘草片 6kg，加水（约为甘草量的 10 倍）煎煮两次，第一次煎煮 1 小时，第二次煎煮 30 分钟，合并滤液（约 50L）。

【饮片性状】本品呈扁圆柱形短段或不规则块，直径 0.5～2cm。表面灰黄色或暗灰色，具纵纹和横裂纹；质韧，切面皮部厚，紫色或淡紫色，中空。气微，味甘而微涩。

【功能主治】补肾阳，强筋骨，祛风湿。用于阳痿遗精，宫冷不孕，月经不调，少腹冷痛，风湿痹痛，筋骨痿软。

【用法用量】3～10g。

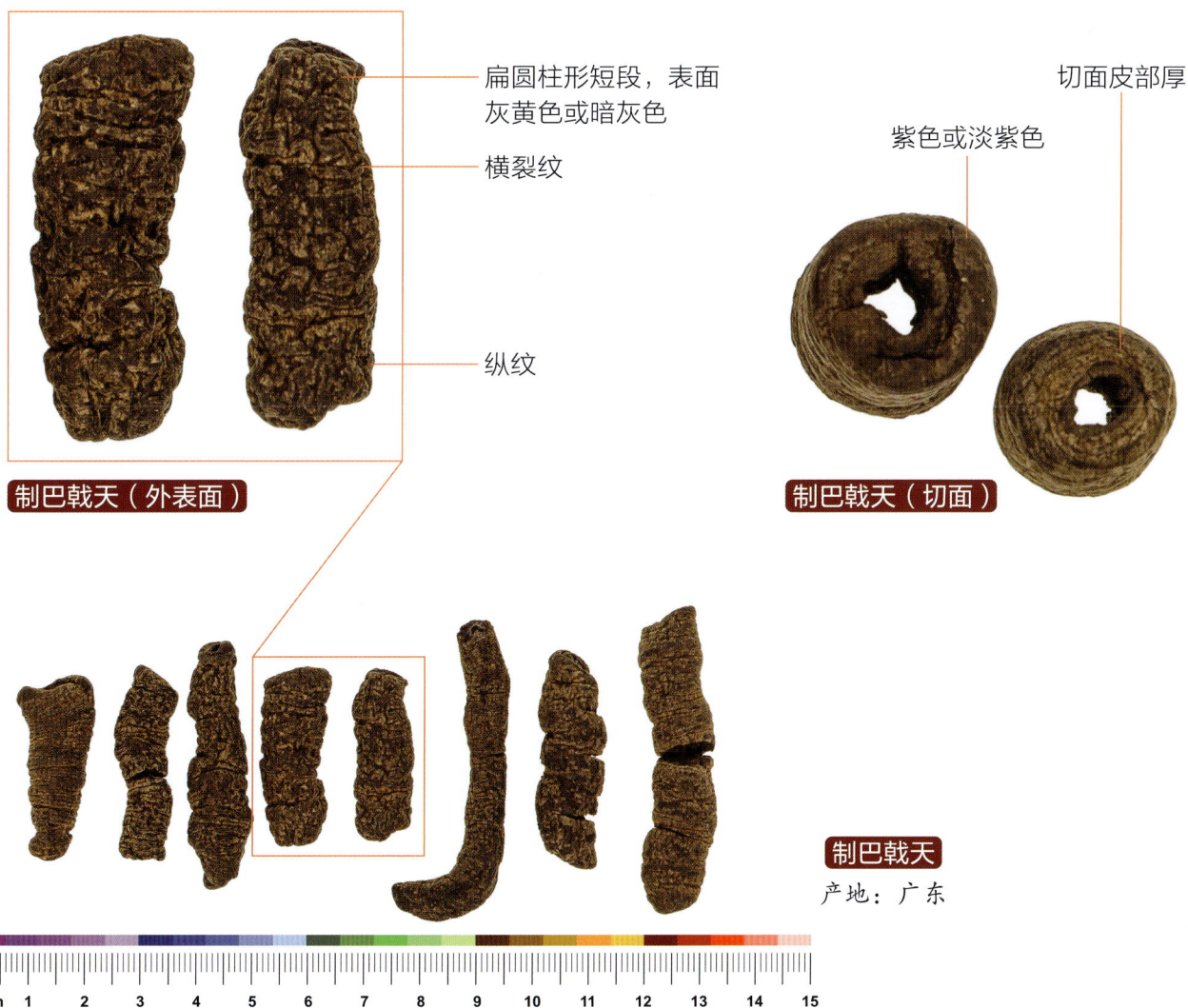

扁圆柱形短段，表面灰黄色或暗灰色

横裂纹

纵纹

制巴戟天（外表面）

紫色或淡紫色

切面皮部厚

制巴戟天（切面）

制巴戟天
产地：广东

0 cm 1 2 3 4 5 6 7 8 9 10 11 12 13 14 15

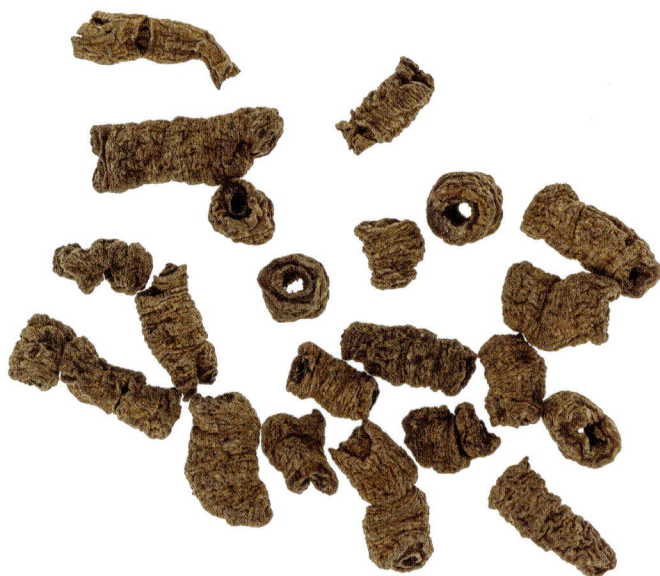

制巴戟天
产地：广西

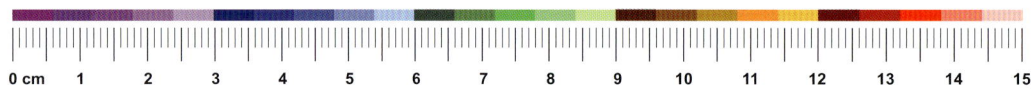

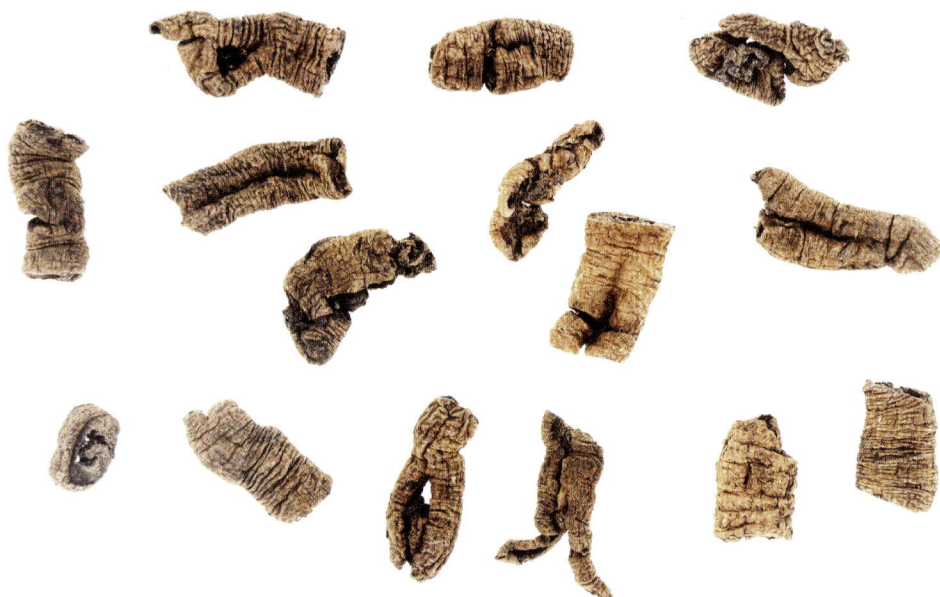

制巴戟天
产地：福建

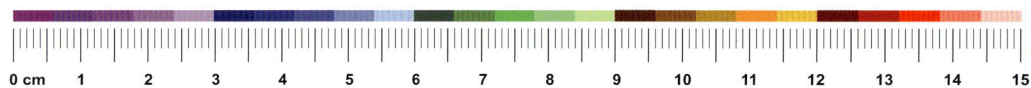

制白附子

【基　　原】天南星科植物独角莲 *Typhonium giganteum* Engl. 干燥块茎的炮制加工品。

【采收加工】秋季采挖，除去须根和外皮，晒干。

【主要产地】主产于河南等地。

【炮制方法】取净白附子，分开大小个，浸泡，每日换水 2～3 次，数日后如起黏沫，换水后加白矾（每 100kg 白附子，用白矾 2kg），泡 1 日后再进行换水，至口尝微有麻舌感为度，取出。将生姜片、白矾粉置锅内，加适量水，煮沸后，倒入白附子共煮至无白心，捞出，除去生姜片，晾至六七成干，切厚片，干燥。每 100kg 白附子，用生姜、白矾各 12.5kg。

【饮片性状】本品为类圆形或椭圆形厚片，直径 1～3cm，外表皮淡棕色，略粗糙，有环纹及须根痕，顶端有茎痕或芽痕。质坚硬，切面黄色，角质。味淡，微有麻舌感。

【功能主治】祛风痰，定惊搐，解毒散结，止痛。用于中风痰壅，口眼㖞斜，语言謇涩，惊风癫痫，偏正头痛，瘰疬痰核，毒蛇咬伤。

【用法用量】3～6g。一般炮制后用，外用生品适量捣烂，熬膏或研末以酒调敷患处。

【使用注意】孕妇慎用；生品内服宜慎。

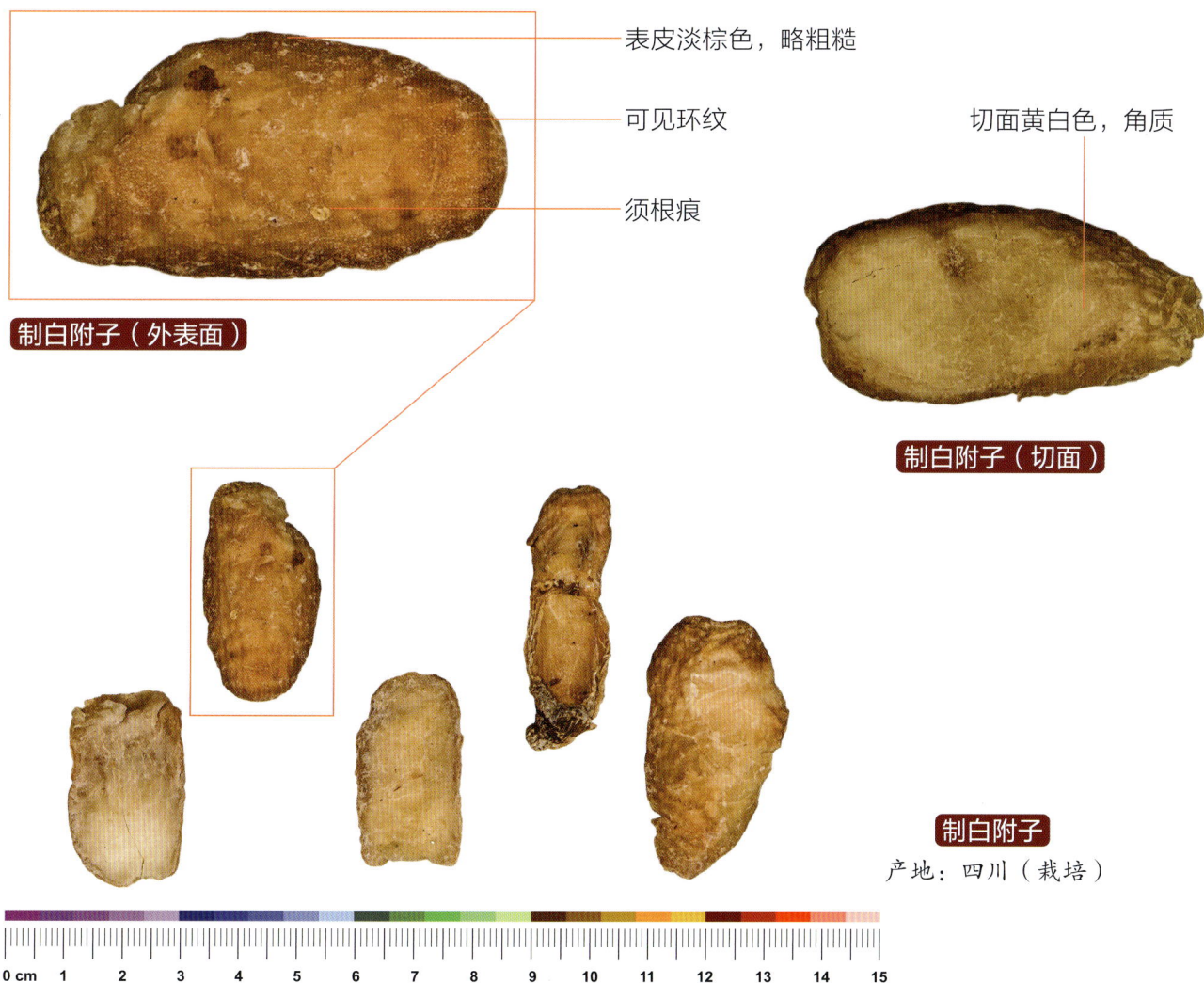

表皮淡棕色，略粗糙

可见环纹

须根痕

制白附子（外表面）

切面黄白色，角质

制白附子（切面）

制白附子

产地：四川（栽培）

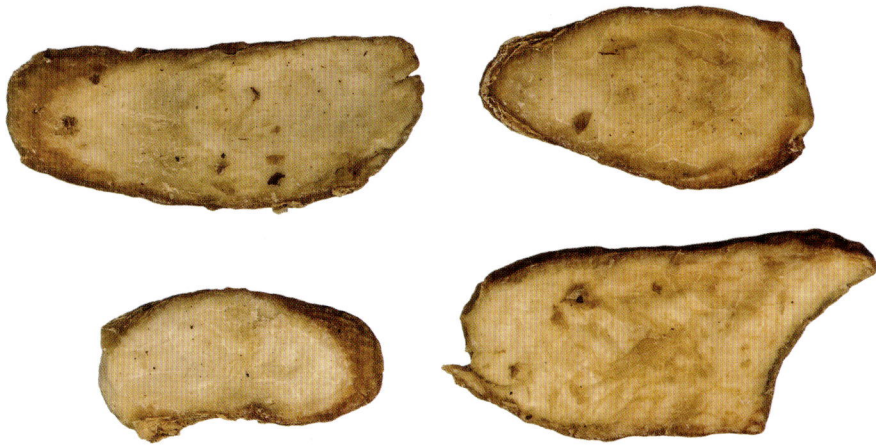

制白附子

产地：河南（栽培）

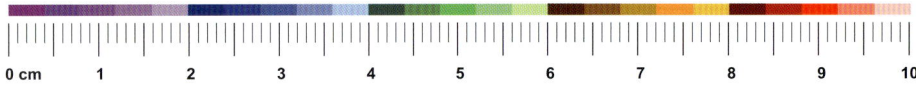

制白附子（未去外皮）

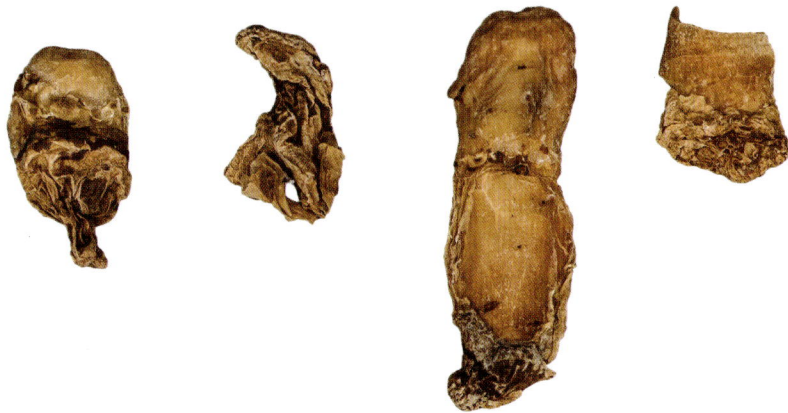

制白附子

产地加工不当，未去外皮

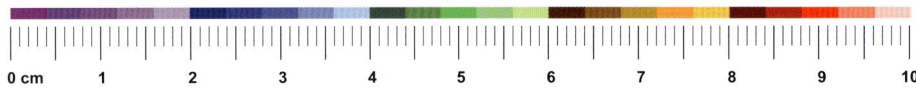

制川乌

【基　　原】毛茛科植物乌头 *Aconitum carmichaelii* Debx. 干燥母根的炮制加工品。

【采收加工】6月下旬至8月上旬采挖，除去子根、须根及泥沙，晒干。

【主要产地】主产于四川、湖北、湖南、陕西、云南等地。

【炮制方法】方法1：取川乌，大小分开，用水浸泡至内无干心，取出，加水煮沸4～6小时（或蒸6～8小时）至取大个及实心者切开内无白心，口尝微有麻舌感时，取出，晾至六成干，切片，干燥。[《中华人民共和国药典（2020年版）》]

方法2：取川乌，除去杂质，大小分开，浸泡10～12天，每日换水2次，每3天倒缸一次，泡至口尝无麻辣感为度，洗净取出，加甘草银花水，用武火煮3～4小时，随时翻动，至内无白心为度，取出，晾至4～5成干，切厚片，干燥，筛去碎屑。每100kg川乌，用甘草5kg，金银花2kg。[《北京市中药饮片炮制规范（2008年版）》]

【饮片性状】本品为不规则或长三角形的片。顶端常有残茎，中部多向一侧膨大，长2～7.5cm，直径1.2～2.5cm。表面黑褐色或黄褐色，皱缩，有小瘤状侧根及子根脱离后的痕迹。体轻，质脆，断面有光泽，灰棕色形成层环纹呈多角形。气微，微有麻舌感。

【功能主治】祛风除湿，温经止痛。用于风寒湿痹、关节疼痛、心腹冷痛、寒疝作痛及麻醉镇痛。

【用法用量】1.5～3g，先煎、久煎。

【使用注意】孕妇慎用；不宜与半夏、瓜蒌、瓜蒌子、瓜蒌皮、天花粉、川贝母、浙贝母、平贝母、伊贝母、湖北贝母、白蔹、白及同用。

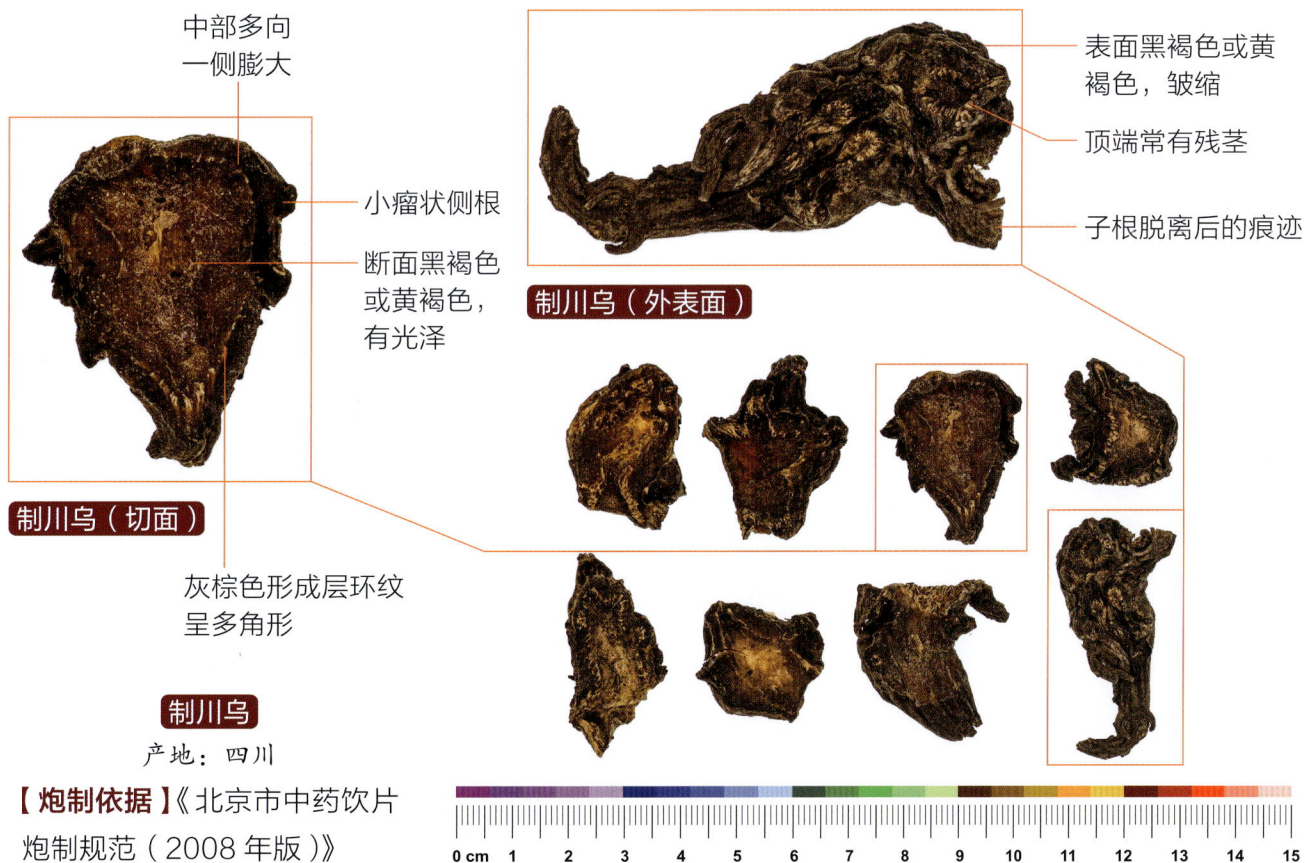

中部多向一侧膨大

小瘤状侧根

断面黑褐色或黄褐色，有光泽

制川乌（切面）

灰棕色形成层环纹呈多角形

表面黑褐色或黄褐色，皱缩

顶端常有残茎

子根脱离后的痕迹

制川乌（外表面）

制川乌

产地：四川

【炮制依据】《北京市中药饮片炮制规范（2008年版）》

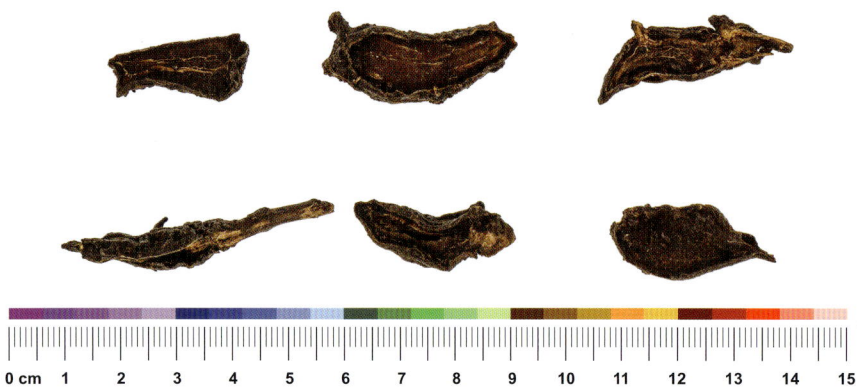

制川乌

产地：吉林

【炮制依据】《北京市
中药饮片炮制规范
（2008 年版）》

制川乌（增重）

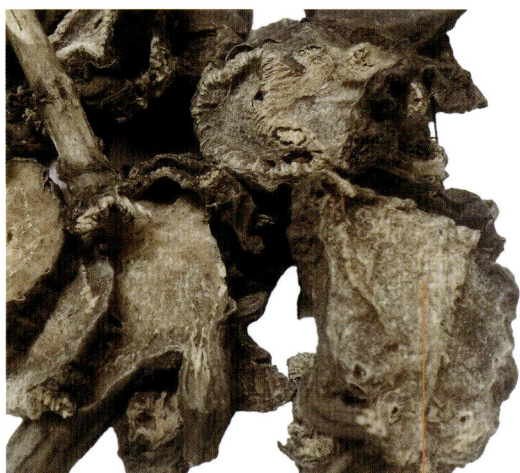

切面缝隙中可见
灰白色物质填充

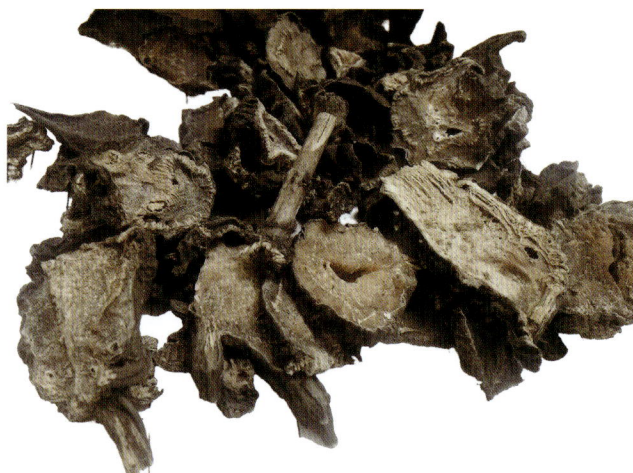

制川乌（增重）

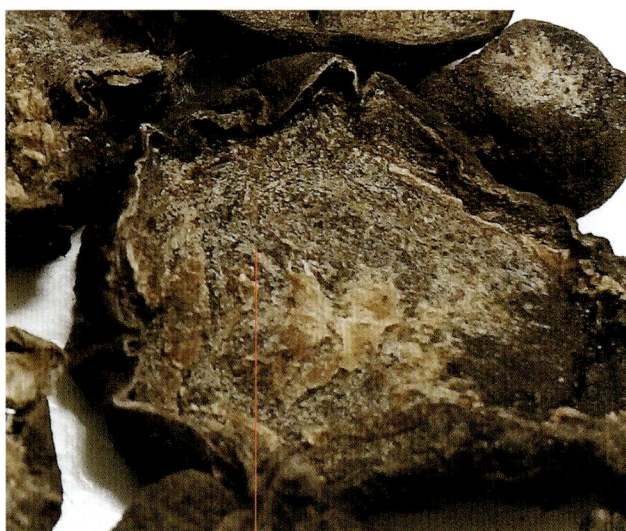

切面缝隙中可见灰白色
结晶样物质填充

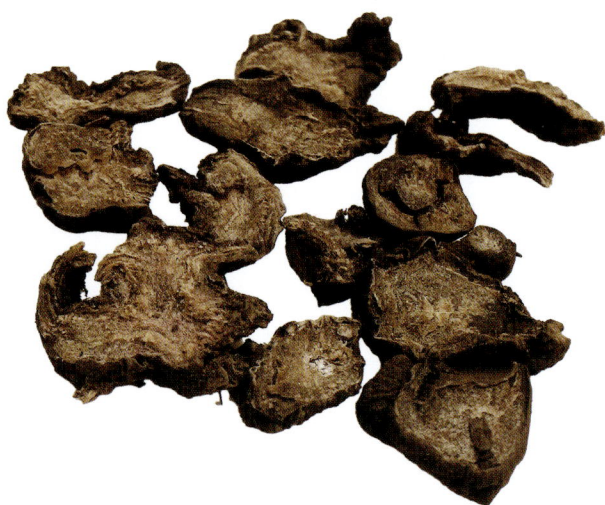

制川乌（增重）

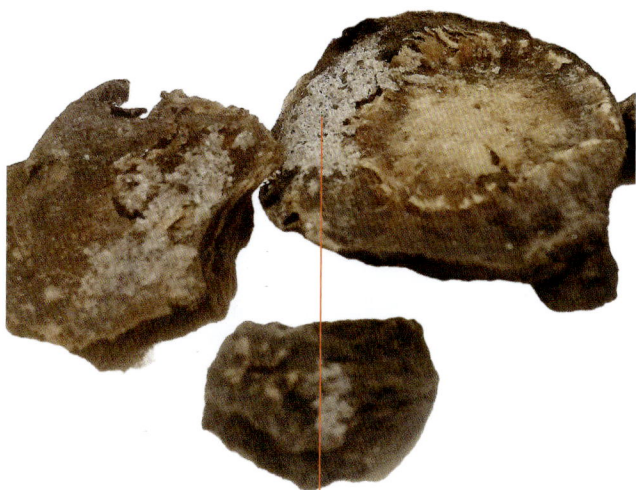

切面附着有灰白色
结晶样物质

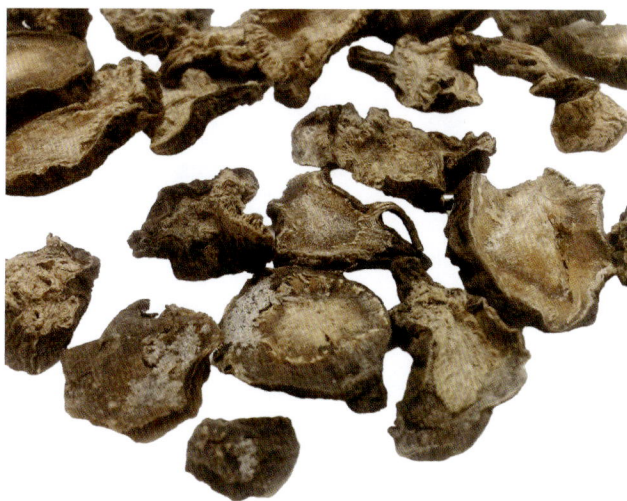

制川乌（增重）

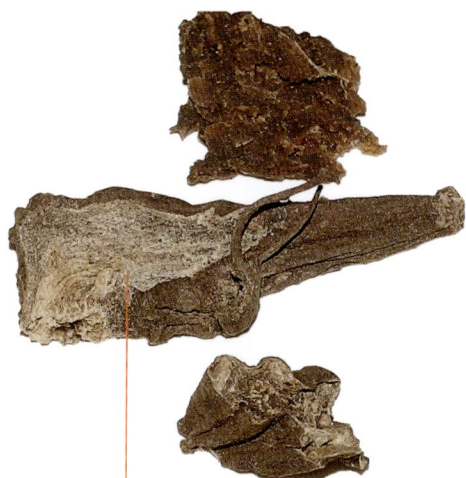

切面可见灰白色颗
粒样物质附着

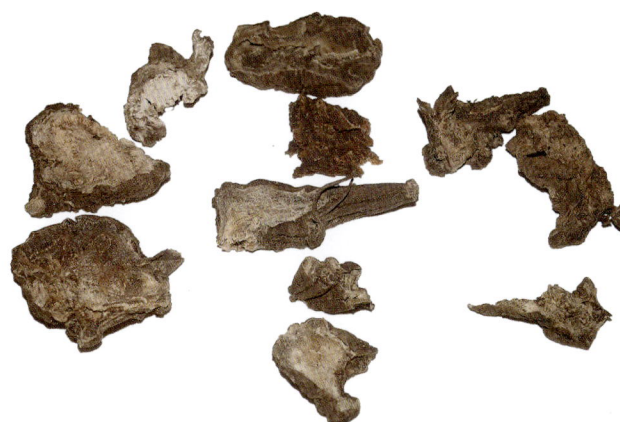

制川乌（增重）

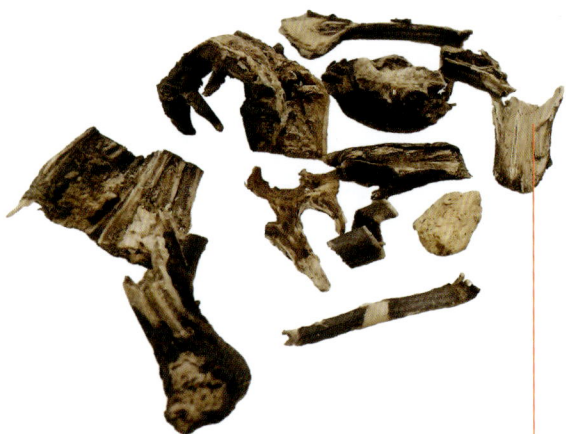

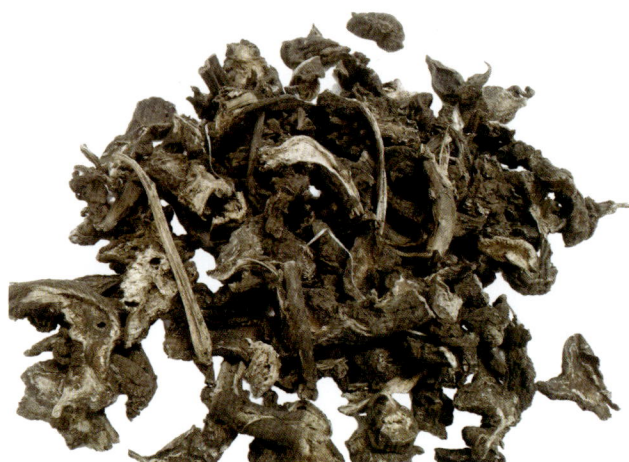

掺有大量根茎、地上部分
等非药用部位

制川乌（增重）

制川乌（虫蛀）

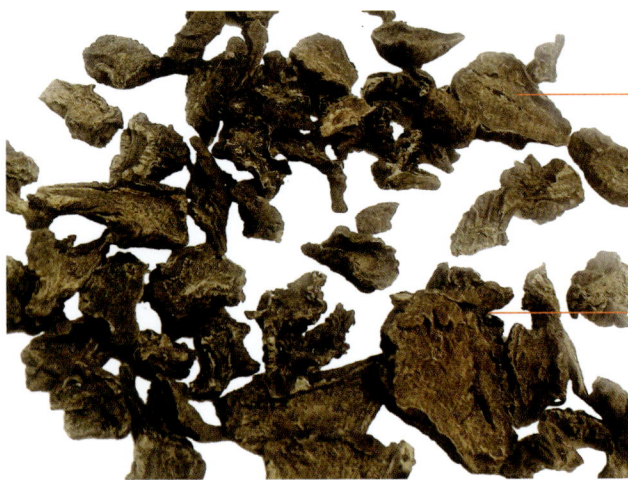

————— 虫蛀痕

————— 虫蛀痕

制川乌（虫蛀）

制草乌

【基　　原】毛茛科植物北乌头 *Aconitum kusnezoffii* Reichb. 干燥块根的炮制加工品。

【采收加工】秋季茎叶枯萎时采挖，除去须根和泥沙，干燥。

【主要产地】主产于吉林、辽宁、黑龙江、河北、山西、内蒙古等地。

【炮制方法】**方法1：**取草乌，大小分开，用水浸泡至内无干心，取出，加水煮至取大个切开内无白心、口尝微有麻舌感时，取出，晾至六成干后切薄片，干燥。[《中华人民共和国药典（2020年版）》]

方法2：取草乌，除去杂质，大小分开，浸泡10～12天，每日换水2次，泡至口尝无麻辣味为度，洗净，取出，加甘草银花水用武火煮3～4小时，随时翻动，以内无白心为度，取出，晒至4～5成干，切厚片，干燥，筛去碎屑。

甘草银花水制法：取串碎的甘草5kg、金银花2kg，加适量水，煎煮两次，第一次2小时、第二次1小时，合并煎液，滤过，取滤液（约50L）。[《北京市中药饮片炮制规范（2008年版）》]

【饮片性状】不规则圆形或近三角形的厚片，长2～7cm，直径0.6～1.8cm。顶端常有残茎和少数不定根残基，有的顶端一侧有一枯萎的芽，一侧有一圆形或扁圆形不定根残基。表面黑褐色，皱缩，有纵皱纹、点状须根痕和数个瘤状侧根。质硬，断面有灰白色多角形或类圆形形成层环及点状维管束，并有空隙，周边皱缩或弯曲，髓部较大或中空，质脆。气微，味微辛，稍有麻舌感。

【功能主治】祛风除湿，温经止痛。用于风寒湿痹、关节疼痛、心腹冷痛、寒疝作痛及麻醉镇痛。

【用法用量】1.5～3g，宜先煎、久煎。

【使用注意】生品内服宜慎用；孕妇禁用；不宜与半夏、瓜蒌、瓜蒌子、瓜蒌皮、天花粉、川贝母、浙贝母、平贝母、伊贝母、湖北贝母、白蔹、白及同用。

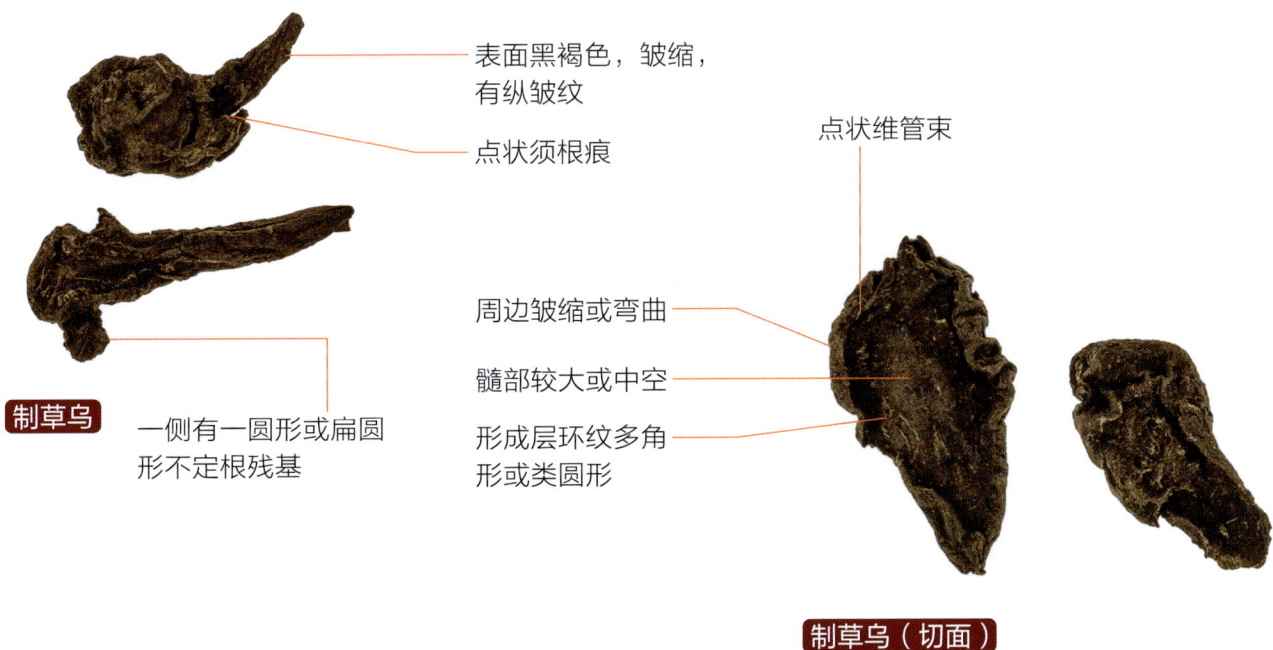

表面黑褐色，皱缩，有纵皱纹

点状须根痕

制草乌

一侧有一圆形或扁圆形不定根残基

点状维管束

周边皱缩或弯曲

髓部较大或中空

形成层环纹多角形或类圆形

制草乌（切面）

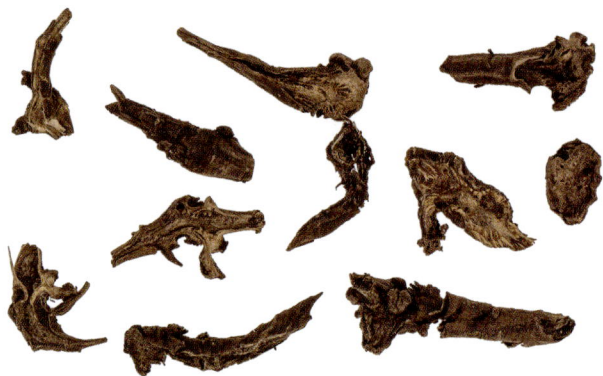

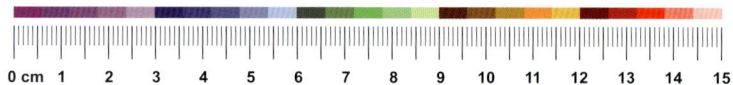

制草乌

产地：河北

【炮制依据】《北京市
中药饮片炮制规范
（2008 年版）》

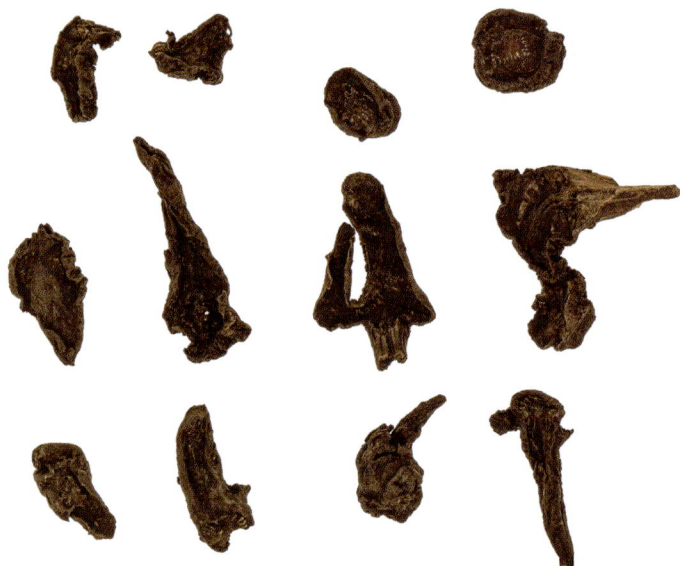

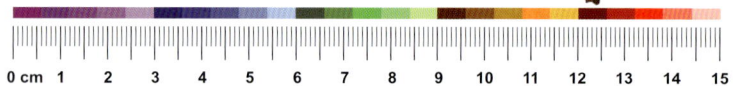

制草乌

产地：陕西

【炮制依据】《北京市
中药饮片炮制规范
（2008 年版）》

制草乌（增重）

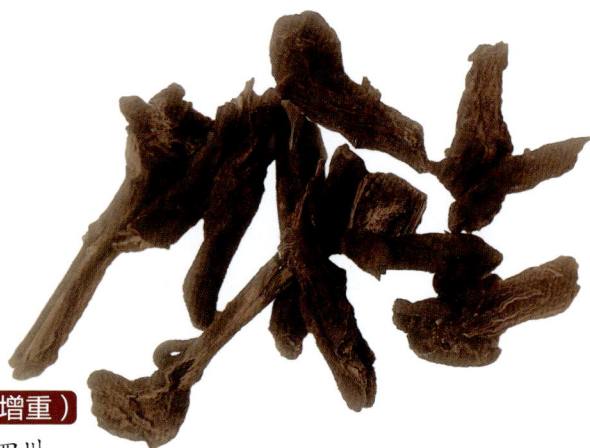

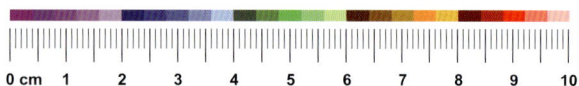

制草乌（增重）

产地：四川

掺有部分根茎及地上
部分等非药用部位

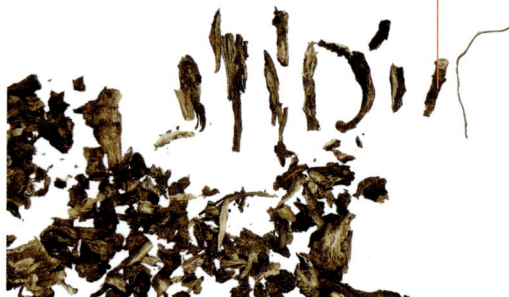

制草乌（增重）

制天南星

【基　　原】天南星科植物天南星 *Arisaema erubescens*（Wall.）Schott、异叶天南星 *Arisaema heterophyllum* Bl. 或东北天南星 *Arisaema amurense* Maxim. 干燥块茎的炮制加工品。

【采收加工】秋、冬二季茎叶枯萎时采挖，除去须根及外皮，干燥。

【主要产地】天南星主产于陕西、甘肃、四川、贵州、云南等地；异叶天南星产于湖北、湖南、四川、贵州、江西等地；东北天南星主产于东北及山东、河北等地。

【炮制方法】取净天南星，按大小分别用水浸泡，每日换水 2～3 次，如起白沫时，换水后加白矾（每 100kg 天南星，加白矾 2kg），泡 1 日后，再进行换水，至切开口尝微有麻舌感时取出。将生姜片、白矾置锅内加适量水煮沸后，倒入天南星共煮，至无干心时取出，除去姜片，晾至 4～6 成干，切薄片，干燥。每 100kg 天南星，用生姜、白矾各 12.5kg。

【饮片性状】本品为类圆形或不规则形的薄片，直径 1.5～6.5cm，表面黄色或淡棕色，较光滑，顶端有凹陷的茎痕，周围有麻点状根痕，有的块茎周边有小扁球状侧芽。质脆易碎，断面黄色或淡棕色，角质状。气微，味涩，微麻。

【功能主治】燥湿化痰，祛风止痉，散结消肿。用于顽痰咳嗽，风痰眩晕，中风痰壅，口眼㖞斜，半身不遂，癫痫，惊风，破伤风；外用治痈肿，蛇虫咬伤。

【用法用量】3～9g。

【注意事项】孕妇慎用。

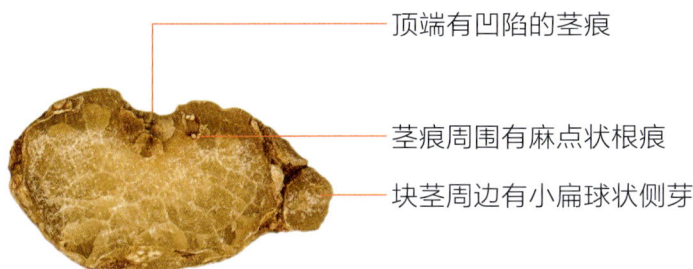

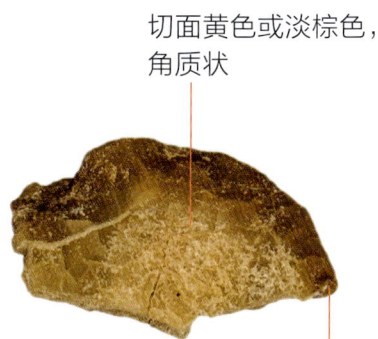

顶端有凹陷的茎痕

茎痕周围有麻点状根痕

块茎周边有小扁球状侧芽

制天南星

切面黄色或淡棕色，角质状

制天南星（表面）

表面黄色或淡棕色，较光滑

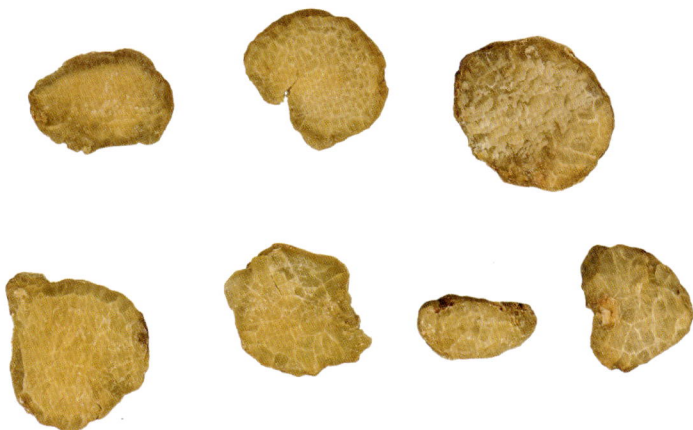

制天南星

产地：四川（栽培）

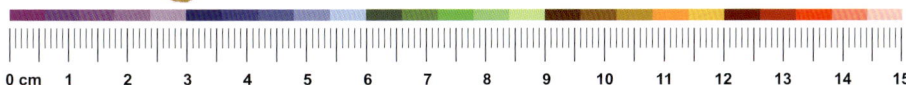

0 cm 1 2 3 4 5 6 7 8 9 10 11 12 13 14 15

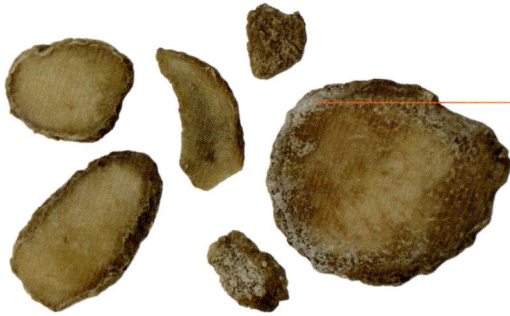

制天南星饮片表面析出白色结晶，口尝味咸涩，疑似白矾

制天南星（炮制不当）

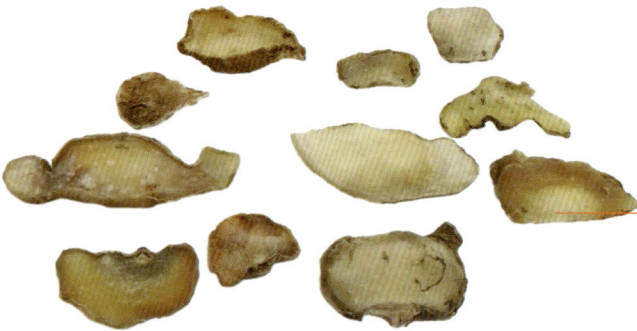

制天南星饮片中心出现不透明白心，与标准不符，疑似产地加工或炮制不当

制天南星（炮制不当）

胆南星

【基　　原】天南星科植物天南星 *Arisaema erubescens*（Wall.）Schott、异叶天南星 *Arisaema heterophyllum* Bl. 或东北天南星 *Arisaema amurense* Maxim. 干燥块茎的炮制品。

【炮制方法】**方法1：** 天南星细粉与牛、羊或猪胆汁经加工而成，或为生天南星细粉与牛、羊或猪胆汁经发酵加工而成。[《中华人民共和国药典（2020年版）》]

方法2： 天南星粉100kg，放入洁净容器内，先加胆汁250kg拌匀，发酵20天后置瓷盘内烘干（时间40天）或晒（防尘）至全干，取出，放入容器内加胆汁250kg，搅拌均匀至全溶，发酵20～30天，置密封容器内隔水加热至沸腾20小时（10小时翻动一次），取出，晾至5～6成干，再置密封容器内，加黄酒50kg，隔水加热至沸腾20小时（10小时翻动一次），取出，晾至5～6成干，搓条，切中段，每100kg生天南星粉，用胆汁500kg、黄酒50kg、芝麻油3kg（赋形用）。[《北京市中药饮片炮制规范（2008年版）》]

【饮片性状】本品呈方块状或圆柱状，棕黄色、灰棕色或棕黑色。质硬。气微腥，味苦。

【功能主治】清热化痰，息风定惊。用于痰热咳嗽，咯痰黄稠，中风痰迷，癫狂惊痫。

【用法用量】3～6g。

方块状

棕黄色、灰棕色或棕黑色

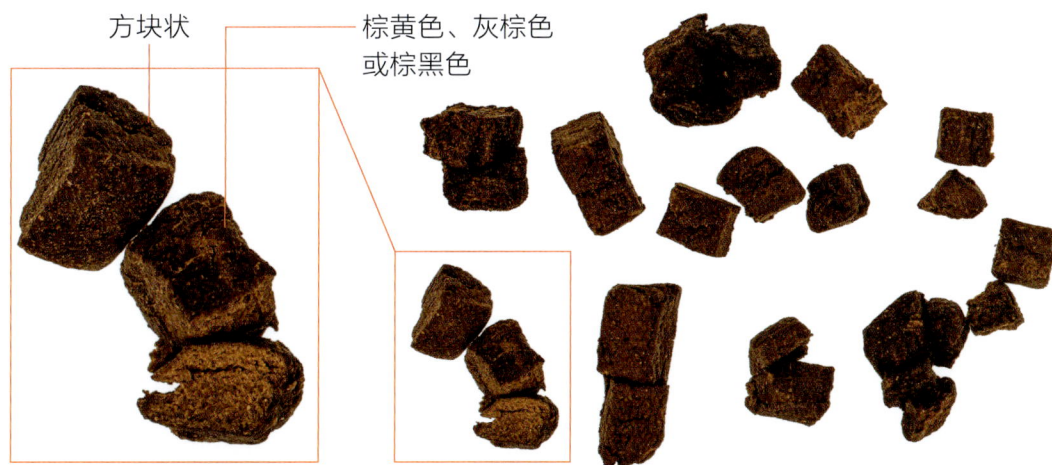

胆南星（炮制方法1）

胆南星

产地：河北

【炮制依据】《中华人民共和国药典（2020年版）》

圆柱状

表面棕黑色

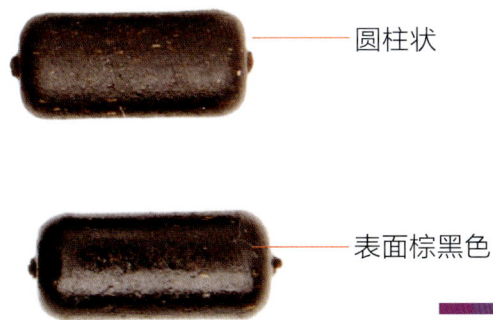

胆南星（炮制方法2）

胆南星

产地：四川

【炮制依据】《北京市中药饮片炮制规范（2008年版）》

制远志

【基　　原】远志科植物远志 *Polygala tenuifolia* Willd. 或卵叶远志 *Polygala sibirica* L. 干燥根的炮制加工品。

【采收加工】春、秋二季采挖，除去须根和泥沙，晒干或抽去木心晒干。

【主要产地】主产于陕西、山西、甘肃、河南、山东、辽宁等地。

【炮制方法】**方法1：** 取甘草，加适量水煎汤，去渣，加入净远志，用文火煮至汤吸尽，取出干燥。每100kg远志，用甘草6kg。[《中华人民共和国药典（2020年版）》]

方法2： 取原药材，除去杂质及木心，洗净，闷润约1小时，至内外湿度一致，切10～15mm的段，干燥。取远志段，与甘草煎液同置锅内，不时翻搅，煮至煎液被吸尽，取出，干燥。每100kg净远志，用甘草6kg。[《北京市中药饮片炮制规范（2008年版）》]

【饮片性状】**性状1：** 本品呈圆柱形，略弯曲，长2～30cm，直径0.2～1cm。表面灰黄色至灰棕色，有较密并深陷的横皱纹、纵皱纹及裂纹，老根的横皱纹较密，更深陷，略呈结节状。质硬而脆，易折断，断面皮部棕黄色，未去木心者可见木部黄白色，皮部易与木部剥离，抽取木心者中空。气微，味苦、微辛，嚼之有刺喉感。[《中华人民共和国药典（2020年版）》]

性状2： 本品为卷筒状段，表面深灰黄色至深灰棕色，有较密并深陷的横皱纹、纵皱纹及裂纹。断面皮部深棕黄色。未去木心者可见木部黄白色，皮部易与木部剥离，抽取木心者中空。气微，味微甘，略有刺喉感。[《北京市中药饮片炮制规范（2008年版）》]

【功能主治】安神益智，交通心肾，祛痰，消肿。用于心肾不交引起的失眠多梦、健忘惊悸、神志恍惚，咳痰不爽，疮疡肿毒，乳房肿痛。

【用法用量】3～10g。

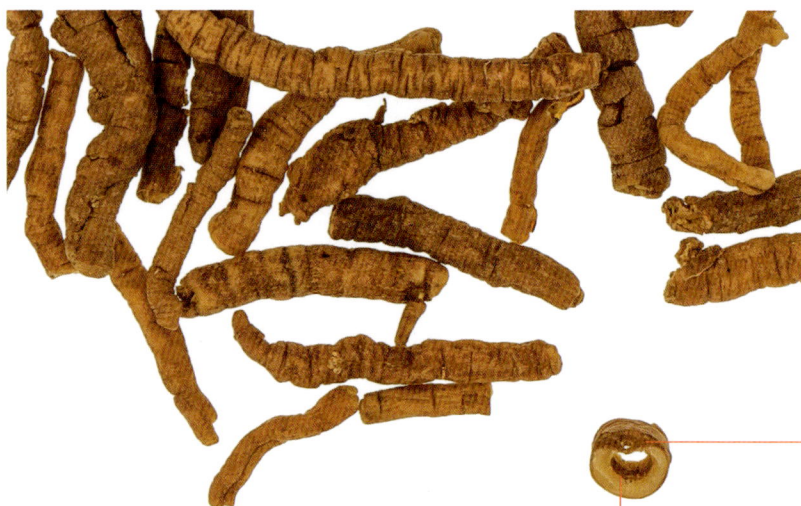

制远志（切面）

抽取木心者中空

切面皮部深棕黄色

侧根痕

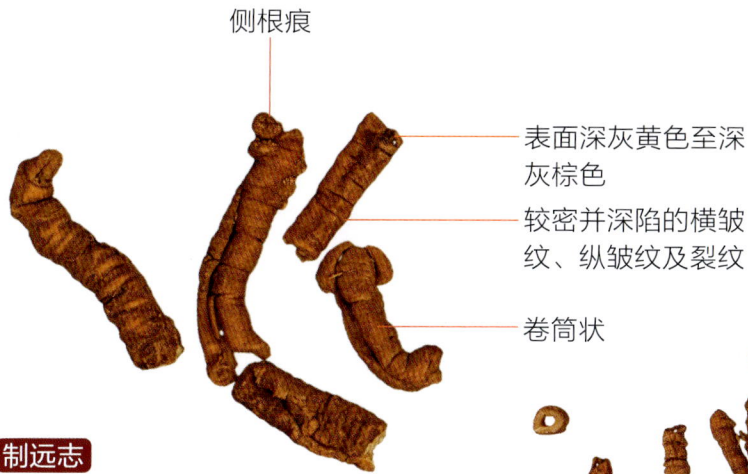

表面深灰黄色至深
灰棕色

较密并深陷的横皱
纹、纵皱纹及裂纹

卷筒状

制远志

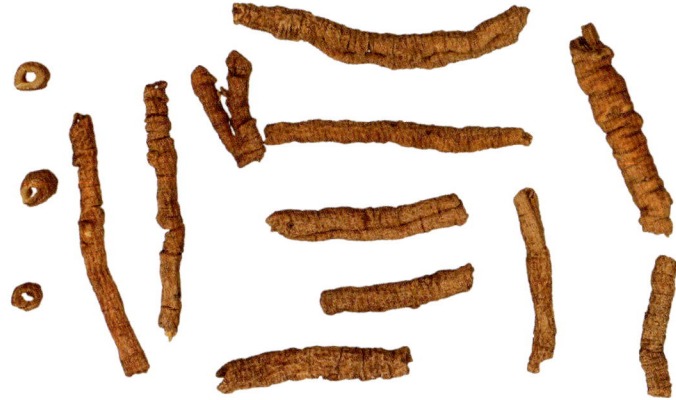

制远志

产地：山西

【炮制依据】《北京市中药饮
片炮制规范（2008 年版）》

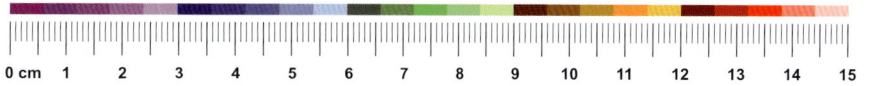

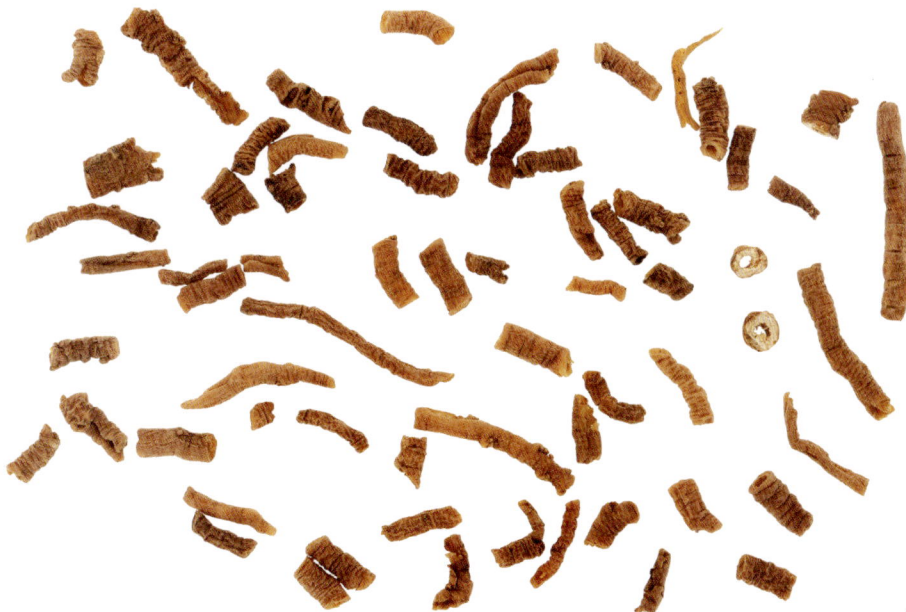

制远志

产地：甘肃

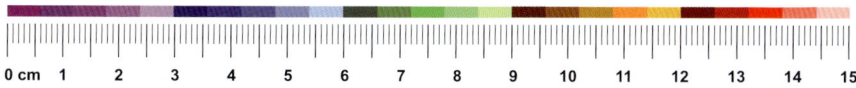

重楼

【基　　原】百合科植物云南重楼 *Paris polyphylla Smith* var.yunnanensis（Franch.）Hand.-Mazz. 或 七 叶 一 枝 花 *Paris polyphylla Smith* var. chinensis（Franch.）Hara 的干燥根茎。

【采收加工】秋季采挖，除去须根，洗净，晒干。

【主要产地】主产于云南、贵州、四川等地。

【炮制方法】除去杂质，洗净，润透，切薄片，晒干或低温干燥。

【饮片性状】本品为近圆形、椭圆形或不规则片状，表面白色、黄白色或浅棕色，周边表皮黄棕色或棕褐色，粉性或角质。气微，味微苦、麻。密具层状突起的粗环纹，一面结节明显，结节上具椭圆形凹陷茎痕，另一面有疏生的须根或疣状须根痕。顶端具鳞叶和茎的残基。质坚实，断面平坦，白色至浅棕色，粉性或角质。气微，味微苦、麻。

【功能主治】清热解毒，消肿止痛，凉肝定惊。用于疔疮痈肿，咽喉肿痛，蛇虫咬伤，跌扑伤痛，惊风抽搐。

【用法用量】3～9g。外用适量，研末调敷。

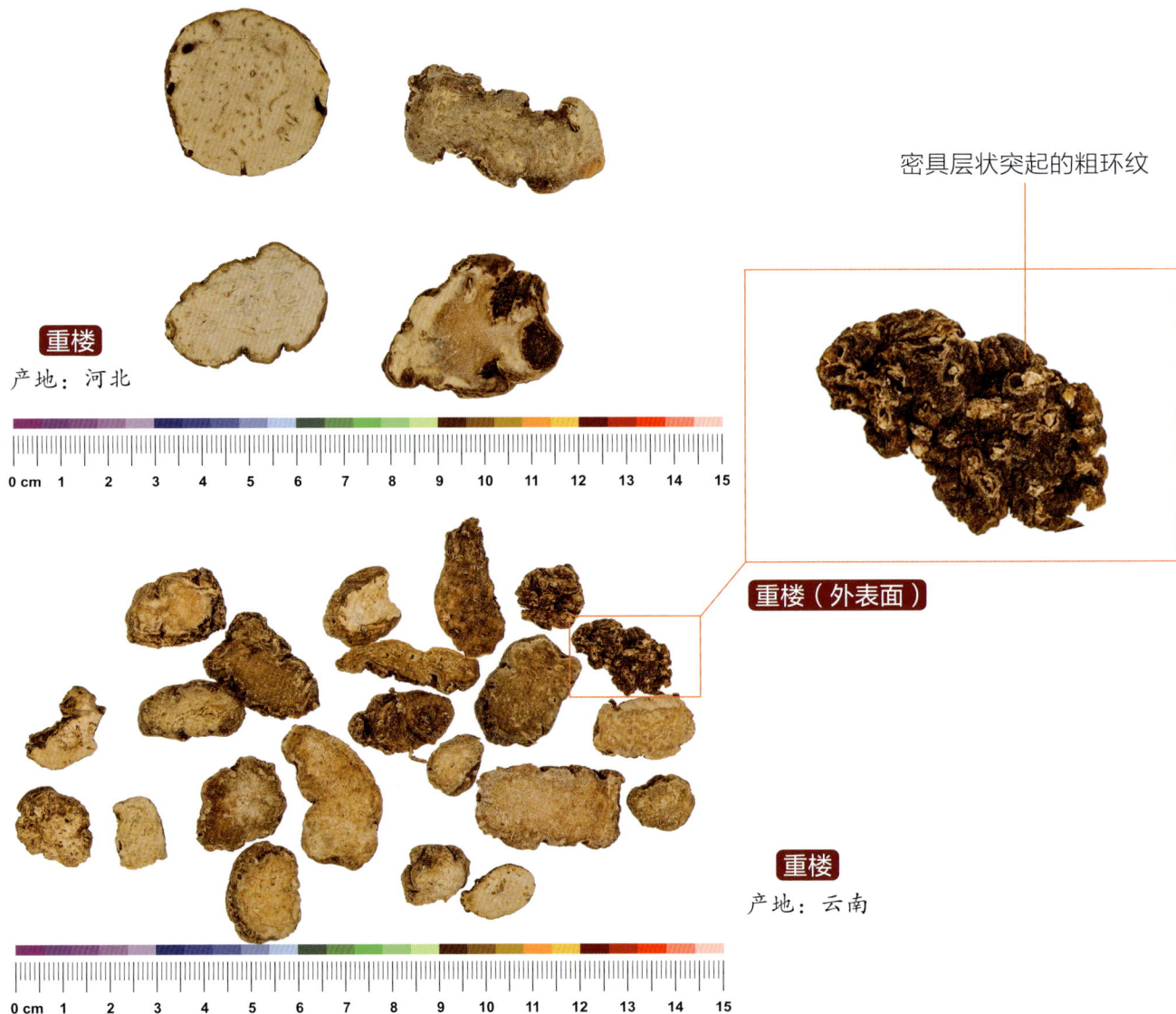

重楼
产地：河北

密具层状突起的粗环纹

重楼（外表面）

重楼
产地：云南

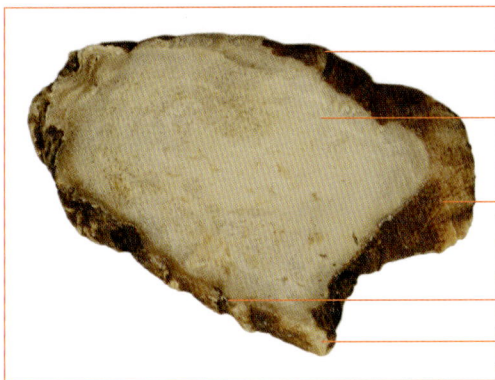

一面有疏生的须根或疣状须根痕

切面平坦，白色至浅棕色，粉性或角质

表面黄棕色或棕褐色

另一面结节明显

外皮脱落处呈白色

重楼（切面）

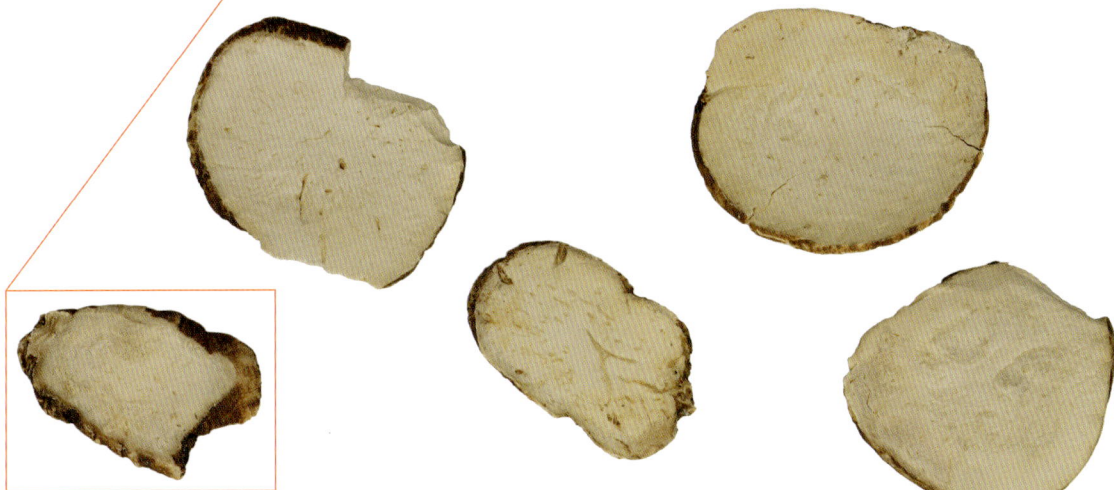

重楼

产地：云南

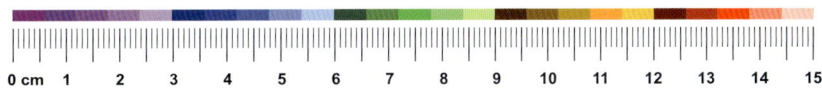

0 cm 1 2 3 4 5 6 7 8 9 10 11 12 13 14 15

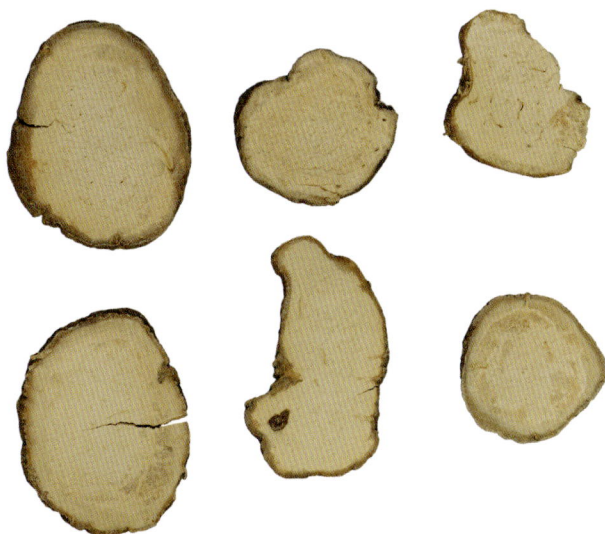

重楼

产地：四川（普润）

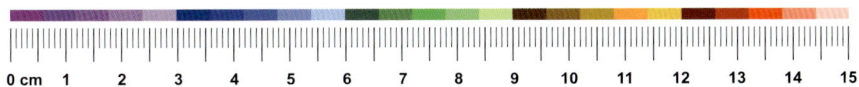

0 cm 1 2 3 4 5 6 7 8 9 10 11 12 13 14 15

苎麻根

【基　　原】荨麻科植物苎麻 *Boehmeria nivea*（L.）Gaud. 的干燥根茎及根。

【采收加工】冬、春二季采挖，除去地上茎、细根及泥土，干燥。

【主要产地】山东、江苏、安徽、浙江、陕西、河南等地均有栽培。

【炮制方法】取原药材，除去杂质，洗净，浸泡48～60小时，至约七成透时，取出，闷润12～24小时，至内外湿度一致，切厚片，干燥，筛去碎屑。

【饮片性状】本品为圆形或类圆形厚片。外表皮灰棕色至灰褐色，有皱纹、细孔、疣状突起和根须。质地较硬，切面皮部灰褐色，木部淡棕色，呈纤维性，有的中间有数个同心环纹，根茎中部为髓或中空。根切面略显粉性。气微，味淡，嚼之略有黏性。

【功能主治】止血，安胎。用于尿血，咳血，吐血，胎动不安，先兆流产；外治痈肿初起。

【用法用量】9～30g；外用适量。

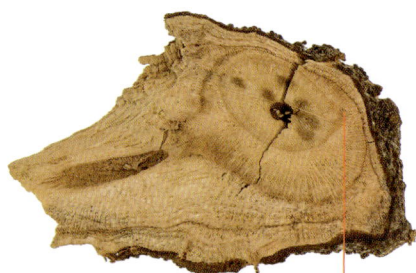

横切面呈纤维性

木部淡棕色，皮部灰褐色

有的中间有数个同心环纹

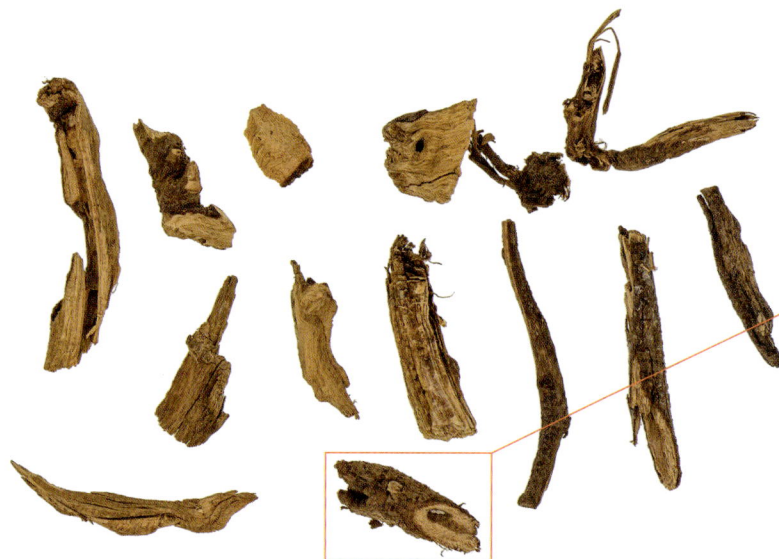

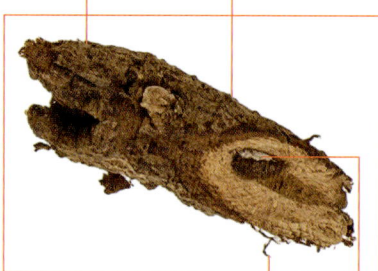

苎麻根根部（切面）

苎麻根（切面）

根切面略显粉性

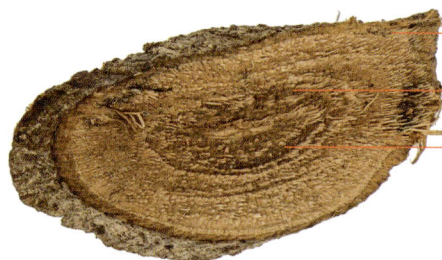

外表皮灰棕色至灰褐色

可见细孔和疣状突起

苎麻根（根茎）

根须

根茎中部为髓或中空

苎麻根

产地：河北（栽培）

【炮制依据】《北京市中药饮片炮制规范（2008年版）》

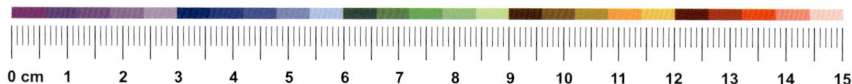

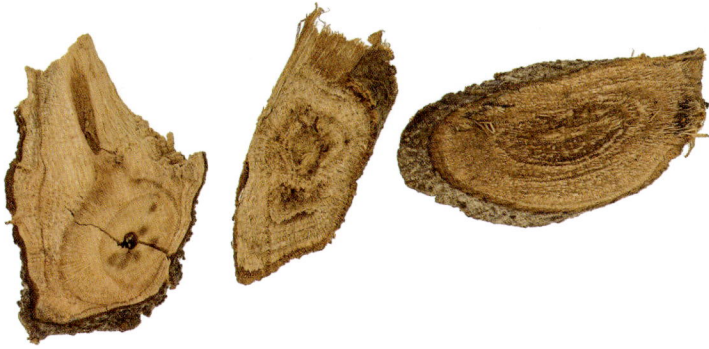

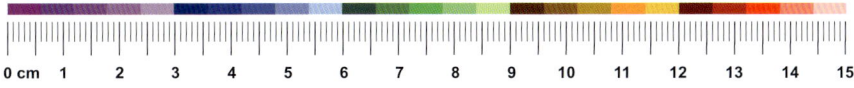

苎麻根

产地：江苏（栽培）

【炮制依据】《北京市
中药饮片炮制规范
（2008 年版）》

紫草

【基　　原】紫草科植物新疆紫草 Arnebia eu-chroma（Royle）Johnst. 或内蒙紫草 Arnebia guttata Bunge 的干燥根。

【采收加工】春、秋二季采挖，除去泥沙，干燥。

【主要产地】主产于新疆、内蒙古、辽宁、河北、山东、山西、河南、江西、湖南等地。

【炮制方法】**新疆紫草**｜除去杂质，切厚片或段。

内蒙紫草｜除去杂质，洗净，润透，切薄片，干燥。

【饮片性状】**新疆紫草**｜本品为不规则的圆柱形切片或条形片状，多扭曲，直径 1～2.5cm，表面紫红色或紫褐色，皮部疏松，深紫色，呈条形片状，常 10 余层重叠，易剥落。顶端有的可见分歧

的茎残基。体轻，质松软，易折断，断面不整齐，木部较小，黄白色或黄色。气特异，味微苦、涩。

内蒙紫草｜本品为不规则的圆柱形切片或条形片状，扭曲，直径 0.5～4cm，根头部略粗大，顶端有 1 个或多个残茎，被短硬毛。表面紫红色或暗紫色，皮部略薄，常数层相叠，易剥离。质硬而脆，易折断，断面较整齐，皮部紫红色，木部较小，黄白色。气特异，味涩。

【功能主治】清热凉血，活血解毒，透疹消斑。用于血热毒盛，斑疹紫黑，麻疹不透，疮疡，湿疹，水火烫伤。

【用法用量】5～10g。外用适量，熬膏或用植物油浸泡涂擦。

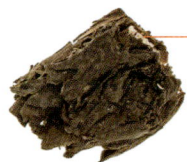

断面不整齐，木部较小，黄白色或黄色

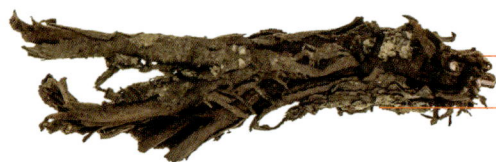

顶端有的可见分歧的茎残基

表面紫红色或紫褐色，皮部疏松，深紫色，呈条形片状，常 10 余层重叠

新疆紫草

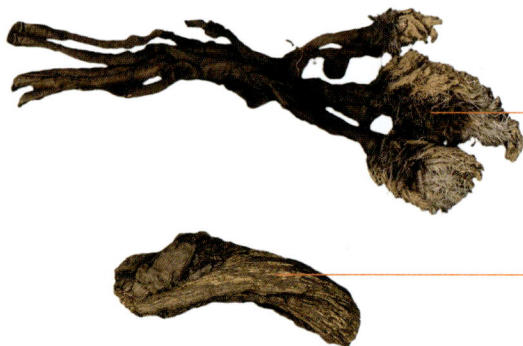

根头部略粗大，顶端有 1 个或多个残茎，被短硬毛

木部较小，黄白色

内蒙紫草

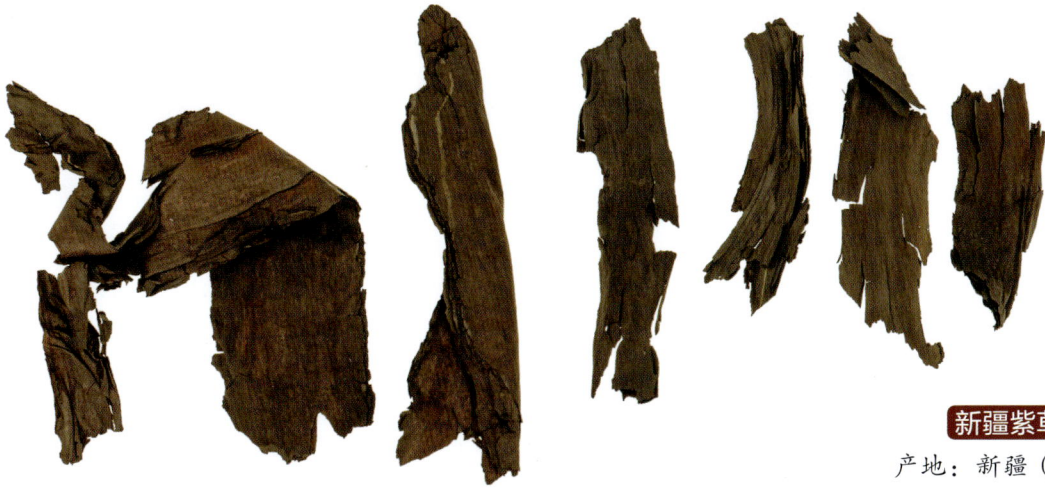

新疆紫草

产地：新疆（伊犁）

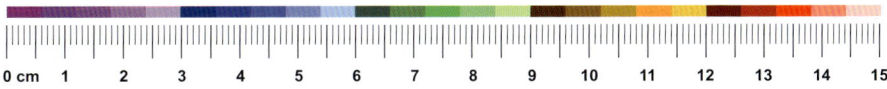

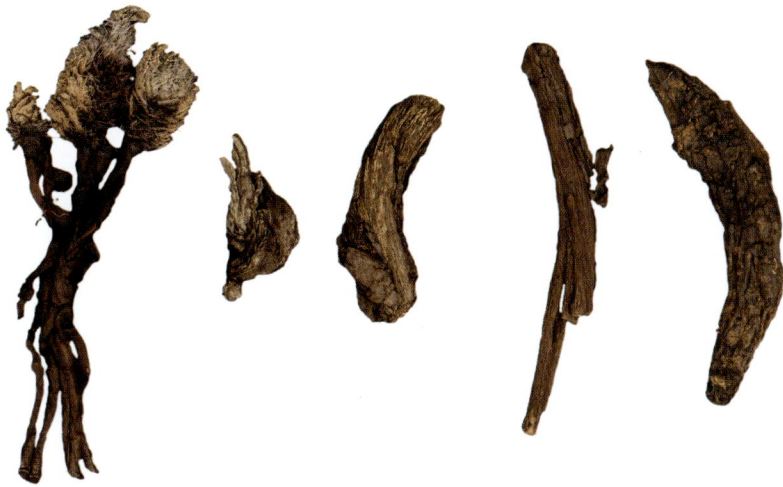

内蒙紫草

产地：新疆（喀什）

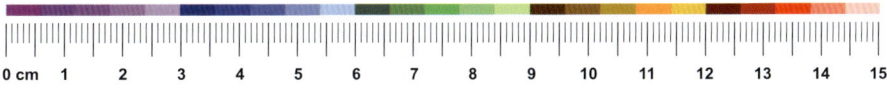

紫菀

【基　　原】菊科植物紫菀*Aster tataricus* L.f.的干燥根和根茎。

【采收加工】春、秋二季采挖，除去有节的根茎（习称"母根"）和泥沙，编成辫状晒干，或直接晒干。

【主要产地】主产于河北、内蒙古及东北三省。

【炮制方法】除去杂质，洗净，稍润，切厚片或段，干燥。

【饮片性状】本品为不规则的厚片或段，表面紫红色或灰红色。根茎呈不规则块状，大小不一，簇生多数细根。根直径 0.1～0.3cm，有纵皱纹，质较柔韧。切面淡棕色，中心具棕黄色的木心。气微香，味甜，微苦。

【功能主治】润肺下气，消痰止咳。用于痰多喘咳，新久咳嗽，劳嗽咳血。

【用法用量】5～10g。

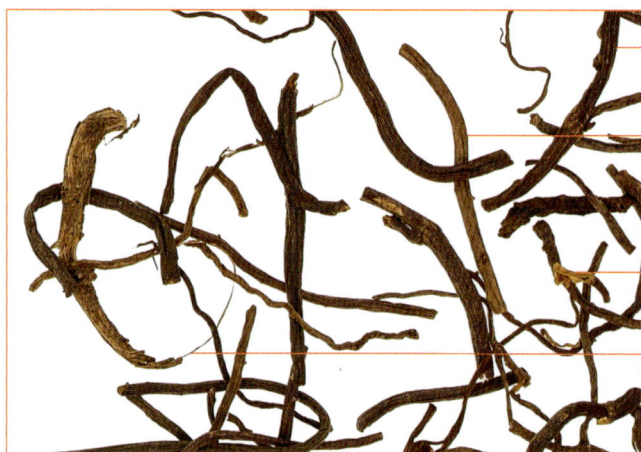

——— 表面紫红色或灰红色

——— 有纵皱纹，质较柔韧

——— 切面淡棕色，中心具棕黄色的木心

——— 棕黄色的木心

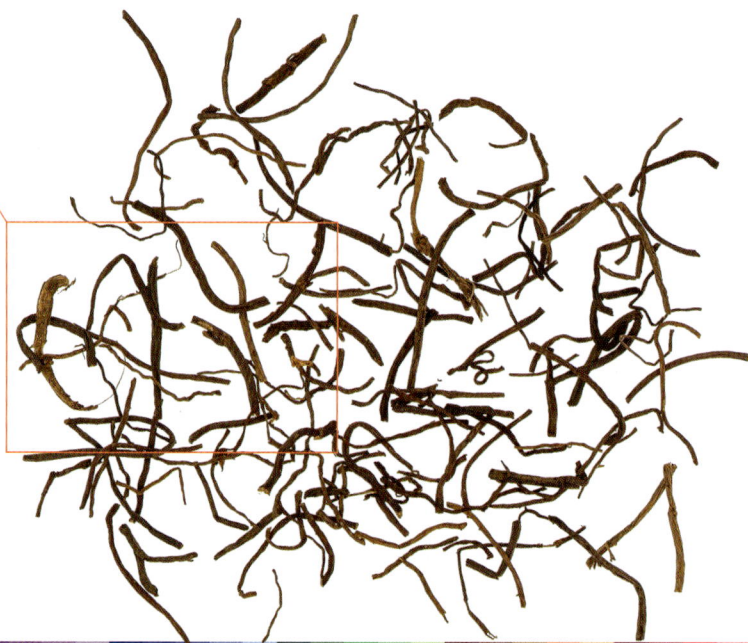

紫菀
产地：安徽

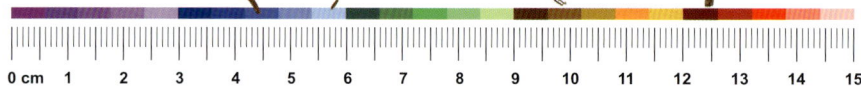

0 cm　1　2　3　4　5　6　7　8　9　10　11　12　13　14　15

蜜紫菀

【基　　原】菊科植物紫菀 *Aster tataricus* L.f. 干燥根和根茎的炮制品。

【炮制方法】取炼蜜，加适量沸水稀释后，淋入紫菀段中拌匀，闷润 2～4 小时，置热锅内，用文火（80～120℃）炒至不粘手，取出，晾凉。每 100kg 紫菀，用炼蜜 25kg。

【饮片性状】本品为不规则的厚片或段，表面棕褐色或紫棕色。根茎呈不规则块状，大小不一，簇生多数细根。根直径 0.1～0.3cm，有纵皱纹。质较柔韧。切面棕褐色或紫棕色，中心具棕黄色的木心。气微香，味甜。

【功能主治】润肺。用于久咳不止。

【用法用量】5～10g。

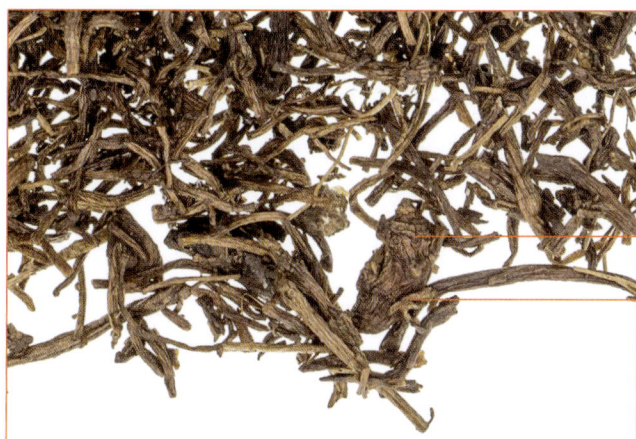

—— 根茎呈不规则块状，簇生多数细根

—— 根中心具棕黄色的木心

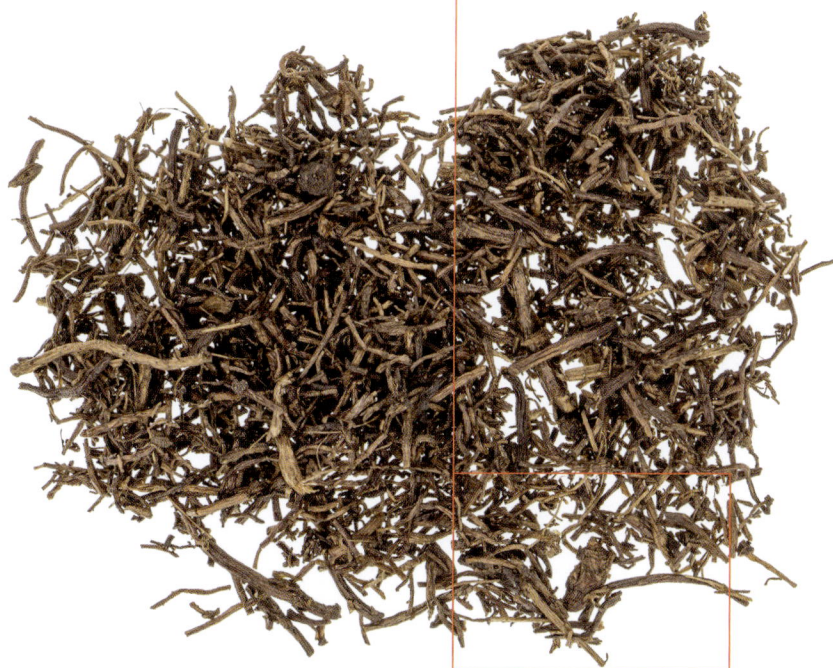

蜜紫菀

产地：安徽

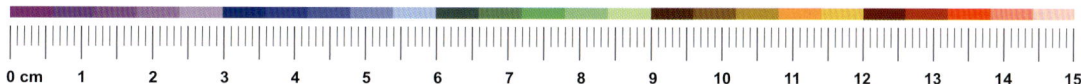

0 cm　1　2　3　4　5　6　7　8　9　10　11　12　13　14　15

图书在版编目（CIP）数据

中药饮片高清图鉴 . 上册 / 刘春生，李飞，王丽霞
主编 . —北京：人民卫生出版社，2025.6
ISBN 978-7-117-35305-2

Ⅰ. ①中…　Ⅱ. ①刘…②李…③王…　Ⅲ. ①饮片–
图集　Ⅳ. ①R283.3-64

中国国家版本馆 CIP 数据核字（2023）第 193447 号

人卫智网	www.ipmph.com	医学教育、学术、考试、健康，购书智慧智能综合服务平台
人卫官网	www.pmph.com	人卫官方资讯发布平台

中药饮片高清图鉴
Zhongyao Yinpian Gaoqing Tujian
上册

主　　编：刘春生　李　飞　王丽霞
出版发行：人民卫生出版社（中继线 010-59780011）
地　　址：北京市朝阳区潘家园南里 19 号
邮　　编：100021
E - mail：pmph @ pmph.com
购书热线：010-59787592　010-59787584　010-65264830
印　　刷：北京盛通印刷股份有限公司
经　　销：新华书店
开　　本：889×1194　1/16　印张：21
字　　数：485 千字
版　　次：2025 年 6 月第 1 版
印　　次：2025 年 6 月第 1 次印刷
标准书号：ISBN 978-7-117-35305-2
定　　价：158.00 元

打击盗版举报电话：**010-59787491**　E-mail：WQ @ pmph.com
质量问题联系电话：**010-59787234**　E-mail：zhiliang @ pmph.com
数字融合服务电话：**4001118166**　E-mail：zengzhi @ pmph.com

52检